카판지 기능해부학

Anatomie fonctionnelle

제7판

아달베르 카판지Adalbert. I. Kapandji

프랑스 정형외과학회 및 외상학회 명예 회원
프랑스 수부외과학회 명예 회원 및 회장(1987~1988)
미국 수부외과학회 및 이탈리아 수부외과학회 회원
아르헨티나 정형외과학회 및 외상학회 해외 교신 회원
수부외과 개척자(2007년 국제수부외과학회연맹 시드니 학술 대회)

카판지 기능해부학

Anatomie fonctionnelle

아달베르 카판지 지음
최우석, 김서연, 주동우 옮김

2

제7판

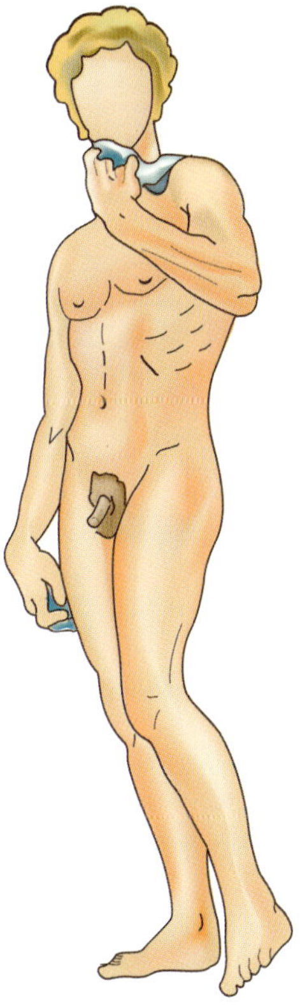

1. 엉덩관절
2. 무릎
3. 발목
4. 발
5. 발바닥 둥근천장
6. 보행

저자가 직접 그린 삽화 819매

대성의학사

아내와

화가셨던 어머니와

외과의사셨던 아버지와

정비공이셨던 외할아버지에게

이 책을 바칩니다.

일러두기

- 해부학용어를 비롯한 의학용어는 『지제근 의학용어사전』(제2판)을 기준으로 삼는다. 일부 용어는 『의학용어집』(제6판)을 기준으로 삼는다.
- 'lumbar spine'은 '허리척주'로 옮긴다.
- 'subject'는 '사람, 대상자' 등으로 옮긴다.
- '위부분'과 '윗부분', '아래부분'과 '아랫부분', '뒤면'과 '뒷면' 등은 모두 사용한다.
- 명사 복합체 등은 상황에 따라 붙여서 쓰기도 띄어서 쓰기도 한다.

서문

'카판지에서 찾아보면 이해할 수 있다.'
각자 오랜 시간을 들여가며 카판지를 읽었던 우리 세대나 다음 세대 사람들 중 이 말을 자기보다 젊은 동료에게 해보지 않은 이가 있을까? 『카판지 기능해부학』에서 얻은 해부학과 생체역학 지식은 우리가 증상을 이해하려고 할 때나 임상 진단 시술이나 수술을 할 때나 우리 직업의 핵심에 있다. 벗어날 수도 없고 때로는 가까이 하기도 힘든 위대한 해부학자들의 발자취를 따라갔던 아달베르 카판지는 기능해부학을 이해하는 과정, 그리고 무엇보다 가르치는 과정에 새 장을 여는 법을 이미 처음부터 알고 있었다. 모든 것이 단순명료해지고 독자는 스스로 좀 더 똑똑해졌다고 느낄 것이다!

카판지 선생에게 감사하다. 천재가 뒤를 받치고 있으면 모든 것이 쉬워 보인다.
내가 말하는 천재란 다름 아니라 백과사전 같은 폭넓은 지식의 결과물이다. 이 책은 「팔」과 「머리와 척주」에 이어진다. 그 천재성은 글자 한 획이든 우아하고도 효율적인 수술이든 완벽한 움직임에 바탕을 두고 있다. 그 천재성은 수술뿐만 아니라 기능해부학의 '원리'와 '인과'를 설명할 때에도 동일하게 필요한 풍부한 상상력이라는 자양분을 먹고 자랐다.
끝으로 그 천재성은 시간이 흘러도 결코 녹슬지 않는 흠잡을 데 없는 교수법을 의미한다.

최신판은 이런 천재성의 증거다. 이전 어느 판보다 더 넓어지고 풍부해진 제7판은 물리치료사부터 전공자, 진료의, 외과의사, 류마티스병전문의, 그리고 재활의학전문의에 이르기까지 움직임에 관심이 있는 모든 사람들의 책장에 당당히 한 자리를 차지할 자격이 있다.

교수 티에리 쥐데

제6판 머리말

기능해부학에 관한 이 책의 제6판은 새로운 구성으로 최신의 내용을 담아 3권으로 출간되었다.
저자는 컴퓨터의 도움을 받아 삽화를 컬러로 다시 내놓는 고된 작업을 해냈고, 그 덕분에 삽화가 더욱 명료하고 유익해졌다. 탈바꿈이라고 불러야 마땅한 이런 변화와 함께 본문도 완전히 다시 썼다. 또한 신판에는 원래 있던 장뿐만 아니라 '보행'이라는 제목의 새 장, 그리고 '다리 신경 개요표'를 포함한 부록처럼 추가되고 개정된 내용도 많이 담겼다. 끝으로 3차원 다이어그램 개념에 충실하게 책 말미에 독자들이 직접 만들 수 있는 역학적 모형을 제시함으로써 생체역학을 제대로 체험할 수 있게 했다. 삭제하거나 간략하게 한 부분도 있으며 새로 추가한 부분도 있다.
이전 개정판에서의 '관절생리학'이라는 표제는 지나치게 단순한 느낌을 주었다. 현재는 '기능해부학'이라는 표제를 채택하였는데, 이는 1965년에 출간된 초판 이래로 기능해부학에 관한 장들이 순수 해부학에 전념한 본편의 내용을 완성시켰기 때문이다. 따라서 기능해부학이 현재의 지위를 차지한 것과, 물리치료 전공자뿐만 아니라 근육뼈대계통의 기능해부학에 대한 지식을 늘리기를 바라는 의대생 및 현직 내과의사와 외과의사를 대상으로 하는 것은 당연한 일이다.

제7판 머리말

이번 최신판은 기존 판본을 세심하게 정정하고 개정했으며 발꿈치힘줄의 탄성, 임신부의 무게중심, 한발짝에 대한 추가적 정보, 팔흔듦, 일상과 군대에서의 다양한 형태의 걸음, 도약에 대한 내용을 다루는 8쪽이 추가되었다. 최신판은 다시금 독자의 관심을 끌게 될 것이다.
피렌체를 방문할 계획이 있는 독자는 하나의 대리석 덩어리를 조각하여 만든 미켈란젤로의 다비드 상을 볼 수 있을 텐데, 이것이 나의 '로고'를 구성한다.
다비드 상의 복제품 두 점은 진품이 최초로 전시되었던 곳인 피렌체의 시뇨리아 광장에서 볼 수 있다…. 하지만 어떤 사람들은 영웅의 나체를 용납하지 못했다.

차례

Chapter 1

엉덩관절

엉덩관절(엉덩넙다리관절)

네발짐승이 두발짐승으로 진화했을 때 뒷다리의 몸쪽proximal 관절이었던 엉덩관절hip joint, coxofemoral joint은 다리의 '뿌리'에 있는 관절이 되었고, 앞다리의 몸쪽 관절이었던 어깨관절shoulder joint은 팔의 뿌리에 있는 관절이 되었다. **팔**upper limb은 지지와 이동 기능을 상실한 대신 자유롭게 매달려서 **물건을 잡을 수 있는** 손을 지원하게 되었다.

동시에 **다리**lower limb는 이동 기능을 유지하면서 **몸의 지탱과 이동**을 혼자 담당하게 되었다. 그 결과 엉덩관절은 설 때나 이동할 때나 몸을 지탱하는 유일한 관절이 되었다. 이 새 역할 때문에 구조에도 중대한 변화가 일어났다.

어깨가 기능적으로 다관절 복합체인 반면, 단일 관절인 **엉덩관절**은 다리의 **방향성과 지지**를 동시에 책임지면서 높은 안정성뿐만 아니라(엉덩관절은 몸 전체에서 가장 탈구가 안 되는 관절이다) 넓은 운동범위range of motion를 가진다(부분적으로는 허리척주 때문에 상쇄된다). 이런 특징은 몸의 지지와 이동에서 엉덩관절의 역할을 반영하고 있다.

엉덩관절치환술hip replacement은 정형외과학에 혁명을 일으킨 관절 인공삽입물joint prosthesi의 시대를 열었다. 엉덩관절은 관절면articular surface이 거의 구형에 가깝기 때문에 기계적으로 보면 모형을 만들기 가장 쉬운 관절처럼 보인다. 하지만 인공관절머리의 적당한 크기나 접하는 면의 마찰계수, 마모에 대한 저항성, 마모된 부스러기의 잠재적 독성 등 해결해야 할 문제는 여전히 많다. 하지만 더 중요한 문제는 인공삽입물을 살아 있는 뼈와 연결하는 방식, 즉 접합시킬지 여부이다. 특히 인공삽입물 중에는 표면에 살아 있는 세포가 뒤덮이면서 2차적으로 융합되는 것들도 있기 때문이다. 인공삽입물 연구는 엉덩관절이 가장 발달했다. 엉덩관절은 또한 제안된 모형의 숫자도 가장 많다.

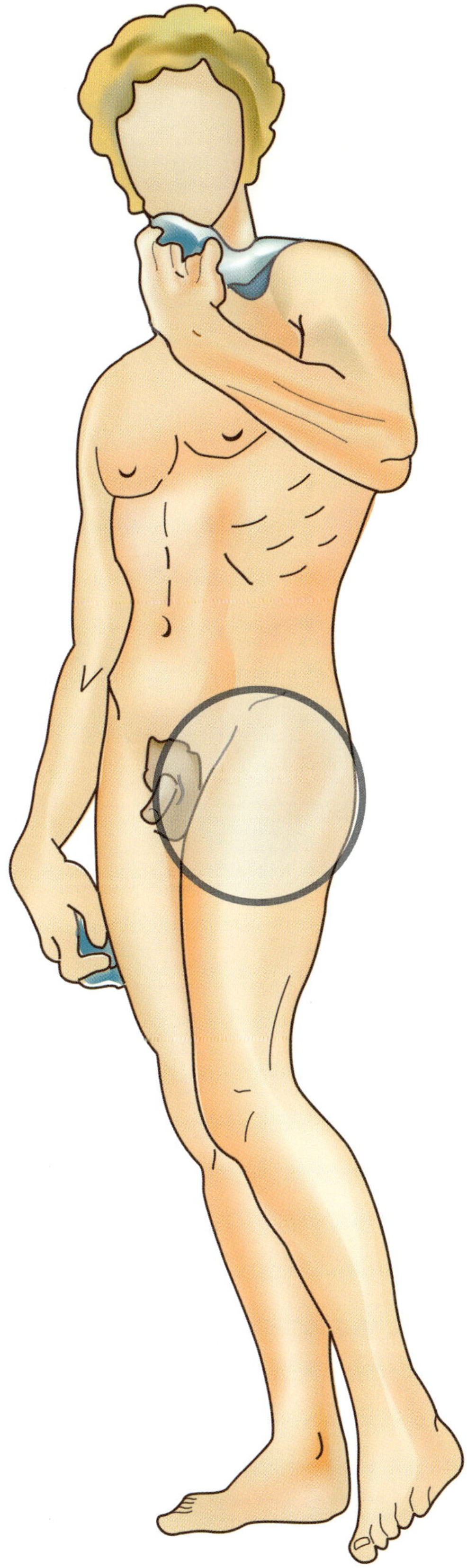

엉덩관절: 다리의 뿌리에 있는 관절

엉덩관절은 **다리의 몸쪽 관절**이며 공간에서 모든 방향성을 지닌다. 따라서 3개의 축과 자유도degree of freedom 3을 가진다(그림 1).

- **가로축**transverse axis XOX′은 관상면coronal plane(이마면frontal plane)에 위치하고, 이를 축으로 해서 **굽힘-폄**flexion-extension 운동이 일어난다.
- **시상축**sagittal axis YOY′은 관절의 중심 O를 지나는 시상면sagittal plane에 위치하고, 이를 축으로 해서 **벌림-모음**abduction-adduction 운동이 일어난다.
- **수직축**vertical axis OZ는 엉덩관절이 곧게 펴져 있을 때 다리의 길이축long axis OZ와 동일 선상에 위치한다. 이를 축으로 해서 다리의 **가쪽돌림-안쪽돌림**lateral rotation-medial rotation 운동이 일어난다.

엉덩관절의 운동은 단일 관절인 엉덩관절에서 일어난다. 엉덩관절은 꼭 들어맞는 공 모양 관절, 즉 절구관절enarthrosis이다. 안정성stability을 희생한 대가로 큰 가동성mobility을 얻은 느슨한 형태의 절구관절인 어깨관절shoulder joint과 차이가 있다.

엉덩관절은 운동범위가 더 제한되는데 부분적으로는 허리척주로 인해 상쇄된다. 이런 단점은 안정성 증가로 보상된다.

엉덩관절은 몸을 지지하기 때문에 압축력compressive force의 영향을 받는다. 반면 어깨관절은 인장력tensile force의 영향을 받는다.

어깨관절과 마찬가지로 엉덩관절도 자유도 3의 3축 관절이지만, 관절의 운동(특히 벌림)은 어깨에서 관찰되는 Codman의 역설Codman's paradox을 발생시킬 만큼의 운동범위가 나오지 않는다. 그러므로 이런 거짓역설(제1권 참고)은 다리에서는 존재하지 않는다.

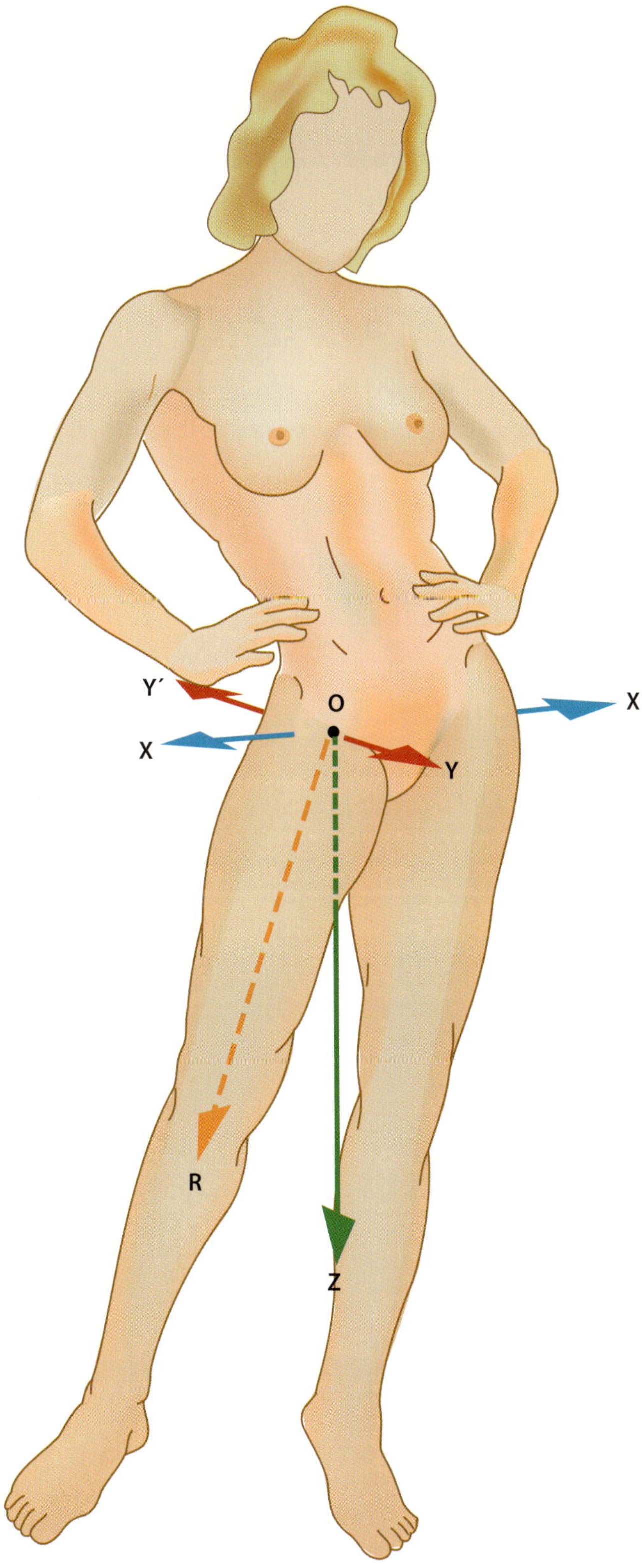

그림 1

엉덩관절의 굽힘 운동

엉덩관절의 굽힘flexion은 넓적다리의 앞면을 몸통 가까이 당김으로써 다리 전체가 엉덩관절을 지나는 관상면에 대해 앞에 놓이는 운동이다. **굽힘의 범위**range of flexion는 여러 인자에 의해 결정된다.

- 대체로 엉덩관절의 **능동 굽힘**active flexion은 수동 굽힘보다 범위가 작다. 무릎관절의 자세 또한 엉덩관절 굽힘의 범위를 결정한다. 무릎을 편 상태(그림 2)에서 엉덩관절 굽힘은 90°에 이른다. 무릎을 굽힌 상태(그림 3)에서는 엉덩관절 굽힘이 120° 혹은 그 이상까지 이른다.
- **수동 굽힘**passive flexion의 범위는 항상 120°를 넘어가지만 여전히 무릎의 자세에 따라 달라진다. 엉덩관절 굽힘 범위는 무릎을 편 상태(그림 4)가 무릎을 굽힌 상태(그림 5)보다 분명히 더 제한된다. 무릎을 굽힌 상태에서 **엉덩관절 굽힘 범위는 145°**이며 넓적다리가 거의 가슴에 닿는다. 어떻게 무릎 굽힘이 넓적다리뒤근육hamstring을 이완시킴으로써 엉덩관절 굽힘이 더 잘 일어나게 하는지에 대해서는 후술하겠다(146쪽).
- 양쪽 무릎을 굽힌 상태에서 **양쪽 엉덩관절을 동시에 수동적으로 굽히면**(그림 6) 넓적다리 앞면이 가슴에 닿는다. 허리척주앞굽음lumbar lordosis(화살표)이 펴지면서 일어나는 골반의 뒤기울임posterior tilting of pelvis과 엉덩관절 굽힘이 결합되기 때문이다.

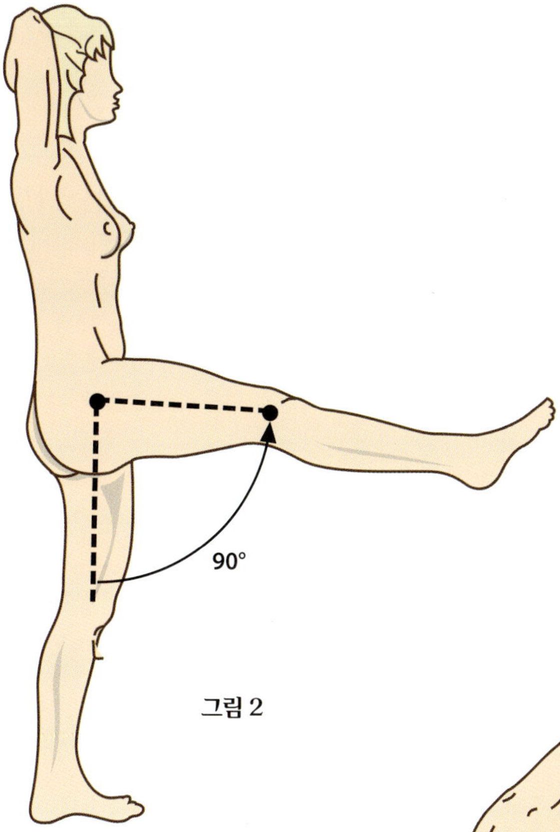

그림 2

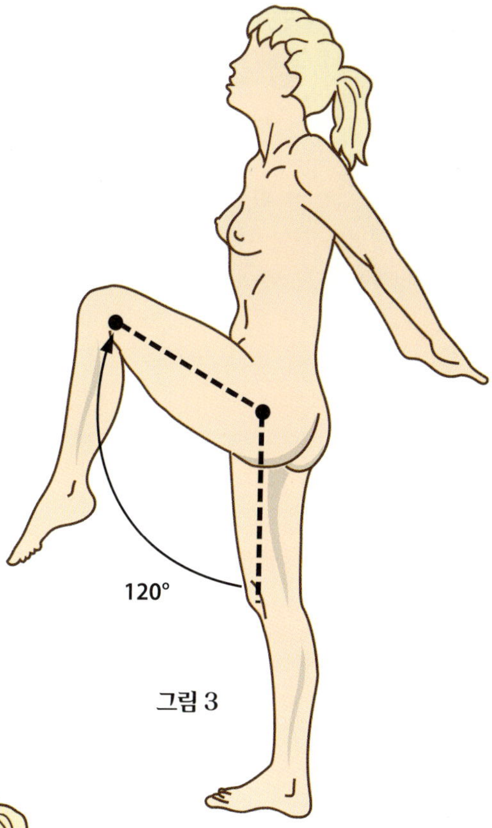

그림 3

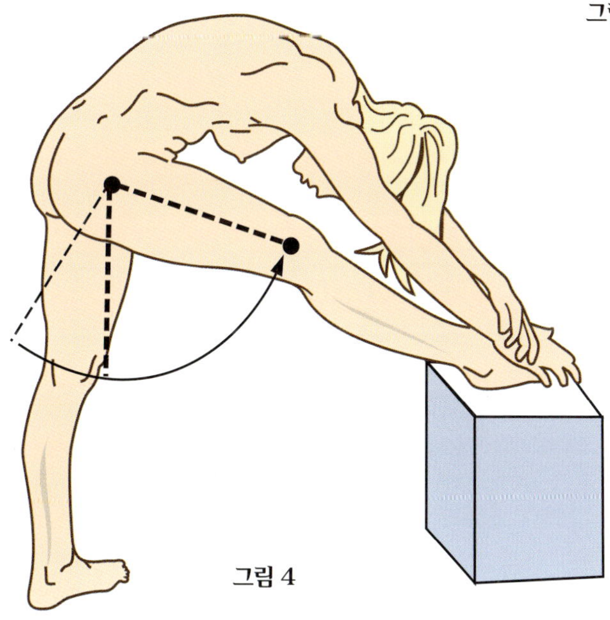
그림 4

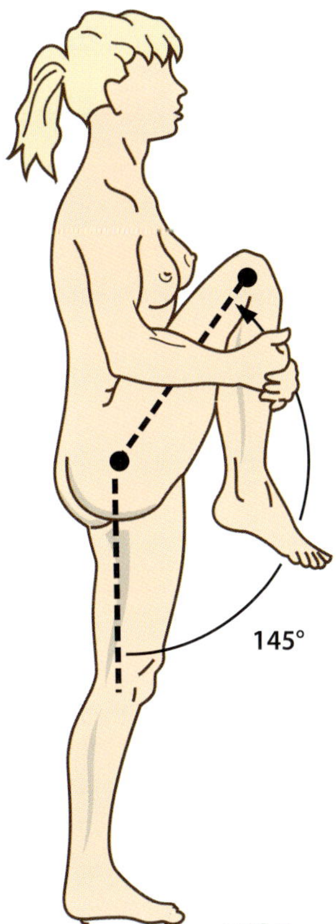

그림 5

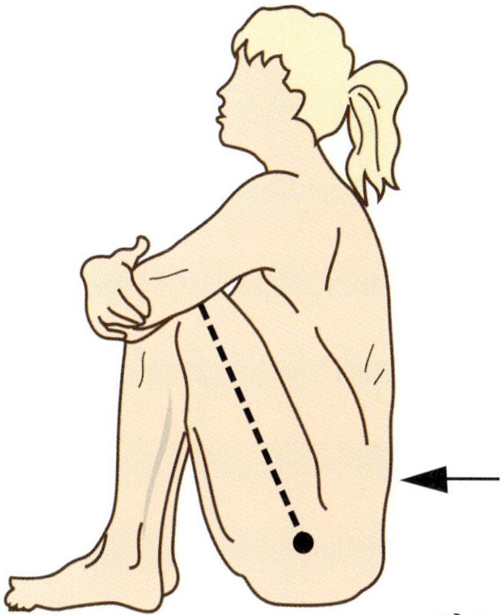
그림 6

엉덩관절의 폄 운동

엉덩관절의 폄extension은 다리를 관상면에 대해 뒤로 움직인다. 폄의 범위는 굽힘보다 확연히 작으며 엉덩넙다리인대iliofemoral ligament의 긴장으로 제한된다(28쪽 참고).

능동 폄active extension은 수동 폄보다 범위가 작다. **무릎을 편 상태**(그림 7)에서 엉덩관절 폄은 20°로 **무릎을 굽힌 상태**(그림 8)에서 엉덩관절 폄인 10°보다 더 크다. 이는 넓적다리뒤근육 수축의 대부분이 무릎을 굽히는데 이용되었기 때문에 넓적다리뒤근육이 엉덩관절 폄근육hip extensor으로서의 효율의 일부를 상실한다는 사실에서 비롯된다(146쪽 참고).

수동 폄passive extension은 **몸을 런지**lunge **자세로 할 때** 20°에 이르며(그림 9), 같은 쪽 손으로 다리를 강하게 뒤로 당기면 30°에 이른다(그림 10).

엉덩관절 폄은 허리척주 과다앞굽음lumbar hyperlordosis에 수반되는 골반의 앞기울임anterior tilting of pelvis에 의해 눈에 띄게 증가한다. 이러한 허리척주의 역할(그림 7, 8)은 수직선(가는 파선)과 넓적다리의 곧은 위치(중간 파선)가 이루는 각으로 측정할 수 있다. 이러한 곧은 위치는 엉덩관절의 중심과 위앞엉덩뼈가시anterior superior iliac spine를 연결한 선과 항상 일정한 각도를 이루기 때문에 쉽게 확인할 수 있다. 그러나 이 각도는 개인마다 차이가 있는데, 골반의 정적인 상태에서의 균형, 즉 골반의 앞기울임이나 뒤기울임의 정도에 따라 달라지기 때문이다.

여기에서 제시하는 모든 범위는 보통의 훈련되어 있지 않은 사람에게 해당된다. 운동범위는 연습과 훈련에 의해 상당히 증가될 수 있다. 예컨대, 발레리나들은 흔히들 바닥에 앉지 않고도 가로로 다리 찢기(그림 11)를 할 수 있다. 엉덩넙다리인대의 유연성 덕분이다. 그러나 넓적다리 뒷면의 신장이 불충분하기 때문에 이를 벌충하기 위해 골반의 앞기울임이 상당한 정도로 일어난다는 점은 염두에 두어야 한다.

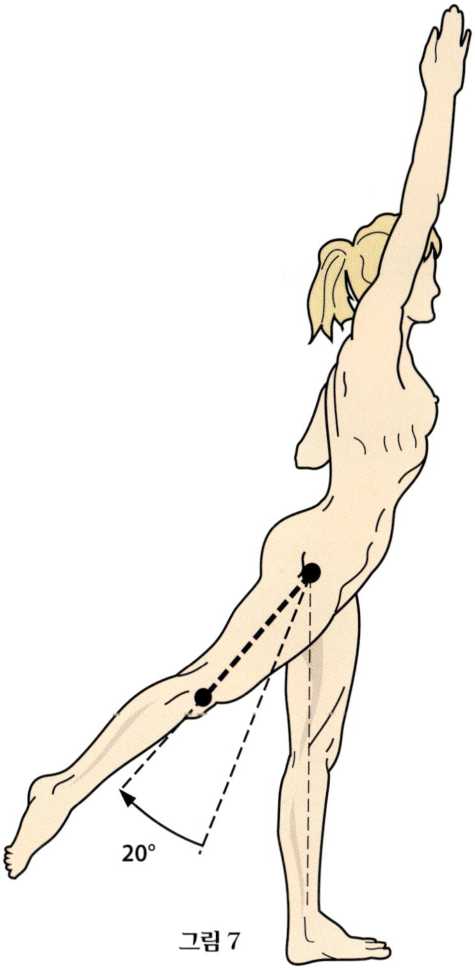

그림 7

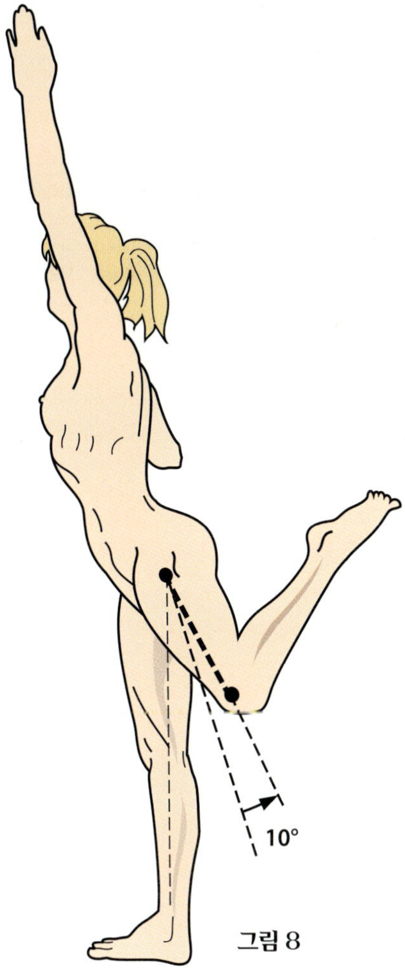

그림 8

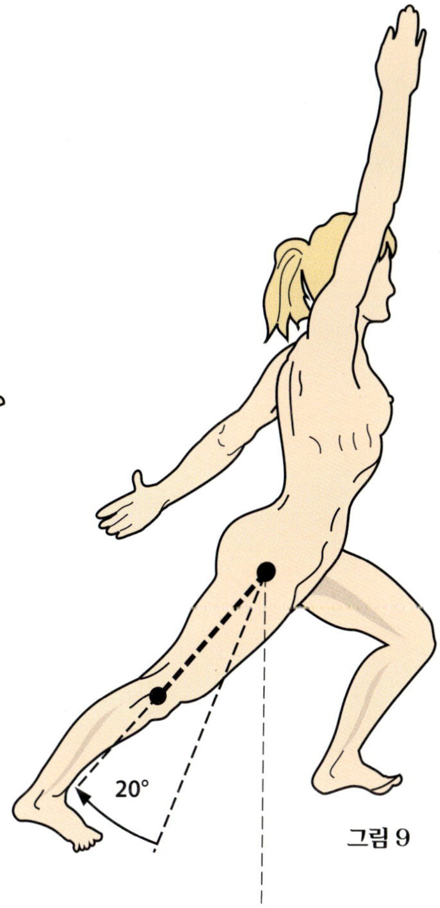

그림 9

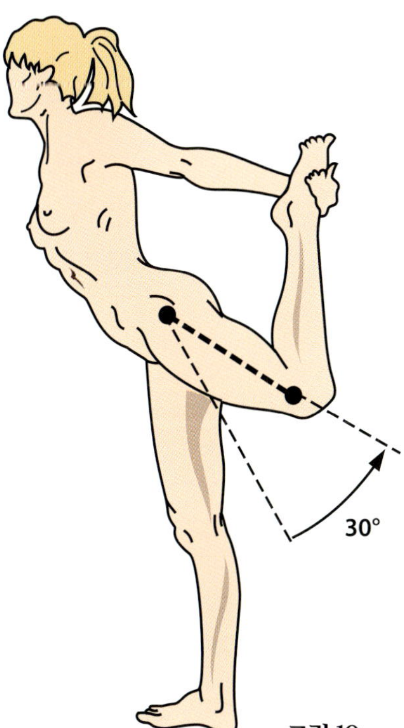

그림 10

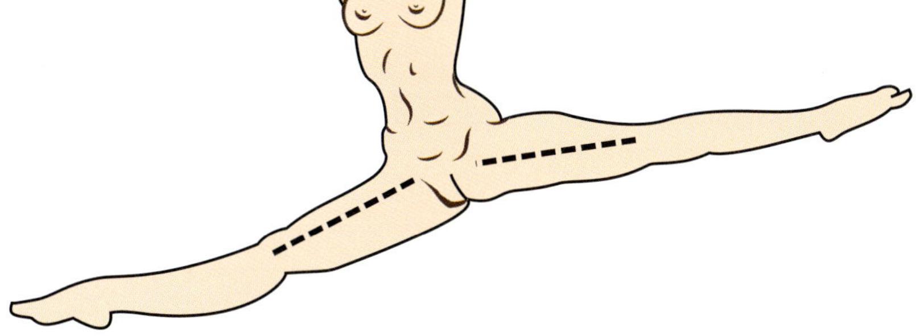

그림 11

엉덩관절의 벌림 운동

엉덩관절의 벌림abduction은 다리를 몸의 정중면median plane에서 가쪽으로 멀어지게 하는 운동이다.

이론적으로는 **한쪽 엉덩관절만 벌리기**가 전혀 불가능하지 않지만 실제로는 한쪽 엉덩관절을 벌리면 자동적으로 반대쪽 엉덩관절도 비슷한 각도로 벌어진다. 30° 이상 벌어지기 시작하면 이런 현상이 분명해지는데(그림 12), 이때 골반의 기울임이 두 개의 위뒤엉덩뼈가시posterior superior iliac spine의 표면 표지surface marking를 잇는 선의 기울임으로 분명하게 나타난다. 두 다리의 길이축을 연장하면 골반의 대칭축에서 교차하는 것을 볼 수 있다. 이 자세에서 양쪽의 엉덩관절이 각각 15° 벌어졌다는 뜻이다.

최대 벌림에 이르면(그림 13) 두 다리는 직각이 된다. 여기서도 양쪽 엉덩관절에서 벌림이 대칭적으로 일어나기 때문에 한쪽 엉덩관절의 최대 벌림 각도는 45°라는 결론이 나온다. 이때 골반은 몸을 지지하는 엉덩관절의 수평에 대해 45° 기울어져 있다. 척주 전체는 몸을 지탱하는 다리 반대쪽으로 굽힘으로써 이 골반 기울임 보상한다. 여기에서도 역시 엉덩관절의 운동에 척주가 관여하는 것이 보인다.

엉덩관절 벌림은 넙다리뼈목neck of femur이 절구모서리acetabular margin에 부딪힘으로 인해 제한되지만(26쪽 참고), 이렇게 되기 전에 이미 엉덩관절 모음근육hip adductors과 엉덩넙다리인대, 두덩넙다리인대pubofemoral ligament에 의해 제약을 받는다(34쪽 참고).

연습과 훈련으로 최대 벌림 각도를 눈에 띄게 늘릴 수 있다. 예를 들면, 발레리나는 보조나 지지 없이도 능동 벌림을 120°(그림 14)에서 130°(그림 15)까지 할 수 있다. 훈련을 받은 사람은 가로로 다리 찢기(그림 16)를 해서 수동 벌림을 180°까지도 할 수 있다. 실은 이 정도면 순수한 벌림이라고 할 수 없다. 엉덩넙다리인대를 느슨하게 만들기 위해 골반은 앞으로 기울고(그림 17) 허리척주는 젖혀져야hyperextension 하는데(화살표), 그러면 엉덩관절은 벌림-굽힘 자세가 되기 때문이다.

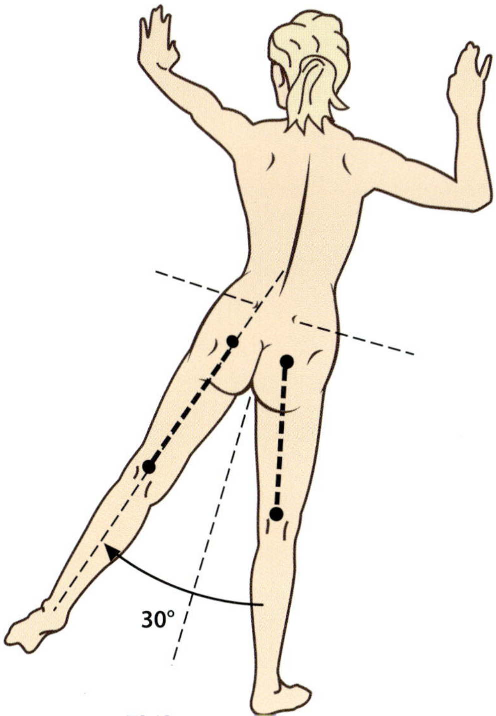

그림 12

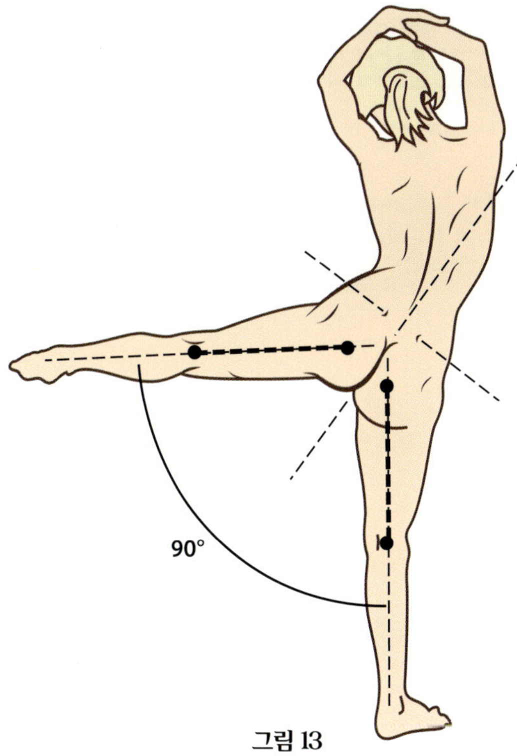

그림 13

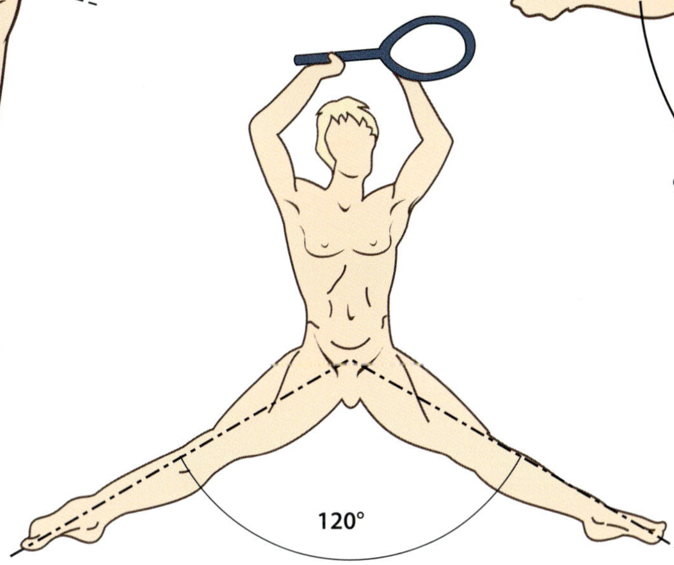

그림 14

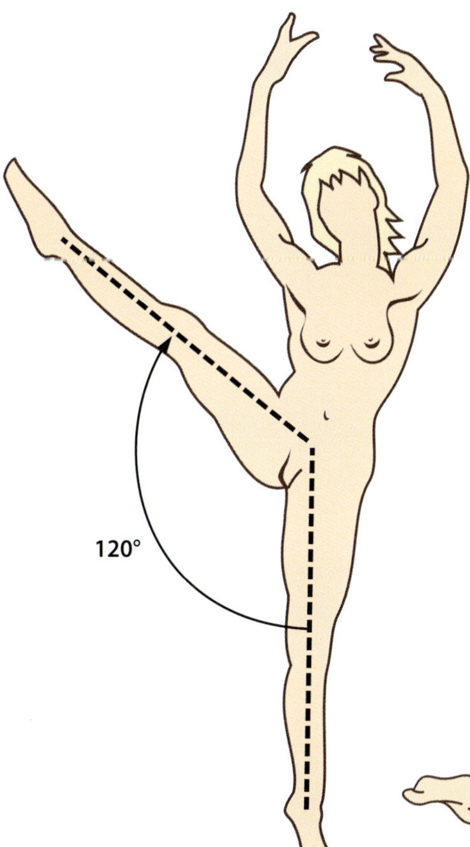

그림 15

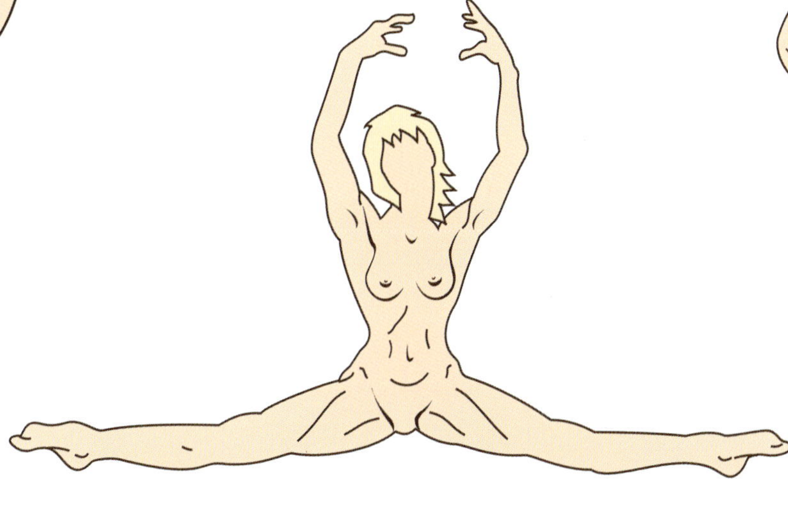
그림 16

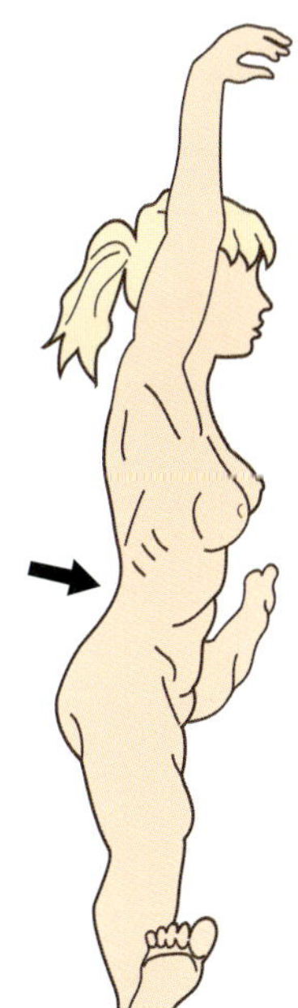
그림 17

엉덩관절의 모음 운동

엉덩관절 모음adduction은 다리를 정중면을 향해 안쪽으로 움직이는 것이다. 기준자세reference position에서 두 다리는 맞닿아 있으므로 '순수한' 의미의 모음은 없다.

반면에 다리가 벌림 위치에서 안쪽으로 움직일 때 **상대적 모음**(그림 18)이 일어난다.

또 엉덩관절의 **폄을 동반한 모음**(그림 19)나 엉덩관절의 **굽힘을 동반한 모음**(그림 20)이 있다.

끝으로 **반대쪽 엉덩관절의 벌림을 동반한 모음**(그림 21)이 있다. 이 움직임은 골반 기울임과 허리척주 과다앞굽음과 관련된다. 두 발을 벌렸을 때(몸의 균형을 유지하기 위해 필요하다) 한쪽 엉덩관절의 모음 각도는 반대쪽 엉덩관절의 벌림 각도와 같지 않다는 점(그림 22)에 유의하라. 두 각도의 차이는 처음에 두 다리가 대칭일 때의 위치에 대해 두 다리가 이루는 두 개의 축 사이에 생기는 각도와 동일하다.

모음이 포함된 이런 모든 복합 운동에서 최대 모음 각도는 30°이다. 이와 같은 모든 복합 모음 운동 중에서도 가장 흔한 자세는 그림에 나오는 것과 같은 **다리 꼬고 앉기 자세**(그림 23)이다. 이 자세에서는 모음에 굽힘과 가쪽돌림이 결합되어 있다. 이 자세는 엉덩관절이 가장 불안정한 자세다(38쪽 참고). 이 자세는 자동차 앞자리에 앉았을 때 자주 하게 되기 때문에 계기판 엉덩관절탈구dashboard hip dislocation의 위험에 노출된다.

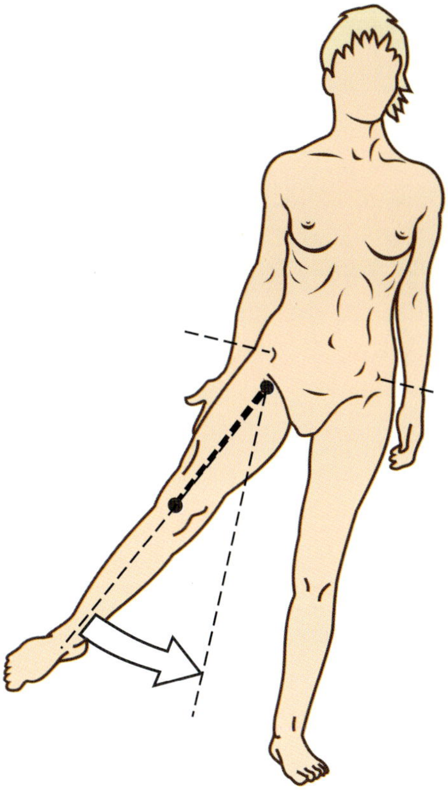

그림 18

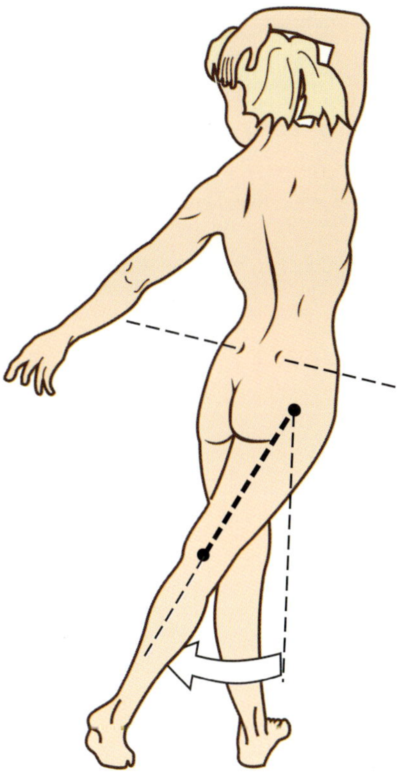

그림 19

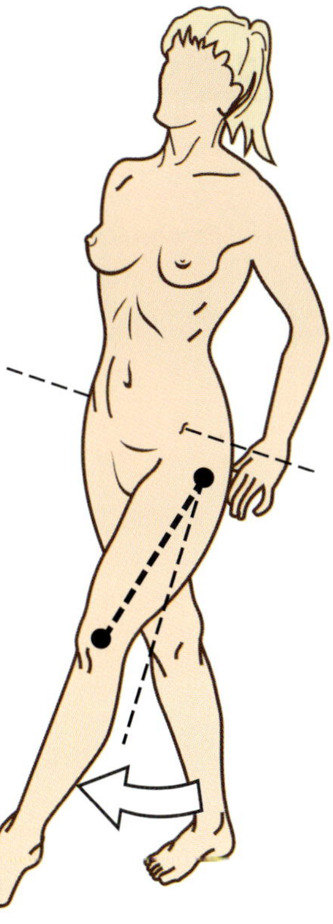

그림 20

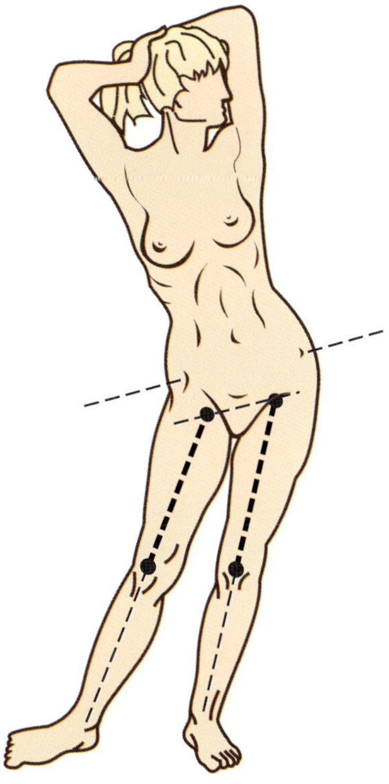

그림 21

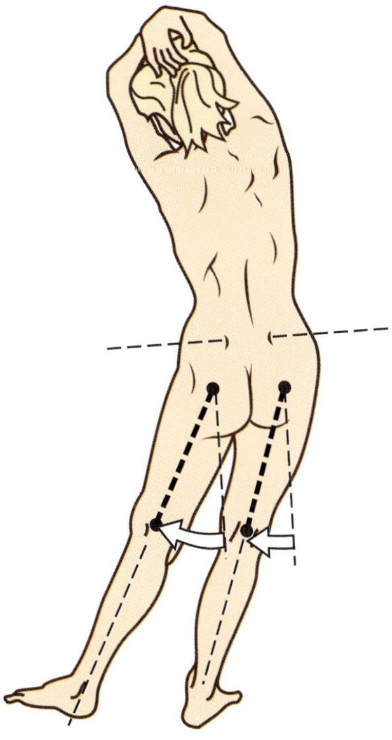

그림 22

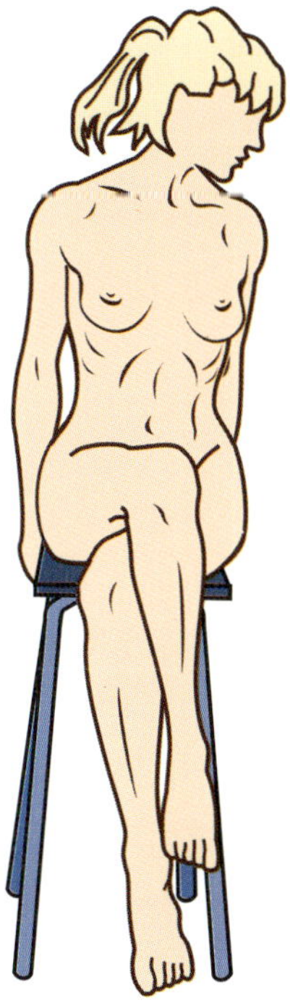

그림 23

엉덩관절의 축돌림 운동

엉덩관절의 축돌림axial rotation 운동은 다리의 역학적 축mechanical axis(그림 1: 축 OR 참고)을 중심으로 일어난다.

곧은 위치에서는 이 축이 엉덩관절의 수직축(그림 1: 축 OZ 참고)과 일치한다. 이런 상황에서는 **가쪽돌림**lateral rotation은 발끝이 가쪽을 향하게 하는 운동이며, **안쪽돌림**medial rotation은 발끝이 안쪽을 향하게 하는 운동이다. 무릎은 완전히 펴져 있으므로(132쪽 참고) 엉덩관절만이 이 축돌림에 관여한다.

그렇기는 하지만 이 자세는 축돌림 운동의 범위를 평가할 때에는 쓰이지 않는다. 대상자를 엎드리게 하거나 탁자 모서리에 앉히고 무릎을 90°로 굽히는 편이 낫기 때문이다.

대상자가 **엎드렸을**prone 때 **기준자세**(그림 24)는 종아리가 넓적다리에 대해 거의 직각이고 바닥과 수직인 자세이다. 이 자세에서는 종아리를 가쪽으로 기울이는 것이 안쪽돌림(그림 25)이고 전체 운동범위는 30~40°이다. 종아리를 안쪽으로 기울이는 것이 가쪽돌림(그림 26)이고 전체 운동범위는 60°이다.

대상자가 **탁자 모서리에 앉아서** 엉덩관절과 무릎을 90°로 굽혀도 같은 기준이 적용된다. 종아리를 안쪽으로 움직이면 엉덩관절의 **가쪽돌림**(그림 27)이 일어나고, 종아리를 가쪽으로 움직이면 엉덩관절의 **안쪽돌림**(그림 28)이 일어난다. 이 자세에서 가쪽돌림의 운동범위가 엎드린 자세에서보다 커질 수 있다. 가쪽돌림을 제한하는 주요 장애물인 엉덩넙다리인대와 두덩넙다리인대가 엉덩관절이 굽혀지면서 이완되기 때문이다(32쪽 참고).

책상다리 자세(그림 29)에서는 엉덩관절의 가쪽돌림과 함께 벌림 및 90°를 넘는 폄이 일어난다. 요가 전문가는 두 다리가 평행하고 수평이 되는 정도까지 가쪽돌림을 할 수 있다(연꽃 자세).

돌림 운동범위는 넙다리뼈목의 앞경사각angle of anteversion(비틀림각torsion angle)에 달려 있는데, 이 각도는 아이일 때 두드러진다. 그 결과 넓적다리는 안쪽으로 돌려지면서 소아는 안짱걸음을 보이며 양발 모두 가쪽들린편평발talipes planovalgus이 동반되기도 한다. 성장하면서 앞경사각은 정상적인 성인의 수치로 줄어들고 이러한 걸음 문제도 사라진다. 하지만 일부 아이들은 무릎을 굽혀 양 발꿈치 사이에 궁둥이를 깔고 앉는 나쁜 습관이 있는데, 이러한 자세로 인해 넙다리뼈목의 앞경사각이 그대로 유지되거나 심지어 더 커질 수도 있다. 아이의 뼈대skeleton는 가소성이 있기 때문에 이런 자세는 넙다리뼈femur의 안쪽돌림을 일으키고 양쪽 넙다리뼈목의 앞경사각을 더 두드러지게 한다. 이런 문제는 아이가 앉는 자세를 반대로 하게 함으로써, 즉 책상다리 자세 혹은 가능하다면 연꽃 자세를 하게 함으로써 교정할 수 있다. 이렇게 하면 시간이 지나면서 넙다리뼈목의 모양이 점점 정상으로 바뀌어 갈 것이다.

기존 영상의학으로는 **넙다리뼈목의 앞경사각** 측정이 어려웠지만 요즘은 **CT 영상** 덕분에 쉽고 정확하게 측정할 수 있다. 이 방법은 다리의 돌림이상malrotation을 평가할 때 쓰는데, 돌림이상은 대체로 엉덩관절에서 시작된다.

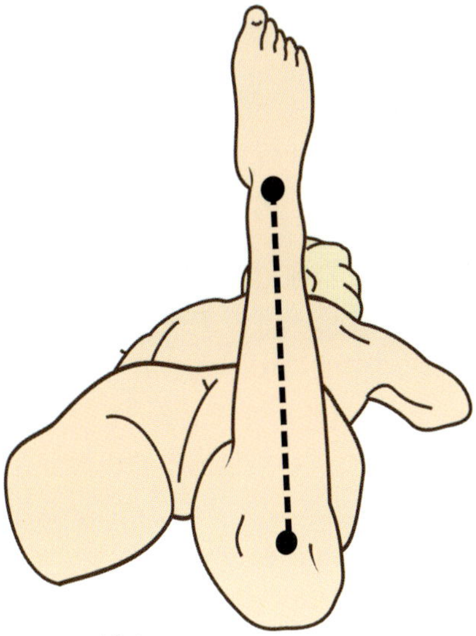

그림 24

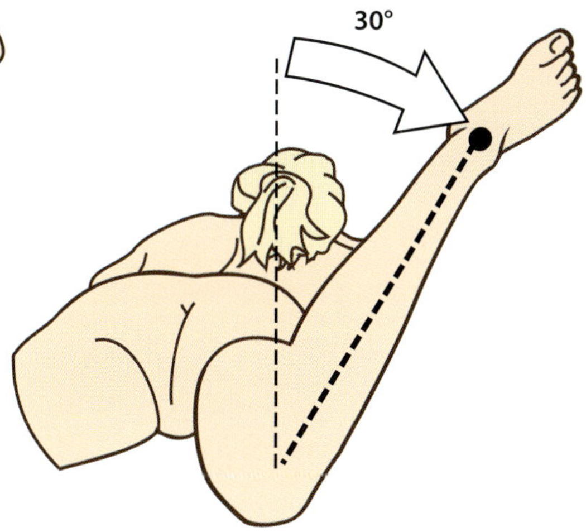

그림 25

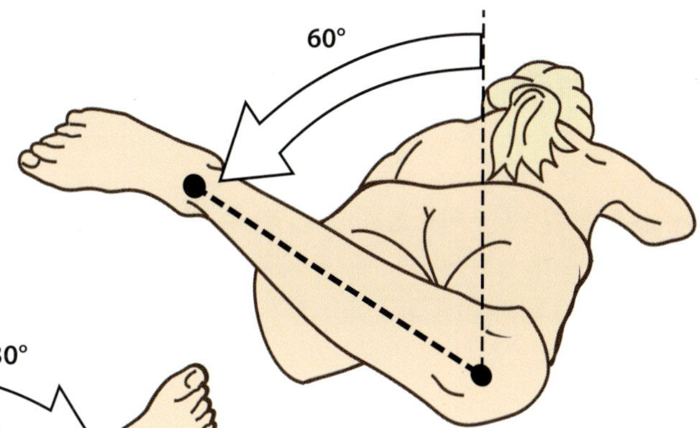

그림 26

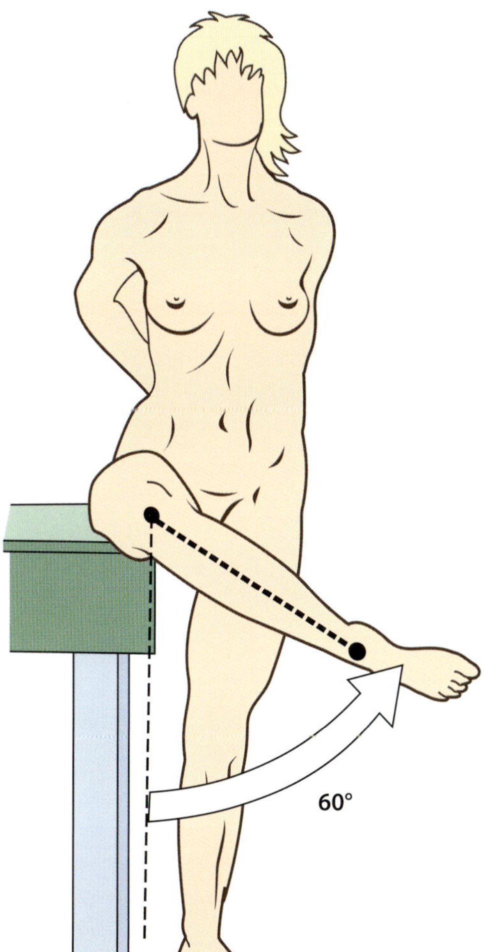

그림 27

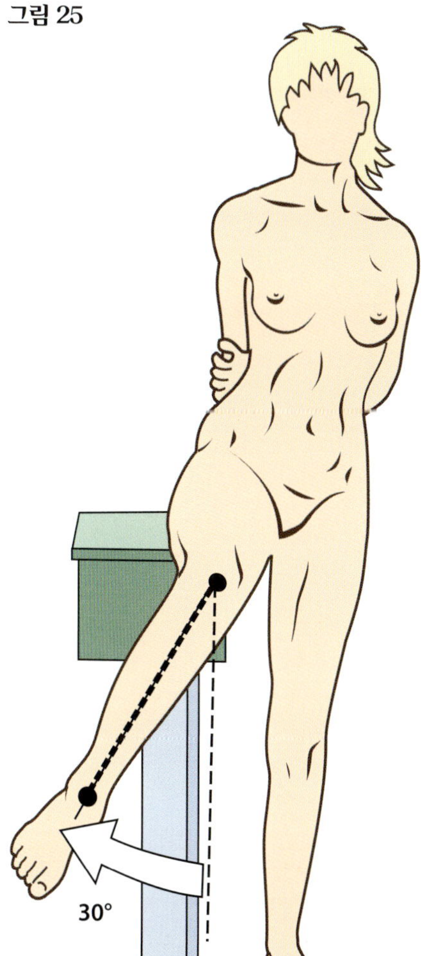

그림 28

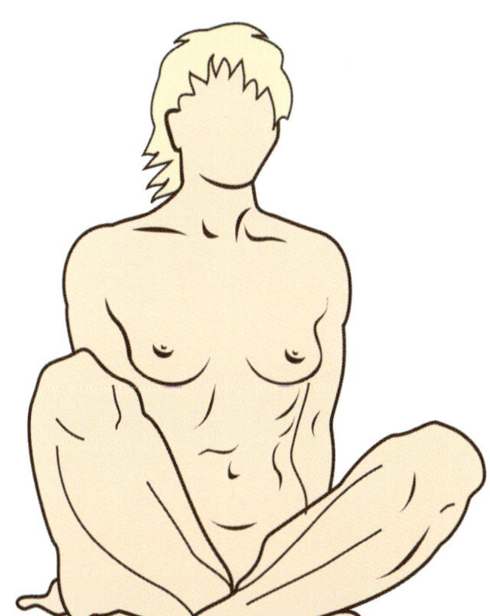

그림 29

엉덩관절의 휘돌림 운동

자유도 3을 가진 모든 관절들과 마찬가지로 엉덩관절의 휘돌림(circumduction) 운동은 3개의 축을 중심으로 동시에 일어나는 기본 운동의 조합으로 정의된다. 휘돌림이 최대 운동범위에 이르면 다리의 축은 엉덩관절 중심이 꼭짓점이 되는 원뿔을 그리게 된다. 이것이 **휘돌림의 원뿔**cone of circumduction이다(그림 30).

이 원뿔은 전혀 대칭적이지 않다. 다양한 기본 운동의 최대 운동범위가 동일하지 않기 때문이다. 따라서 다리의 말단부가 그리는 경로는 원이 아니라 3개의 기준면의 교차로 만들어지는 여러 구역을 가로지르는 굽이치는 곡선이 된다.

- 시상면(S)에서는 굽힘-폄 운동이 일어난다.
- 관상면(C)에서는 벌림-모음 운동이 일어난다.
- 수평면horizontal plane(가로면transverse plane)(H).

공간의 8개 구역에 I부터 VIII까지 번호를 매기면 원뿔은 차례로 III, II, I, IV, V, VIII 구역을 지난다. 곡선이 어떻게 지지하는 다리를 피해서 지나가는지 주목하라. 지지하는 다리가 없다면 곡선은 약간 더 안쪽으로 이동할 것이다. IV구역에서 먼쪽, 앞쪽, 가쪽으로distal, anterior, lateral 뻗고 있는 다리를 나타내는 화살표 R은 **휘돌림의 원뿔의 축**axis of the cone of circumduction이며 엉덩관절의 기능 자세와 고정 자세에 해당한다.

Strasser는 중심 O가 엉덩관절의 중심에 있고 반지름 OF가 넙다리뼈의 길이와 같으며 LM이 균분원均分圓, equator인 **구면에 이 곡선이 그려진다**고(그림 31) 주장했다. 이 구면상에서 위도와 경도 체계를 사용해 다양한 최대 운동범위를 확인할 수 있다(그림에서는 생략).

그는 비슷한 방법을 어깨에 대해서도 제안했는데, 팔의 축돌림이 더 큰 범위로 일어난다는 점에서 더 적절하다.

넙다리뼈의 한 위치 OF에서부터는 벌림(화살표 Ab)과 모음(화살표 Ad) 운동은 오직 수평의 위선 HM을 따라 일어난다. 안쪽돌림(MR)과 가쪽돌림(LR)은 축 OF를 중심으로 일어난다. 굽힘-폄 운동은 경선 P를 따라 일어나는 극 둘레circumpolar 굽힘 F1, 혹은 큰 원둘레 C를 따라 일어나는 중심 둘레circumcentral 굽힘 F2의 두 종류로 나뉜다. 굽힘 F2는 F1과 균분원 HM상의 F3으로 나누어 볼 수 있는데 실용적인 가치는 별로 없다.

오히려 엉덩관절은 벌림 범위에 제한이 있기 때문에 Codman의 거짓역설(제1권 참고)이 일어날 수 없다는 점이 더 중요하다.

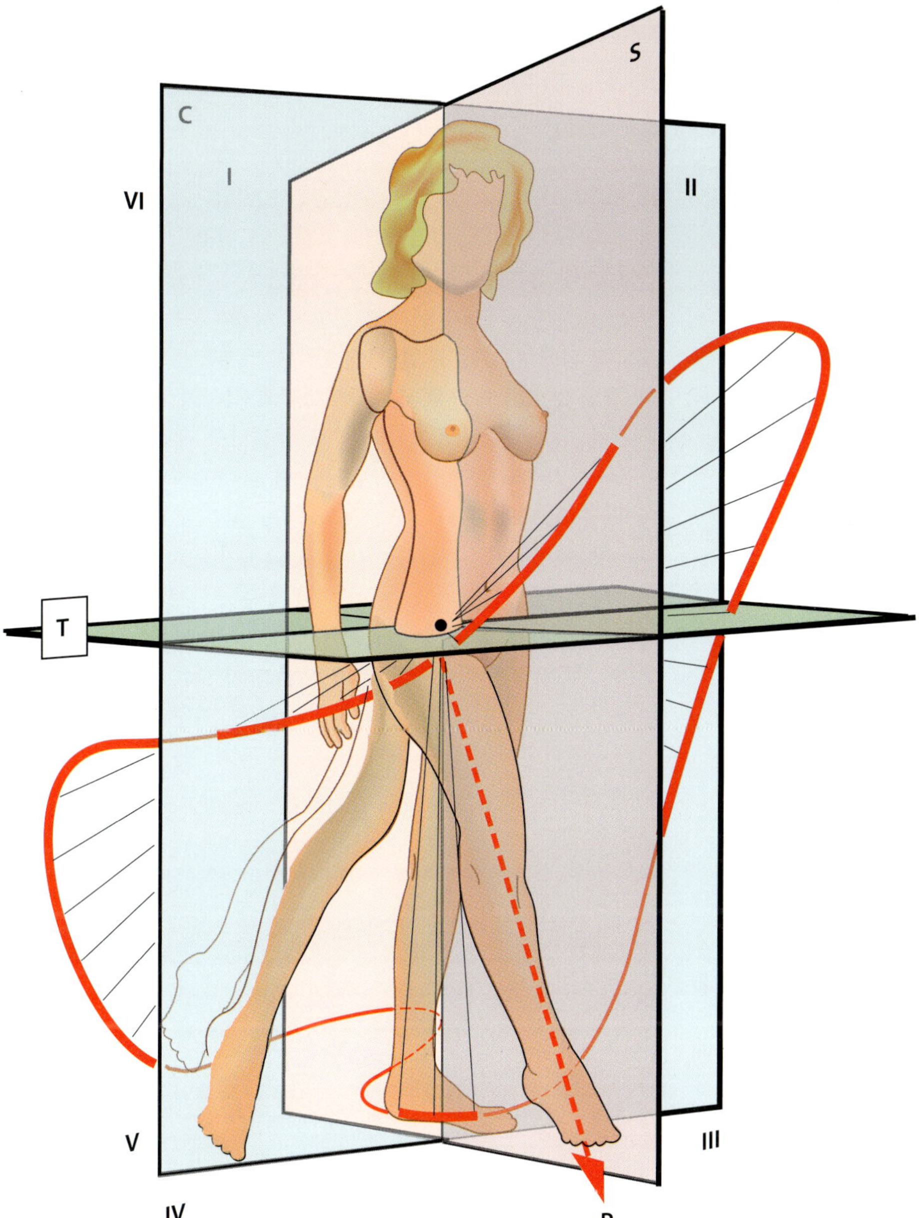

그림 30

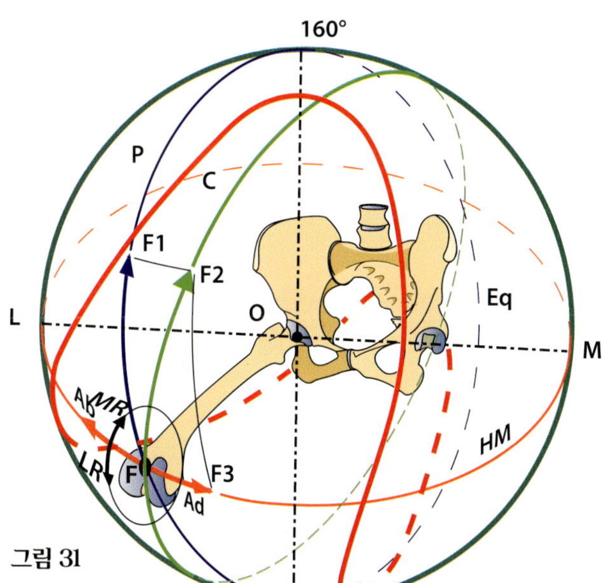

그림 31

넙다리뼈머리와 절구의 방향성

엉덩관절은 구면의 관절면을 가진 **절구관절**이다.

넙다리뼈머리

넙다리뼈머리head of femur(그림 32: 앞쪽 그림)는 지름 4~5cm인 구의 2/3 형태이다. 기하학적 중심을 관절의 3개 축, 즉 수평축 1, 수직축 2, 앞뒤축 3이 통과한다.

넙다리뼈머리는 넙다리뼈몸통body of femur과 연결된 넙다리뼈목이 지지하고 있다. 넙다리뼈목의 축(화살표 A)은 위쪽, 안쪽, 앞쪽으로superiorly, medially, anteriorly 비스듬하게 자리 잡고 있다. 성인의 경우, 넙다리뼈목은 넙다리뼈몸통 축 D와 125°의 각도(경사각angle of inclination)를 형성하고, 또한 관상면에 대해 안쪽, 앞쪽으로 10~30°의 각도(앞경사각)를 이루고 있다. 따라서 넙다리뼈머리 중심과 넙다리뼈 관절융기condyle 축을 통과하는 관상면은 넙다리뼈몸통과 그 몸쪽 부분에 대해 앞에 위치한다(그림 35: 뒤안쪽posteromedial 그림). 이 평면 P에는 다리의 **역학적 축** MM′이 있으며 이 축은 다시 넙다리뼈몸통 축 D와 5~7°의 각도를 이룬다(68쪽 참고).

넙다리뼈머리와 넙다리뼈목의 모양은 개인마다 상당한 차이를 보인다. 인류학자들에 따르면 이는 기능적 적응functional adaptation의 결과라고 한다. 양 극단에 있는 두 가지 유형으로 나눠 볼 수 있다(그림 36: Paul Bellugue를 참고하여 그림).

- **길쭉한 유형**rangy type: 넙다리뼈머리가 구의 2/3보다 크다. 넙다리뼈목-몸통 각이 크다(I = 125°, A = 25°). 넙다리뼈몸통은 가늘며, 골반은 작고 높다. 이런 형태는 큰 관절 가동성에 바람직하며 빠르게 달리기에 적응했음을 나타낸다(a와 c).
- **짤막한 유형**squat type: 넙다리뼈머리는 구 모양이 절반을 겨우 넘으며 넙다리뼈목-몸통 각은 작다(I = 115°, A = 10°). 넙다리뼈몸통은 굵으며, 골반은 크고 넓다. 엉덩관절의 운동범위가 작고 달리는 속도도 느리지만 그 대가로 힘에 이득이 있다. 힘에 유리한 형태이다(b와 d).

절구

절구acetabulum(그림 33: 파란색 화살표. 가쪽 그림)는 볼기뼈hip bone의 세 부분이 합쳐져 생긴 오목한 공간으로 볼기뼈의 가쪽면에 있으며, 넙다리뼈머리를 받아들인다. 절구는 반구 모양으로 절구모서리(Am)가 경계를 이룬다. 절구의 주변부만 초승달 모양의 관절연골articular cartilage Ca가 감싸고 있으며 아랫부분은 절구패임acetabular notch에 의해 단절된다. 절구의 중심부는 관절연골보다 더 깊이 자리 잡고 있으며 따라서 넙다리뼈머리와 접하지 않는다. 여기를 절구오목acetabular fossa(Af)이라고 부르며 볼기뼈 속면과는 한 층의 얇은 뼈를 사이에 두고 떨어져 있다(그림 34: 투명하게 보이는 뼈). 절구의 중심 O는 IP와 ST(I = 엉덩뼈거친면iliac tuberosity, P = 두덩뼈pelvis, S = 위앞엉덩뼈가시, T = 궁둥뼈결절ischial tuberosity)가 교차하는 지점에 있다. 절구테두리acetabular labrum(Al)가 어떻게 절구모서리acetabular margin에 붙는지에 대해서는 후술한다(26쪽).

절구는 가쪽을 향하고 있을 뿐만 아니라 아래쪽, 앞쪽을 향하고 있다(그림 38: 화살표 A′은 절구 축을 나타낸다). **절구의 수직 단면**(그림 37)을 보면 수평면과 30~40°의 각도로 아래쪽을 향하고 있음이 매우 분명하다. 그림으로써 절구의 윗부분은 넙다리뼈머리 가쪽으로 돌출해 있다. 이 돌출부는 Wiberg각angle of Wiberg W로 측정하며, 보통 30°다. 절구의 윗부분은 넙다리뼈머리와의 접촉으로 인해 가장 큰 압력을 받으며, 따라서 관절연골의 이 부분이 절구와 넙다리뼈머리에서 가장 두껍다. **수평 단면**(그림 38)은 절구가 앞쪽을 향하고 있음을 보여준다. 절구 축 A′이 관상면과 30~40° 각도를 이룬다. 수평 단면에서는 초승달 모양의 관절연골 Ca 속에 있는 절구오목 Af, 절구가로인대(TALtransverse acetabular ligament)와 절구모서리에 붙어 있는 절구테두리 Al, 절구모서리에 접하는 면(Pm)과 절구테두리에 평행한 면(Pl)(Pm과 Pl은 모두 앞쪽, 안쪽으로 비스듬히 있다)도 볼 수 있다.

임상에서 이들 2개의 관절 단면은 다음과 같이 얻을 수 있다.

- **수직 관상 단면**의 경우, 단층촬영tomography은 그림 37과 비슷하다.
- **수평 단면**의 경우, 골반의 CT나 MRI 영상은 그림 38에 가까운 형태가 되는데 절구와 넙다리뼈목의 앞경사각을 측정할 수 있다. 이렇게 얻은 값은 엉덩관절 형성이상hip dysplasias 진단에 매우 유용하게 쓰인다.

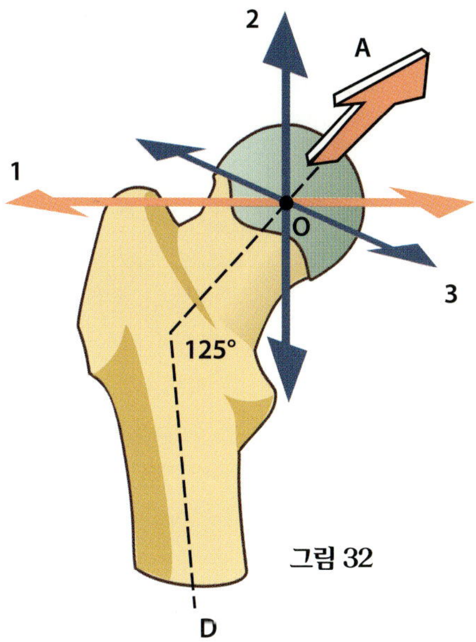

그림 32

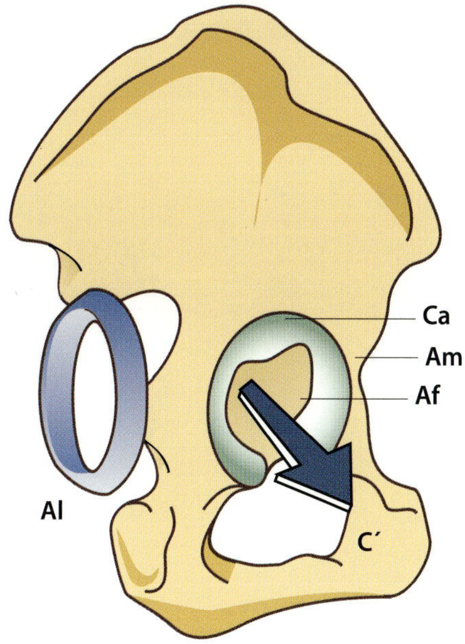

그림 33

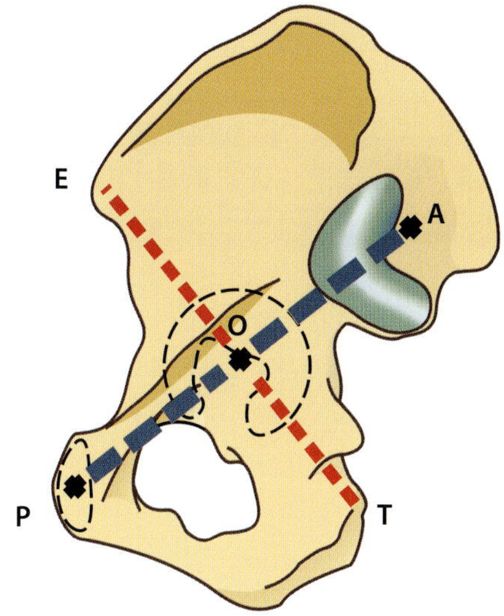

그림 34

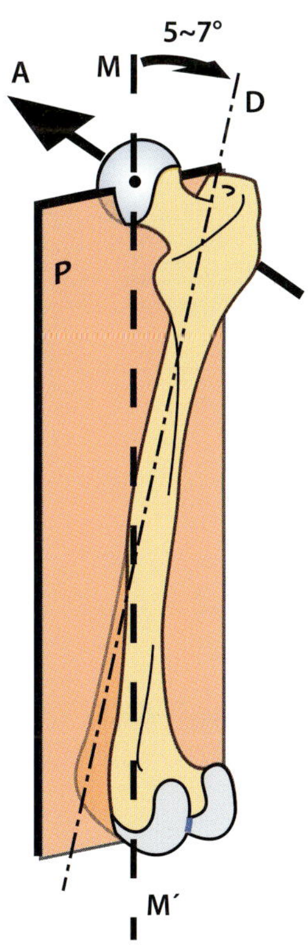

그림 35

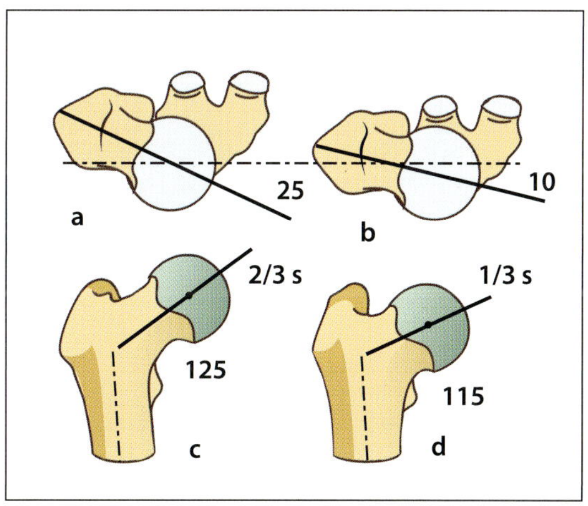

그림 36

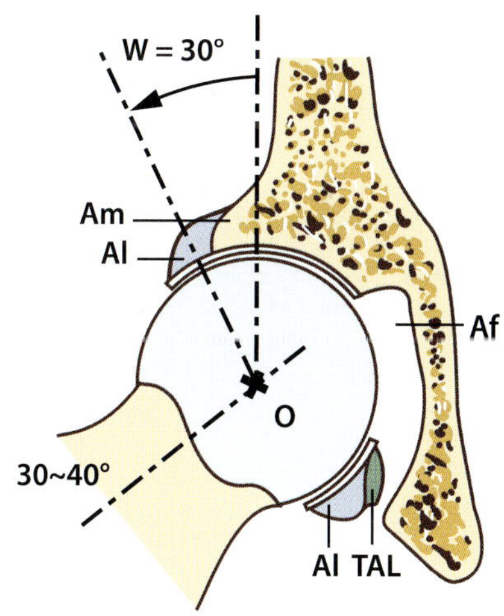

그림 37

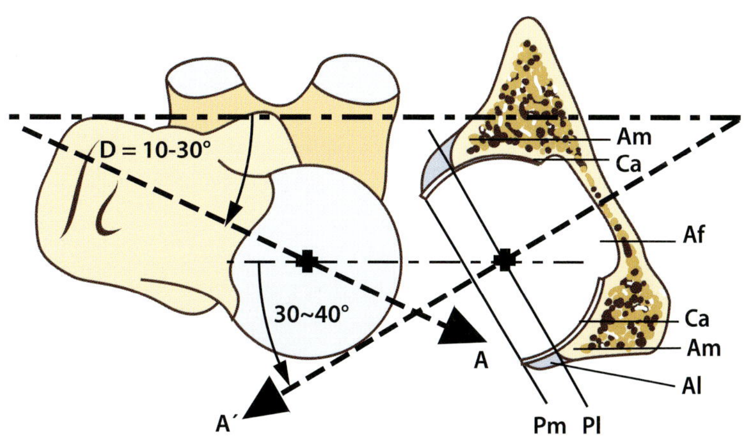

그림 38

관절면의 관계

직립 자세erect posture(그림 40)에서 엉덩관절이 곧은 위치에 있으면, 넙다리뼈머리를 절구가 완전히 덮지 않은 모양이 되며 연골로 덮인 앞위면anterosuperior surface이 노출된다(그림 39: 흰색 화살표). 이는 위쪽, 앞쪽, 안쪽으로 비스듬히 기울어진 넙다리뼈목의 축(A)이 아래쪽, 앞쪽, 가쪽으로 기울어져 있는 절구의 축(A′)과 어긋나 있다는 사실에 기인한다(그림 45: 오른쪽 엉덩관절 기준 축의 3차원 그림). **엉덩관절의 역학적 모형**(그림 41)이 이 구조를 다음과 같이 보여준다. 우선 구는 경사각angle of inclination 및 앞경사각angle of anteversion처럼 굽은 축에 의해 고정된다. 평면 D는 넙다리뼈몸통의 축과 넙다리뼈 관절융기의 가로축을 지나는 평면을 나타낸다. 반면에 반구는 시상면 S에 대해 알맞은 모양으로 배치되어 있다. 작은 평면 C는 반구의 중심을 지나는 관상면을 나타낸다. **곧은 위치**에서는 구가 위쪽과 앞쪽으로 많이 노출되어 있다. 진한 회청색 초승달은 관절연골에서 노출된 부분을 나타낸다.

반구형인 절구를 둥근 넙다리뼈머리를 기준으로 적당히 회전시키면(그림 44), 노출된 진한 회청색 초승달이 사라지면서 관절면이 완전히 겹친다.

기준면 S와 C를 사용하면 3개의 기본 운동이 조합된 결과 이렇게 두 면이 겹치게 된다는 사실을 쉽게 확인할 수 있다.

- 약 90°의 굽힘(화살표 1)
- 약간의 벌림(화살표 2)
- 약간의 가쪽돌림(화살표 3)

이 새 자세(그림 46)에서는 절구의 축 A″과 넙다리뼈목의 축 A가 동일 선상에 위치한다.

뼈대(그림 42)에서도 동일하게 굽힘, 벌림, 가쪽돌림 운동으로 넙다리뼈머리를 완전히 절구 공간acetabular cavity 속으로 집어넣음으로써 관절면을 일치시킬 수 있다. 엉덩관절의 이 자세는 **네발짐승 자세**와 일치하게 된다(그림 43). 즉, 엉덩관절이 생리학적으로 바른 위치가 이것이다. 진화 과정에서 네발보행에서 **두발보행**biped locomotion으로 변화한 결과 엉덩관절의 관절면 불일치가 일어난 것이다. 거꾸로 생각하면 이 불일치는 인간이 네발보행을 하던 조상으로부터 나왔다는 유력한 증거가 될 수도 있다.

두발보행bipedalism으로 넘어간 결과, 선 자세에서 관절면의 영구적 불일치는 엉덩관절 골관절염osteoarthritis을 일으킬 수 있다. 특히 **엉덩관절 형성이상**에서 나타나는 관절면 불일치가 있으면 가능성이 더 높아진다.

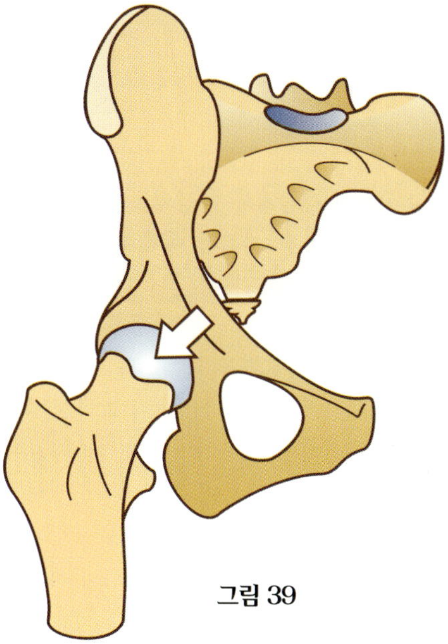

그림 39

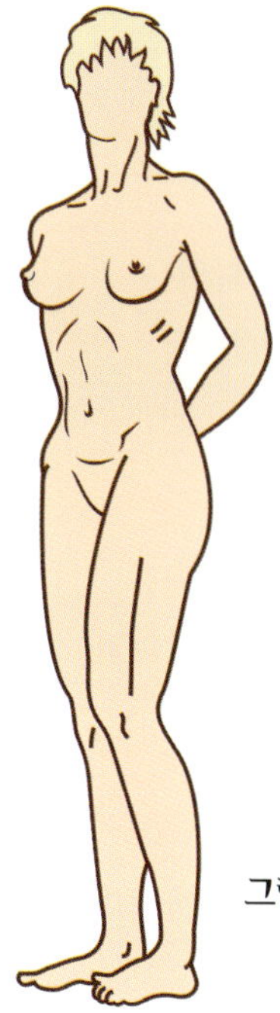

그림 40

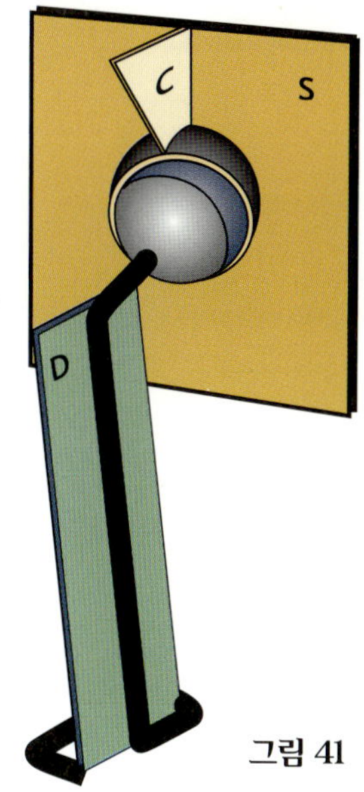

그림 41

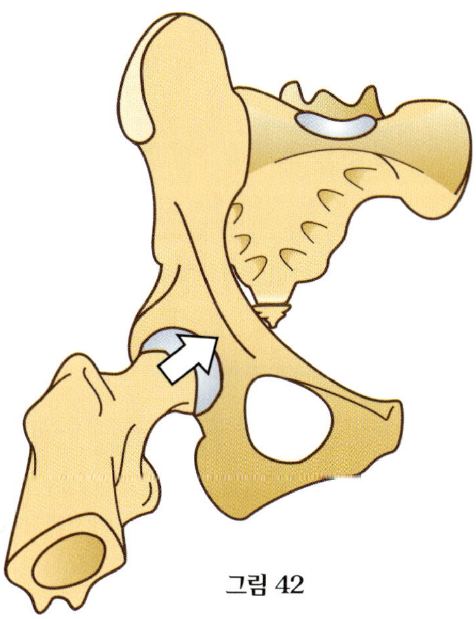

그림 42

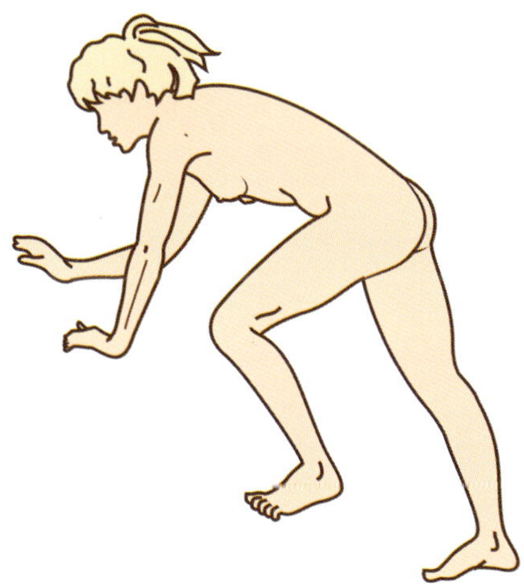

그림 43

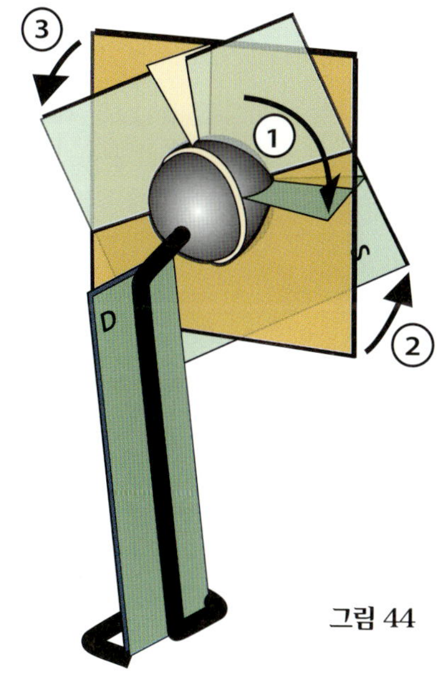

그림 44

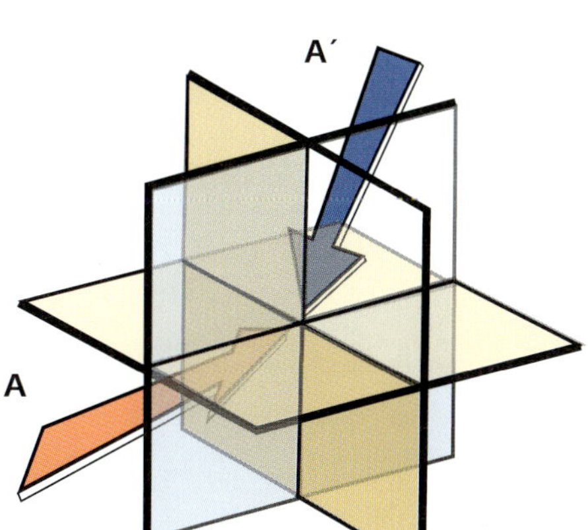

그림 45

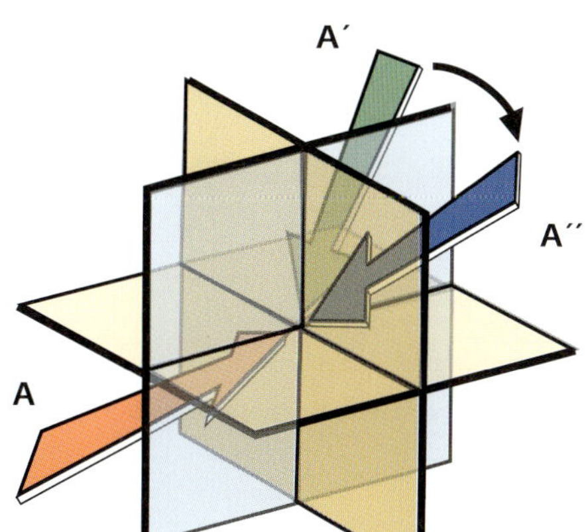

그림 46

넙다리뼈와 골반의 구조

넙다리뼈머리, 넙다리뼈목, 넙다리뼈몸통은 공학 용어로 **외팔보** cantilever를 이룬다. 실제로 넙다리뼈머리에 가해지는 체중은 지레팔 lever arm에 해당하는 넙다리뼈목을 통해 넙다리뼈몸통으로 전달된다. 비슷한 구조를 **가로대**(그림 51)에서 볼 수 있는데, 여기에서 수직으로 작용하는 무게는 가로 빔이 세로 기둥과 만나는 지점에서 전단력으로 작용하며 결과적으로 가로 빔과 세로 기둥 사이의 각도를 좁힌다. 이런 사태를 막기 위해서 사이에 비스듬히 버팀대를 댄다.

넙다리뼈목은 가로대의 수평축을 이루며 다리 뼈대의 전체적인 그림(그림 49)을 보면 세 관절의 역학적 축(굵은 파선)이 '넙다리뼈 가로대'의 안쪽에 있다는 것을 알 수 있다. 역학적 축이 일점쇄선으로 표현된 수직선과 일치하지 않는다는 점에도 주목해야 한다. 이러한 배치의 역학적 중요성은 나중에 자세히 설명할 것이다(132쪽 참고).

넙다리뼈목 기저의 전단(그림 52)을 피하기 위해 넙다리뼈의 몸쪽 부분에는 특수한 구조적 패턴이 있다. 마른뼈dry bone(그림 47)의 **수직 단면**을 보면 이 패턴이 잘 나타난다. 해면뼈spongy bone 뼈층판bone lamella은 역학적 힘의 선mechanical lines of force과 일치하는 **두 개의 뼈잔기둥 구조**trabecular system로 배치되어 있다.

주요 뼈잔기둥 구조는 넙다리뼈목과 넙다리뼈머리 전체에 펼쳐진 뼈잔기둥 다발 두 가지로 구성된다.

- **첫 번째 다발**(1)은 넙다리뼈몸통의 가쪽 겉질cortex에서 시작해서 넙다리뼈머리의 아래쪽 겉질에서 끝난다. 이를 Gallois-Bosquette 활꼴다발arcuate bundle이라고 한다.
- **두 번째 다발**(2)은 넙다리뼈몸통의 안쪽 겉질과 넙다리뼈목의 아래쪽 겉질에서 시작해서 수직 위쪽으로 펼쳐지다가 넙다리뼈머리 겉질에서 끝난다. 이른 머리다발cephalic bundle 또는 지지다발supporting bundle이라고 부른다.

Culmann은 시험관에 편심 하중eccentric load을 가해 시험관이 갈고리나 기중기 모양으로 구부러지면(그림 50) 2개의 힘의 선이 나타난다는 것을 밝혔다. 볼록한 면의 비스듬한 선들은 인장력tensile force에 해당하며 활꼴다발에 상응하는 것이다. 오목한 면의 수직의 선들은 압축력에 해당하며 지지다발(가로대의 버팀대)에 상응하는 것이다.

보조적인 뼈잔기둥 구조는 큰돌기greater trochanter로 펼쳐지는 두 다발로 되어 있다.

- **첫 번째 다발**(3)은 넙다리뼈몸통의 안쪽 겉질에서 시작한다. 돌기다발trochanteric bundle이라고 한다.
- **두 번째 다발**(4)은 넙다리뼈몸통의 가쪽 겉질과 평행한 수직의 뼈잔기둥이다. 겉질밑다발subcortical bundle이라고 한다.

다음 **세 가지**는 짚고 넘어가야 한다.

- 큰돌기 내부에는 활꼴다발(1)과 돌기다발(3)이 고딕 아치Gothic arch를 이루며 둘이 교차하는 지점에서 형성되는 더 강한 쐐기돌은 넙다리뼈목의 위쪽 겉질부터 시작해 아래로 나 있다. 내부의 기둥은 그보다는 약하며 나이가 들면서 노년 골다공증osteoporosis으로 더 약해진다.
- 넙다리뼈머리와 넙다리뼈목에서는 활꼴다발(1)과 지지다발(2)이 교차하면서 또 다른 고딕 아치가 형성된다. 이 교차점에서는 뼈가 더 치밀하며 넙다리뼈머리의 핵을 형성한다. 넙다리뼈목에서 시작해 넙다리뼈머리까지 이르는 이 뼈잔기둥 구조는 극도로 견고한 지지대가 떠받치고 있다. 이른바 Merkel의 넙다리뼈목 아래돌기Merkel's inferior spur of the neck 또는 Adams의 아치Adams' arch, **넙다리뼈목판**calcar femorale(CF)이라고 하는 **넙다리뼈목의 두꺼운 아래쪽 겉질**이다.
- 돌기의 고딕 아치와 지지다발 사이에는 **최소저항구역**zone of least resistance이 존재한다. 이 구역은 노년 골다공증으로 더욱 약화된다. 넙다리뼈목 기저 골절이 발생하는 부분이 바로 이곳이다(그림 52).

다리이음뼈pelvic girdle의 구조(그림 47) 역시 같은 방식으로 연구할 수 있다. 허리척주로부터 양쪽 엉덩관절로 수직 힘이 전달되는(두 개로 갈라진 빨간색 화살표) 완전히 폐쇄된 고리를 형성하기 때문이다.

두 개의 주요 뼈잔기둥 구조가 엉치뼈sacrum의 귓바퀴면auricular surface에서부터 한편으로는 절구, 또 한편으로는 궁둥뼈ischium로 부하를 전달한다(그림 47, 48).

- **엉치뼈-절구 뼈잔기둥**sacro-acetabular trabeculae은 두 종류로 구분된다.
  - 첫 번째(5)는 귓바퀴면 위쪽에서 시작해 큰궁둥패임greater sciatic notch 뒤모서리posterior border로 수렴하면서 궁둥뼈가시ischial spine(S)를 이룬다. 여기에서 가쪽으로 반전된 다음 절구의 아래쪽 면을 향해 펼쳐지고 다시 넙다리뼈목의 인장력선(1)과 섞인다.
  - 두 번째(6)는 귓바퀴면 아래쪽에서 시작해 위골반문pelvic inlet 수준에서 수렴해 볼기뼈가시(BR)를 이룬다. 여기에서 반전되면서 절구의 위쪽 면을 향해 펼쳐지고 지지다발의 압축력선(2)과 섞인다.
- **엉치뼈-궁둥뼈 뼈잔기둥**sacro-ischial trabeculae(7)은 앞서 언급한 다발들과 함께 귓바퀴면에서 시작해 아래로 궁둥뼈까지 이어진다. 절구모서리(8)에서 시작되는 뼈잔기둥과 교차한다. 이 궁둥뼈 뼈잔기둥은 앉을 때 체중을 지지한다.
- 끝으로 뼈 능선bony ridge과 궁둥뼈가시(그림 47: S)에서 시작하는 뼈잔기둥들은 두덩뼈위가지superior pubic ramus까지 뻗으면서 골반 고리를 완성한다. 이 골반 고리는 겉질밑 뼈잔기둥subcortical trabeculae(4)으로 더욱 강화된다.

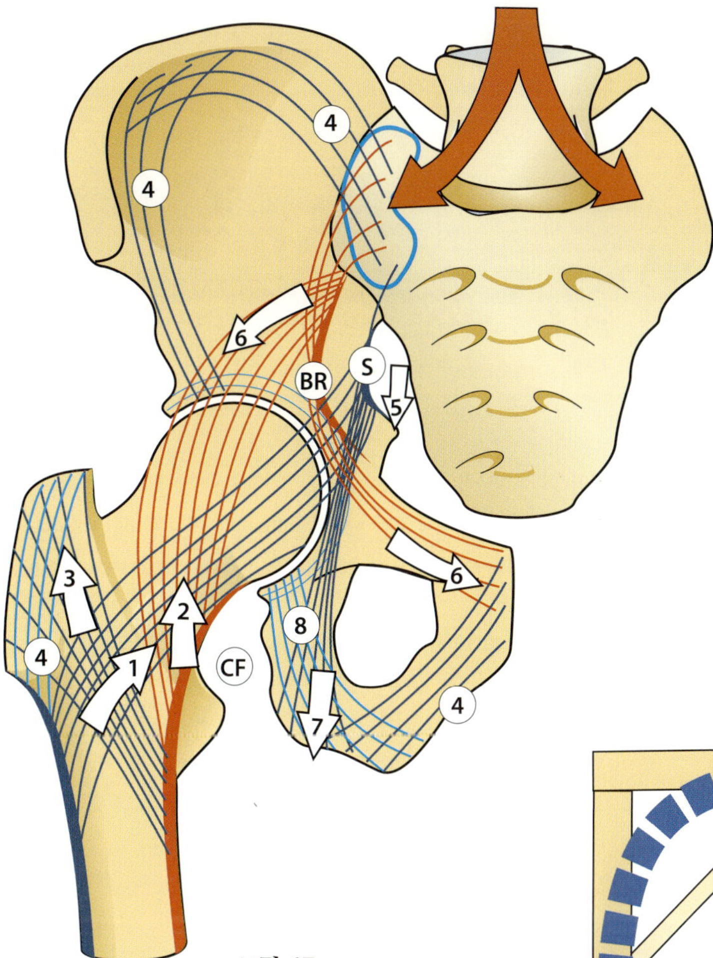

그림 47

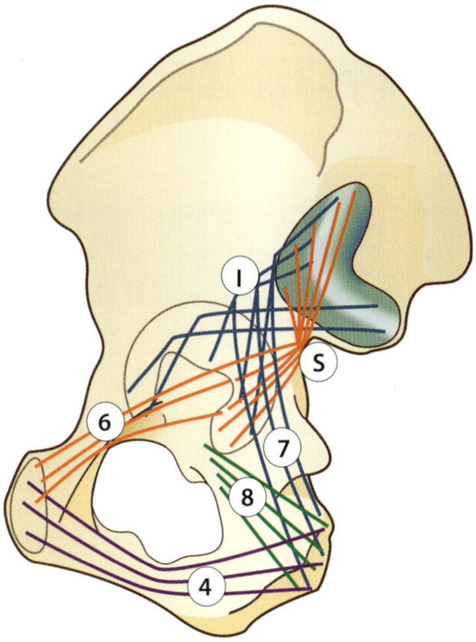

그림 48

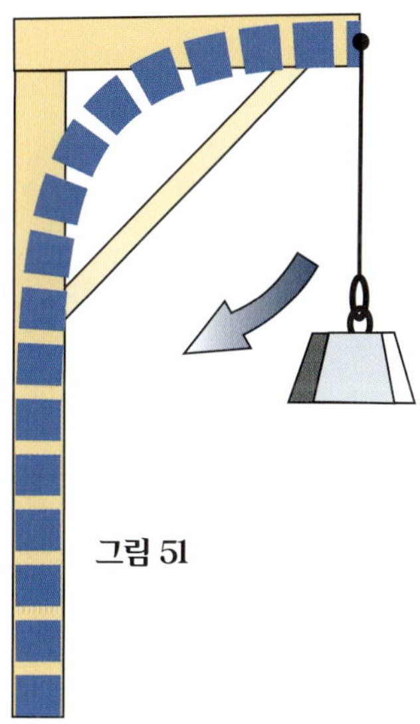
그림 51

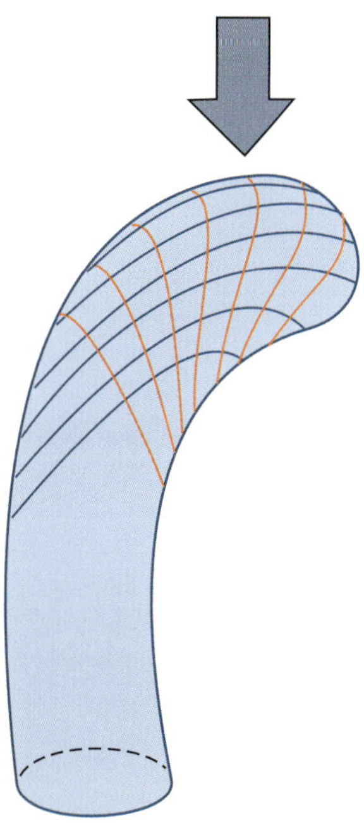
그림 50

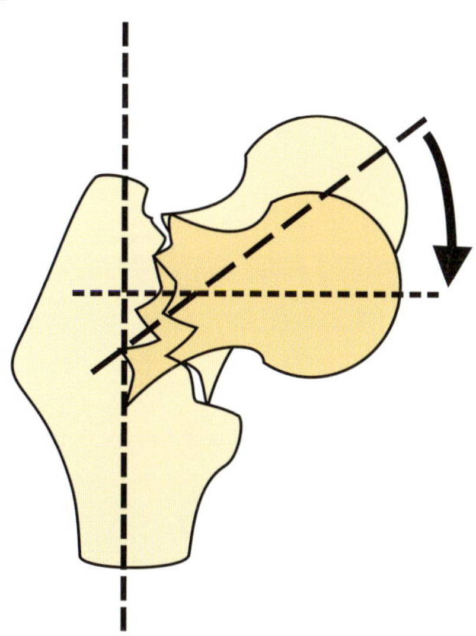
그림 52

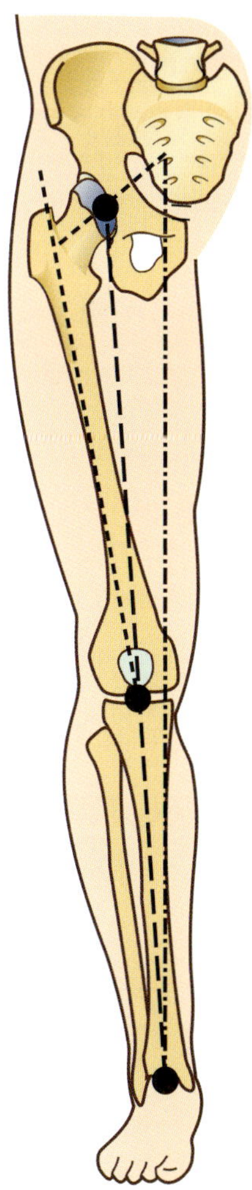
그림 49

절구테두리와 넙다리뼈머리인대

절구테두리(Al)는 **절구모서리**(그림 53)에 붙은 섬유연골고리 fibrocartilaginous ring이다. **절구 공간**(38쪽 참고)을 더욱 깊게 만들고 절구모서리의 울퉁불퉁한 부분을 채워 준다. 그림에서는 절구테두리의 앞위anterosuperior 부분을 지워서 엉덩두덩패임iliopubic notch(IPN)을 보여주고 있다. 세 개의 패임 중 가장 깊은 절구패임(An)은 패임의 양쪽 면에 붙어 있는 **절구가로인대**(TAL) 사이로 절구테두리가 들어가면서 양쪽이 이어져 있다.(그림에서는 절구가로인대와 절구테두리가 분리되어 있다.) 넙다리곧은근 힘줄tendon of rectus femoris의 곧은갈래straight head(T1)는 아래앞엉덩뼈가시anterior inferior iliac spine에서 일어나고, 접힌갈래reflected head(T2)는 절구위고랑supraacetabular groove을 따라 휘어지며, 되돌이갈래recurrent head(T3)는 관절주머니articular capsule를 향해 뻗어 가다가 관절주머니와 합쳐진다. **엉덩관절의 수직 관상 단면**(그림 54)을 보면 패임의 가장자리와 절구가로인대에 붙은 절구테두리가 보인다(그림 37도 참고). 윗부분에는 중간볼기근 gluteus medius(Gme) 깊숙이 자리 잡은 관절주머니(C), 엉덩넙다리인대(ILF)의 위띠superior band, 그리고 관절주머니에 감싸인 넙다리곧은근 힘줄의 접힌갈래(T2)가 보인다.

절구테두리는 사실은 단면이 세모꼴이고 세 개의 면이 있다. 절구모서리와 절구가로인대 속으로 완전히 들어간 깊은 면, 엉덩관절과 마주보고 있으며 넙다리뼈머리와의 관절을 이루는 절구의 관절연골과 이어진 관절연골로 뒤덮인 안쪽 면, 관절주머니(C)가 붙는 부분을 가장 바닥에서만 접함으로써 절구테두리의 날카로운 가장자리는 관절안joint cavity에서 자유롭게 움직일 수 있고 관절주머니와 함께 **모서리 주위 고리 오목**perimarginal circular recess(그림 55: R. Rouvière에 따름)을 만드는 가쪽면이 그것이다.

(과거에는 **원인대**ligamentum teres라고 불린) **넙다리뼈머리인대**ligament of head of femur(LHF)는 3~3.5cm 길이의 납작한 띠(그림 57)로서 절구오목 바닥(그림 53)을 지나 넙다리뼈머리(그림 54)에 이른다. 관절연골 중심의 바로 아래 뒤쪽에 있는 **넙다리뼈머리오목**fovea for ligament of head(그림 56)의 윗부분으로 들어가서 넙다리뼈머리오목의 아랫부분을 따라 미끄러진다. 넙다리뼈머리인대는 3개의 다발로 구성된다.

- 가장 긴 뒤궁둥다발posterior ischial bundle(pi)은 절구패임을 지나 절구가로인대 아래로 가서(그림 53) 초승달 모양의 관절연골의 뒤뿔posterior horn 아래와 뒤에 붙는다.
- 앞두덩다발anterior pubic bundle(ap)은 관절연골 앞뿔anterior horn 뒤쪽에서 절구패임과 붙는다.
- 제일 가는 중간다발intermediate bundle(ib)은 절구가로인대의 위쪽 가장자리에 붙는다(그림 53: 절구가로인대 TAL과 절구테두리 Al이 분해되어 있다).

넙다리뼈머리인대는 절구오목 뒤쪽(BAF)에서 섬유지방조직 fibroadipose tissue에 감싸여 있고(그림 54) 윤활막synovial membrane으로 덮여 있다(그림 55). 이 윤활막은 한편으로는 관절연골 가운데 경계와 절구가로인대 위쪽 경계에 붙어 있고, 다른 한편으로는 넙다리뼈머리인대의 넙다리뼈머리오목 붙는 곳 주변의 넙다리뼈머리에 붙어 있다. 이렇게 대략 중간이 잘린 원뿔 모양을 하고 있기 때문에 **'넙다리뼈머리인대의 천막'**(T)이라는 이름이 붙었다.

넙다리뼈머리인대는 매우 튼튼하지만(파열 부하 45kg) 역학적으로는 작은 역할만 수행한다. 하지만 **넙다리뼈머리의 혈관 공급**에 일정한 역할을 한다. 사실은 폐쇄동맥의 뒤가지posterior branch of obturator artery(1)는 절구가지acetabular branch, 즉 넙다리뼈머리인대 동맥artery of ligament of head of femur(6)과 통한다(그림 58: 아래면, Rouvière에 따름). 절구가지는 절구가로인대 아래쪽을 지나서 넙다리뼈머리인대에 들어간다. 넙다리뼈머리와 넙다리뼈목은 깊은넙다리동맥deep femoral artery(2)에서 뻗어 나온 안쪽넙다리휘돌이동맥medial circumflex femoral artery(4) 및 가쪽넙다리휘돌이동맥lateral circumflex femoral artery(3)의 관절주머니 가지capsular branches(5)로부터 동맥혈액 공급을 받는다. 그러므로 관절주머니 동맥capsular artery에 장애를 주는 넙다리뼈목 골절은 넙다리뼈머리의 혈액공급을 감소시키고, 넙다리뼈머리는 넙다리뼈머리인대 동맥의 공급에만 의존하게 된다.

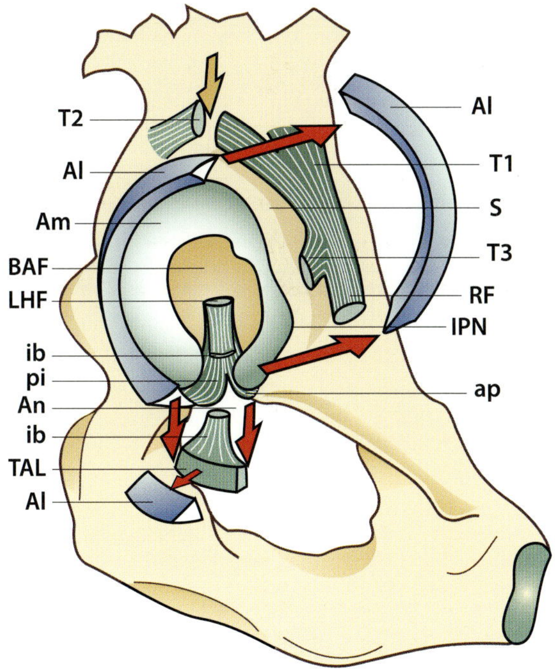

그림 53

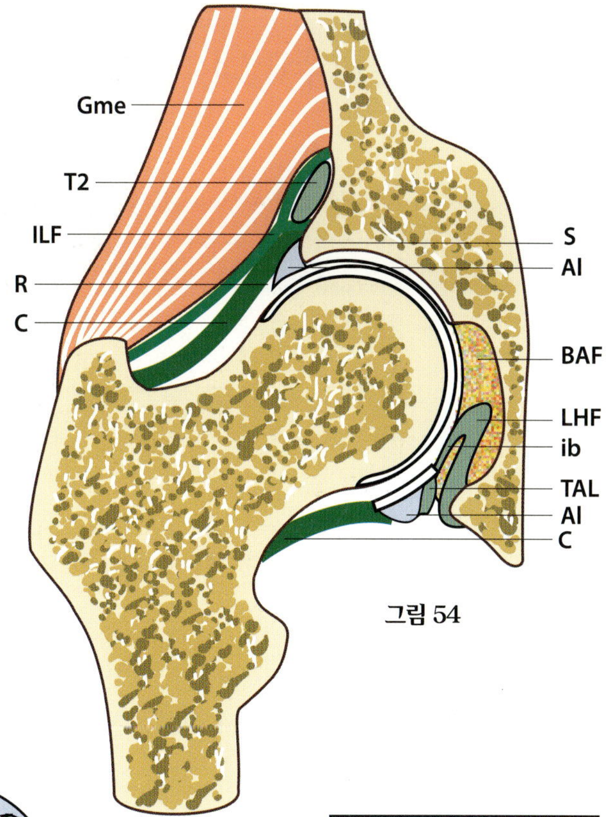

그림 54

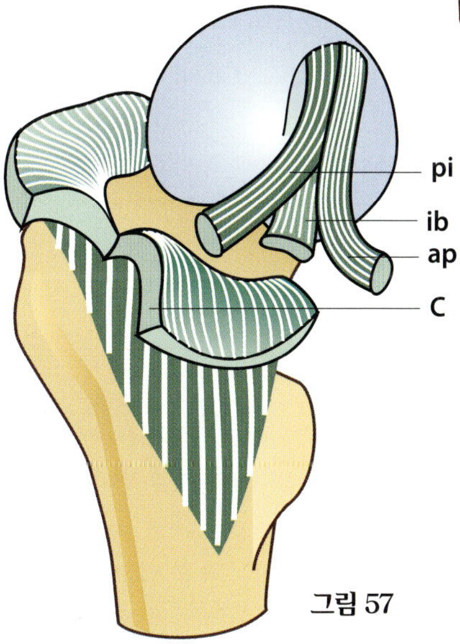

그림 57

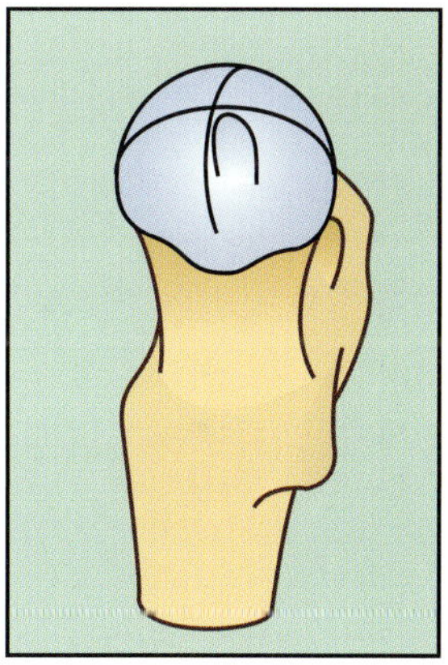

그림 56

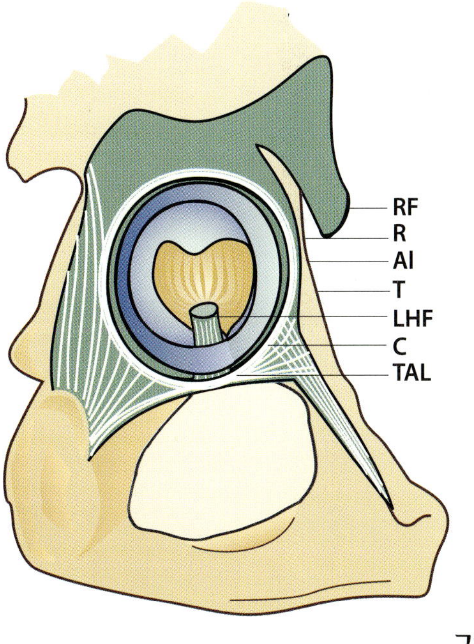

그림 55

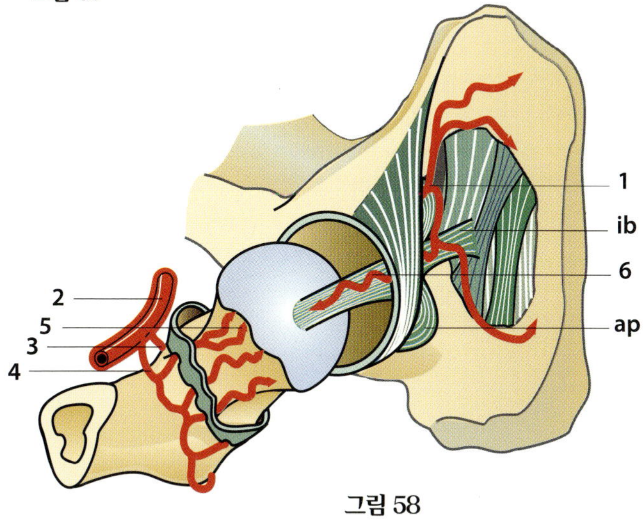

그림 58

엉덩관절의 관절주머니

엉덩관절의 관절주머니는 **원통형 슬리브**sleeve(그림 59)같은 모양으로 볼기뼈에서 넙다리뼈의 몸쪽끝proximal end에 걸쳐 있으며 4개 유형의 섬유로 되어 있다.

- **세로섬유**longitudinal fiber(1)는 관절면을 하나로 묶어 주며 원통 축에 평행하다.
- **빗섬유**oblique fiber(2) 역시 관절 표면을 하나로 묶어 주며 원통 주위를 나선형으로 휘감고 있다.
- **활꼴섬유**arcuate fiber(3)는 볼기뼈에 붙어서 절구모서리의 한쪽 끝에서 반대쪽 끝까지 십자로 교차하듯 이어지면서 호를 이룬다. 이 호의 정점은 원통 중앙 높이에 있다. 이 섬유는 넙다리뼈머리를 절구 밖으로 나가지 못하게 꽉 붙잡아 두는 역할을 한다.
- **돌림섬유**circular fiber(4)는 어느 뼈에도 붙지 않으며 원통의 중앙에 대량으로 존재하면서 원통 중앙을 살짝 좁혀 준다. 관절주머니의 깊은 면에서 뚜렷하고 둘레띠zona orbicularis(Weber의 고리)를 형성하며 이 띠는 넙다리뼈목을 단단히 감싼다.

안쪽으로는, 관절주머니인대capsular ligament가 절구모서리(5), 절구가로인대, 절구테두리의 바깥면outer surface(24쪽 참고)에 붙는다. 관절주머니인대는 아래 상술하듯 넙다리곧은근 힘줄(그림 53: RF)과 긴밀한 관계가 있다. 넙다리곧은근의 곧은갈래(T1)는 아래앞엉덩뼈가시에서 일고, 접힌갈래(T2)는 절구위고랑 뒷부분에서 일며 이 둘은 합쳐진 다음 관절주머니의 좁은 틈으로 들어가 붙는다(그림 54). 엉덩넙다리인대의 위띠(d)(28쪽 참고)는 관절주머니(그림 64 참고)의 위쪽을 더 강화시키고, 깊은되돌이섬유deep recurrent fiber(e)는 관절주머니 앞면을 튼튼하게 만든다.

가쪽으로는, 관절주머니는 넙다리뼈머리의 연골이 덮인 부분이 아니라 아래 설명하는 선을 따라 넙다리뼈목 기저에 붙는다.

- 앞쪽으로는(그림 59) 돌기사이선intertrochanteric line을 따라간다(6).
- 뒤쪽으로는(그림 60) 돌기사이능선intertrochanteric line(7)을 따라가는 것이 아니라 바깥폐쇄근obturator externus이 큰돌기(Gt)의 안쪽면에 있는 돌기오목trochanteric fossa(Tf)에 붙기 전에 만드는 고랑(9) 바로 위에서 넙다리뼈목의 가쪽 1/3과 중간 1/3(8)이 만나는 지점을 따라간다.
- 관절주머니의 붙는 선은 넙다리뼈목의 아래면inferior surface과 위면superior surface 모두를 비스듬히 가로지른다. 아래쪽에서는 작은돌기lesser trochanter 앞 오목(10)의 위쪽으로 지나가면서 작은돌기까지 뻗고, 작은돌기(Lt)의 1.5cm 위, 앞쪽을 지난다. 가장 깊은 섬유는 넙다리뼈목의 아래면을 위쪽으로 지나가고 넙다리뼈머리의 연골 모서리에 붙는다. 그럼으로써 윤활주름synovial fold(11)을 만드는데 그 중에서도 가장 두드러진 것이 Amantini의 두덩오목 주름pectineofoveal fold of Amantini(12)이다.

이 주름은 벌림 운동을 할 때 쓸모가 있다. **모음**(그림 61) 시 관절주머니의 아랫부분(1)은 느슨해지고 윗부분은 팽팽해지지만(2), **벌림**(그림 62) 시 주름(3)이 펴지면서 여분의 길이를 만들어 주지 않으면 관절주머니 아랫부분이 너무 짧아지고 결과적으로 운동이 제한된다. 한편 관절주머니 윗부분(2)은 주름이 잡히면서 넙다리뼈목은 절구테두리(4)를 통해 절구모서리와 충돌하고 절구테두리는 짜부라진다. 이것을 보면 절구테두리가 어떻게 엉덩관절의 운동을 제한하지 않으면서도 절구를 더 깊게 만드는지 알 수 있다.

극단적인 굽힘에서 넙다리뼈목의 앞 윗부분은 절구모서리와 부딪히며 사람에 따라서 넙다리뼈목(그림 59)의 이 지점에 연골 모서리 바로 아래에 있는 엉덩뼈 자국iliac impression(Ii)이 나기도 한다.

관절안joint cavity 속에 방사선비투과radioopaque 물질을 주입해 얻은 **관절조영 영상**(그림 63)을 보면 관절주머니와 절구테두리의 몇 가지 특징이 두드러지게 나타난다. 둘레띠(9)는 관절주머니 가운데를 뚜렷이 끼어들면서 관절안을 두 개의 방, 가쪽 방lateral chamber(1)과 안쪽 방medial chamber(2)으로 나눈다. 이 두 개의 방은 위쪽에 위오목superior recess(3), 아래쪽에는 아래오목inferior recess(4)을 형성한다. 안쪽 방에는 또한 아래와 같은 구조가 있다. 위쪽으로 돌기 형태로 정점이 절구모서리를 향하는 오목이 있는데, 이를 모서리위오목supramarginal recess이라고 한다(5)(그림 54와 비교하라). 아래쪽으로는 깊은 만灣으로 분리된 두 개의 둥근 반도半島와 같은 모양의 구조물이 있다. 이 반도 모양의 구조물은 각각 절구함요acetabular recess(6)와 넙다리뼈머리인대의 주머니 자국capsular impression(7)이다. 끝으로 넙다리뼈머리와 절구 사이에는 관절 간극joint space(8)이 보인다.

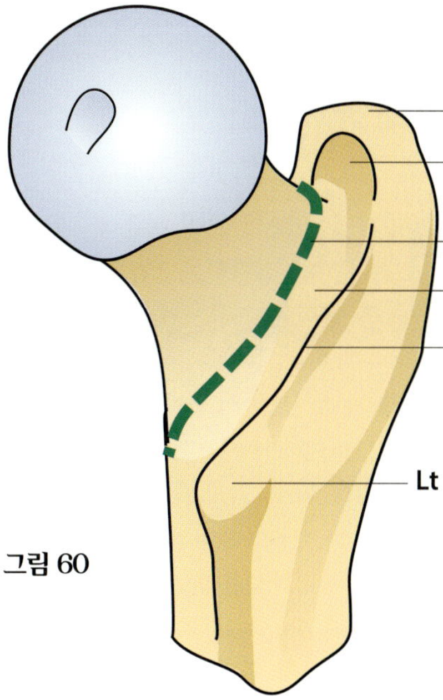

그림 60

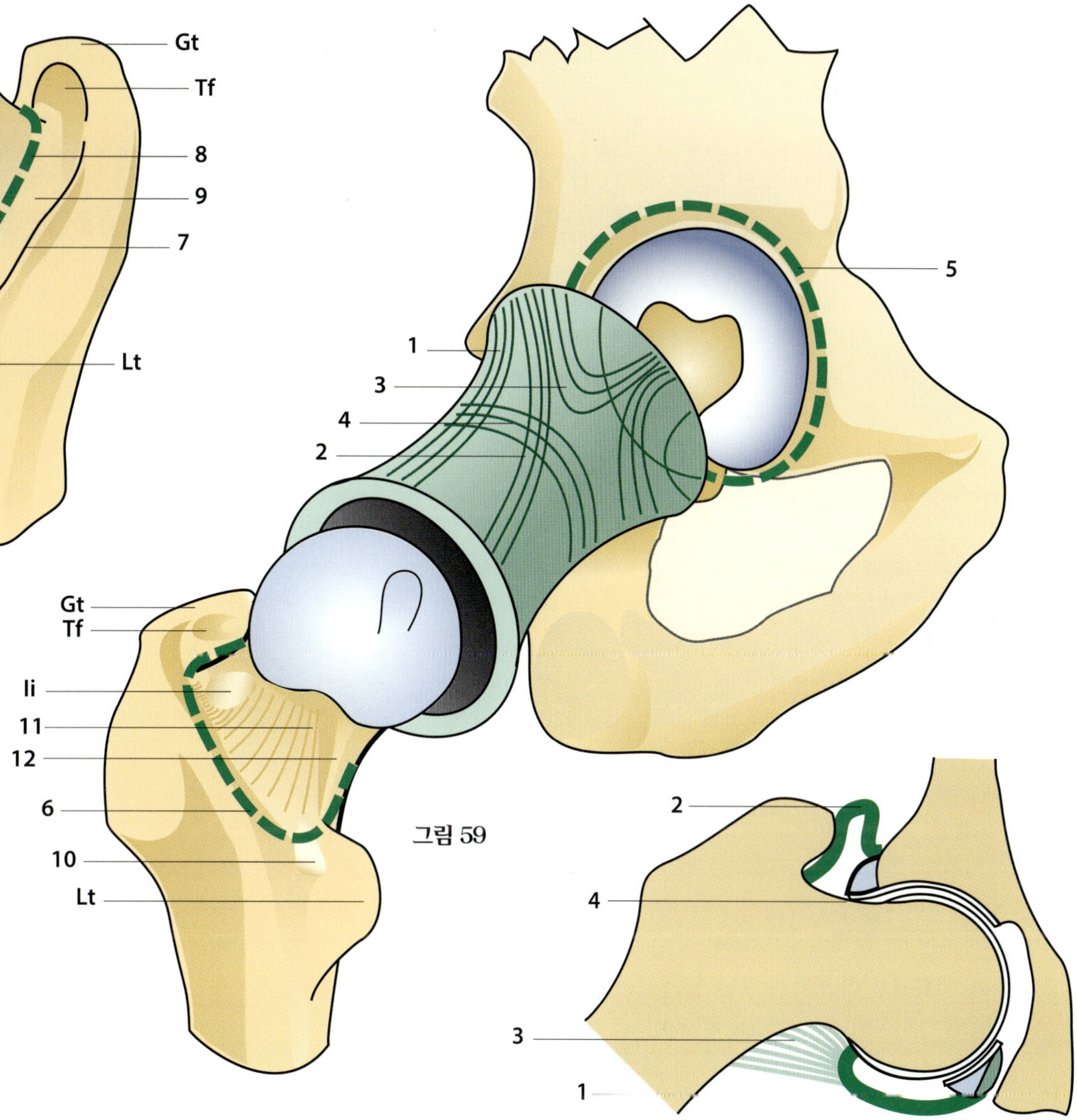

그림 59

그림 62

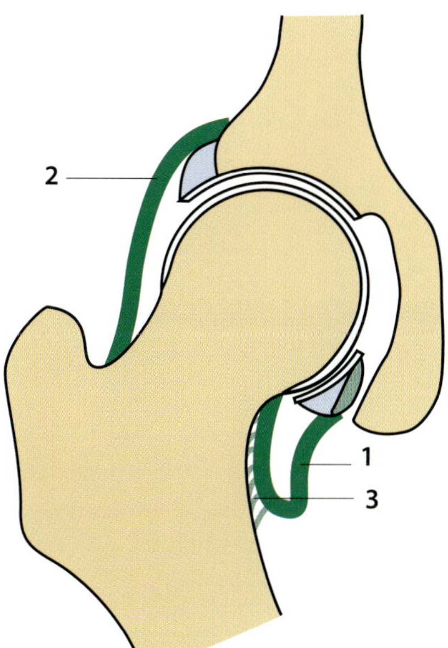

그림 61

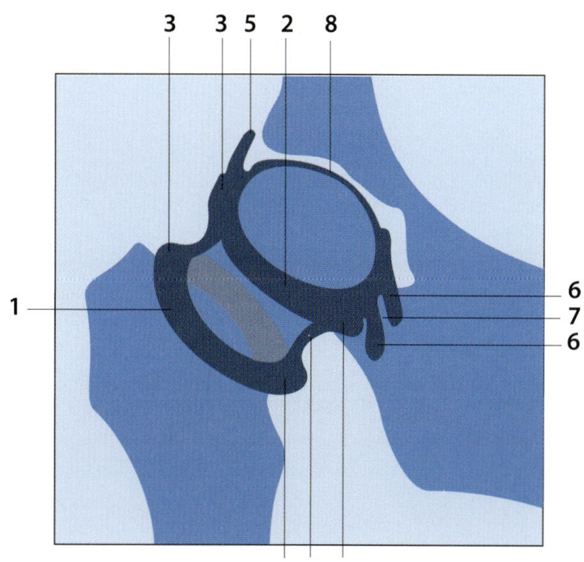

그림 63

엉덩관절의 인대

엉덩관절의 관절주머니는 앞과 뒤로 **강한 인대**가 보강하고 있다. **앞면**(그림 64)에는 넙다리뼈의 몸쪽끝에서 가쪽넓은근vastus lateralis(VL)과 작은볼기근gluteus minimus(GM)이 닿은 부분, 그리고 두 개의 인대가 덮고 있다.

- **엉덩넙다리인대**iliofemoral ligament(1a, 1b)는 부채꼴이며 정점은 (넙다리곧은근의 이는곳origin이기도 한) 아래앞엉덩뼈가시의 아랫부분에 붙는다. 기저는 돌기사이선 전체를 따라 닿아 있다. 중심부분(1c)은 비교적 얇고 약하지만, 양쪽 경계면은 다음 구조들이 보강하고 있다.
  - **위띠**superior band, 즉 **엉덩돌기띠**iliotrochanteric band(1a)는 8~10mm 두께로 엉덩관절 인대 중에서 가장 강하다. 돌기사이선의 윗부분과 큰돌기 앞 결절에 가쪽으로 붙어 있다. 위쪽으로는 또 다른 인대가 보강하고 있는데 Rouvière에 따르면 엉덩힘줄돌기인대ilio-tendino-trochanteric ligament(1d)라는 이름의 이 인대는 넙다리곧은근의 깊은되돌이섬유(e)와 절구모서리에서 일어난 섬유띠fibrous band(f)가 융합해 형성된다. 작은볼기근(GM)의 깊은면deep surface에서는 확장expansion(g)이 뻗어 나오면서 위띠의 바깥면과 융합된다.
  - **아래띠**inferior band(1b)는 위띠와 같은 부위에서 일지만 돌기사이선의 아랫부분에 가쪽으로 닿는다.
- **두덩넙다리인대**pubofemoral ligament(2)는 안쪽으로는 엉덩두덩융기iliopubic eminence의 앞면과 두덩활pubic arch의 앞쪽 가장자리에 붙는다. 여기에서 이 섬유는 두덩근pectineus이 이는곳과 융합되며 작은돌기 앞쪽 오목의 앞면에 닿는다.

전체적으로 보면(그림 65) 엉덩관절 앞쪽에 자리 잡은 이 두 개의 인대는 N을 눕힌 모양(Welcker), 좀 더 정확히는 Z자 모양으로 되어 있다. 즉, Z자의 윗부분(1a) 즉 엉덩돌기띠는 거의 수평으로, 중간 부분(1b)인 아래띠는 거의 수직으로, 끝으로 아랫부분(2)인 두덩넙다리인대는 거의 수평으로 가로지르면서 Z자를 완성한다. 두덩넙다리인대와 엉덩넙다리인대 사이에서는(×) 관절주머니가 얇은데 이는 관절주머니와 엉덩허리근 힘줄tendon of iliopsoas(IP) 사이에 있는 윤활주머니bursa와 관계가 있다. 이 수준에서는 관절주머니에 구멍이 생겨 관절안이 윤활주머니와 교류하는 통로가 되기도 한다.

뒷면(그림 66)에는 **궁둥넙다리인대**ischiofemoral ligament(3)라는 하나의 인대뿐이다. 절구모서리와 절구테두리의 뒤면에서 일어나는 이 인대의 섬유는 아래쪽과 가쪽으로 뻗어서 넙다리뼈목의 뒤면(h)(그림 67)을 가로질러 돌기오목의 앞쪽에서 큰돌기의 안쪽면에 닿는다. 또한 관절주머니가 붙는 부분의 경계를 이루는 고랑을 가로지른 다음 돌기오목 앞쪽에서 다시 바깥폐쇄근과 닿는다. 또한 이 인대의 섬유 중 일부(i)가 둘레띠(j)와 직접 융합되는 것을 알 수 있다(그림 67).

네발보행에서 직립 자세로 두발보행을 하는 변화 과정에서 골반은 넙다리뼈에 대해 폄 상태 위치로 바뀌었고(20쪽 참고), 그 결과 모든 인대는 **넙다리뼈목을 같은 방향으로 휘감게 되었다**(그림 68: 오른쪽 엉덩관절을 가쪽에서 본 그림). 이제 인대는 볼기뼈에서 넙다리뼈까지 시계방향으로 감겨 있다. 즉, **폄은 모든 인대를 넙다리뼈목 둘레로 감으면서** 팽팽하게 만들고, **굽힘은 인대를 풀면서** 이완시킨다.

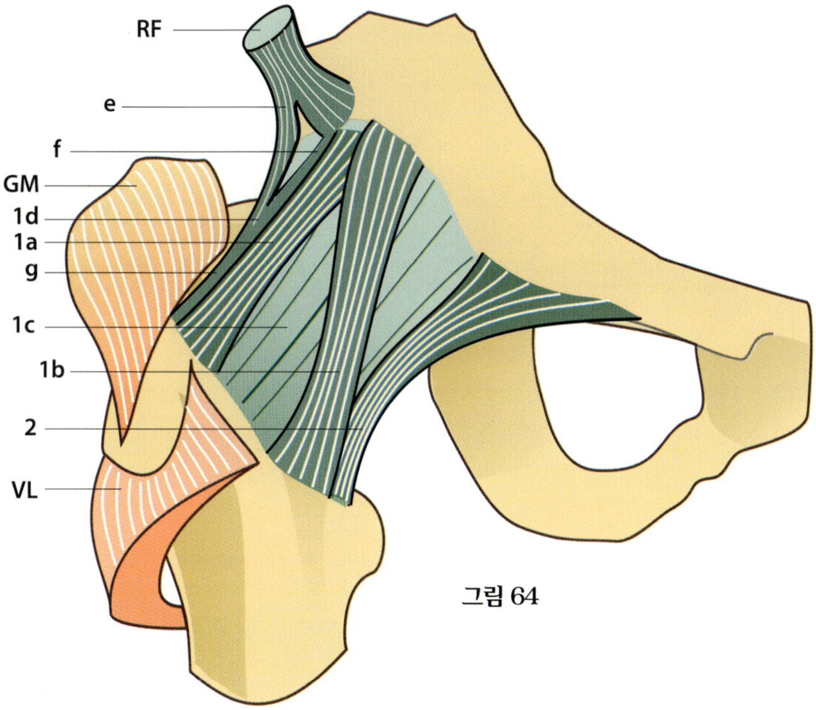

그림 64

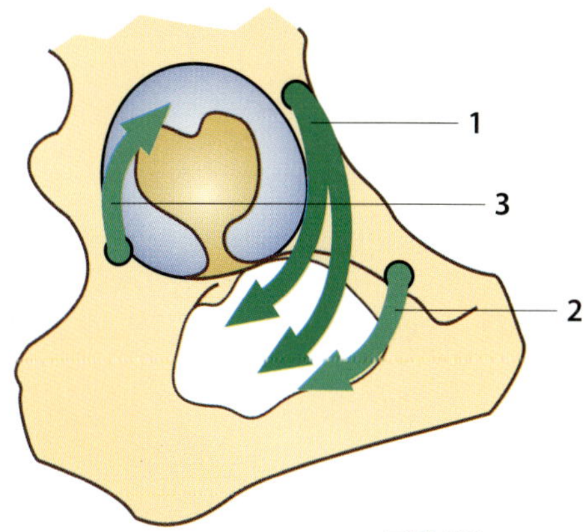

그림 68

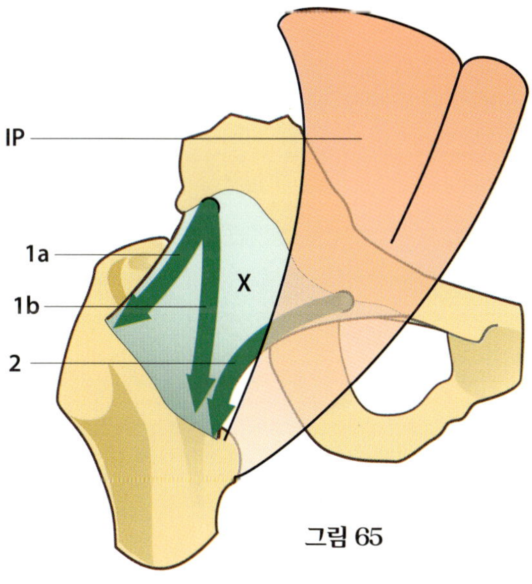

그림 65

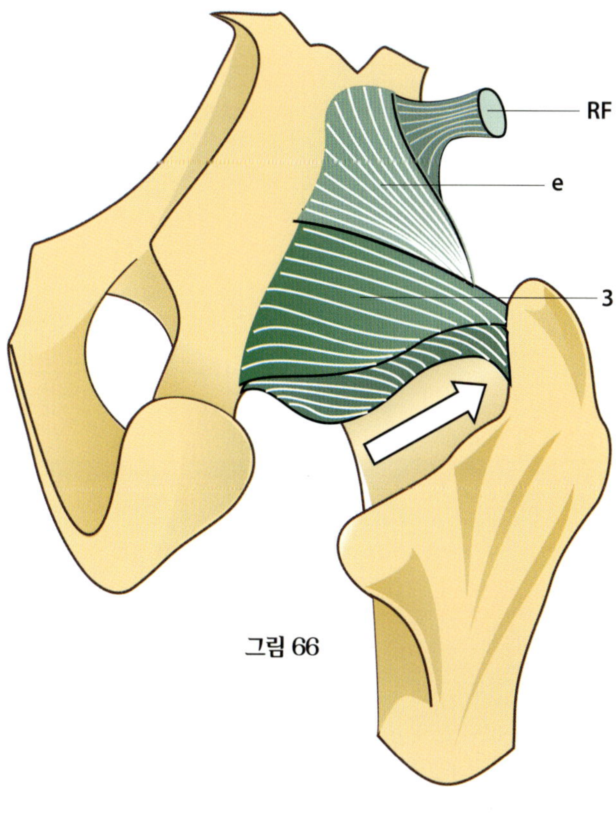

그림 66

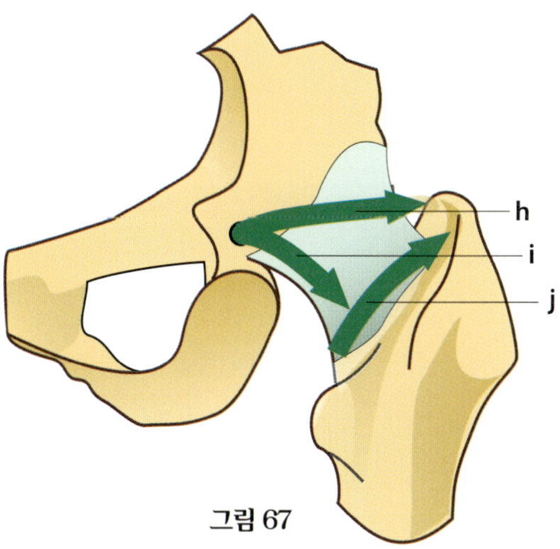

그림 67

굽힘–폄에 있어 인대의 역할

곧은 위치의 엉덩관절(그림 69)은 중등도 긴장 상태의moderately tensed 인대, 즉 엉덩넙다리인대(ILF) 두 띠와 두덩넙다리인대(PF)를 묘사하고 있다. (뒤쪽에 있는 궁둥넙다리인대는 빠져 있음에 주의하라.) 그림 70에서는 파란색의 가장자리가 절구를 나타내고 중앙의 원이 넙다리뼈머리와 넙다리뼈목을 나타낸다. 용수철로 그려진 인대는 가장자리와 원 사이에 있다. 앞쪽은 엉덩넙다리인대(ILF)이고 뒤쪽은 궁둥넙다리인대(IsF)이다. (단순화를 위해 두덩넙다리인대는 이 그림에서는 빠져 있다.)

엉덩관절 폄에서는(그림 71: 넙다리뼈는 고정된 상태로 엉덩뼈만 뒤로 돌림) 모든 인대가 넙다리뼈목 둘레로 감기면서 팽팽해진다(그림 72). 그 중에서도 엉덩넙다리인대의 아래띠(ILF)는 거의 수직으로 뻗어 있기 때문에 가장 신장되어 있다(그림 71). 골반의 뒤기울임posterior tilt of pelvis이 제한되는 것도 이 때문이다.

엉덩관절 굽힘에서는(그림 73: 넙다리뼈는 고정된 상태에서 엉덩뼈만 앞으로 기울임) 정반대 현상이 일어나면서 궁둥넙다리인대, 두덩넙다리인대, 엉덩넙다리인대를 포함한 모든 앞쪽 인대가 이완된다(그림 74). 이 위치에서 엉덩관절이 불안정해지는 요인의 하나가 바로 이런 인대의 이완이다.

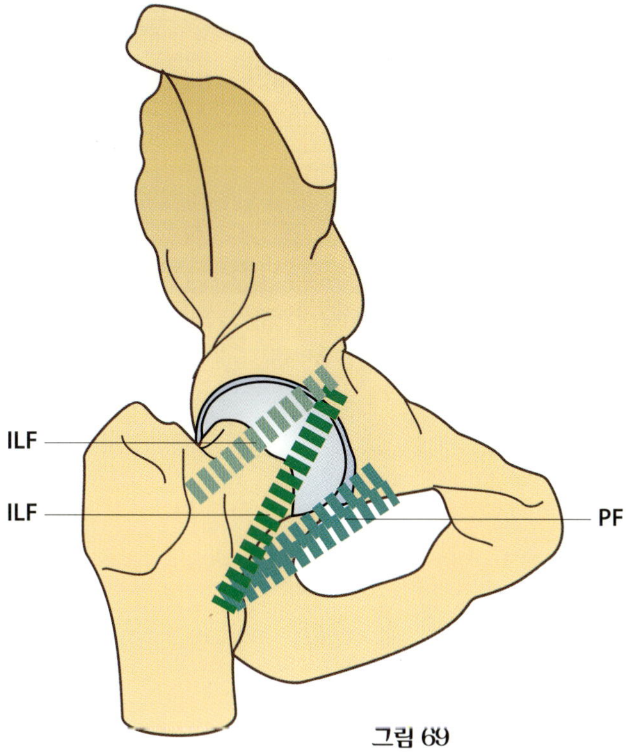

그림 69

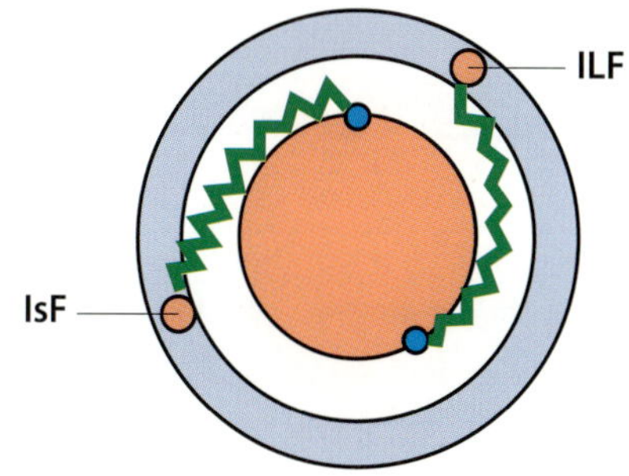

그림 70

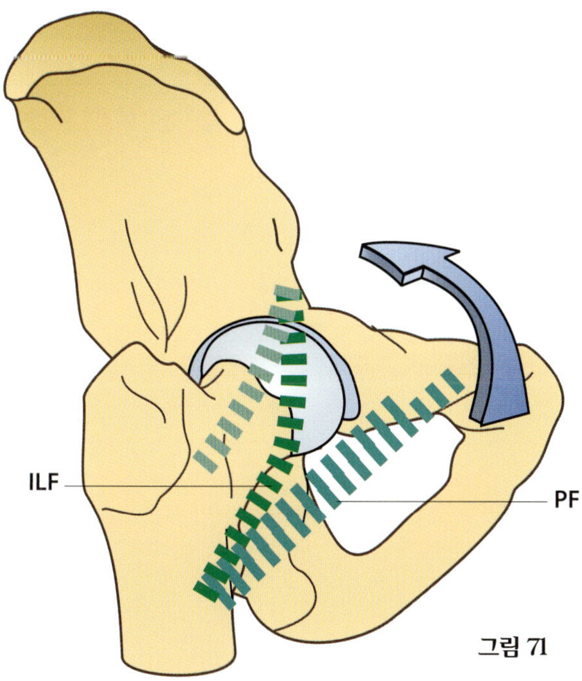

그림 71

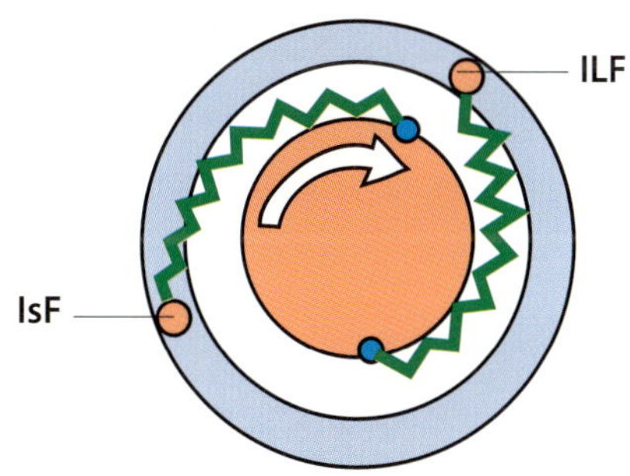

그림 72

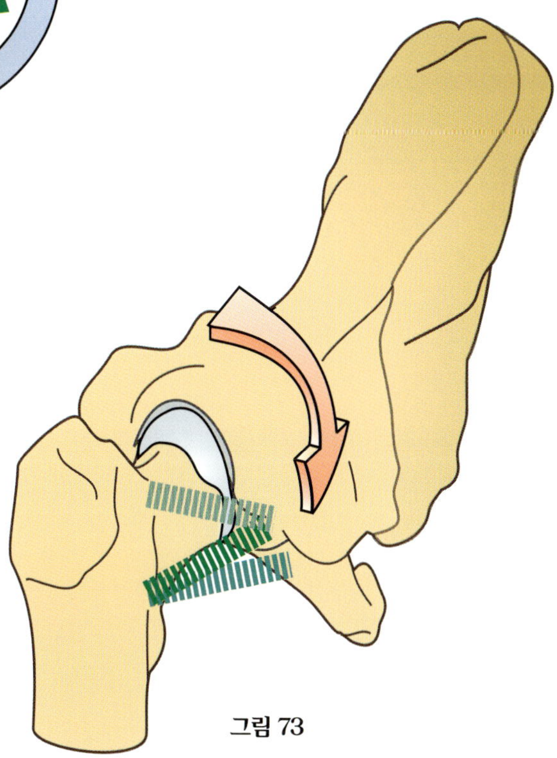
그림 73

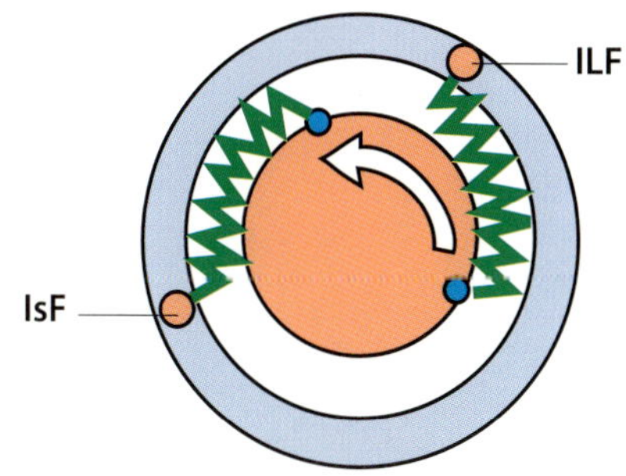

그림 74

가쪽돌림-안쪽돌림에 있어 인대의 역할

엉덩관절 가쪽돌림에서(그림 75), 돌기사이선은 절구모서리와 멀어지면서 결과적으로 엉덩관절의 모든 앞쪽 인대가 팽팽해지고 그 중에서도 특히 수평 방향의 띠, 즉 엉덩넙다리인대(ILF)의 위띠와 두덩넙다리인대(PF)가 긴장된다. **엉덩관절을 위에서 본 수평 단면 그림**(그림 76)과 **엉덩관절의 뒤위**posterosuperior **그림**(그림 77)은 앞쪽 인대의 긴장과 궁둥넙다리인대(IsF)의 느슨함을 분명히 보여준다.

엉덩관절 안쪽돌림에서는(그림 78) 반대 현상이 일어난다. 수평 방향으로 난 모든 앞쪽 인대, 그 중에서도 특히 엉덩넙다리인대(ILF)의 위띠와 두덩넙다리인대(PF)가 느슨해지지만 궁둥넙다리인대(IsF)는 팽팽해진다(그림 79, 80). 수직으로 난 엉덩넙다리인대의 아래띠는 그림 71(31쪽)에서 보이는 것처럼 폄에서 크게 긴장된다.

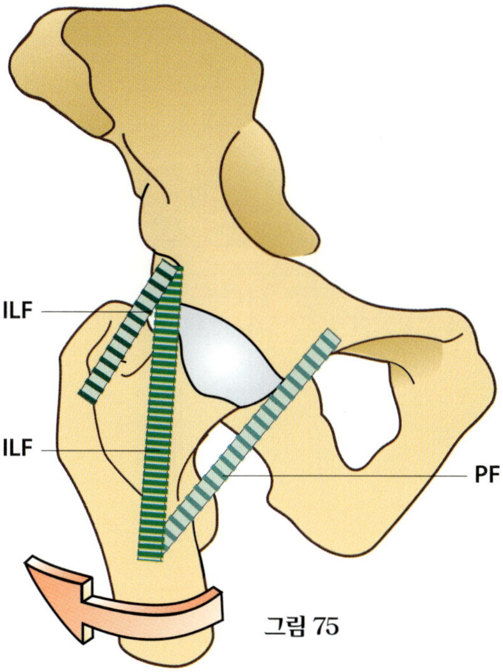

그림 75

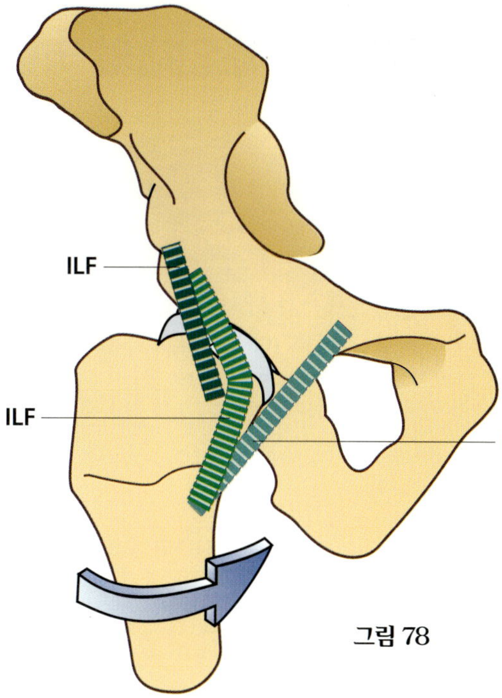

그림 78

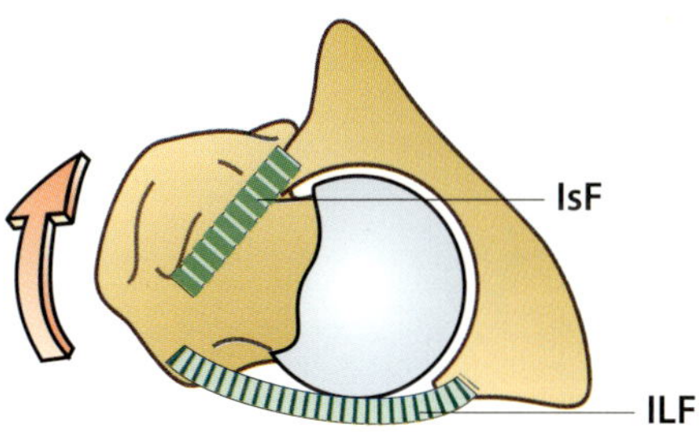

그림 76

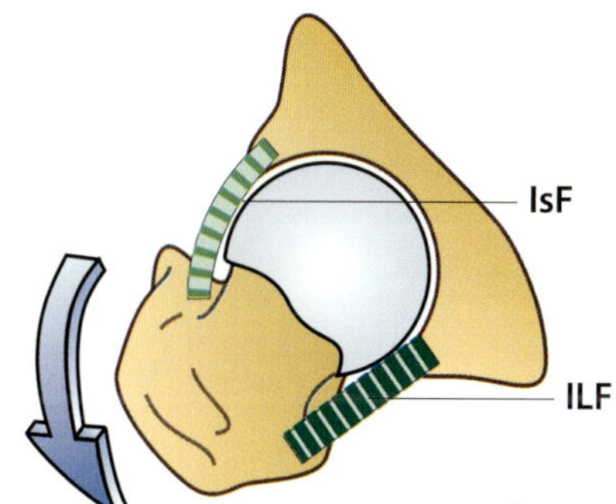

그림 79

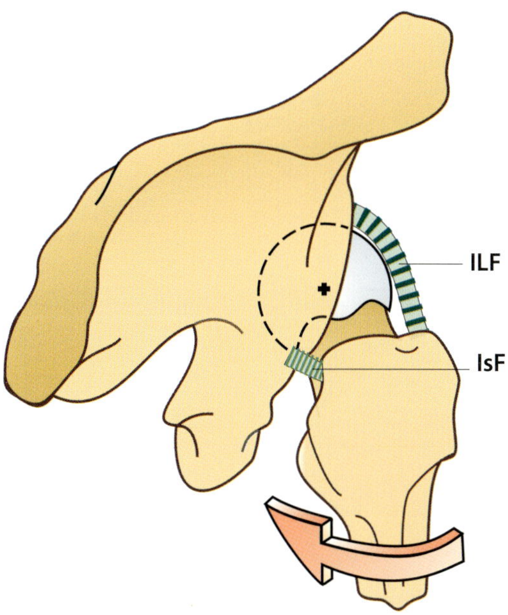

그림 77

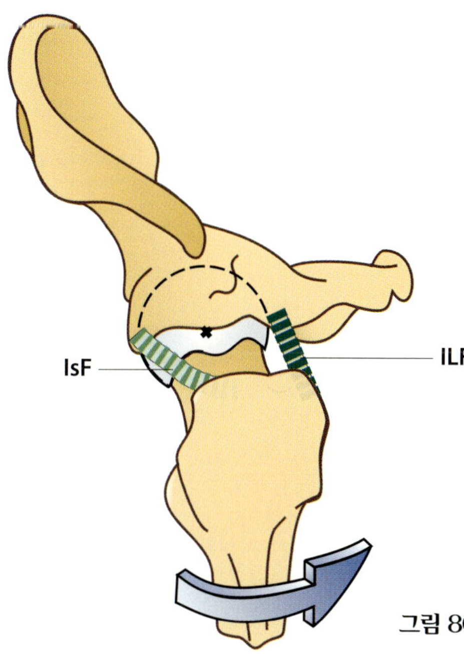

그림 80

모음–벌림에 있어 인대의 역할

곧은 위치(그림 81)에서 앞쪽 인대, 즉 엉덩넙다리인대의 위띠(sb)와 아래띠(ib)가 두덩넙다리인대(PF)와 마찬가지로 중등도로 긴장되어 있음을 알 수 있다.

- **엉덩관절 모음에서**(그림 82) 위띠(sb)는 상당히 긴장되고 아래띠(ib)는 약간 긴장되며 두덩넙다리인대(PF)는 이완된다.
- **엉덩관절 벌림에서는**(그림 83) 반대 현상이 나타난다. 두덩넙다리인대(PF)는 상당히 긴장되는 반면, 위띠(sb)는 이완되고 아래띠(ib)는 그보다는 덜 이완된다.

뒤쪽에서만 보이는 궁둥넙다리인대(IsF)는 모음에서 이완되고(그림 84), 벌림에서 긴장된다(그림 85).

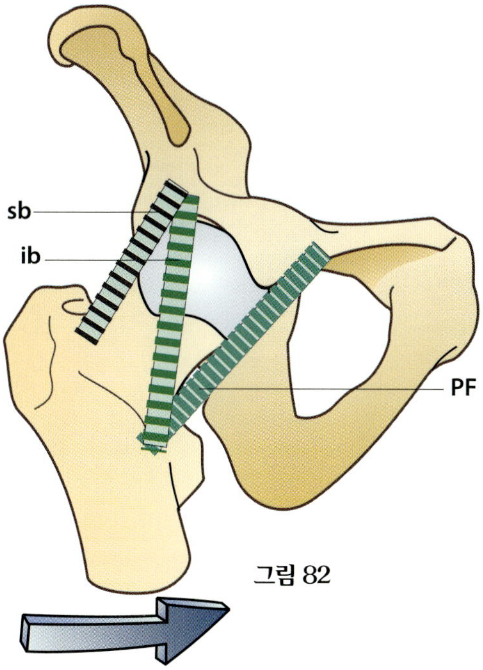

그림 82

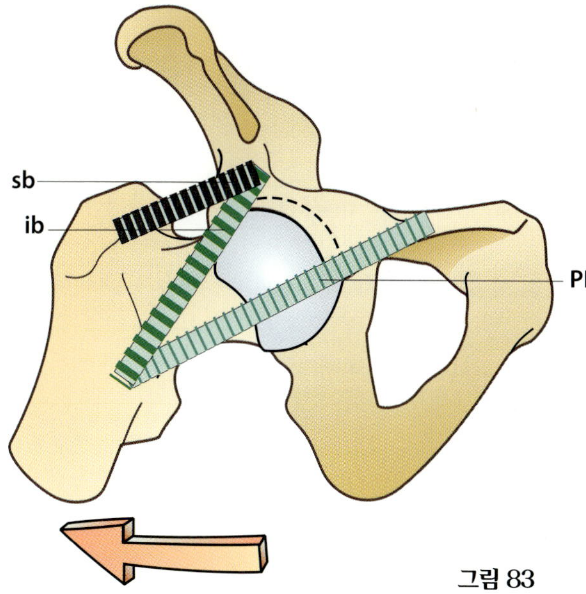

그림 83

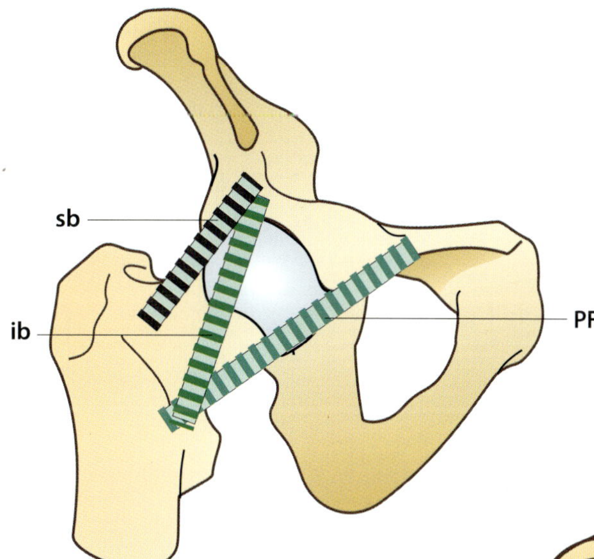

그림 81

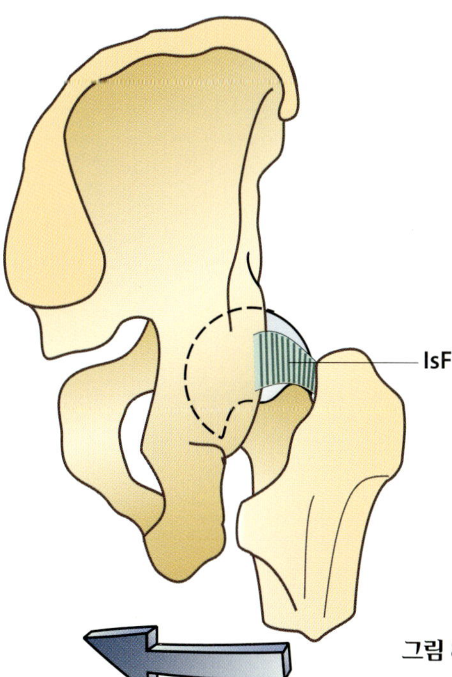

그림 84

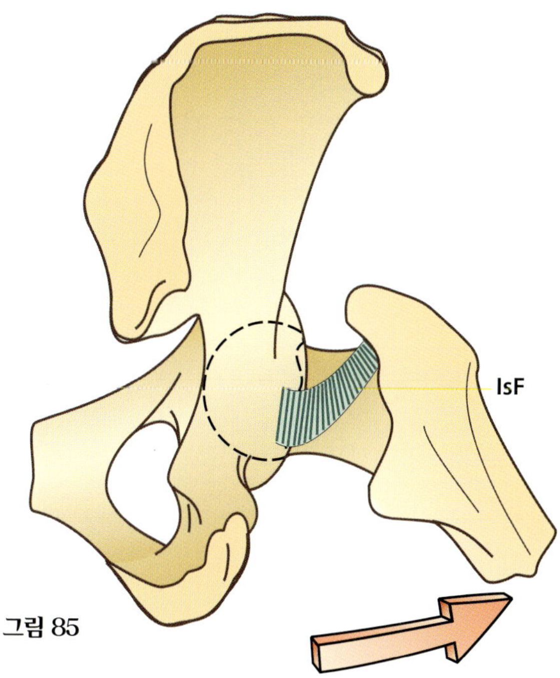

그림 85

넙다리뼈머리인대의 생리학

넙다리뼈머리인대는 해부학적 흔적기관이며 엉덩관절 운동을 제한할 때 작은 역할을 수행한다. 그러나 넙다리뼈머리에 혈액을 공급하는 결정적 역할을 하는 넙다리뼈머리의 동맥을 품고 있다.

곧은 위치straight position(그림 86: 수직 관상 단면)에서 이 인대는 중등도로 긴장하고 있으며 넙다리뼈머리 붙는곳은 절구오목의 바닥(그림 87: 넙다리뼈머리오목fovea for ligament of head)의 다양한 위치를 보여주는 절구오목acetabular fossa 그림에서 중간 위치(1), 즉 절구오목 중심(×)에서 살짝 아래 뒤쪽에 있다.

엉덩관절 굽힘에서(그림 88) 넙다리뼈머리인대는 자신을 중심으로 비틀어지는데, 그러면 넙다리뼈머리오목(그림 87)은 절구오목의 중심의 앞쪽(2)에 온다. 그러므로 넙다리뼈머리인대는 굽힘을 제한하는 역할은 하지 않는다.

엉덩관절 안쪽돌림에서(그림 89: 위에서 본 수평 단면에서) 넙다리뼈머리오목은 원래 위치에서 뒤쪽으로 벗어나고 넙다리뼈머리인대의 넙다리뼈머리 붙는곳은 관절연골의 뒷부분(3)과 접한다. 넙다리뼈머리인대는 중등도로 팽팽한 상태를 유지한다.

엉덩관절 가쪽돌림에서(그림 90) 넙다리뼈머리오목은 앞쪽으로 이동하고 넙다리뼈머리인대는 관절연골의 앞부분(4)과 접하며 중등도로 신장된다. 넙다리뼈목의 뒤면이 절구테두리를 통해 절구모서리와 부딪히게 된다는 점에 주의하라. 이때 절구테두리는 납작해지고 뒤집힌다.

엉덩관절 벌림에서(그림 91) 넙다리뼈머리오목은 절구패임(5) 방향으로 아래로 움직이고 넙다리뼈머리인대는 뒤로 접혀 겹쳐진다. 절구테두리는 넙다리뼈목과 절구모서리의 위쪽 경계 사이에서 납작해진다.

끝으로, **엉덩관절 모음에서**(그림 92) 넙다리뼈머리오목은 위쪽으로(6) 움직이면서 절구오목 지붕과 닿는다. 넙다리뼈머리인대가 실제로 긴장하는 유일한 위치가 이곳이다. 넙다리뼈목의 아래쪽 경계는 절구테두리와 절구가로인대를 살짝 밀어낸다.

그러므로 넙다리뼈머리오목이 가능한 모든 위치는 절구오목이 아우르는 범위 내에 있다. 여기에는 모음-폄-안쪽돌림(7)과 모음-굽힘-가쪽돌림(8)에서 넙다리뼈머리오목의 위치에 해당하는 뒤쪽 패임(7)과 앞쪽 패임(8)도 포함된다. 이 두 개의 패임 사이에는 얕은 오목과 비슷한 모양의 관절연골이 있는데 관상면에서 한쪽 다리가 반대쪽 다리와 충돌하기 때문에 모음이 가장 작아지는 지점과 일치한다. 따라서 관절연골의 안쪽 윤곽은 우연히 그렇게 생긴 것이 아니라 넙다리뼈머리인대의 넙다리뼈머리오목 붙는곳이 가장 많이 움직인 위치의 한계선을 나타내는 것이다.

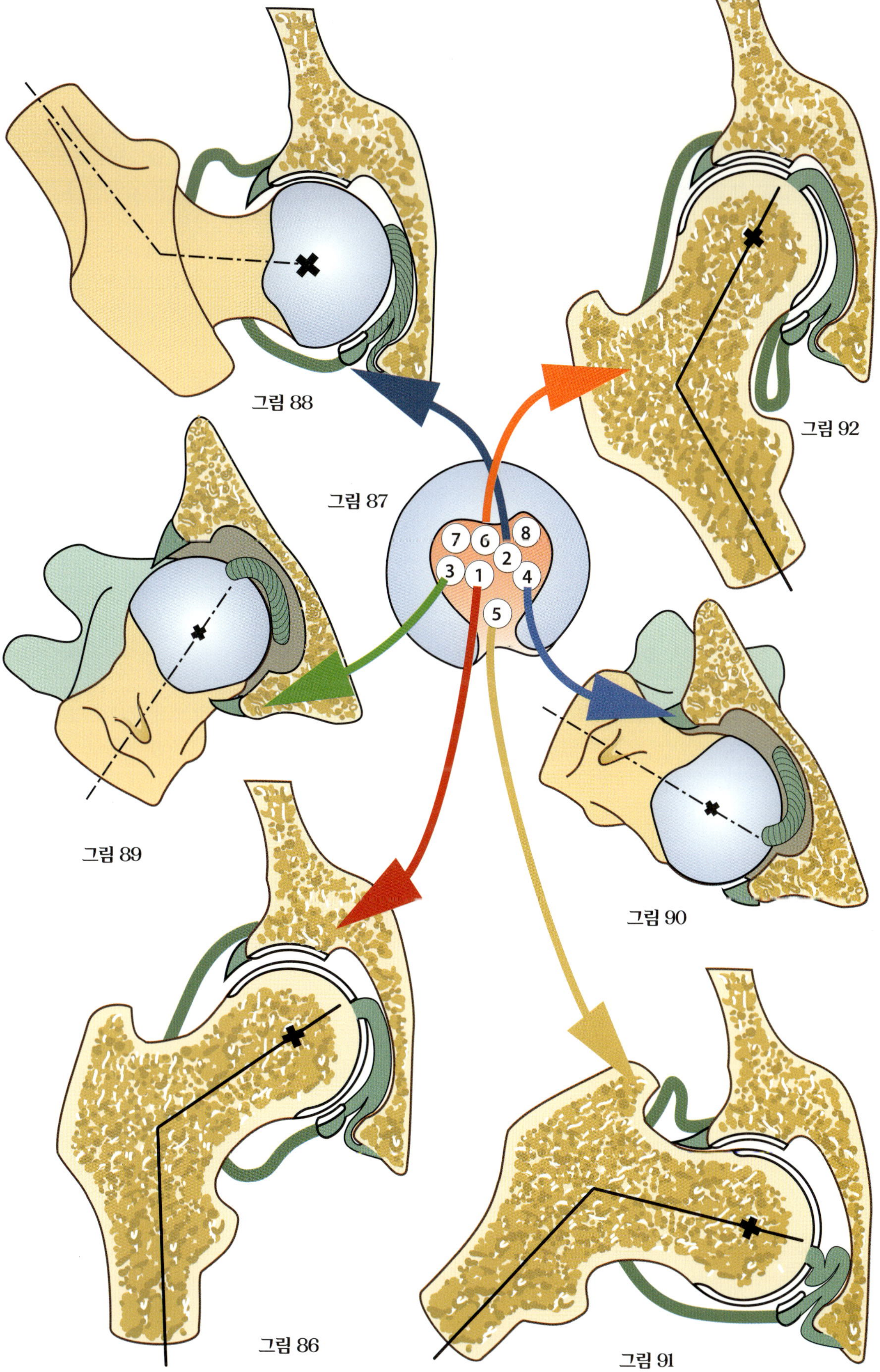

그림 88

그림 92

그림 87

그림 89

그림 90

그림 86

그림 91

엉덩관절 관절면의 적합성

중력이 탈구를 유발하는 쪽으로 작용하는 어깨와 반대로 엉덩관절은 최소한 곧은 위치(그림 93)에서는 **중력**의 도움을 받는다. 절구 지붕이 넙다리뼈머리를 덮는 범위 안에서는 체중(아래로 향한 흰색 화살표)에 반발하는 힘(위로 향한 흰색 화살표) 때문에 넙다리뼈머리가 절구 지붕에 눌린다.

절구는 반구뿐이기 때문에 기계적으로 **고정 연동장치**라고 하는 구조를 형성하지는 못한다. 마른뼈에서도 쉽게 볼 수 있듯이 넙다리뼈머리도 뼈로 된 절구 반구 내에 기계적으로 고정되지 못한다. 그러나 절구테두리가 절구를 넓히고 깊게 함으로써 절구 공간은 반구보다 커지게 되고(검은색 화살표), 섬유성 **연동과 고정 구조**를 위한 자리를 마련해 준다. 넙다리뼈목을 단단히 고정시키고 있는(작은 파란색 화살표 구역) 섬유성 관절주머니의 둘레띠의 도움을 받아 절구테두리는 넙다리뼈머리를 고정시킨다.

Weber 형제의 실험에서 증명된 것처럼 기압은 엉덩관절의 관절 적합성coaptation에 중요한 역할을 한다. 실험을 통해 볼기뼈와 넙다리뼈 사이에 있는 (관절주머니를 포함한) 모든 물렁조직soft tissue이 절단되어도 넙다리뼈머리가 절구에서 저절로 빠져나오는 일은 없으며 실제로는 강한 힘(그림 94)이 있어야 빠져나온다는 사실이 밝혀졌다. 반면 절구 바닥에 작은 구멍을 뚫으면 넙다리뼈머리와 다리는 자기 무게 때문에 저절로 빠진다(그림 95). 넙다리뼈머리를 다시 절구에 끼우고 구멍을 막은 반대의 실험에서는 원래처럼 넙다리뼈머리가 절구 안에서 빠지지 않았다. 이 실험은 내부에 진공을 만든 후에는 두 개의 반구를 분리할 수 없지만(그림 96), 꼭지를 통해 공기가 주입되면 쉽게 분리되는(그림 97) Magdebourg의 고전적 실험에 비견될 수 있다. 이 실험은 기압의 역할을 완벽하게 증명하는 사례다.

관절 주위 인대와 근육은 관절면의 적합성 유지에 필수적이다. 각자의 기능이 상호 균형을 이루고 있다는 점에 주목하라(그림 98: 수평 단면). 앞쪽에는 근육은 거의 없고(파란색 화살표) 인대(검은색 화살표)는 강력한 반면, 뒤쪽에는 근육(빨간색 화살표)이 대부분이다. 이렇게 잘 조율된 활동이 넙다리뼈머리(녹색 화살표)를 절구에 바짝 붙여 준다.

인대의 작용은 **엉덩관절의 위치에 따라** 달라진다는 점을 언급할 필요가 있다. **폄에서는**(그림 99) 인대가 긴장되고 적합성을 효율적으로 확보한다. **굽힘에서는**(그림 100) 인대가 느슨해지고(31쪽 참고) 넙다리뼈머리는 다른 때만큼 절구에 강하게 붙어 있지 않다. 이런 기전은 역학적 모형(그림 101)을 보면 쉽게 이해할 수 있다. 이 모형에서는 평행한 줄이 두 개의 나무 원판 사이를 지나는데(a) 한 원판이 고정된 상태로 다른 원판이 회전하면서(b) 서로 가까워진다.

그러므로 엉덩관절의 굽힘 위치는 인대의 느슨함으로 인한 엉덩관절의 **불안정 위치**position of instability이다. 다리를 꼬고 앉은 자세에서처럼(그림 102) 굽힘에 모음까지 어느 정도 더해지면 넙다리뼈 축(화살표)을 따라 비교적 약한 힘만 가해도 엉덩관절의 뒤쪽 탈구가 일어날 수 있다. 뒤쪽 절구모서리의 골절은 일어날 수도 있고 아닐 수도 있다. 계기판 엉덩관절탈구가 대표적인 예이다.

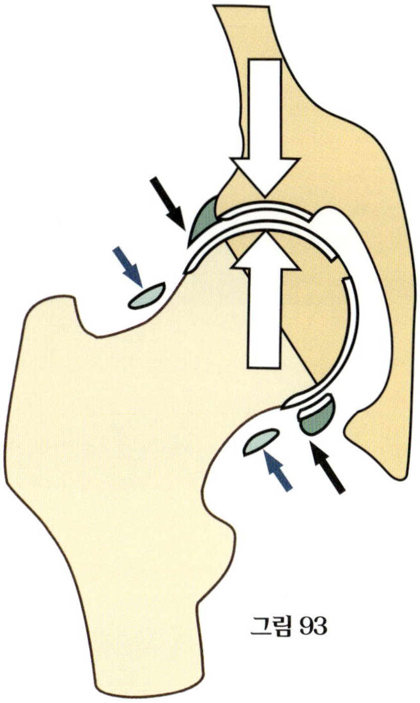

그림 93

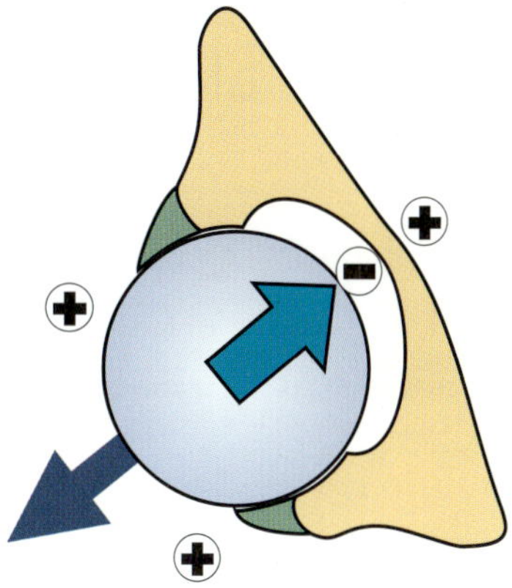

그림 94

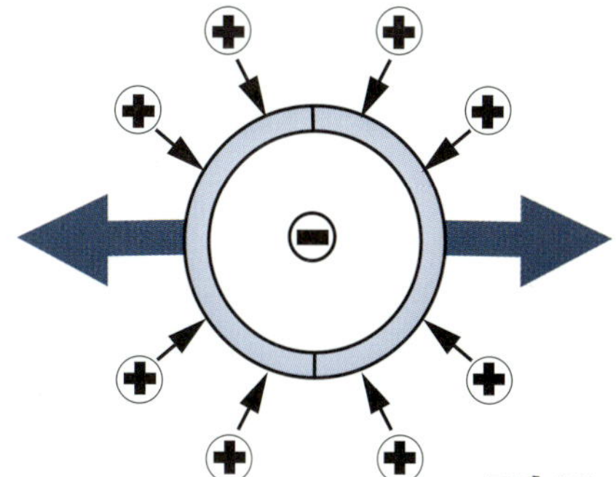

그림 96

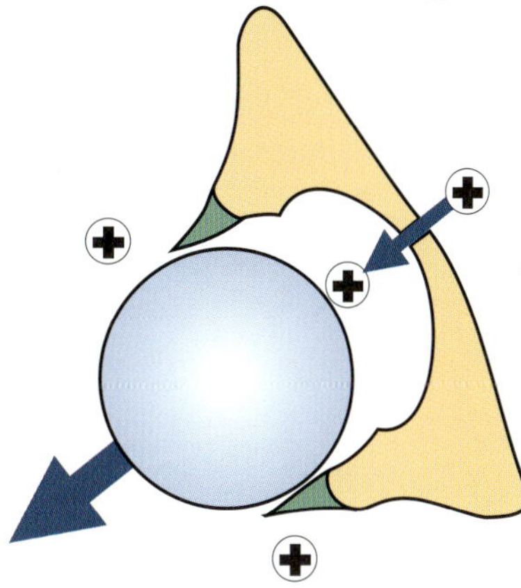

그림 95

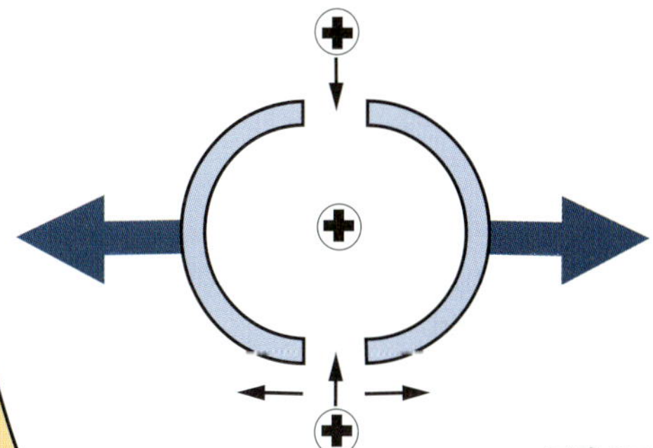

그림 97

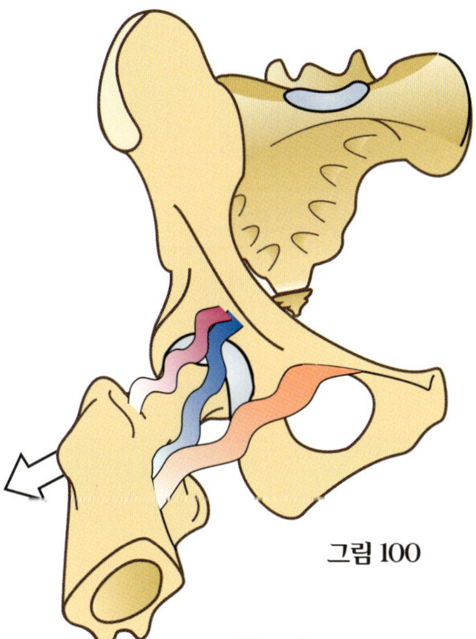

그림 100

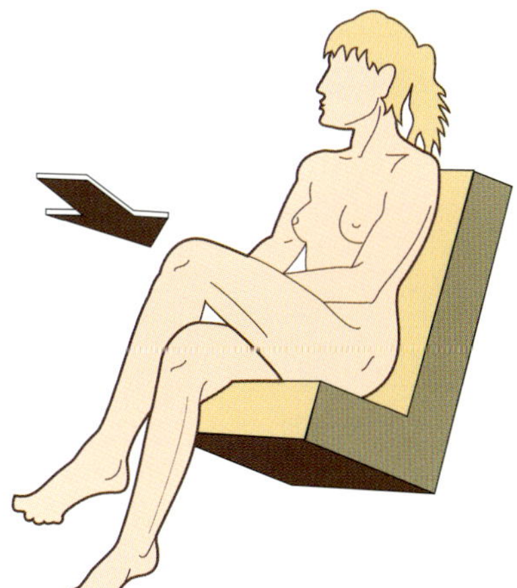

그림 102

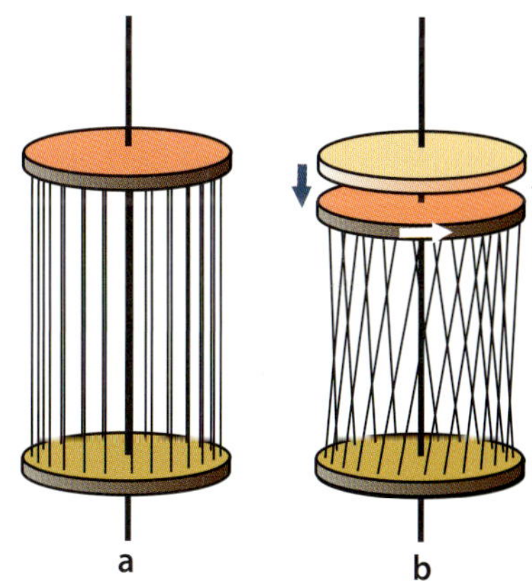

그림 101

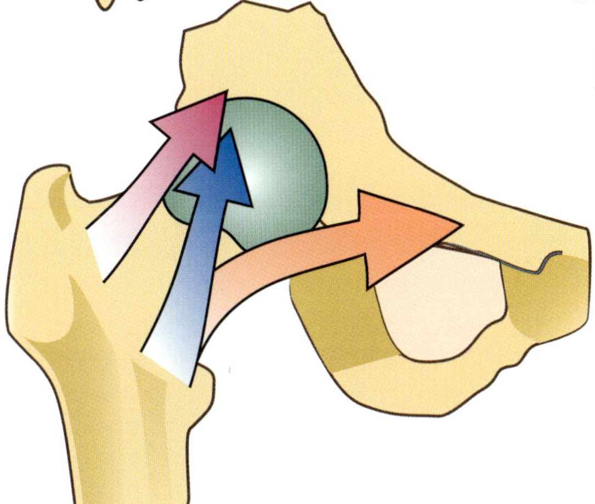

그림 99

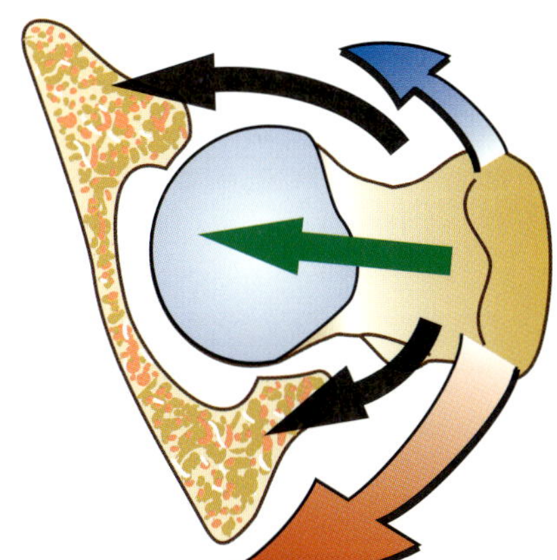

그림 98

엉덩관절의 안정성을 유지하는 근육 인자와 뼈 인자

관절 주위 근육들은 가로로 되어 있다는 조건에서도 **엉덩관절의 안정성**에 필수적이다. 따라서 넙다리뼈목에 거의 평행하게 나 있는 근육들(그림 103)은 넙다리뼈머리가 절구와 닿아 있게 유지해 준다. 골반돌기근육pelvitrochanteric[여기에서는 궁둥구멍근piriformis(1)과 바깥폐쇄근(2)만 보인다]과 볼기근gluteus muscle, 특히 적합성 확보를 위한 힘(파란색 화살표) 중 큰 부분을 만들어 내는 작은볼기근과 중간볼기근(3)이 여기에 해당한다. 이런 이유로 이 근육들은 엉덩관절의 근육 잠금장치muscular fastener라고 불린다.

반면 엉덩관절 모음근육adductor(4)과 같은 세로 근육들은 넙다리뼈머리를 절구 위쪽으로 탈구시키기 쉽다(그림 103: 왼쪽). 특히 골반의 앞뒤 방사선영상anteroposterior radiograph(그림 104)에서 쉽게 발견할 수 있는 선천 기형congenital malformation인 절구 지붕이 뒤집어져 있을 때 잘 일어난다. 일반적으로 Y자 모양으로 세 방향으로 뻗은 연골을 연결하는 수평의 Hilgenreiner선(Y선)과 절구 지붕의 접선이 이루는 각도인 Hilgenreiner각angle of Hilgenreiner은 신생아의 경우 25°, 1세가 끝날 무렵에는 15°도가 된다. 이 각이 30°를 넘어가면 절구의 선천 기형이 있다고 한다. 탈구는 넙다리뼈머리의 뼈형성중심ossification center이 Hilgenreiner선 위쪽으로 넘어가면서 위쪽으로 이탈하고 중심-가장자리center-edge(CE) Wiberg각(19쪽 그림 37 참고)이 전위될 때 나타난다. 절구 기형이 있는 경우, 엉덩관절이 이미 모음 위치이면 모음근육 4′의 탈구 작용이 더 커지며(그림 103) 엉덩관절 벌림에서는 감소하다가 결국 완전 벌림 위치에서는 적합성을 얻는다(그림 105).

관상면과 수평면에서 **넙다리뼈목의 방향성**은 엉덩관절 안정성에 상당히 중요하다. **관상면**에서 넙다리뼈목의 축은 넙다리뼈몸통 축과 **120~125°**의 경사각을 형성하고 있는 것이 보인다(18쪽)(그림 106a: 엉덩관절을 앞에서 본 그림). 선천엉덩관절탈구congenital hip dislocation에서는 이 경사각이 최대 140°에 이르면서 밖굽이엉덩관절coxa valga을 초래한다. 그렇게 되면 모음 c에서 넙다리뼈목의 축이 이미 정상적인 다리에 비해 20° 먼저 나가 있게 된다. 따라서 비정상 엉덩관절 P의 30° 모음은 정상 엉덩관절의 50° 모음에 해당하는데, 이 정도 모음을 하면 모음근육의 탈구 작용을 더 강화시킨다. 따라서 밖굽이엉덩관절은 엉덩관절의 병적 탈구를 촉진한다. 반대로 이렇게 비정상적인 엉덩관절은 벌림에서는 안정화된다. 따라서 90° 벌림 자세는 선천엉덩관절탈구의 수술치료에 사용되는 다양한 고정immobilization 위치 중 첫 번째에 해당한다(그림 107: 신생아 엉덩관절탈구 예방을 위한 고정 위치).

수평면에서(그림 108: 엉덩관절을 위에서 본 그림) 앞경사각의 평균값은 20°(a)이다. 두발보행으로 넙다리뼈목과 절구가 벌어지면서(20쪽) 넙다리뼈머리의 앞쪽이 절구 바깥으로 나와 있게 되었기 때문이다. 예를 들어 앞경사각이 40°로 커지면서 넙다리뼈목의 앞경사가 커진 상태(b)를 넙다리뼈목의 앞경사anteversion라고 하며 이렇게 더 튀어나온 넙다리뼈머리는 더 쉽게 앞쪽으로 탈구된다. 실제로 가쪽돌림 25°(c)에서 정상적인 넙다리뼈목의 축은 여전히 절구를 지나가지만(N), 앞경사가 된 넙다리뼈목의 축은 이미 20°가 된 기울어진 상태로 시작하기 때문에 절구모서리를 지나면서 엉덩관절의 앞쪽 탈구 직전 상태가 된다. 따라서 넙다리뼈목의 앞경사는 병적 엉덩관절탈구에 취약하다. 반대로 넙다리뼈목의 뒤경사retroversion는 안쪽돌림(d)처럼 안정 인자가 된다. 선천엉덩관절탈구의 수술적 정복의 세 번째 위치가 곧은 위치와 안쪽돌림을 결합한 형태인 것도 이 때문이다(그림 107).

구조와 근육의 이런 인자는 **인공삽입물의 안정성** 유지에서 극도로 중요하다. 따라서 전체엉덩관절치환total hip replacement에서 외과의사는 다음 사항을 반드시 지켜야 한다.

- 특히 앞쪽 접근일 때 과도한 앞경사가 되지 않도록 넙다리뼈목이 적절한 방향성을 가지게 해야 한다. 반대로 수술할 경우도 마찬가지다.
- 인공 절구의 바른 방향성은 자연 절구와 마찬가지로 수평면에 대해 45~50°를 넘지 않는 각도로 아래를 향하고 15° 정도 약간 앞쪽으로 향해야 한다.
- 볼기근의 지레팔이 정상이 될 수 있도록 넙다리뼈목의 '생리적 길이'를 복원해야 한다. 볼기근은 인공삽입물의 안정성에 필수적이다.

관절 주위 근육의 균형 잡힌 활동이 가능한 한 저해되지 않도록 하는 수술적 접근법을 선택하는 것 또한 반드시 강조해야 한다.

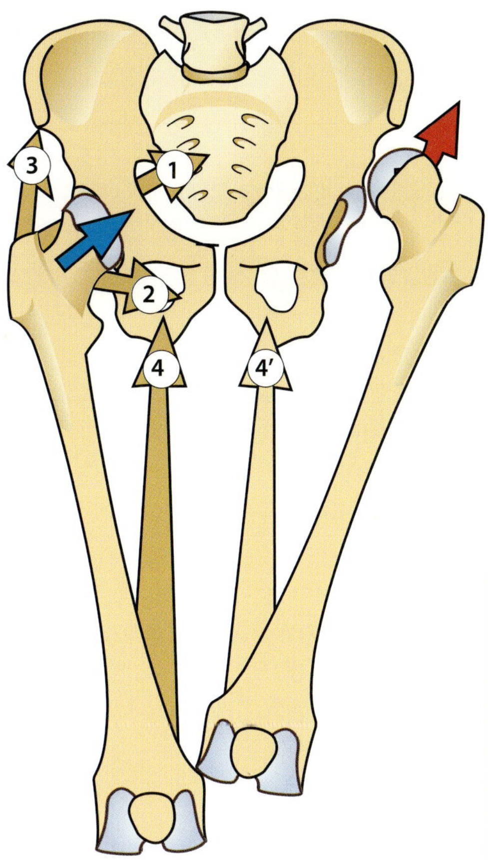

그림 103

그림 104

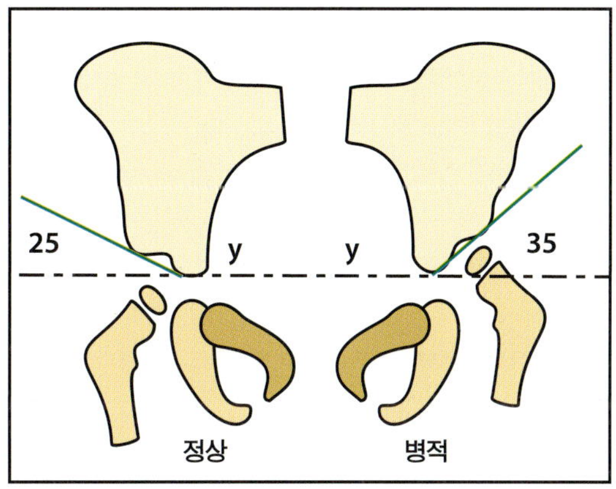

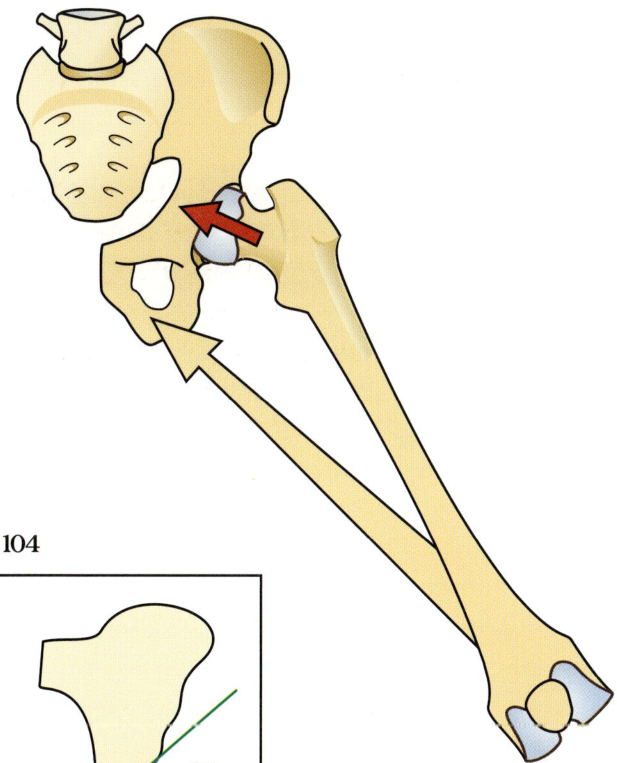

그림 105

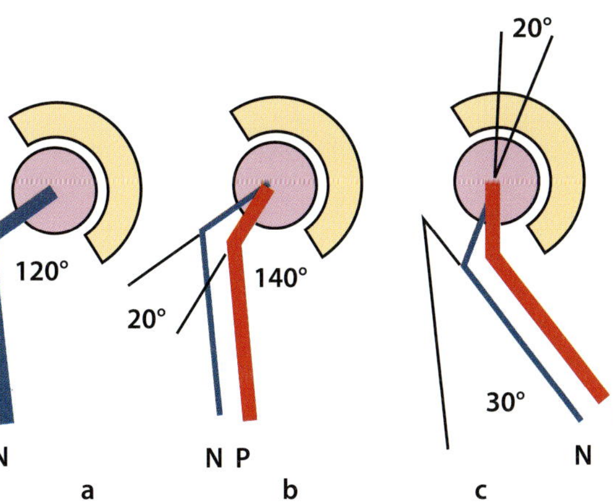

그림 106

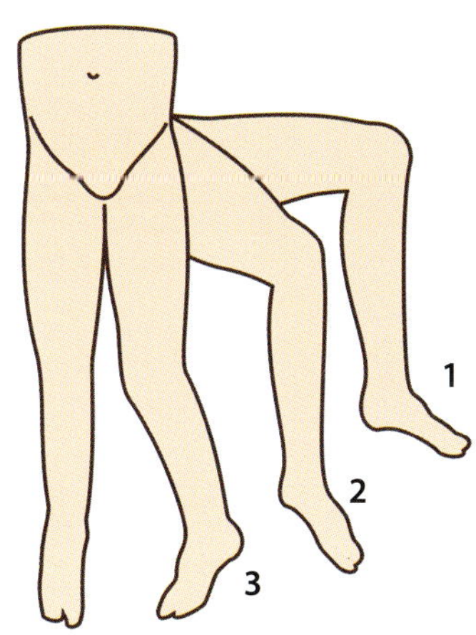

그림 107

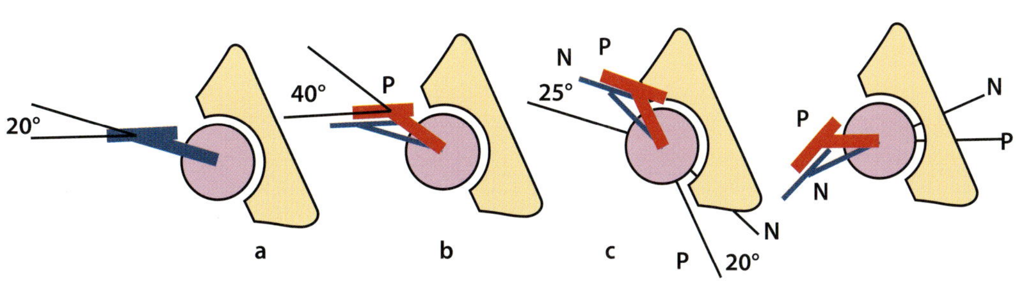

그림 108

엉덩관절의 굽힘근육

엉덩관절 굽힘근육hip flexors은 엉덩관절의 중심을 지나며 굽힘-폄의 가로축 XX′을 포함하는 관상면에 대해 앞쪽에 있다(그림 109).

엉덩관절 굽힘근육은 다음 근육을 포함해 여러 개가 있다(그림 110: 투명한 골반 그림).

- **큰허리근**psoas major(1)과 **엉덩근**iliacus(2)은 엉덩두덩융기와 같은 높이에서 예리한 각도로 꺾인 다음 작은돌기에 닿는곳을 가지는 온힘줄common tendon을 공유한다. 엉덩허리근iliopsoas은 엉덩관절 굽힘근육 중 가장 힘이 세며 또한 가장 길다(큰허리근의 가장 높은 섬유는 T12에서 시작한다). 엉덩허리근의 모음근육으로서의 작용에 의문을 제기하는 저자들도 많다. 힘줄이 앞뒤축의 안쪽으로 뻗어 있지만 작은돌기의 정점은 다리의 역학적 축 위에 있기 때문이다(23쪽 그림 49 참고). 그러나 뼈대에서는 굽힘-모음-가쪽돌림을 할 때 작은돌기와 엉덩두덩융기가 가장 근접하는 현상이 관찰된다는 점은 모음근육 작용을 뒷받침한다. 엉덩허리근은 가쪽돌림도 일으킨다.
- **넙다리빗근**sartorius(3)은 주로 엉덩관절 굽힘근육이며 부차적으로 벌림-가쪽돌림도 일으킨다(그림 111: 공을 차는 다리 그림). 무릎에도 작용해 굽힘-안쪽돌림을 일으킨다(149쪽 그림 253 참고). 근력은 2kg에 해당해 상당히 강하며, 그 힘의 90%는 굽힘을 할 때 사용된다.
- **넙다리곧은근**rectus femoris(4)은 강력한 굽힘근육(5kg에 해당)이지만 엉덩관절에 대한 작용은 무릎 굽힘의 정도에 따라 달라지며, 효율은 무릎 굽힘 각도에 정비례한다(145쪽 참고). 특히 무릎 폄과 엉덩관절 굽힘이 결합된 움직임, 즉 보행 중에 다리를 앞으로 뻗는 것과 같은 동작에서 크게 작용한다(그림 112).
- **넙다리근막긴장근**tensor fasciae latae(5)은 골반의 안정근stabilizer(50쪽 참고)이자 엉덩관절의 벌림근육abductor인 동시에 강한 굽힘근육이다.

엉덩관절 굽힘근육으로서 보조적 역할만 하는 근육들도 있지만, 굽힘에서 이것들이 하는 역할은 결코 무시할 수 없다. 여기에는 다음과 같은 근육들이 해당된다.

- **두덩근**pectineus(6)은 근본적으로는 모음근육이다.
- **긴모음근**adductor longus(7)은 일차적으로는 모음근육이지만 부분적으로 굽힘근육이다(54쪽 참고).
- **작은볼기근**gluteus minimus과 **중간볼기근**gluteus medius의 가장 앞 섬유anterior fiber(9).

이 모든 엉덩관절 굽힘근육은 모음-벌림과 가쪽돌림-안쪽돌림을 부차적 운동으로 할 수 있으며 작용에 따라 두 그룹으로 구분할 수 있다.

첫 번째 그룹은 **작은볼기근과 중간볼기근 앞섬유**(9)와 **넙다리근막긴장근**(5)으로서 굽힘-벌림-안쪽돌림(그림 113: 오른쪽 넓적다리)을 일으키고, 그림에서 보이는 것과 같은 축구 선수의 움직임을 일으킬 때 단독으로 또는 주도적으로 작용한다.

두 번째 그룹은 엉덩허리근(1, 2)과 **두덩근**(6), **긴모음근**(7)으로서 굽힘-모음-가쪽돌림을 일으킨다. 이 복합 운동은 그림 114가 묘사하고 있다.

보행walking에서 나타나는 것과 같은 **순수한 굽힘**에서(그림 112) 이 두 그룹은 협동근synergist과 대항근antagonist으로 균형을 이루어 작용해야만 한다. **굽힘-모음-안쪽돌림**에서(그림 115) 모음근육과 넙다리근막긴장근은 작은볼기근과 중간볼기근 같은 안쪽돌림근육medial rotator의 도움을 받아 주도적인 역할을 한다.

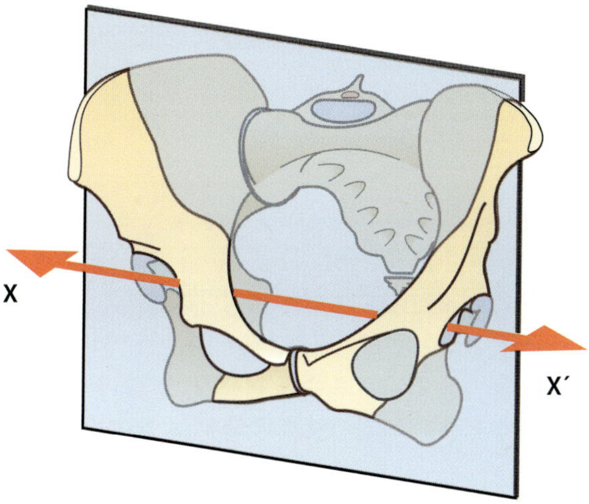

그림 109

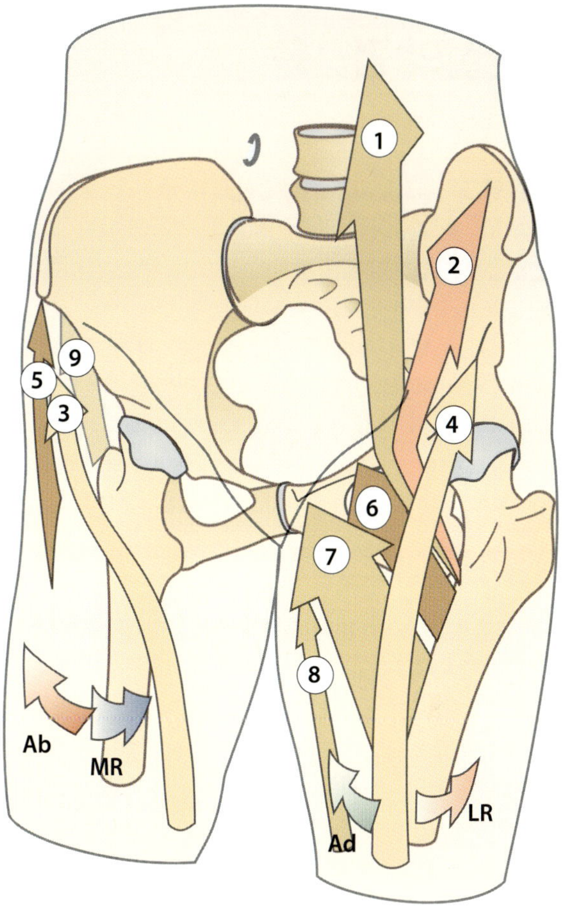

그림 110

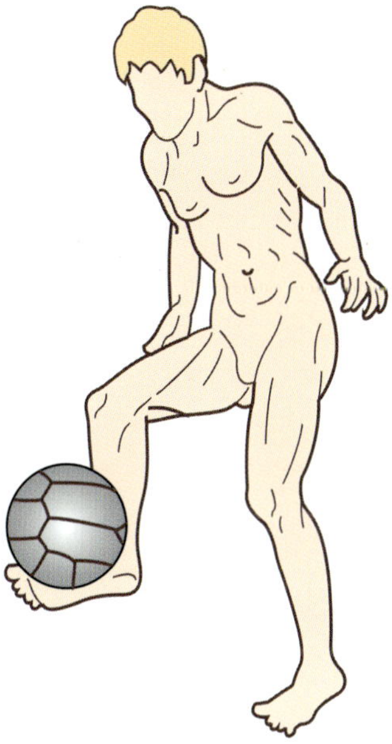

그림 111

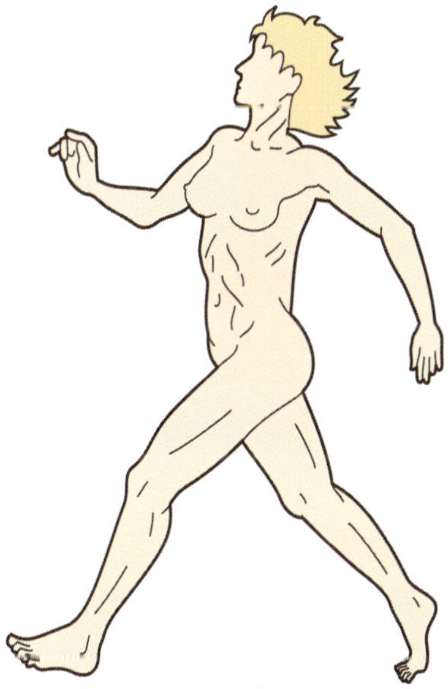

그림 112

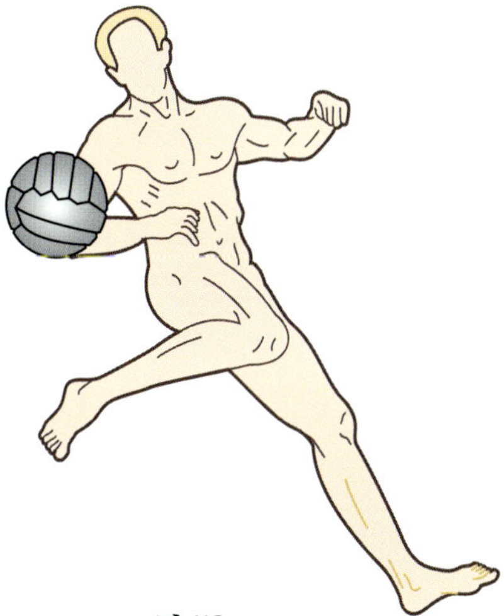

그림 113

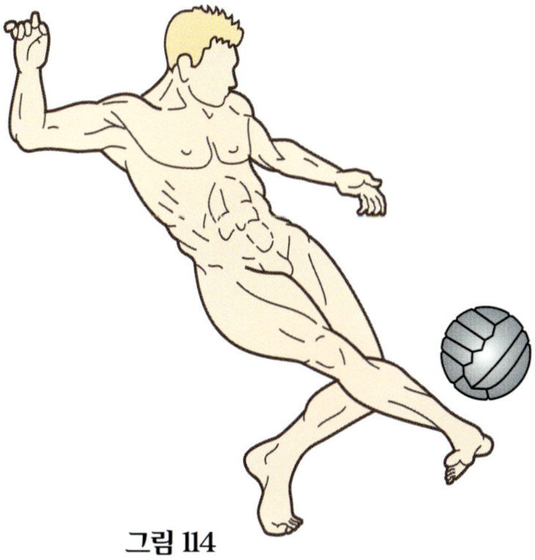

그림 114

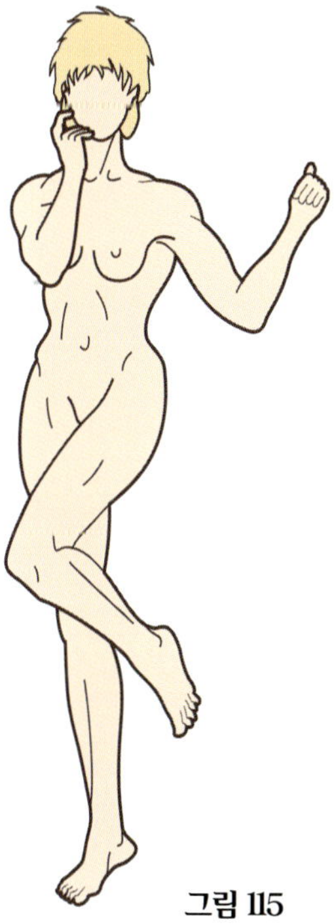

그림 115

엉덩관절의 폄근육

엉덩관절 폄근육hip extensors은 엉덩관절의 중심을 지나며 굽힘-폄의 가로축 XX′을 포함하는 관상면에 대해 뒤쪽에 있다(그림 116). 엉덩관절 폄근육은 넙다리뼈 몸쪽끝에 닿느냐, 무릎 근처에 닿느냐에 따라 **두 그룹**으로 구분된다(그림 117).

다리가 몸통에서 뻗어 나가는 '뿌리'에 있는 **첫 번째 그룹** 중에 가장 중요한 근육은 **큰볼기근**gluteus maximus(1, 1′)으로서 15cm 가동역excursion에서 34kg의 힘을 내는 가장 강한 근육이다. 또한 가장 크고 두꺼운 근육(단면적 66m²)이기 때문에 가장 강력하다(238kg에 해당하는 힘). **작은볼기근과 중간볼기근**(3)의 가장 뒤 섬유posterior fiber가 이 근육을 보조한다. 이 근육들은 가쪽돌림근육lateral rotator이기도 하다(58쪽 참고).

두 번째 그룹은 사실상 **넓적다리뒤근육**, 즉 **넙다리두갈래근**biceps femoris(4), **반힘줄근**semitendinosus(5), **반막근**semimembranosus(6)을 가리키며 (큰볼기근의 2/3에 불과한) 22kg의 힘을 낸다. 두관절biarticular 근육이기 때문에 엉덩관절에 대한 이 근육의 효율은 무릎 위치에 따라 달라진다. 무릎을 폄 위치에서 고정하면 엉덩관절에 대한 이 근육의 폄 작용이 강해지는데 이는 넓적다리뒤근육과 넙다리네갈래근quadriceps femoris(그 중에서도 특히 넙다리곧은근) 사이의 대항작용-협동작용antagonism-synergism 관계를 보여준다. 이 그룹에는 일부 모음근육(54쪽 참고), 특히 엉덩관절의 보조 폄근육인 큰모음근adductor magnus(7)도 포함된다.

엉덩관절 폄근육은 벌림-모음의 앞뒤축 YY′과의 상대적 위치에 따라 부차적인 작용을 하기도 한다.

- **YY′ 축 위를** 지나는 근육들은 그림 118에서 묘사하는 춤 동작과 같이 폄과 함께 벌림을 일으킨다. **작은볼기근(3)과 중간볼기근(2)의 가장 뒤 섬유**posterior fiber와 **큰볼기근의 가장 위 섬유**(1′)가 여기에 해당한다.
- **YY′ 축 아래를** 지나는 근육들은 그림 119의 묘사와 같이 모음과 폄을 동시에 일으킨다. 여기에는 **넓적다리뒤근육**, 관상면 뒤쪽의 **모음근육**, 그리고 **큰볼기근**(1)의 대부분이 포함된다.

벌림이나 모음을 동반하지 않은 **순수한 폄**을 일으키려면(그림 120) 이 두 근육 그룹이 협동근-대항근으로서 균형을 잡으며 수축해야만 한다.

엉덩관절 폄근육은 **골반을 앞뒤 방향으로 안정화하는** 핵심적인 역할을 한다.

- 골반이 뒤로, 즉 폄 방향으로 기울어져 있으면(그림 121) 폄을 제한하는 엉덩넙다리인대(ILF)가 팽팽해져야 비로소 안정화된다(31쪽 그림 71 참고).
- 중력중심center of gravity C가 정확히 엉덩관절 중심의 바로 위에 오는 위치(그림 122)에서는 결과적으로 굽힘근육과 폄근육이 모두 비활성화되지만 골반의 균형은 불안정한 상태다.
- 골반이 앞으로 기울어져 있으면(그림 123) 중력중심 C는 엉덩관절 가로축의 앞쪽에 오고 넓적다리뒤근육(H)이 제일 먼저 수축하면서 골반을 바로 세운다.
- 현저하게 기울어진 골반을 바로 세우려면(그림 124) 큰볼기근(G)이 넓적다리뒤근육(H)과 함께 강력하게 수축해야 한다. 이는 서서 몸통을 앞으로 숙여 손을 발에 대는 자세와 같이 무릎이 더 많이 펴질수록 효율적이다.

정상적 보행에서는 큰볼기근의 도움 없이 넓적다리뒤근육에 의해 폄이 일어나지만, 달리기, 도약, 경사 오르기에서는 큰볼기근이 필수적 역할을 한다. 그래서 그렇게 강한 근육인 것이다.

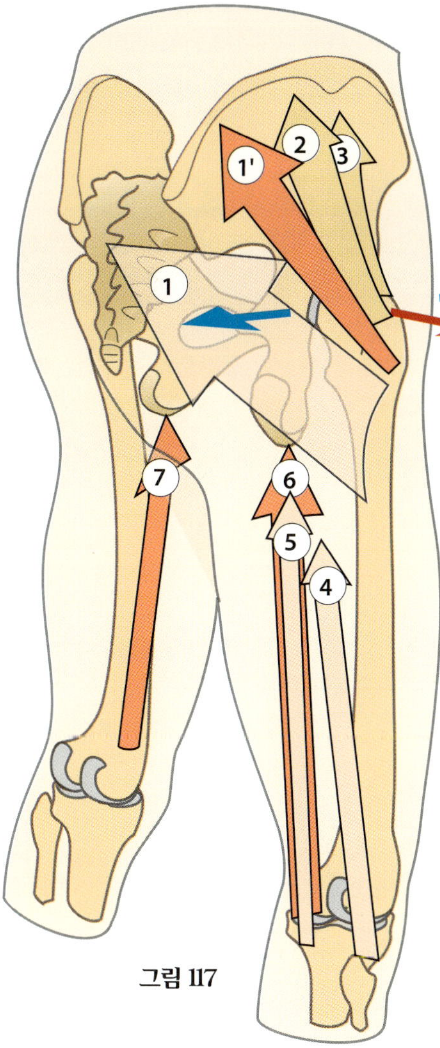

그림 117

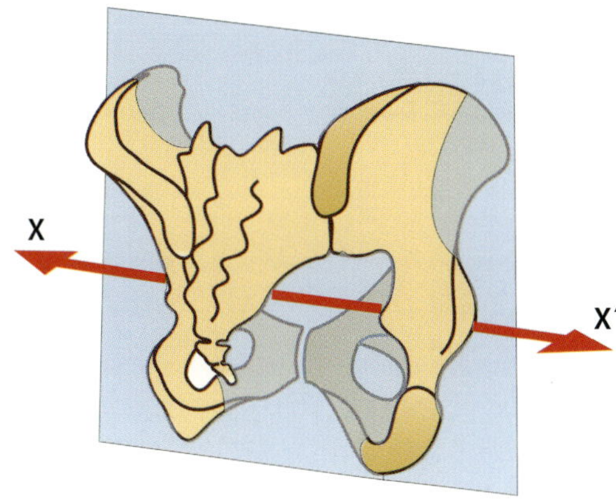

그림 116

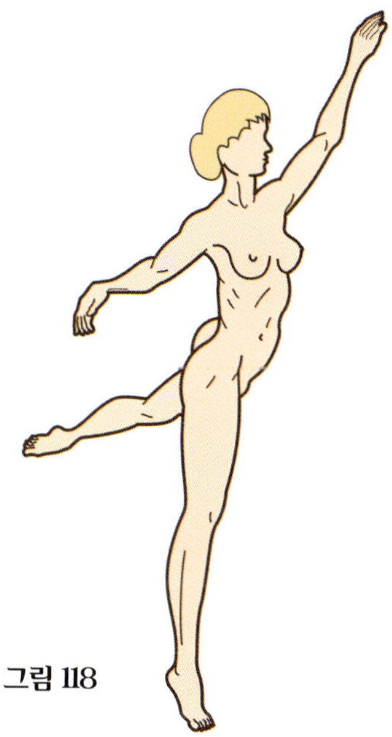

그림 118

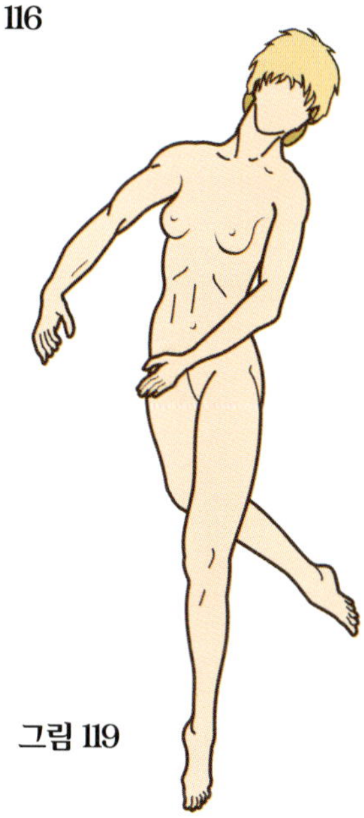

그림 119

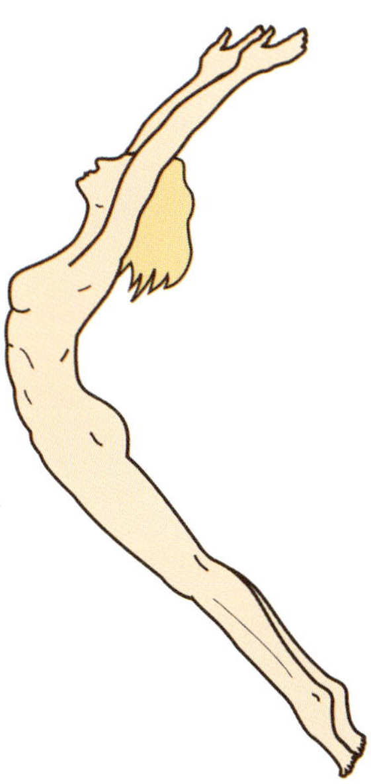

그림 120

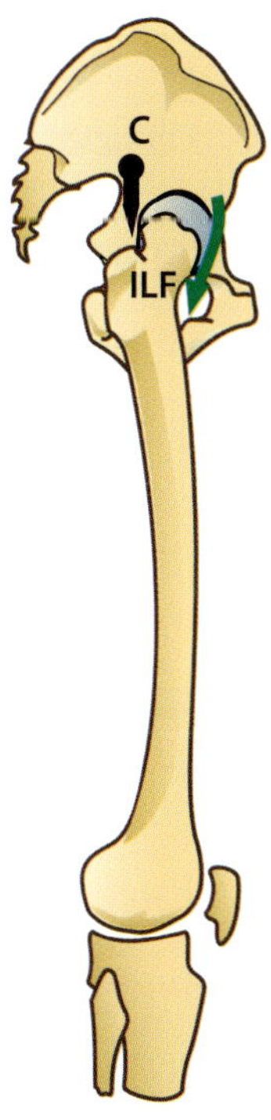

그림 121

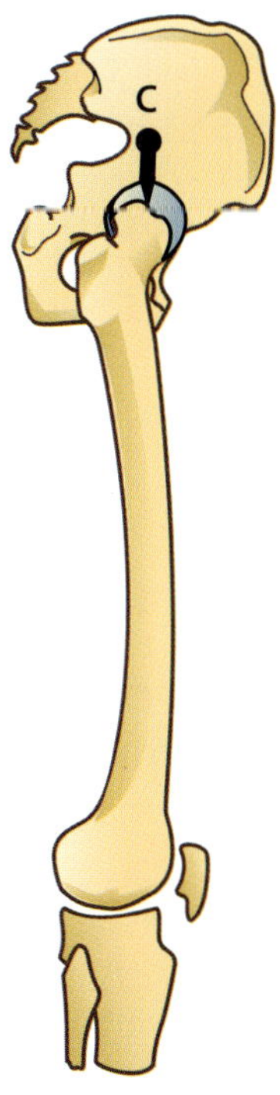

그림 122

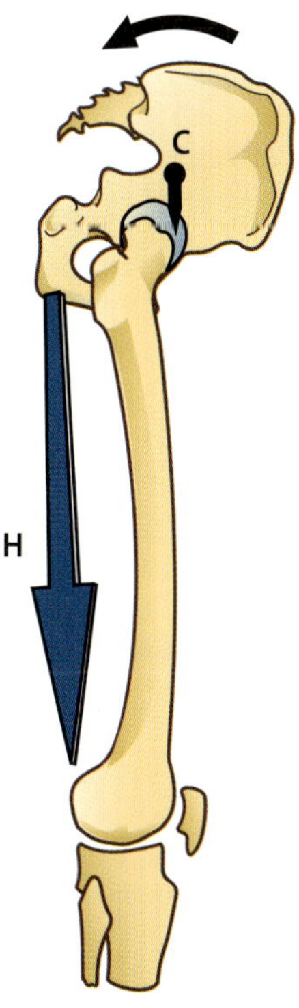

그림 123

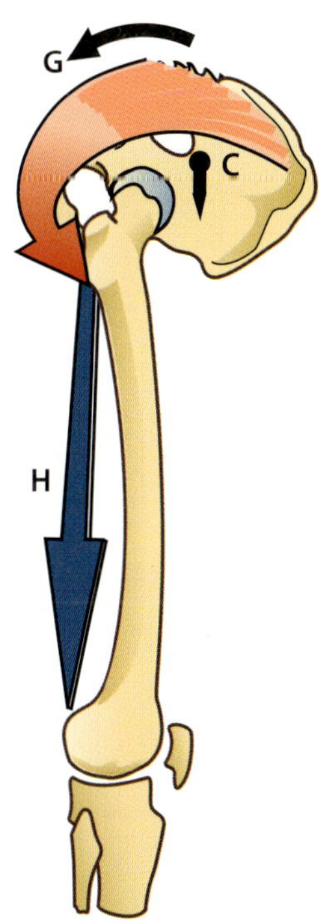

그림 124

엉덩관절의 벌림근육

엉덩관절 벌림근육hip abductors은 일반적으로 엉덩관절의 중심을 지나는 시상면의 가쪽에 있으며(그림 125) 이 면이 포함하는 벌림-모음의 앞뒤축 YY′에 대해 가쪽, 위쪽을 지난다.

엉덩관절의 주요 벌림근육은 **중간볼기근**(1)으로 단면적은 $40m^2$이며 11cm 가동역에 16kg의 힘을 낸다. 지레팔 OT(그림 126)에 대해 거의 직각이기 때문에 아주 효율적이다. 작은볼기근과 더불어 골반의 가로 방향 안정화에 필수적이다(50쪽 참고).

작은볼기근(2)은 근본적으로 벌림근육(그림 127)으로 단면적 $15m^2$에 9cm 가동역에서 4.9kg의 힘을 낸다. 즉, 중간볼기근의 1/3이다.

넙다리근막긴장근(3)은 곧은 위치에서 엉덩관절의 강력한 벌림근육이다. 중간볼기근의 절반 정도 힘(7.6kg)이지만 지레팔이 중간볼기근보다 훨씬 길다. 골반을 안정화하는 역할도 한다.

큰볼기근(4)은 가장 높이 있는 섬유는 벌림 작용만 하며, 나머지 대부분은 모음 작용을 한다. '엉덩세모근deltoid of hip'(그림 131)의 일부를 이루는 얕은섬유 또한 엉덩관절을 벌림 작용을 한다.

궁둥구멍근(5)은 의심의 여지없이 벌림근육이지만 깊은 위치에 있기 때문에(6) 실험을 통해 그 중요성을 시연할 수는 없다.

벌림근육은 굽힘-폄과 벌림-모음에서 수행하는 부차적 역할에 따라 **두 그룹**으로 나뉜다.

첫 번째 그룹은 엉덩관절 중심을 지나는 관상면에 대해 앞쪽에 있는 근육들, 즉 넙다리근막긴장근과 함께 중간볼기근과 작은볼기근의 거의 모든 앞섬유가 해당된다. 이 근육들은 단독으로 또는 더 약한 근육들과 함께 수축하면서 벌림-굽힘-안쪽돌림을 일으킨다(그림 128).

두 번째 그룹에는 관상면 뒤쪽에 있는 작은볼기근과 중간볼기근의 뒤섬유와 함께 큰볼기근의 벌림 섬유가 속한다. 이 근육들은 단독으로 또는 더 약한 근육들과 협력해 벌림-폄-가쪽돌림을 일으킨다(그림 129).

다른 운동의 간섭이 없는 **순수한 벌림**을 하려면(그림 130) 이 두 근육 그룹이 반드시 협동근-대항근으로 균형을 이루며 활성화되어야 한다.

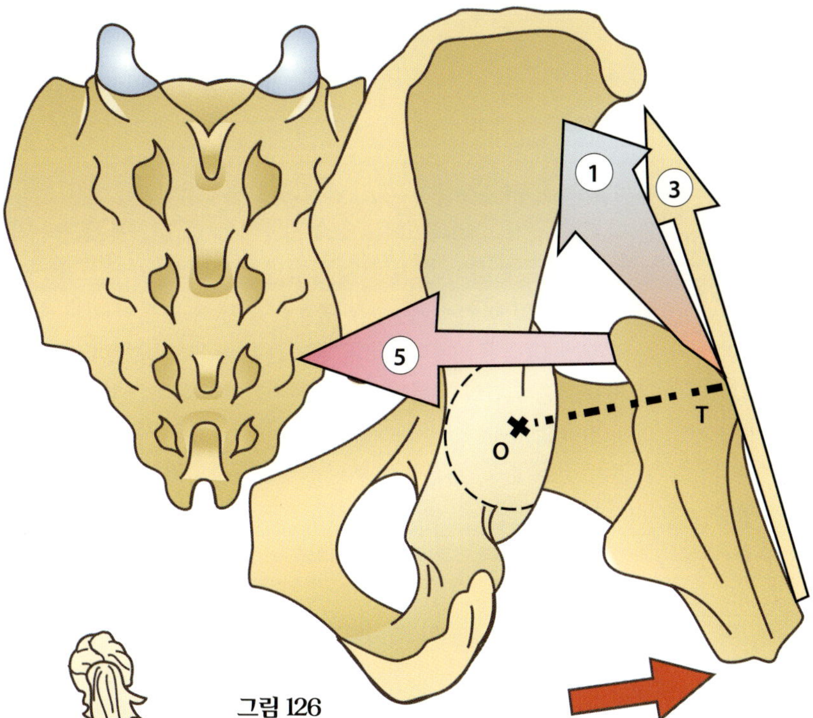

그림 126

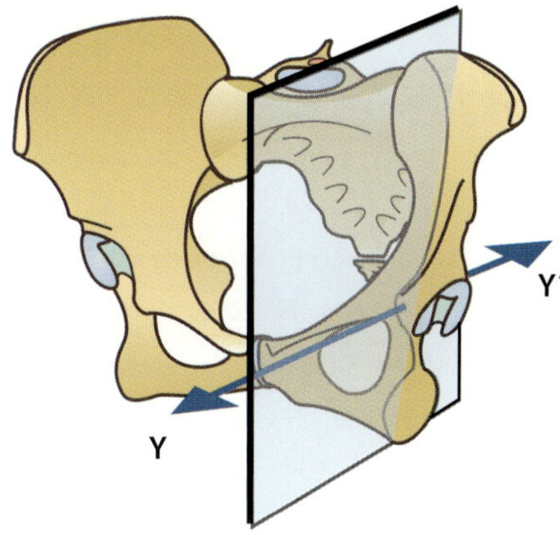

그림 125

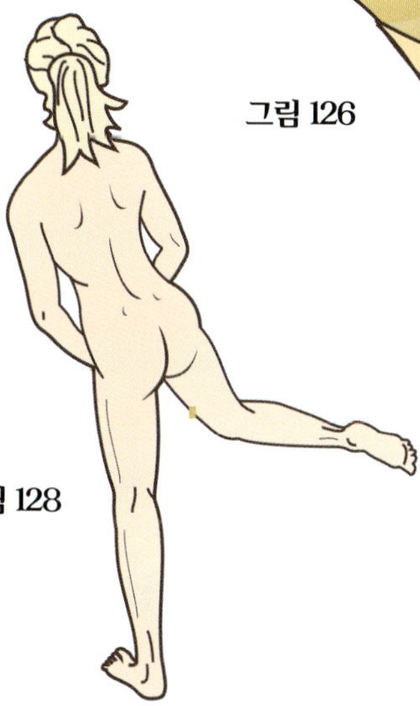

그림 128

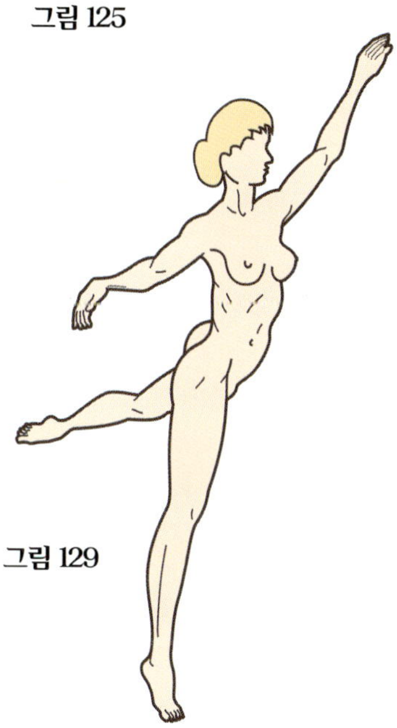

그림 129

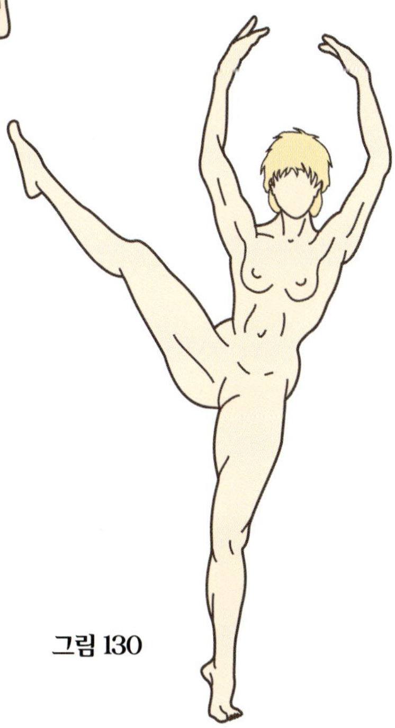

그림 130

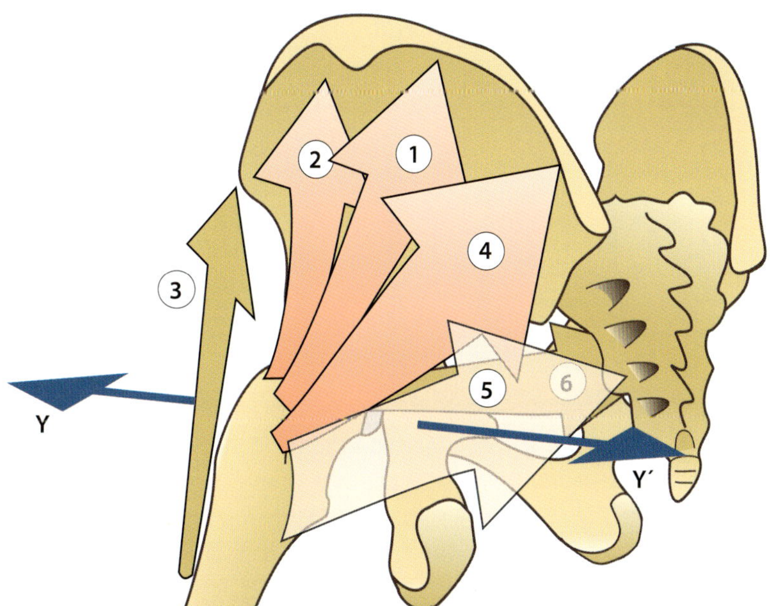

그림 127

엉덩관절 벌림

'엉덩세모근'(Farabeuf)은 엉덩관절 가쪽면에 넓은 부채꼴을 이루는 근육이다(그림 131). 꼭짓점이 아래를 향하고 있는 삼각형 모양, 그리고 어깨관절의 어깨세모근$_{deltoid}$과 해부학적으로나 기능적으로 유사하다는 점 때문에 이런 이름이 붙었다. 그러나 이 근육은 연속적인 하나의 근육이 아니라 두 개의 힘살$_{belly}$로 되어 있으며 이 두 힘살이 각각 삼각형의 앞쪽과 뒤쪽 경계를 이룬다. 앞쪽은 위앞엉덩뼈가시(2)에서 일고 아래쪽, 뒤쪽으로 비스듬히 나 있는 **넙다리근막긴장근**이고, 뒤쪽은 엉덩뼈능선$_{iliac\ crest}$의 뒤쪽 1/3 및 엉치뼈와 꼬리뼈 뒤면에서 일고 아래쪽, 앞쪽으로 나 있는 **큰볼기근의 얕은 섬유**$_{superficial\ fiber}$(3)이다. 이 두 근육은 각각 그리고 넓적다리 깊은 근막$_{deep\ fascia}$의 얕은 층인 **넙다리근막**$_{fascia\ lata}$의 세로 방향의 두꺼운 부분인 **엉덩정강띠**$_{iliotibial\ tract}$(4) **앞쪽 경계와 뒤쪽 경계**에 닿는다. 엉덩정강띠는 넙다리근막긴장근과 큰볼기근의 닿는곳을 받아들인 후 '엉덩세모근'(5)의 닿는곳 힘줄이 되고, 이는 다시 정강뼈 가쪽관절융기$_{lateral\ condyle\ of\ tibia}$ 가쪽면의 Gerdy결절$_{Gerdy's\ tubercle}$(6)에 붙는다. 이 두 근육 사이에는 넓적다리 깊은근막(7)이 중간볼기근을 덮고 있다. 이 두 근육들은 따로 수축할 수 있지만, 균형을 이룬 상태에서 수축하면 힘줄이 길이축을 따라 당겨지면서 '엉덩세모근'이 순수한 벌림을 일으킨다.

작은볼기근과 중간볼기근의 효율은 **넙다리뼈목의 길이**에 따라 달라진다(그림 132). 넙다리뼈머리가 넙다리뼈몸통 위에 바로 붙어 있다면, 벌림의 전체 운동범위는 눈에 띄게 증가하겠지만, 중간볼기근의 지레팔 OT'은 1/3로 짧아지고 결국 효율도 1/3로 줄어들 것이다. 따라서 이 관찰 결과는 넙다리뼈머리가 왜 넙다리뼈목에 의해 외팔보처럼 넙다리뼈몸통과 이어져 있는지 논리적으로 설명해 준다(19쪽, 21쪽, 23쪽 참고). 이런 역학적 배열은 더 취약하고 벌림 범위를 줄이지만 골반의 가로 안정화에 필수적인 중간볼기근의 효율은 증가시킨다. 넙다리뼈목의 지레팔에 대한 **중간볼기근**의 작용은 벌림 정도에 따라 달라진다. 엉덩관절이 곧은 위치(그림 133)에 있으면 근육의 견인력 F는 지레팔 OT에 대해 수직이 아니게 되며 다음 두 벡터로 분해될 수 있다. 엉덩관절 중심을 향한, 즉 구심성으로 작용하면서 관절 적합성을 증진시키는 벡터$_{vector}$ f″(그림 133), 그리고 지레팔에 대해 직각으로 작용하면서 벌림을 시작할 때 중간볼기근의 유효 힘을 제공하는 벡터 f′. 이어서 벌림이 진행됨에 따라(그림 134), 벡터 f″은 감소하고 벡터 f′은 증가한다. 따라서 중간볼기근은 적합성 확보 효율이 점차적으로 낮아지는 한편 벌림근육으로서의 효력은 점점 커진다. 그리고 약 35°의 벌림에서 최대 효율을 낸다. 이 각도에서 근육의 힘의 방향은 지레팔 OT2에 대해 수직이며 f′은 F와 일치한다. 이때 근육의 모든 힘은 벌림에 쓰인다. 이제 근육은 T1T2의 길이만큼, 즉 전체 길이의 1/3 정도가 짧아지지만, 수축에 사용할 수 있는 가동역의 2/3는 여전히 남아 있다.

넙다리근막긴장근의 작용(그림 135) 또한 같은 방식으로 살펴볼 수 있다. 위앞엉덩뼈가시 C1에 작용하는 힘 F는 구심성 벡터 f1″과 골반을 기울이는 접선 벡터 f1′로 분해할 수 있다. 벌림이 진행되면서(그림 136), f2′은 증가하지만 근육의 전체 힘 F에는 결코 미치지 못한다. 한편, 그림을 보면 근육은 위앞엉덩뼈가시에서 Gerdy결절에 이르는 전체 길이에 비해 아주 미미하게 짧아진다(C1′C2)는 것을 분명히 확인할 수 있다. 이것으로 넙다리근막긴장근의 힘살이 힘줄에 비해 매우 짧은 이유가 설명되는데, 익히 알려져 있듯이 근육의 최대 가동역은 수축섬유$_{contractile\ fiber}$ 길이의 절반을 넘지 않기 때문이다.

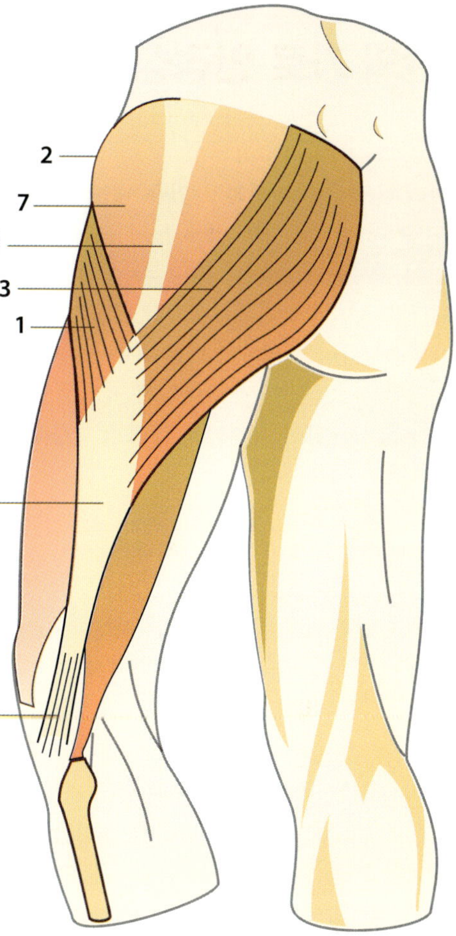

그림 131

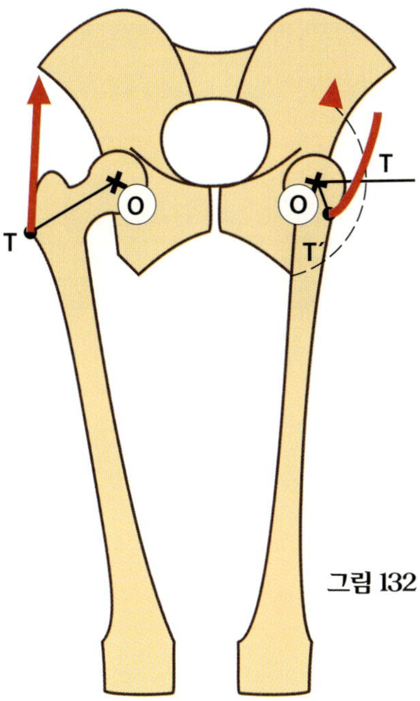

그림 132

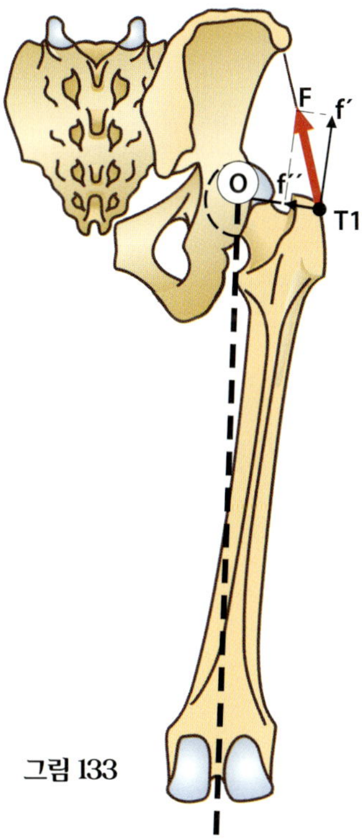

그림 133

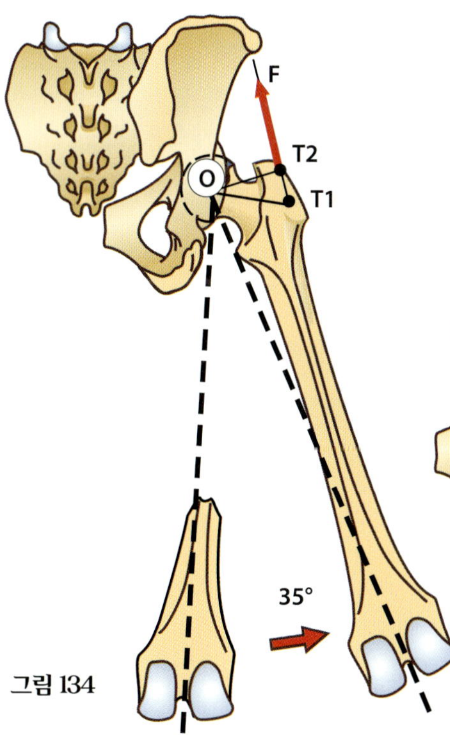

그림 134

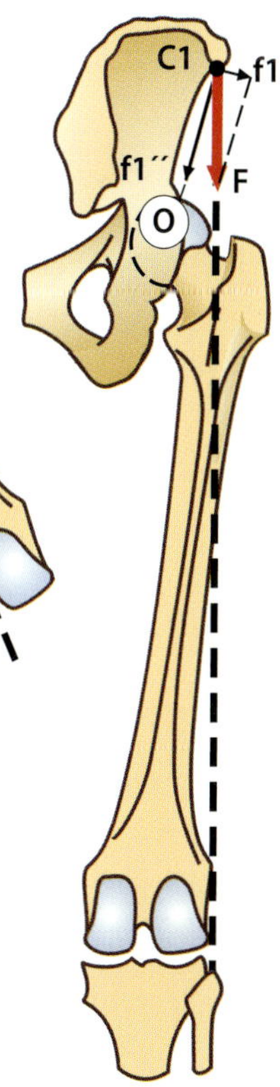

그림 135

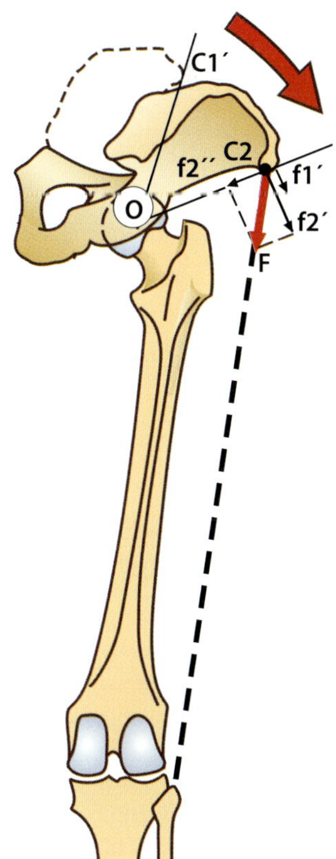

그림 136

골반의 가로 안정성

두 다리가 골반을 지지하고 있을 때는 모음근육(빨간색 화살표)과 벌림근육(녹색 화살표)의 양쪽 동시 수축으로 가로 안정성transverse stability이 확보된다. 이러한 대항작용이 알맞게 균형을 이루고 있을 때는(그림 137) 차려 자세에서처럼 골반은 대칭적으로 안정된다. 한쪽은 벌림근육이 우세하고 다른 쪽은 모음근육이 우세하다면(그림 138) 골반은 모음근육이 잡아당기는 가쪽으로 움직인다. 이 지점에서 근육의 균형이 복원되지 않으면 대상자는 옆으로 자빠질 것이다.

한쪽 다리만 골반을 지지하고 있을 때는(그림 139) 지지하고 있는 쪽의 벌림근육의 작용을 통해서만 가로 안정성이 확보된다. 체중 W가 중력중심을 통해 작용하면서, 지지하고 있는 엉덩관절 쪽으로 골반이 기울어지게 되기 때문이다. 따라서 골반은 I형 지레type I lever에 비유할 수 있다(그림 141). 이 지레의 지렛점은 지지하는 엉덩관절 O이며, 저항은 중력중심 G를 통해 작용하는 체중 W이고, 힘은 큰돌기 T를 향해 엉덩뼈오목iliac fossa의 가쪽면 L에서부터 작용하는 중간볼기근(Gme)의 견인력이다. 한쪽 다리로만 골반을 지지하고 있을 때 골반의 수평을 유지하려면, 지레팔 OL과 OG의 길이가 같지 않다는 점을 고려할 때 중간볼기근의 힘이 체중을 상쇄하기에 충분해야 한다. 이렇게 골반의 균형을 잡는 과정에서 중간볼기근과 작은볼기근(Gme)은 넙다리근막긴장근(TFL)의 큰 도움을 받는다(그림 139).

이 근육 중 어느 하나라도 기능부전insufficiency이 되면(그림 140), 중력의 작용에 적절히 반작용을 할 수 없고, 그러면 골반이 반대쪽으로 기울어지는데 그 각도 a는 근육 기능부전muscular insufficiency의 심각성과 정비례한다. 넙다리근막긴장근은 골반만이 아니라 무릎도 안정화시키며 진짜 활성 가쪽곁인대lateral collateral ligament처럼 작용하기 때문에 (113쪽 그림 154) 이 근육이 마비되면 장기적으로 무릎의 관절 간극이 가쪽으로 벌어진다(각도 b).

중간볼기근, 작은볼기근, 넙다리근막긴장근의 골반 안정화는 **정상적인 보행**에 필수적이다(그림 142). 골반을 한쪽 다리로만 지지해도 양쪽 엉덩뼈를 잇는 선interiliac line이 양쪽 어깨를 잇는 선과 대체로 평행을 이룬다. 하지만 골반을 지지하는 쪽에서 이 근육들이 마비되면(그림 143), 골반은 반대쪽으로 기울어지고 양쪽 어깨를 잇는 선도 비슷하게 기울어진다. 한쪽 다리로 지지하는 동안의 이런 전형적인 자세, 즉 골반이 반대쪽으로 기울어지고 몸통 윗부분은 지지하는 쪽으로 굽어지는 자세는 작은볼기근과 중간볼기근의 마비나 기능부전을 뜻하는 Duchenne-Trendelenburg **징후**에 해당한다.

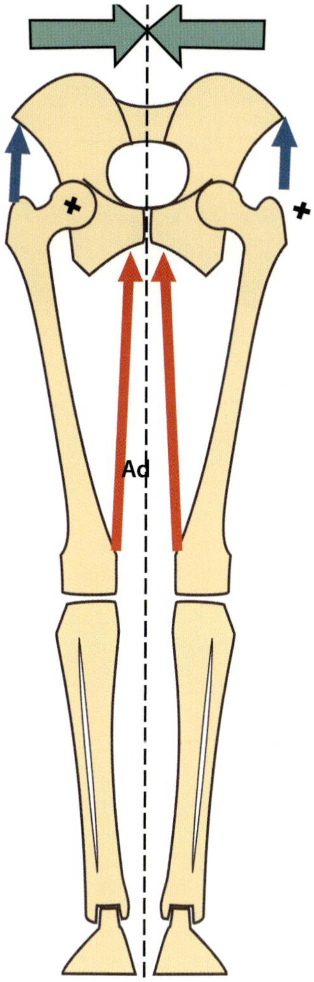

그림 137

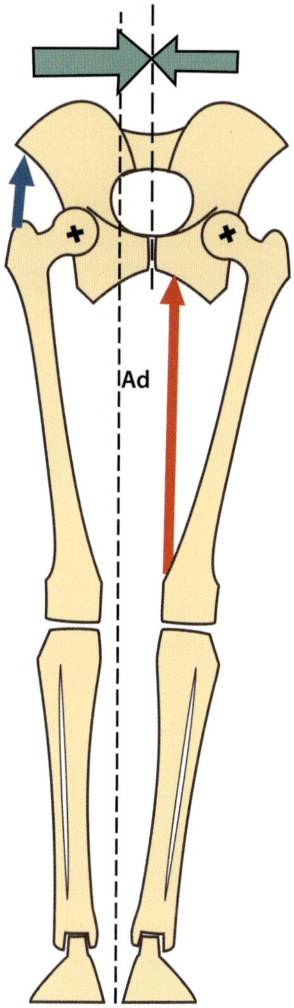

그림 138

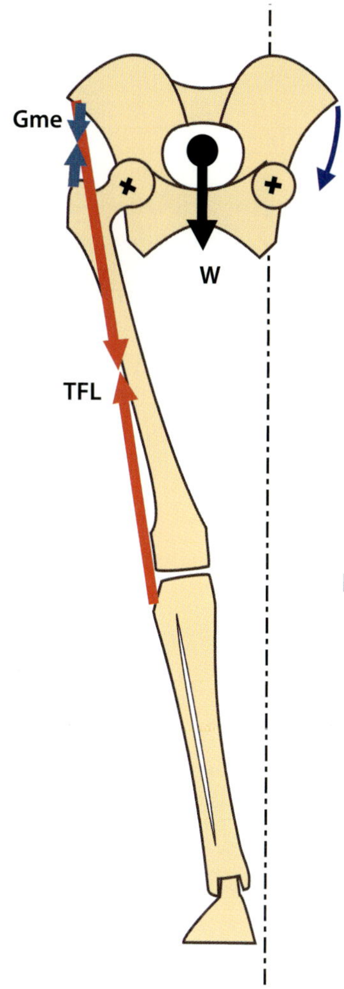

그림 139

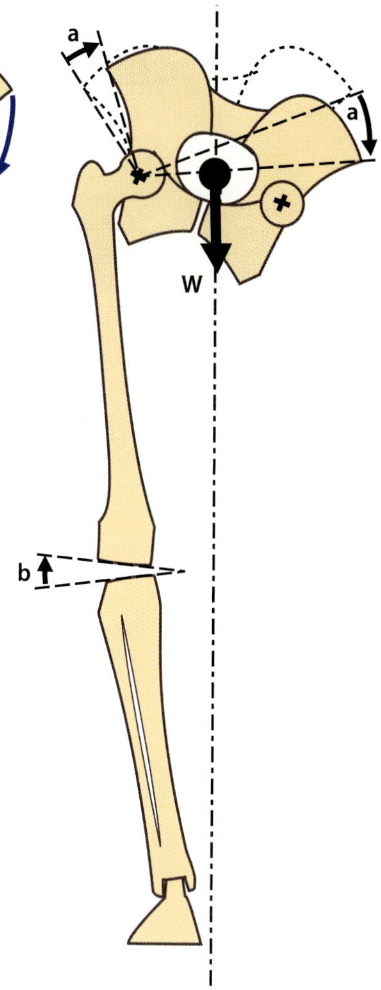

그림 140

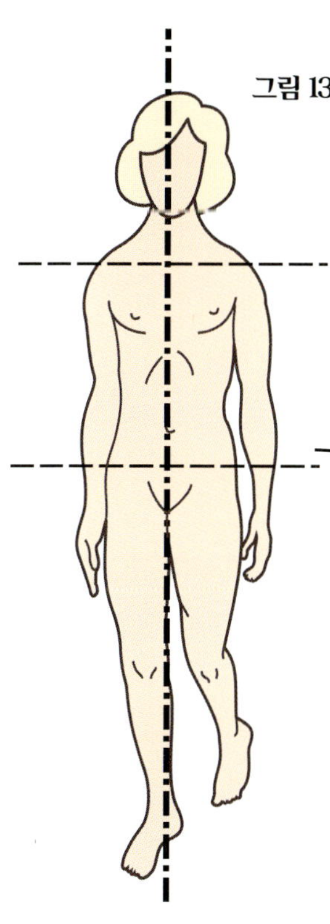

그림 142

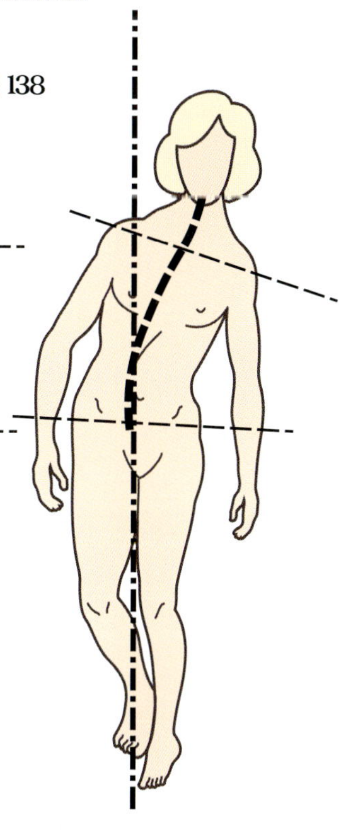

그림 143

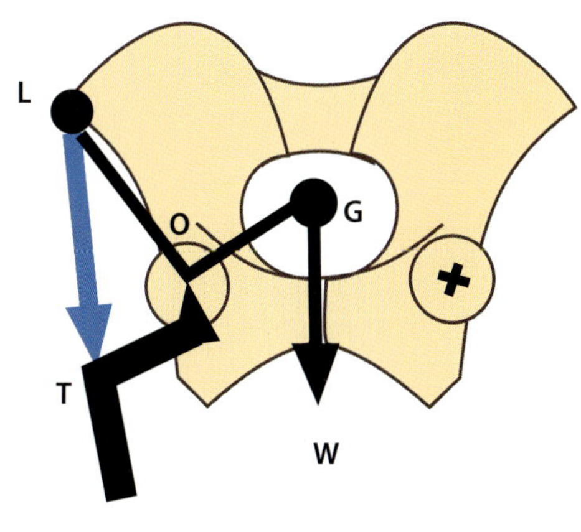

그림 141

엉덩관절의 모음근육

엉덩관절 모음근육hip adductors은 일반적으로 엉덩관절 중심을 지나는 시상면에 대해 안쪽에 있다(그림 144). 동일한 시상면에 있는 벌림-모음의 앞뒤축 yy′에 대해 아래쪽, 안쪽으로 있는 것이다.

엉덩관절 모음근육은 특히 숫자도 많고 힘도 강하다. 뒤쪽 그림(그림 145)은 이 근육이 넙다리뼈 끝에서 끝까지 부채꼴로 커다랗게 펼쳐진 모습을 보여준다.

큰모음근adductor magnus(1)은 가장 강한 근육이다(13kg에 해당하는 힘). 배열이 특이한 것(그림 146)은 가장 안쪽 섬유는 두덩뼈아래가지inferior pubic ramus와 궁둥뼈가지ramus of ischium에서 일어나 넙다리뼈의 가장 몸쪽에 닿는 반면, 가장 가쪽 섬유는 궁둥뼈결절에서 일어나 거친선linea aspera의 가장 먼쪽에 닿기 때문이다. 그 결과 이 근육의 위섬유superior fiber(2)와 중간섬유intermediate fiber(1)가 뒤가쪽으로posterolaterally 오목한 일종의 고랑을 형성한다. 이 그림에서 위섬유를 투명하게 묘사하고 엉덩관절은 넙다리뼈를 가쪽돌림시켜 분리해 놓았기 때문에 이 모습을 볼 수 있다. (화살표 높이에서 단면도가 닿는곳을 나타내는) 이 고랑에는 제3의 섬유 다발(아래섬유inferior fiber)이 지나면서 방추근육힘살fusiform muscle belly을 이루는데 이를 **작은모음근**adductor minimus 또는 **셋째모음근**third adductor(3)이라고도 부른다.

근육섬유의 이런 배열은 벌림 시 근육의 상대적 신장을 줄여 주고 벌림의 범위를 더 크게 하면서도 근육의 효율을 유지한다. 이런 개념은 그림 147에 다음과 같이 묘사되어 있다. A쪽은 근육섬유의 진짜 방향이다. B쪽은 근육섬유의 진짜 방향이며 벌림으로 인한 비틀림(파선)이 없을 때 '단순화된' 방향이다. 즉, 가장 안쪽 섬유는 가장 먼쪽에 닿는곳이 있고, 가장 가쪽 섬유는 가장 몸쪽에 닿는곳이 있다(실제 배열과는 정반대). 이런 두 배열을 모음(Ad)과 벌림(Ab)에서 보여준다. 모음에서 벌림으로 바뀌면서 섬유는 분명히 길어지고 이는 동작 중에 만들어지는 원호의 길이 차이로 확인할 수 있다. 두덩뼈에서 일어나는 섬유들의 길이 증가는 u이고, 궁둥뼈에서 일어나는 섬유들의 길이 증가는 v이며, 큰돌기에서 일어나는 섬유들의 길이 증가는 z이다.

또 그림 145에는 모음에 역할을 하는 나머지 근육들도 그려져 있다.

- **두덩정강근**gracilis(4)은 부채꼴 근육의 안쪽 경계를 이룬다.
- **반막근**(5), **반힘줄근**(6), **넙다리두갈래근 긴갈래**long head of biceps femoris(7)는 1차적으로 엉덩관절 폄근육이자 무릎 굽힘근육이지만 중요한 모음근육 성분도 있다.
- **큰볼기근**(8)의 섬유 대부분(YY′ 축 아래를 지나는 섬유)이 모음 작용을 한다.
- **넙다리네모근**quadratus femoris(9)은 모음과 가쪽돌림을 일으킨다.
- **넙다리네모근**quadratus femoris(9)도 모음과 가쪽돌림을 일으킨다.
- **속폐쇄근**obturator internus(11)은 **쌍둥근**gemellus(그림에는 나타나지 않음)과 **바깥폐쇄근**(12)의 도움을 받는 부차적 모음근육이다.

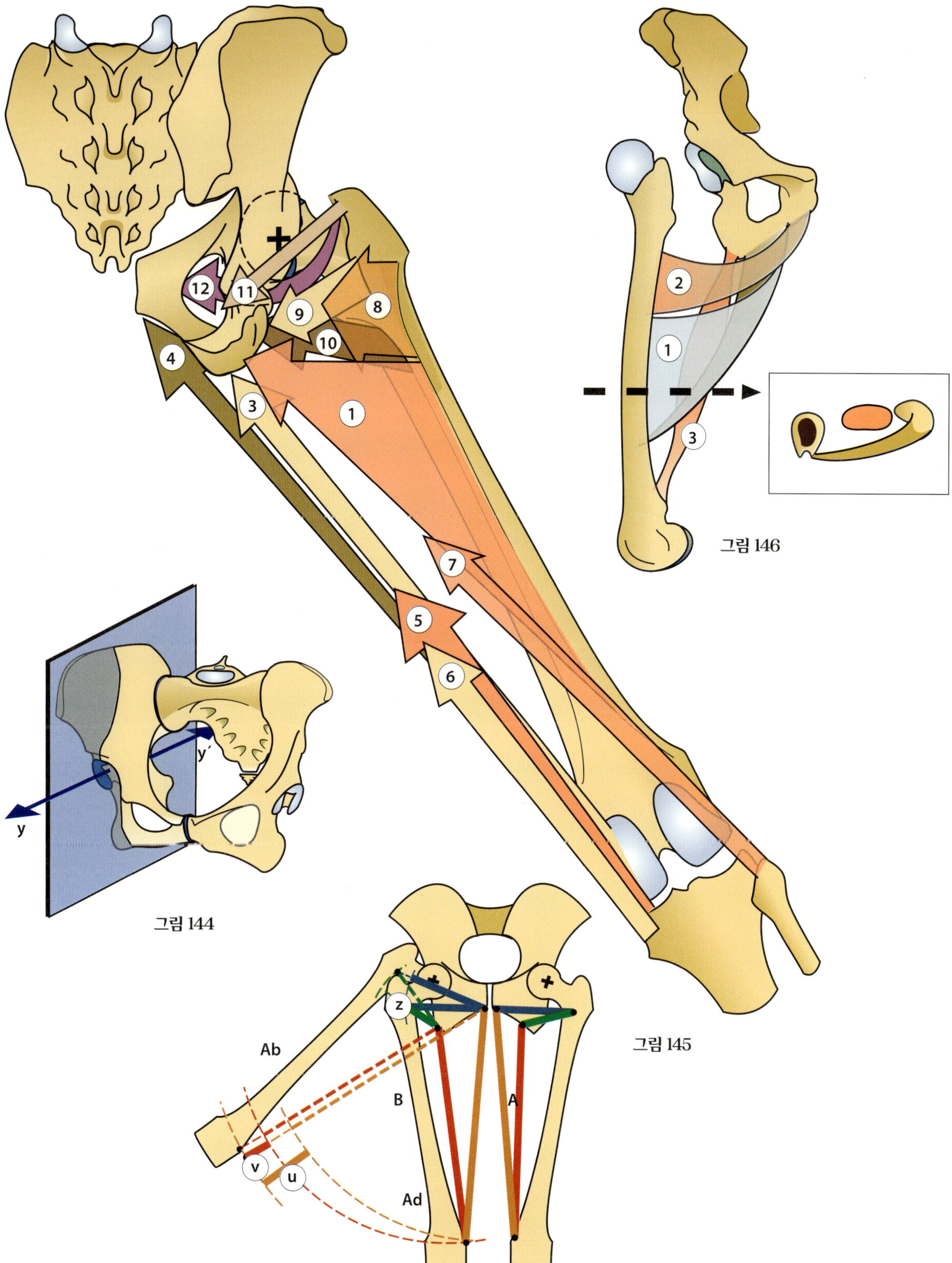

그림 146

그림 144

그림 145

그림 147

엉덩관절의 모음근육(계속)

앞쪽 그림(그림 148)은 다음의 모음근육을 도식적으로 보여준다.

- **긴모음근**(13)의 근력(5kg에 해당)은 큰모음근의 절반에도 못 미친다.
- **짧은모음근**adductor brevis(14)의 두 섬유 다발은 아래로는 긴모음근, 위로는 두덩근(10)이 덮고 있다.
- **두덩정강근**(4)은 모음근육 구획의 안쪽 경계를 이룬다.

모음근육으로서의 주기능 이외에도 이 근육들은 굽힘–폄과 축돌림을 일으키는 데에도 일부 관여한다.

굽힘–폄근육으로서 이것들의 역할(그림 149: 안쪽 그림)은 이는곳에 따라 달라진다. 근육이 엉덩관절의 중심을 지나는 관상면(일점쇄선) 뒤쪽의 궁둥뼈와 두덩뼈에서 일어나면 엉덩관절 폄근육이다. 특히 큰모음근의 아래쪽 섬유, 작은모음근, 그리고 당연히 넓적다리뒤근육이 여기에 포함된다. 관상면 앞쪽의 볼기뼈에서 일어나는 근육들은 모음근육이자 굽힘근육이다. 여기에는 두덩근, 짧은모음근, 긴모음근, 큰모음근의 위섬유, 두덩정강근이 해당된다. 다만 굽힘–폄근육에 있어 이 근육들의 역할은 엉덩관절의 시작 위치에 따라서도 달라진다.

앞에서 보았듯이 엉덩관절 모음근육은 두 다리로 지지한 자세에서 골반의 안정화에도 필수적이며, **특정 자세**나 스키(그림 150)나 승마(그림 151) 같은 운동의 특정 동작에서도 필수적 역할을 한다.

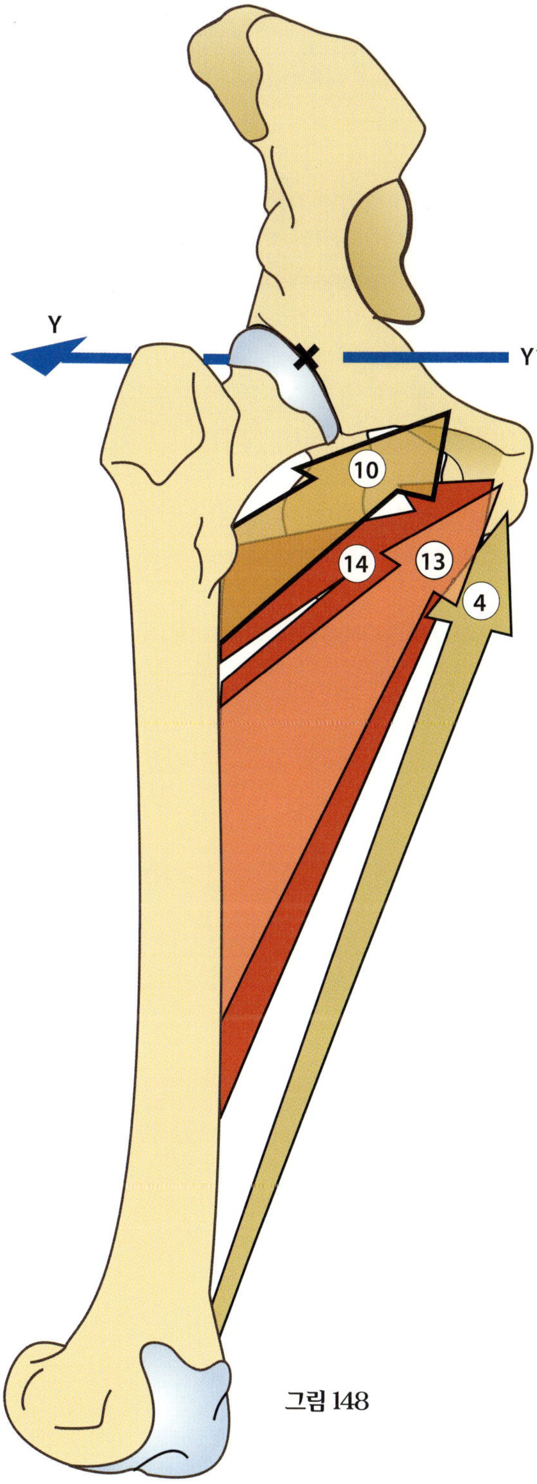

그림 148

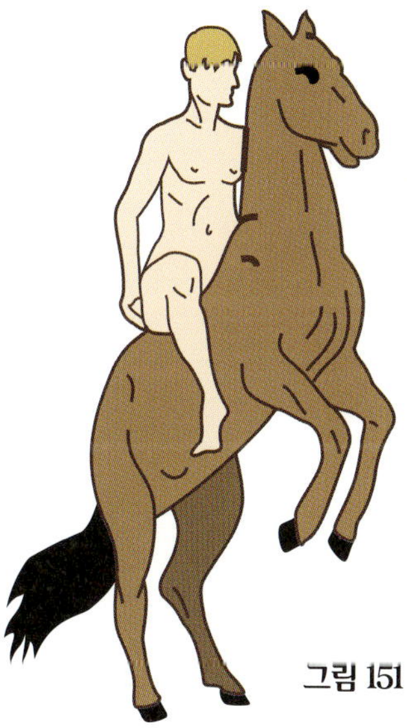

그림 151

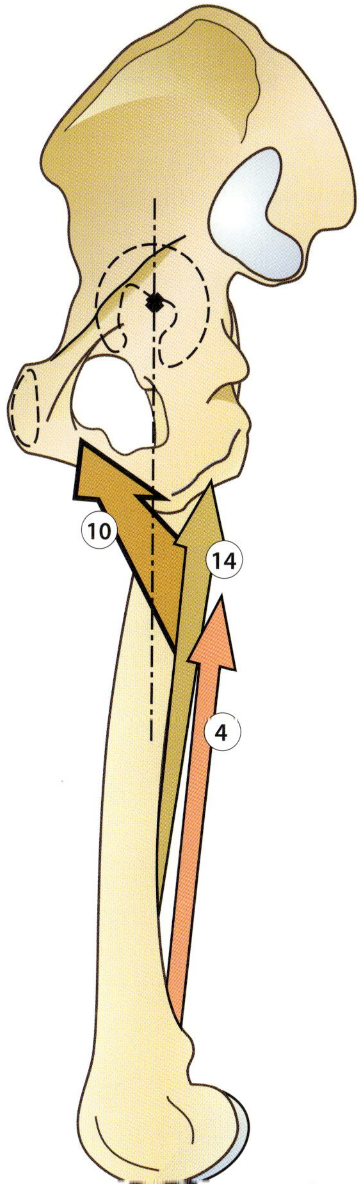

그림 149

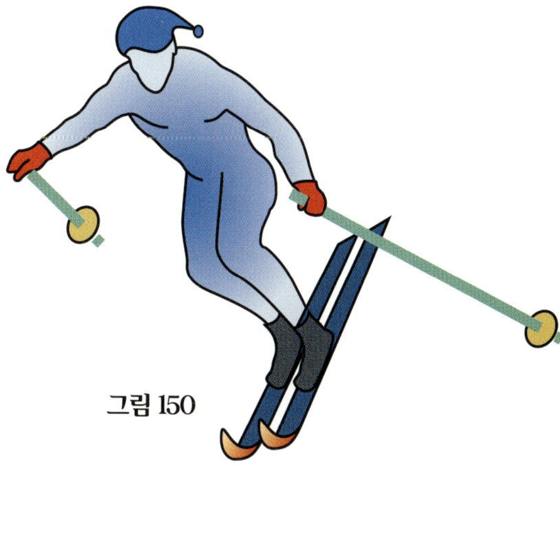

그림 150

엉덩관절의 가쪽돌림근육

엉덩관절 가쪽돌림근육lateral rotators은 숫자도 많고 강하며 **골반의 수평 단면**(그림 152: 오른쪽 윗면 그림)에서 잘 나타나듯 엉덩관절 수직축의 뒤쪽을 가로지르면서 엉덩관절 중심보다 살짝 위쪽을 지난다. 이 그림은 다음 가쪽돌림근육을 모두 보여주고 있다.

- **골반돌기근육**pelvitrochanteric muscle은 가쪽돌림이 주기능이다.
- **궁둥구멍근**(1)은 엉치뼈의 앞면에서 일고 뒤가쪽으로 향하며 큰궁둥패임(그림 153: 오른쪽 뒤위posterosuperior 그림) 사이를 지나 큰돌기의 위모서리superior border에 닿는다.
- **속폐쇄근**(2)은 궁둥구멍근과 대체로 평행하지만 궁둥뼈가시ischial spine 위쪽의 궁둥뼈 뒤모서리에서 직각으로 반전한다(그림 152). 첫 번째 부분(2′)은 골반 속에 있으며, 폐쇄구멍obturator foramen의 주변에서 인다. 두 번째 부분 궁둥뼈가시와 궁둥뼈결절에서 일어난 작은 위쌍동근superior gemellus과 아래쌍동근inferior gemellus을 옆에 두고 있어서 이 두 근육이 각각 속폐쇄근의 위쪽과 아래쪽 경계를 짓는다. 속폐쇄근과 쌍동근은 온힘줄에 의해 큰돌기의 안쪽면에 닿는다. 이 근육들은 비슷한 작용을 한다.
- **바깥폐쇄근**(3)은 폐쇄구멍 가장자리의 바깥면에서 일고 힘줄이 엉덩관절 아래 뒤쪽을 따라 가다가 넙다리뼈목 뒤쪽에서 위로 뻗으면서 돌기오목의 바닥에 닿는다. 대체로 이 근육은 넙다리뼈목을 휘감고 있으며 골반이 넙다리뼈에 대해 많이 기울어져야 전체 모습이 보인다(그림 154: 엉덩관절 굽힘 상태에서 골반의 뒤, 아래, 가쪽 그림). 이 근육의 두 가지 주된 작용도 이 그림을 통해 설명할 수 있다. 기본적으로 이 근육은 엉덩관절을 굽힌 상태에서는 가쪽돌림근육이며(58쪽 참고) 넙다리뼈목을 휘감고 있기 때문에 약한 엉덩관절 굽힘근육이기도 하다.
- **모음근육** 일부는 가쪽돌림근육이기도 하다.
- 궁둥뼈결절에서 일어나 뒤쪽 돌기사이능선에 닿는(그림 153) **넙다리네모근**(4)은 엉덩관절의 가쪽돌림근육이자 엉덩관절 위치에 따라 폄근육이나 굽힘근육으로 기능할 수 있다(61쪽 그림 161 참고).
- 두덩뼈위가지에서 일고 넙다리뼈 세 갈래의 거친선의 중간선(두덩근선pectineal line)에 닿는(그림 154) **두덩근**(6)은 모음, 굽힘, 가쪽돌림을 일으킨다.
- **큰모음근**의 가장 뒤 섬유 또한 넓적다리뒤근육처럼 가쪽돌림 성분이 있다(59쪽 그림 155 참고).
- 볼기근
- 얕은섬유(7)와 깊은섬유deep fiber(7′)를 모두 포함하는 **큰볼기근** 전체
- **작은볼기근**과 특히 **중간볼기근**의 뒤섬유(8)(그림 152, 153).

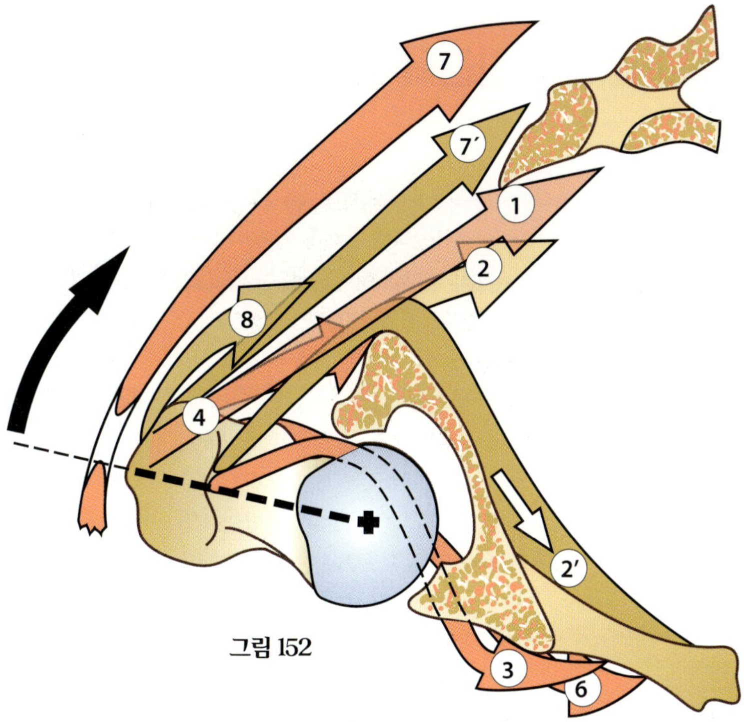

그림 152

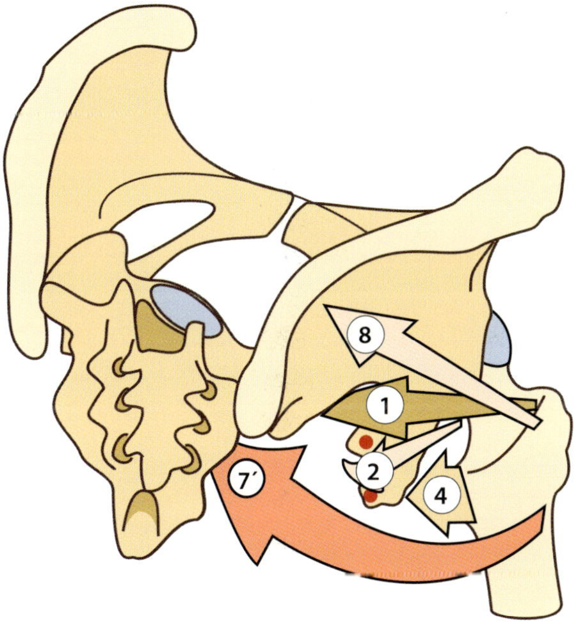

그림 153

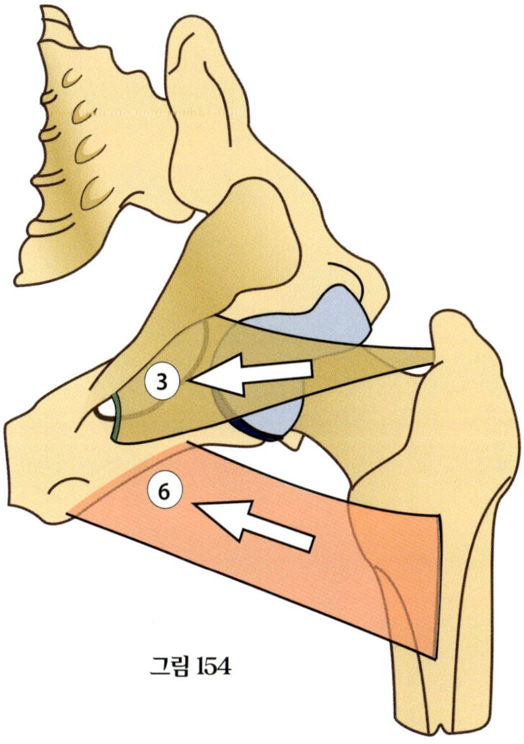

그림 154

엉덩관절의 돌림근육

넙다리뼈머리 바로 아래를 지나는 **수평 단면**(그림 155)은 넓적다리 뒤근육과 모음근육의 가쪽돌림 성분을 보여준다. 넙다리두갈래근 긴갈래(1), 반힘줄근, 반막근(2), 큰모음근(3), 그리고 긴모음근과 **짧은모음근**(4)까지 전부 수직축의 뒤를 지난다. 따라서 다리가 길이축을 중심으로 돌 때(23쪽 그림 49), 다시 말해 무릎을 펴고 엉덩관절과 발목관절이 회전축의 역할을 할 때 이 근육들은 가쪽돌림근육(LR)이 된다. 안쪽돌림(MR)을 할 때는 모음근육 중 일부가 수직축 앞을 지나면서 안쪽돌림근육이 된다는 점에 주의하라.

안쪽돌림근육은 가쪽돌림근육보다 숫자가 적으며 가쪽돌림근육에 비해 견인력도 1/3 정도에 불과하다(안쪽돌림근육은 약 54kg의 힘에 해당하고 가쪽돌림근육은 146kg에 해당). 이 근육들은 엉덩관절의 수직축 앞으로 지난다. **수평 단면**(그림 156)에는 엉덩관절의 안쪽돌림근육 3개가 보인다.

- **중간볼기근**(5): 앞섬유만 엉덩관절 안쪽돌림 작용을 한다.
- **작은볼기근**(6): 사실상 모든 섬유가 엉덩관절 안쪽돌림 작용을 한다.
- **넙다리근막긴장근**(7): 위앞엉덩뼈가시(ASIS) 위로 지난다.

30~40°의 중간 각도 안쪽돌림을 하고 나면(그림 157) 바깥폐쇄근(8)과 두덩근(9)은 정확히 엉덩관절 중심의 아래를 지난다. 따라서 이것들은 더 이상 가쪽돌림근육이 아니다. 반면 작은볼기근과 중간볼기근(6)은 여전히 안쪽돌림근육이다.

반대로 **완전 안쪽돌림을 하고 나면**(그림 158) **바깥폐쇄근**(8)과 **두덩근**(9)이 수직축 앞으로 지나기 때문에 안쪽돌림근육이 되는 반면, **넙다리근막긴장근**(7) 및 **작은볼기근**과 **중간볼기근**(5)은 가쪽돌림근육이 된다. 이는 안쪽돌림이 최대일 때에만 그렇다. 엉덩관절의 위치에 따라 근육 작용이 역전되는 하나의 사례로서 앞 위 가쪽 antero-supero-lateral 그림(그림 159)에서 잘 나타나고 있듯이 근육섬유의 방향이 바뀐 결과다. 엉덩관절이 강제 안쪽돌림된 상태에서는 **바깥폐쇄근**(8)과 **두덩근**(9)이 수직축(양방향 화살표)의 앞을 지나는 반면, 작은볼기근과 중간볼기근(5)은 위뒤쪽으로 비스듬히 지난다.

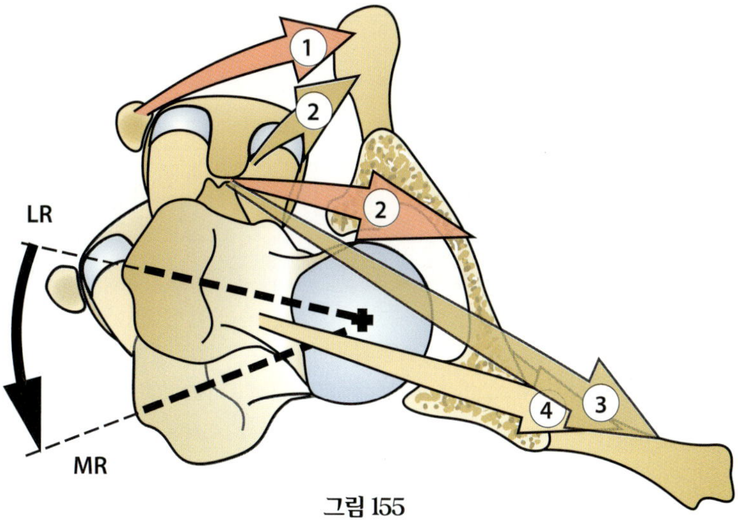

그림 155

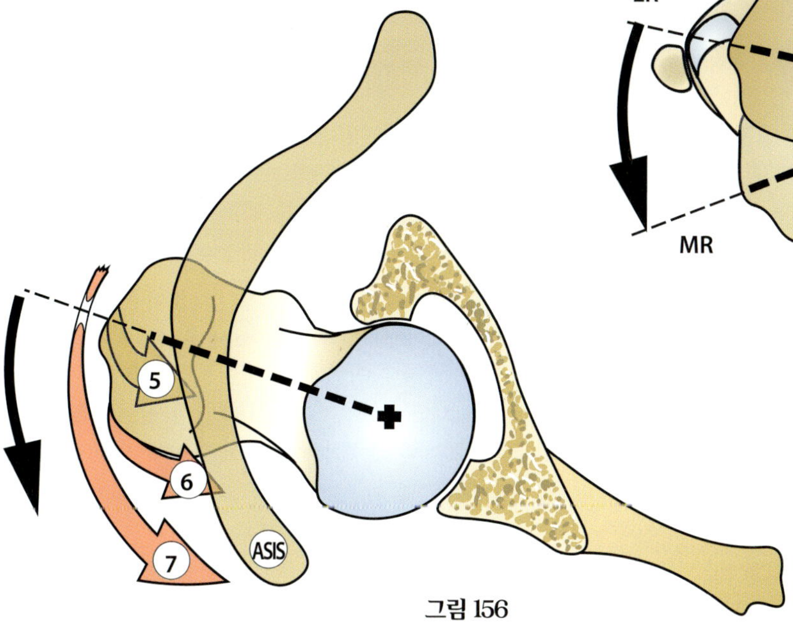

그림 156

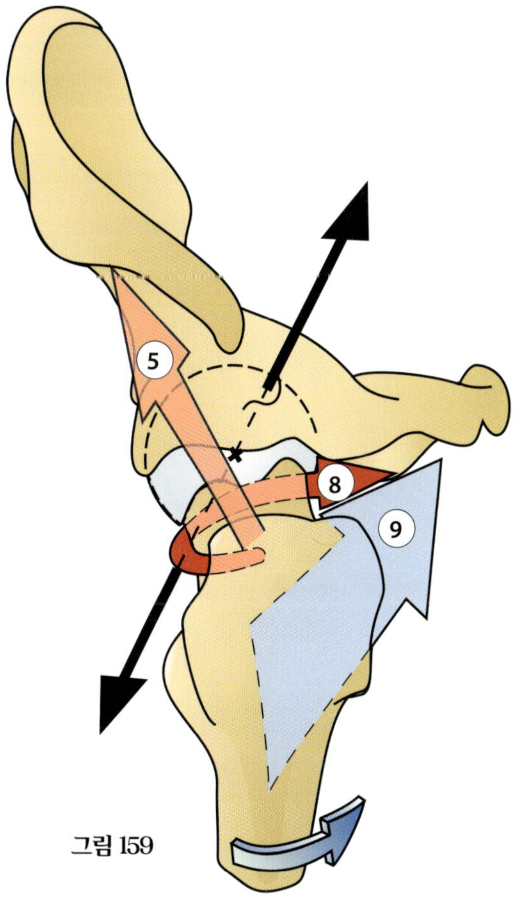

그림 159

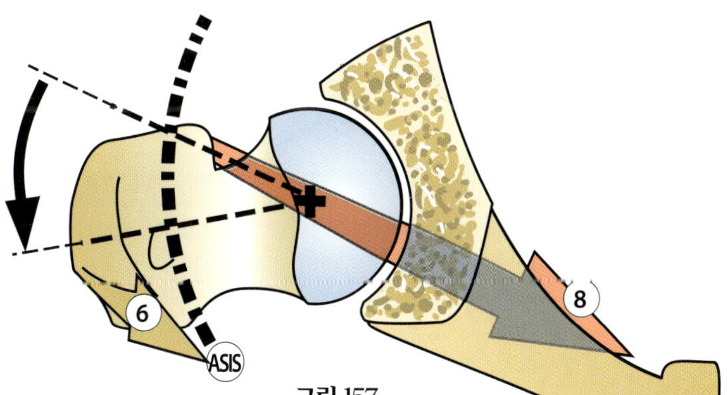

그림 157

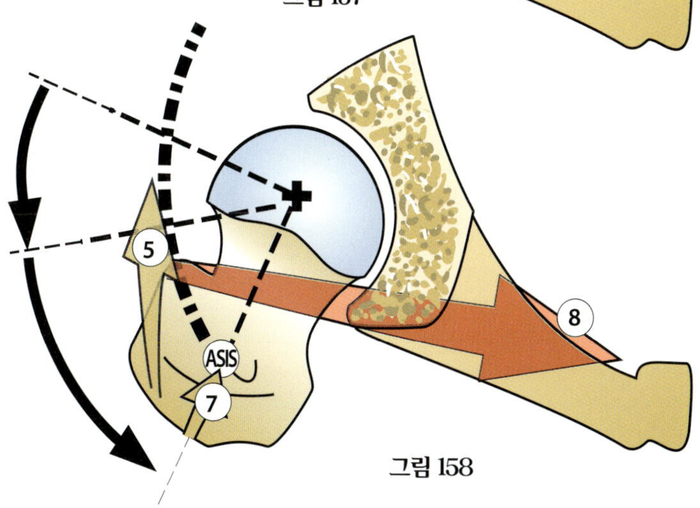

그림 158

근육 작용의 역전

자유도 3인 관절의 뼈대근육의 작용은 관절의 위치에 따라 달라진다. 2차 작용이 바뀌고 심지어 역전되기 때문이다. 이런 역전의 대표적인 사례가 **엉덩관절 모음근육의 굽힘 성분의 역전**이다(그림 160). 곧은 위치(0°)에서 시작할 때에는 –20° 폄까지는 계속 폄근육인 큰모음근(AM)의 뒤섬유를 제외하면 모든 모음근육이 굽힘근육이다. 그러나 굽힘 성분은 다리가 각 근육의 이는곳 아래에 있을 때까지만 유지된다. 따라서 긴모음근(AL)은 +50° 굽힘까지는 여전히 굽힘근육이지만 +70° 굽힘 이후부터는 폄근육이 된다. 마찬가지로 짧은모음근은 +50°까지는 굽힘근육이다가 그 다음부터는 폄근육이 되고, 두덩정강근의 경우 굽힘 작용의 한계는 +40°이다.

도해를 보면 진짜 굽힘근육들만 작용의 한계점까지 굽힘을 일으킬 수 있다는 점이 분명히 나타난다. +120° 굽힘에서 **넙다리근막긴장근**(TFL)의 가동역이 끝난다. 근육 길이의 절반에 해당하는 aa′ 거리만큼 짧아졌기 때문이다. 그리고 엉덩허리근(IP)은 힘줄이 엉덩두덩융기로부터 멀어지는 경향이 있기 때문에 대부분의 효율을 잃는다. 이 도해는 작은돌기(LT)가 매우 뒤쪽에 있기 때문에 엉덩허리근 힘줄이 결과적으로 넙다리뼈몸통 두께만큼 길어지는지 설명해 준다.

넙다리네모근 또한 굽힘 성분의 역전을 아주 명확하게 보여준다(그림 161: 엉덩뼈를 투시하여 넙다리뼈와 넙다리네모근의 경로가 보임). 폄 E에서 넙다리네모근은 굽힘근육(파란색 화살표)이지만, 굽힘 F에서는 폄근육(빨간색 화살표)이 된다. 전환되는 위치는 엉덩관절의 곧은 위치와 일치한다.

근육 효율 자체도 관절 위치에 따라 크게 변한다. **엉덩관절을 이미 굽힌 상태**(그림 162)에서는 엉덩관절 폄근육이 신장된다. **120° 굽힘**(F)에서 **큰볼기근**은 gg′의 거리만큼 수동적으로 신장되는데 일부 섬유에게는 이 길이가 100%의 길이다. 한편 넓적다리뒤근육은 hh′만큼 신장되는데, 이것은 무릎을 편 상태로 유지한다고 가정할 때 엉덩관절의 곧은 위치일 때 길이의 약 50%에 해당한다. 이런 관찰 결과는 **달리기를 하는 사람의 출발 자세**(그림 163)를 잘 설명해 준다. 엉덩관절의 최대 굽힘에 이어 무릎 폄이 나타나는 자세로(이 두 번째 단계는 그림에는 나타나지 않음), 이는 출발에 필요한 강한 추진력을 얻기에 적절하다. 바로 이 넓적다리뒤근육의 긴장이 무릎 폄 시 엉덩관절 굽힘을 제한한다.

그림 162는 곧은 위치에서 –20° 폄까지 넓적다리뒤근육의 길이 hh″의 변화가 작다는 점도 보여준다. 이는 넓적다리뒤근육은 엉덩관절을 절반 굽힌 상태일 때 최대의 작용을 할 수 있다는 개념을 뒷받침하는 근거가 된다.

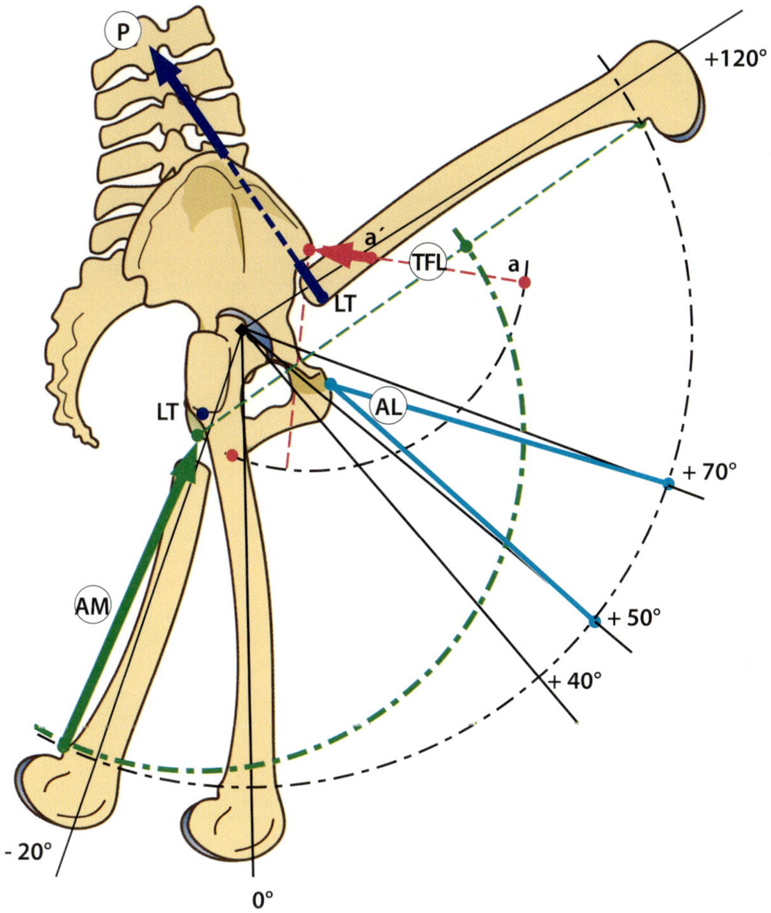

그림 160

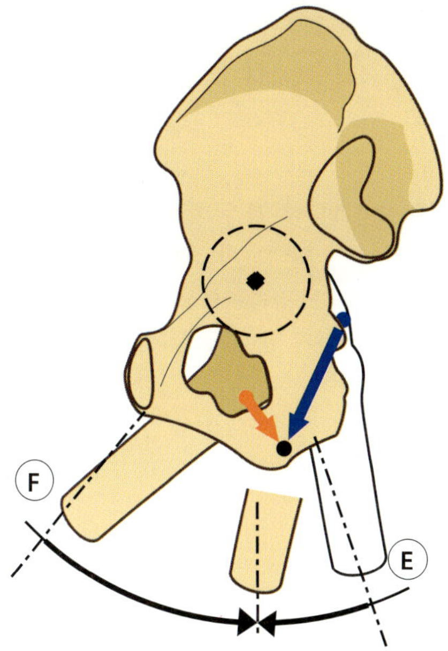

그림 161

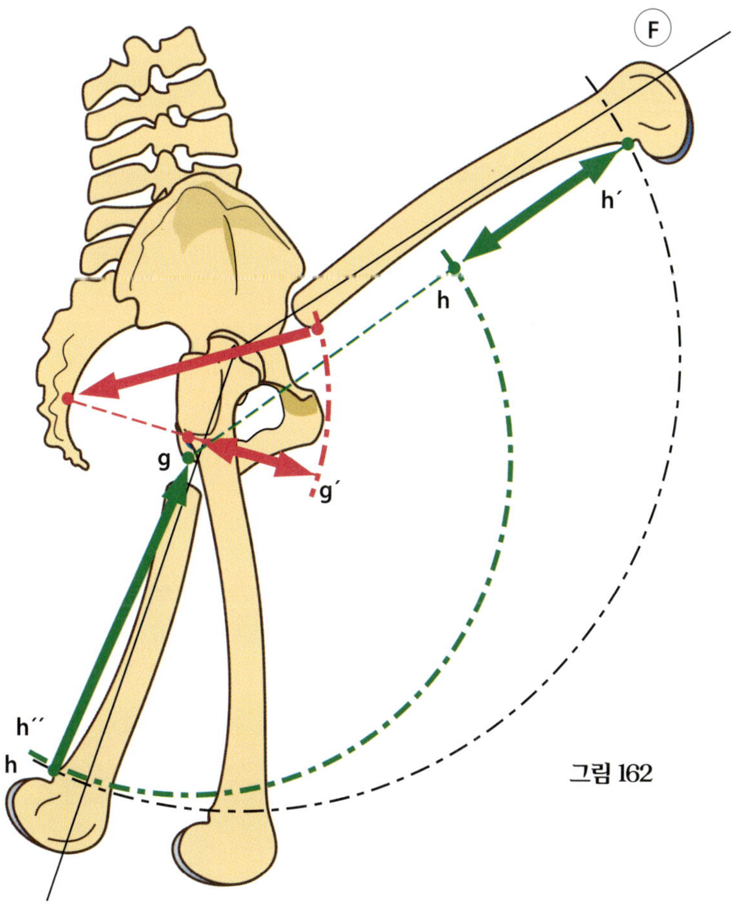

그림 162

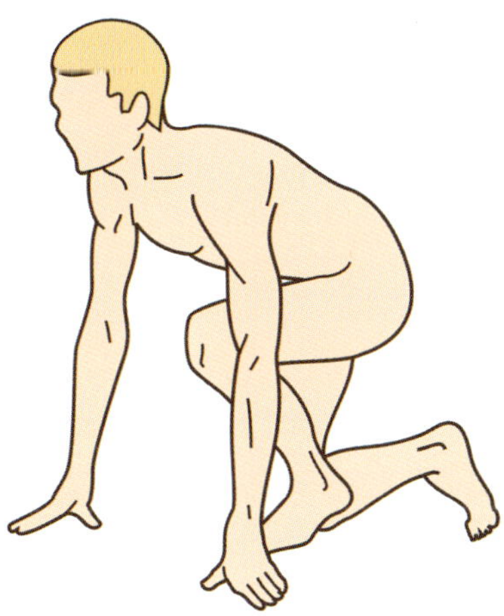
그림 163

근육 작용의 역전(계속)

엉덩관절이 현저하게 굽혀진 상태에서(그림 164) **궁둥구멍근** 또한 작용의 역전이 나타난다(그림 165: 뒤가쪽 그림). 엉덩관절이 곧은 위치에 있을 때는 가쪽돌림-폄-벌림근육(빨간색 화살표)이지만 엉덩관절이 현저하게 굽혀진 상태(파란색 화살표)에서는 안쪽돌림-굽힘-벌림근육이 된다. 역전 지점은 60° 굽힘이며, 이 각도에서는 벌림근육으로만 작용한다.

현저한 굽힘 상태(그림 166: 굽힌 엉덩관절의 뒤가쪽 그림)에서 **궁둥구멍근**(1)이 여전히 벌림근육일 뿐 아니라 속폐쇄근(2)과 전체 큰볼기근(3)도 벌림근육이 된다. 엉덩관절을 90°로 굽힌 상태에서 이 근육들은 무릎을 벌리고(파란색 화살표), 엉덩관절이 가쪽돌림이 되게 한다(녹색 화살표). 작은볼기근(4)은 명백히 안쪽돌림근육(빨간색 화살표)이며 넙다리근막긴장근(5)처럼 모음근육이 된다(그림 167). 이 근육들은 굽힘-모음-안쪽돌림 조합 운동을 전반적으로 일으킨다(그림 168).

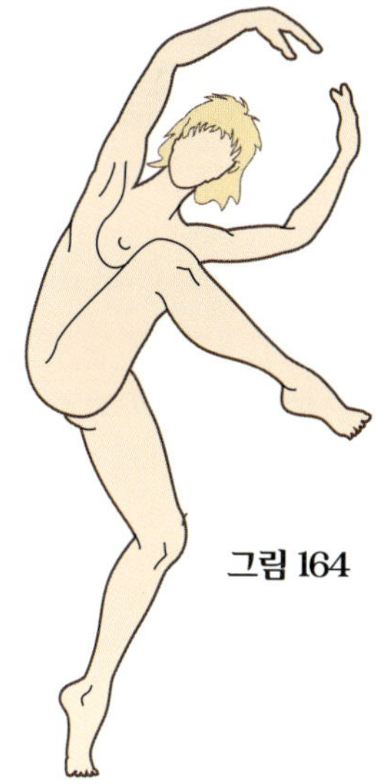

그림 164

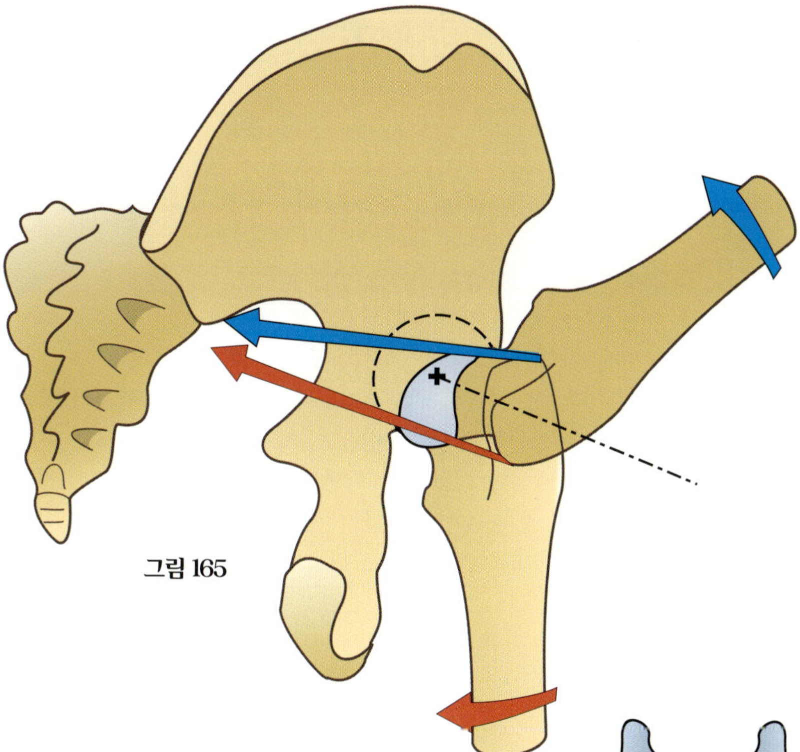

그림 165

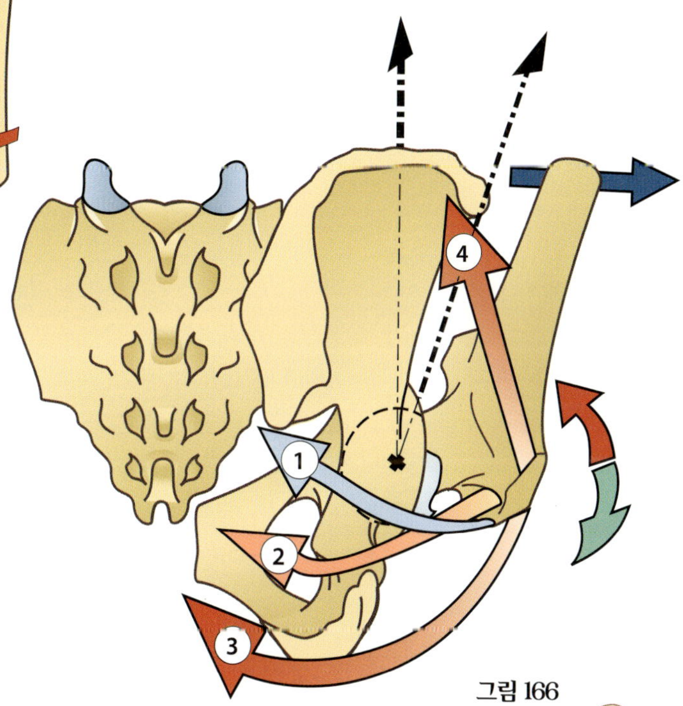

그림 166

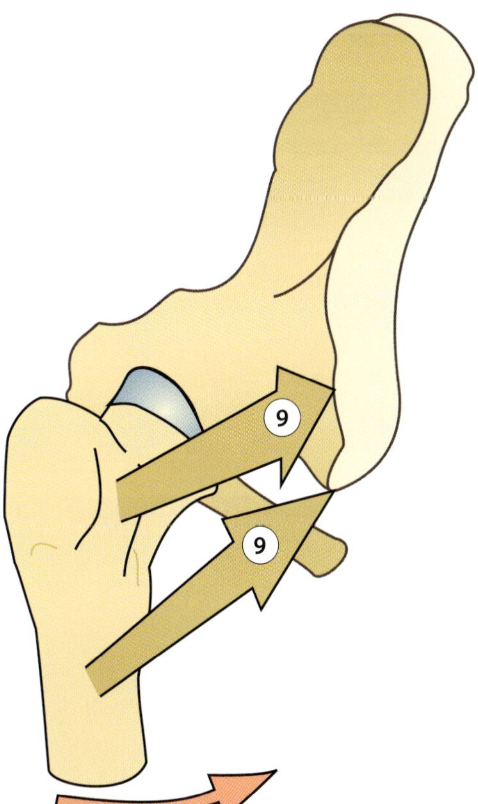

그림 167

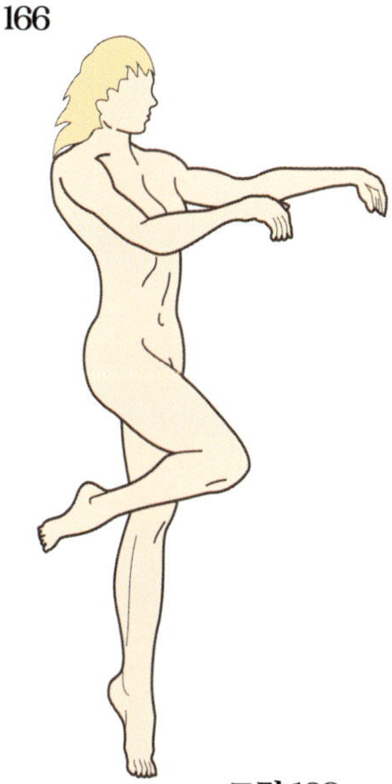

그림 168

연속적인 벌림근육 동원

엉덩관절 굽힘 정도에 따라서 한 다리로 선 자세의 골반을 여러 벌림근육이 안정화시킨다.

엉덩관절이 **완전 폄** 위치일 때(그림 169: 빨간색 화살표), 다시 말해 곧은 위치일 때, 몸의 중력중심은 두 엉덩관절을 연결하는 선 뒤쪽으로 '떨어지고' 그 결과 골반은 뒤로 기울어진다. 이 기울임은 엉덩넙다리인대(31쪽 참고)의 긴장과 엉덩관절 굽힘근육인 넙다리근막긴장근(1)의 수축으로 방지된다. 따라서 넙다리근막긴장근은 골반의 뒤기울임과 가쪽기울임을 동시에 교정하고 있는 것이다. 벌림근육으로서 넙다리근막긴장근은 큰볼기근의 얕은섬유(2)와 협동근으로 작용하며 '엉덩세모근'의 일부를 이룬다.

골반이 뒤로 약간 기울어진 상태에서도(그림 170), 중력중심은 여전히 두 엉덩관절을 잇는 선 뒤에 떨어지며 작은볼기근(3)이 동원된다. 이 근육은 넙다리근막긴장근처럼 벌림-굽힘근육이라는 점에 주의하라.

골반이 **앞뒤로 평형을 이루고 있을 때**(그림 171), 중력중심은 양쪽 엉덩관절을 잇는 선 위에 떨어지고 중간볼기근(4)이 골반을 가쪽으로 안정화시킨다.

골반이 **앞으로 기울어지는** 순간부터 **큰볼기근**이 동원되며 이어서(그림 172) **큰볼기근의 깊은섬유**(5), **궁둥구멍근**(6) 그리고 **속폐쇄근**(7)이 따라온다(그림 173). 극단적인 엉덩관절 굽힘(그림 174)을 동반하는 전체 과정에서, **큰볼기근**(2)은 넙다리근막긴장근(1)의 대항근-협동근이자 벌림근육, 그리고 엉덩관절 굽힘의 조정자로 기능한다. 바깥폐쇄근(7)도 동원된다.

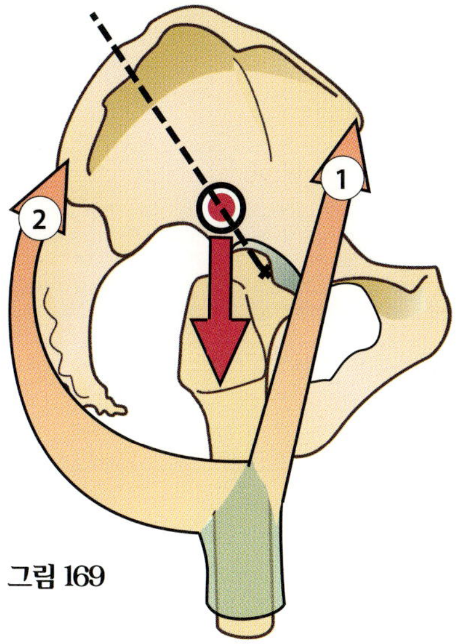

그림 169

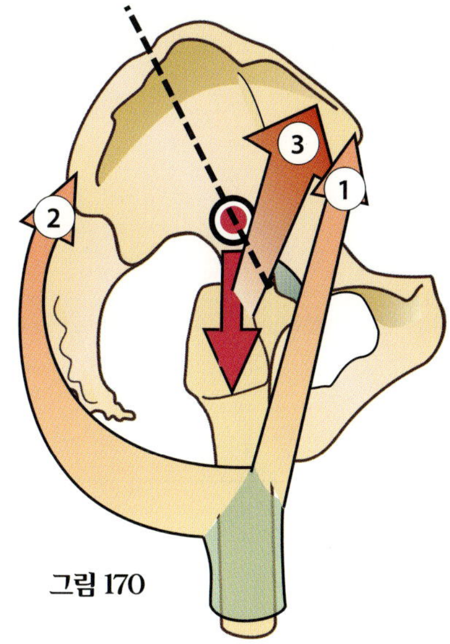

그림 170

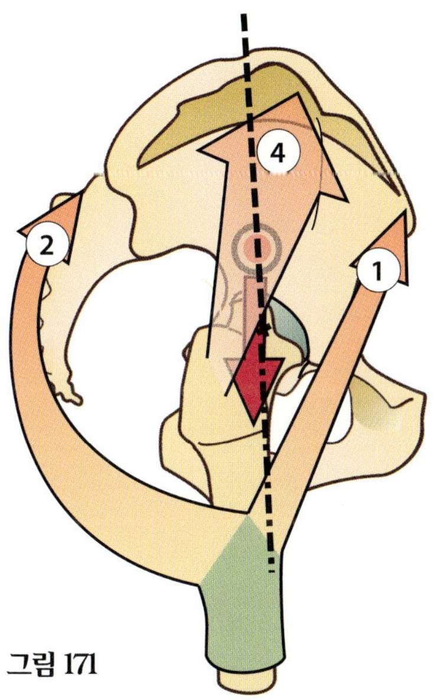

그림 171

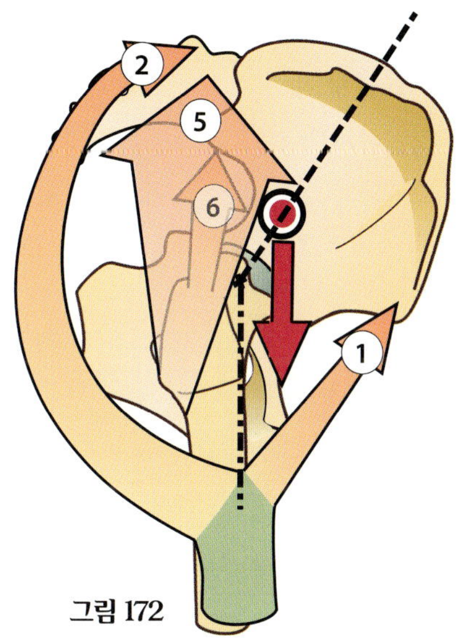

그림 172

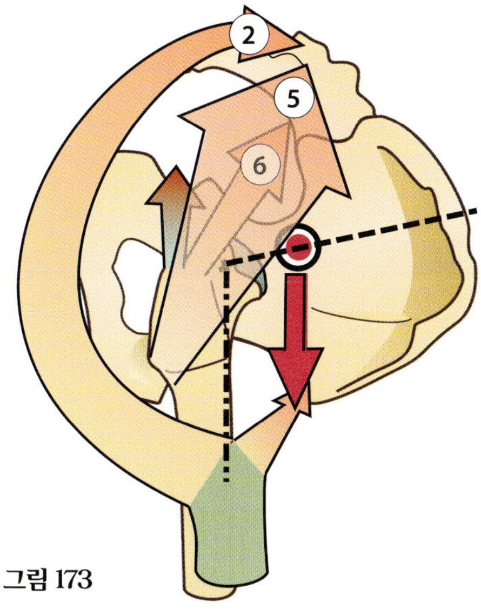

그림 173

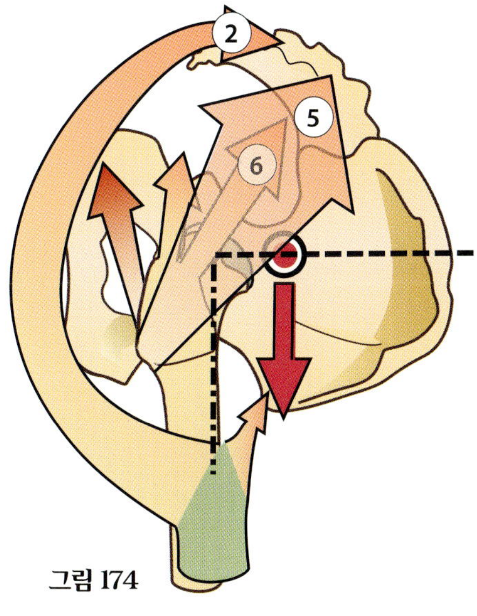

그림 174

Chapter 2

무릎

무릎은 다리의 **중간 관절**이다. 이 관절은 굽힘-폄이라는 자유도 1을 가진 관절이며 다리의 먼쪽끝distal end이 몸쪽끝과 가까워지거나 멀어지게 움직일 수 있다. 몸과 지면 사이의 거리를 조절한다고도 할 수 있다. 무릎은 기본적으로 중력 작용 하에서 **축성 압박**axial compression을 받으면서 작동한다.

무릎에는 부차적 자유도 혹은 두 번째 자유도가 있다. 무릎을 굽힌 상태에서 종아리 축에 대해 일어나는 돌림이 그것이다.

무릎은 역학적으로 두 가지 모순되는 필요조건을 조화시켜야 하는 과제에 직면하고 있다.

- 무릎 완전 폄 시 큰 안정성을 확보하는 것. 이 자세에서 무릎은 체중과 지레팔의 길이로 인해 큰 부하를 받는다.
- 무릎 굽힘 시 큰 가동성을 내는 것. 이는 달리거나 고르지 않은 지면에 대해 발의 방향을 최적화하는 데에 필요하다.

무릎은 이런 문제를 매우 교묘한 역학적 장치를 사용해 해결한다. 그러나 가동성에 필수적인 **관절면의 약한 맞물림**으로 인해 염좌와 탈구에 취약하다.

무릎 **굽힘** 시 무릎은 불안정해지고 인대와 관절반달meniscus은 손상에 매우 취약해지지만 반대로 **폄** 시 관절면의 골절이나 인대 파열에 매우 취약해진다.

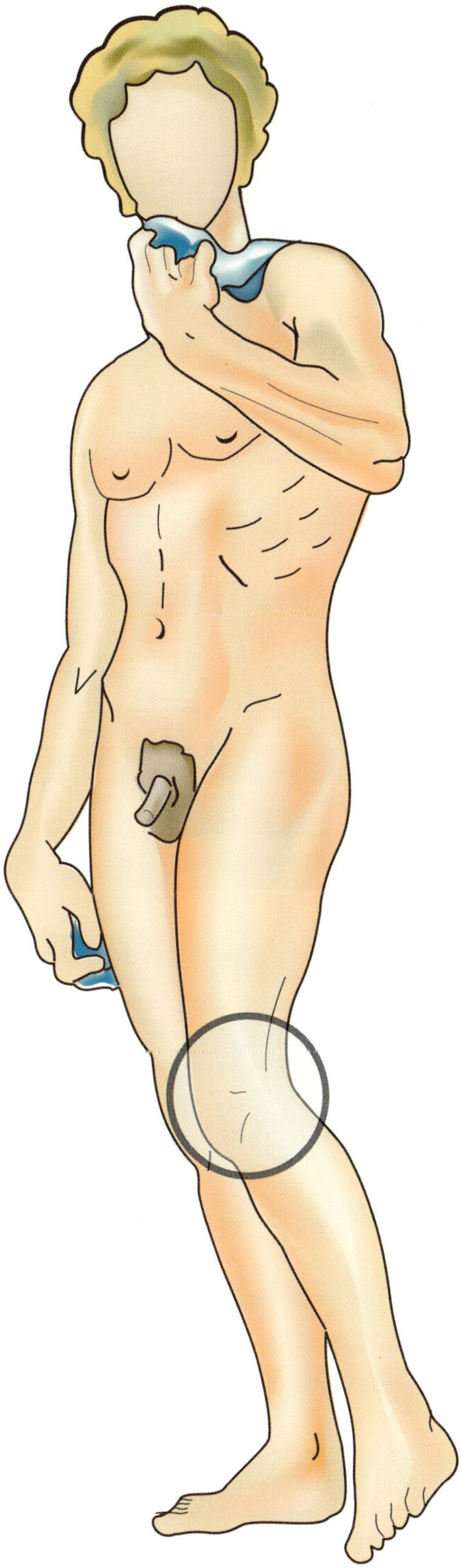

무릎관절의 축

무릎관절의 **첫 번째 자유도**는 가로축 XX′(그림 1: 무릎 반굽힘 위치에서 앞안쪽anteromedial 그림. 그림 2: 무릎 반굽힘 위치에서 앞가쪽anterolateral 그림)과 관련이 있다. 시상면에서 이 축에 대해 굽힘-폄이 일어난다. 관상면에 있는 축 XX′은 넙다리뼈 관절융기를 수평으로 가로지른다.

긴 넙다리뼈목이 넙다리뼈몸통을 가쪽으로 위치시키기 때문에(그림 3: 다리 뼈대 전체 그림) 넙다리뼈몸통의 길이축은 종아리 축과 일치하지 않고 가쪽이 170~175°의 둔각을 이룬다. 이것이 무릎의 **생리적 밖굽이**physiological valgus이다.

반면 엉덩관절(H), 무릎관절(K), 발목관절(A)의 중심은 같은 직선 HKA 상에 있으며, 이 직선이 다리의 역학적 축mechanical axis of lower limb이다. 다리의 역학적 축은 종아리에서는 종아리 축과 일치하지만, 넓적다리에서는 넙다리뼈 축과 약 6°의 각을 이룬다.

한편 엉덩관절은 발목관절에 비해 더 넓게 벌어져 있기 때문에 다리의 역학적 축은 아래쪽, 안쪽으로 약간 비스듬해서 수직선에 대해 3°도 기울어져 있다. 여성의 경우처럼 골반이 더 넓을수록 이 각도도 더 커진다. 무릎의 생리적 밖굽이가 남성보다 여성에게서 두드러진 것도 이 때문이다.

굽힘-폄 축 XX′는 수평이며 밖굽이각angle of valgus의 이등분선 Kb와 일치하지 않는다. XX′과 넙다리뼈의 축은 81°, XX′과 종아리 축은 93°를 이룬다. 그 결과 완전 굽힘에서 종아리 축은 넙다리뼈 축의 바로 뒤에 오지 않고 조금 뒤안쪽에 놓인다. 그러면서 발꿈치는 몸의 대칭면을 향해 안쪽으로 움직인다. 결과적으로 극도의 굽힘을 하면 발꿈치는 궁둥뼈결절 수준에서 볼기와 닿는다.

두 번째 자유도는 종아리의 길이축 YY′(그림 1, 2)을 중심으로 하는 돌림과 관련되며, 무릎을 굽힌 상태에서 분명하게 나타난다. 무릎의 구조 때문에 **무릎이 완전히 펴진 상태에서는 축 돌림이 불가능하다.** 종아리 축은 다리의 역학적 축과 일치하기 때문에 축돌림은 무릎이 아니라 무릎을 구하러 등장한 엉덩관절에서 일어난다.

그림 1과 그림 2에서는 앞서 언급한 두 개의 축과 직각인 앞뒤축 ZZ′이 보인다. 이 축은 실제로 존재하는 세 번째 자유도를 나타내는 것이 아니라 곁인대collateral ligament의 이완으로 인해 관절에 어느 정도 여지가 생기면서 발목관절에서 관찰되는 1~2cm 정도의 **가로 움직임**을 나타낸다. 그러나 무릎이 완전히 펴진 상태에서는 곁인대가 팽팽해지면서 이런 움직임은 완전히 사라진다. 만약 이런 움직임이 여전히 나타난다면 비정상으로 보아야 한다. 즉 곁인대 손상의 징후일 수 있다.

그러나 사실 무릎을 조금이라도 굽히면 이런 움직임이 일어나는 것은 정상이다. 정상인지 아닌지를 판별하려면 반대쪽 무릎에 부상이 없다는 전제 하에 반대쪽 무릎과 반드시 비교해 보아야 한다.

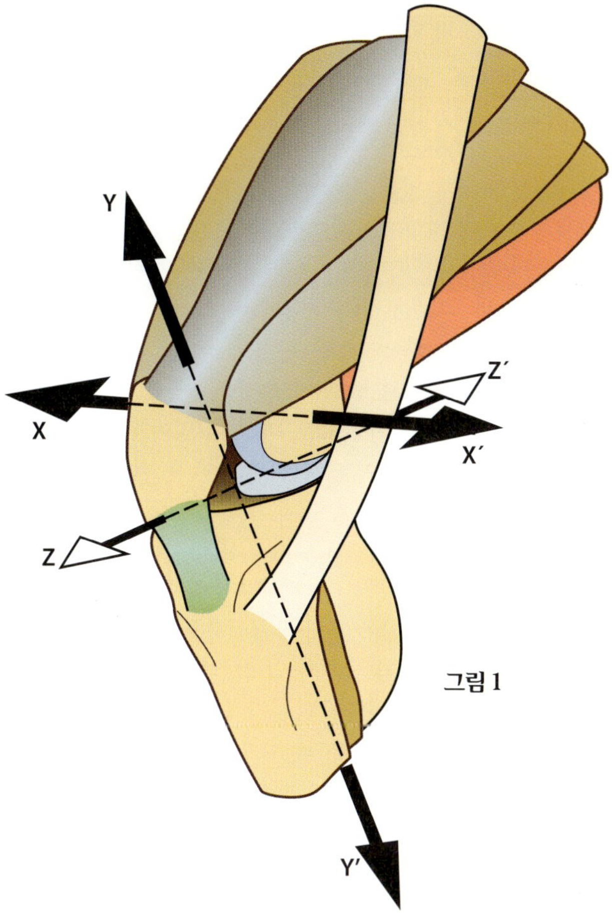

그림 1

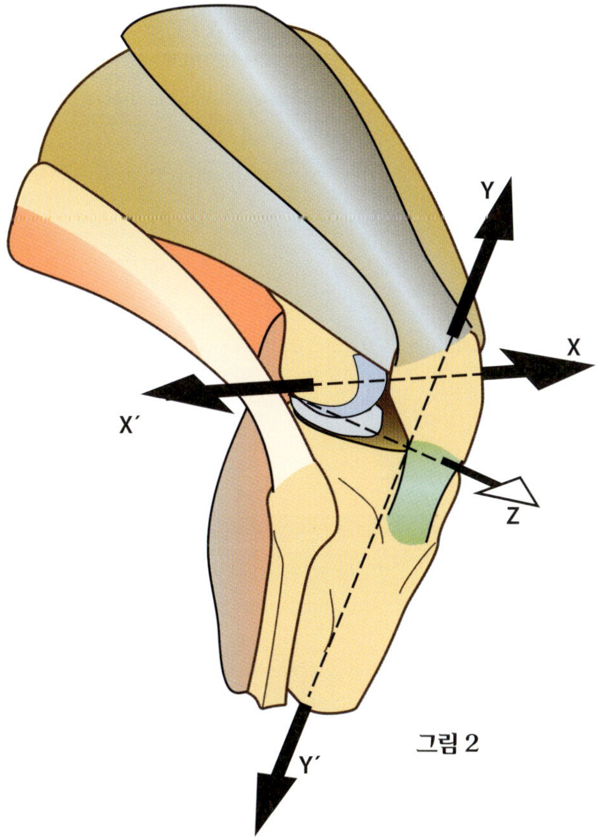

그림 2

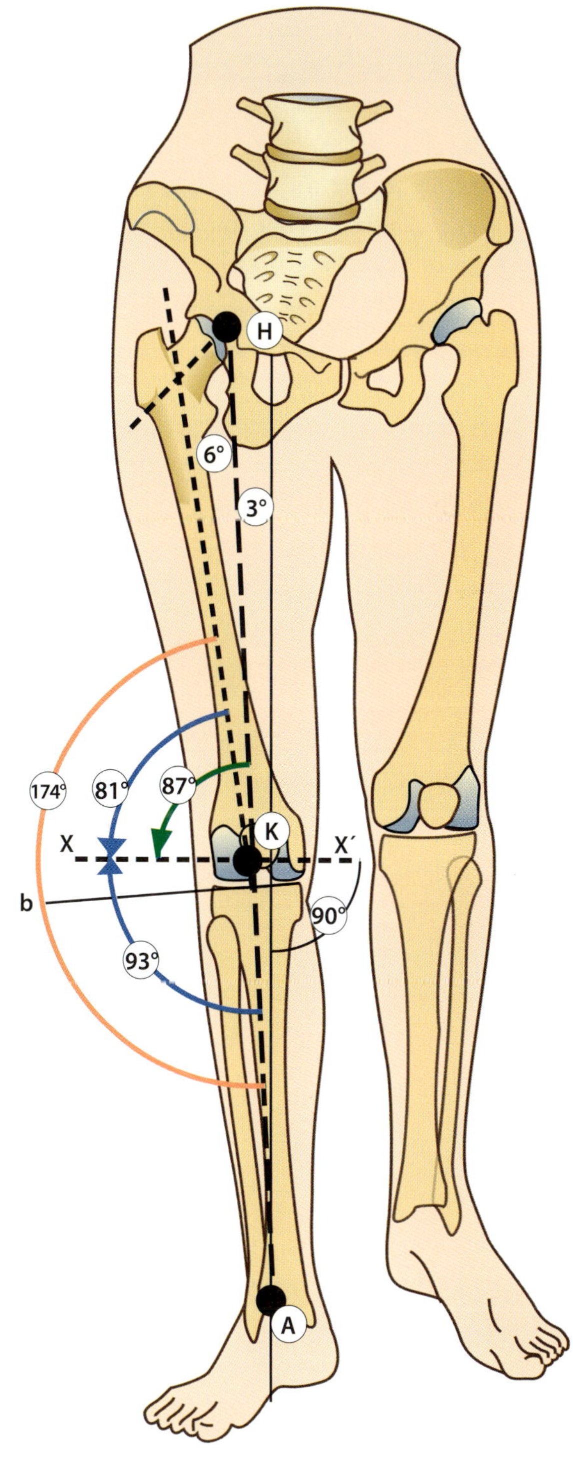

그림 3

무릎의 안쪽치우침과 가쪽치우침

밖굽이각은 성별에 따른 생리적 변이뿐만 아니라 개인에 따라 병적 변이도 있다(그림 4: 다리 뼈대의 앞쪽 그림).

밖굽이각의 역전은 **안굽이무릎**genu varum(그림 4: 왼쪽 무릎의 Var), 즉 오다리bowlegs(그림 6)를 만든다. 정강뼈 융기사이융기intercondylar eminence와 넙다리뼈 융기사이오목intercondylar fossa에 일치하는 무릎관절 중심은 가쪽으로 변위된다.

안굽이무릎은 다음 두 가지 방법으로 계량화할 수 있다.

- 넙다리뼈몸통의 길이축과 정강뼈몸통body of tibia의 길이축이 이루는 각도를 측정한다. 그 각도(예를 들면 180~185°)가 정상값인 170°보다 크면 안굽이무릎이다.
- 다리의 역학적 축에 대해 무릎관절 중심의 **가쪽변위**lateral displacement(그림 5: ld)를 측정한다. 예를 들면 10~15mm 또는 20mm. 가쪽변위(ld)를 15mm로 기록한다.

반대로 밖굽이각이 좁아지면 **밖굽이무릎**genu valgum이 일어난다(그림 4). 충돌무릎knock-knee(그림 8)이라고도 한다.

밖굽이무릎을 계량화하는 방법도 두 가지가 있다.

- 넙다리뼈몸통의 길이축과 정강뼈몸통의 길이축이 이루는 각도를 측정한다. 그 각도(예를 들면 165°)가 정상값인 170°보다 작으면 밖굽이무릎이다.
- 다리의 역학적 축에 대해 무릎관절 중심의 **안쪽변위**medial displacement(그림 7: md)를 측정한다. 예를 들면 10~15mm 또는 20mm. 안쪽변위(md)를 15mm로 기록한다.

가쪽변위와 안쪽변위의 측정은 밖굽이각 측정보다 더 정확하지만 고품질의 **다리 전체를 보여주는 방사선영상**이 필요하다. 이를 측각goniometric 방사선영상(그림 4)이라고 한다. 그림의 대상자는 오른쪽에 밖굽이무릎, 왼쪽에 안굽이무릎이 있는 각별히 불운한 사례다. 하지만 대부분의 경우 변형은 양쪽에서 비슷하게 나타나지만 증세의 심각성은 반드시 대칭적으로 일어나지는 않아서 한쪽 무릎이 다른 쪽보다 더 심각하다. 하지만 그림과 같이 같은 방향으로 치우침deviation이 일어나는 경우도 아주 드물지만 없지는 않다. 이렇게 복합적인 변형은 큰 불편을 일으킨다. 밖굽이무릎의 안정성 상실로 이어지기 때문이다. 또한 교정 목적의 절골osteotomy로 과교정이 일어나 안굽이무릎이 밖굽이무릎으로 바뀔 때 일어날 수도 있다. 이 경우 정상적 균형을 복원하기 위해 지체 없이 두 번째 절골을 해야 한다.

무릎의 안굽이나 밖굽이(Var, Val) 치우침은 무해하다고 볼 수 없다. 장기적으로 골관절염을 일으키기 때문이다. 실제로, 기계적 부하가 무릎관절의 가쪽 구획과 안쪽 구획에 균일하게 퍼지지 않으면서 치우친 쪽의 관절면에서 조기 마모가 일어난다. 즉, **안굽이무릎이 있으면 안쪽 넙다리정강골관절염**femorotibial osteoarthritis으로, **밖굽이무릎이 있으면 가쪽 넙다리정강골관절염**으로 귀결되는 것이다. 안굽이무릎에는 정강뼈(또는 넙다리뼈) 밖굽이 절골, 밖굽이무릎에는 정강뼈(또는 넙다리뼈) 안굽이 절골이 적절한 치료법이다. 요즘 **아이의 무릎 안쪽치우침 또는 가쪽치우침을 신경 써서 예의주시하는** 경향이 커지고 있는 것도 바로 이런 합병증을 예방하기 위해서이다. 아이들에게는 양쪽 안굽이무릎이 흔하게 나타나지만 자라면서 점진적으로 사라진다. 그러나 이렇게 좋은 결과가 나려면 다리를 전체적으로 보는 방사선영상으로 경과를 추적해야 한다. 소아기가 끝날 무렵까지 눈에 띄는 치우침이 지속된다면 밖굽이무릎이나 안굽이무릎에 대한 안쪽 또는 가쪽 정강넙다리 골단유합epiphysiodesis을 해야 할 필요성이 있을 수도 있다. 이런 수술은 더 '볼록한' 쪽 무릎의 성장을 차단하고 더 '오목한' 쪽 무릎의 성장을 촉진한다.

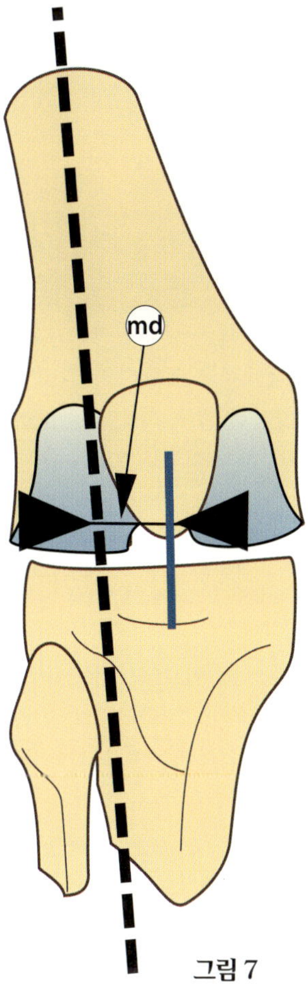

그림 7

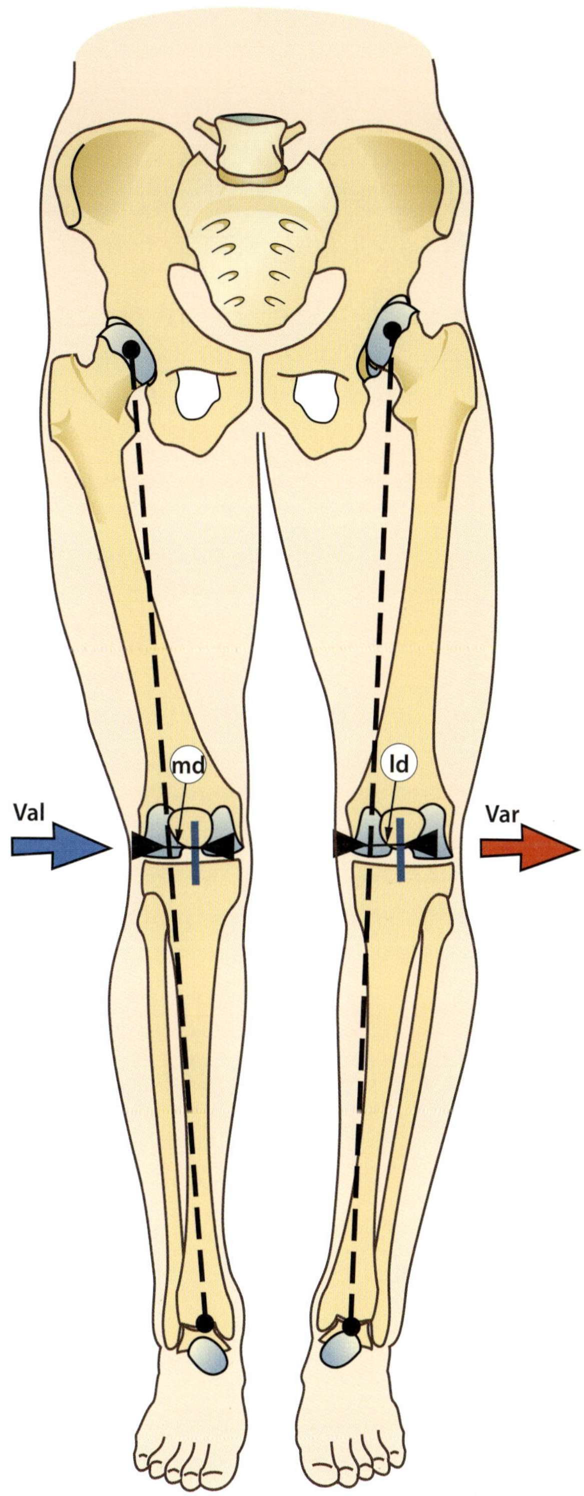

그림 4

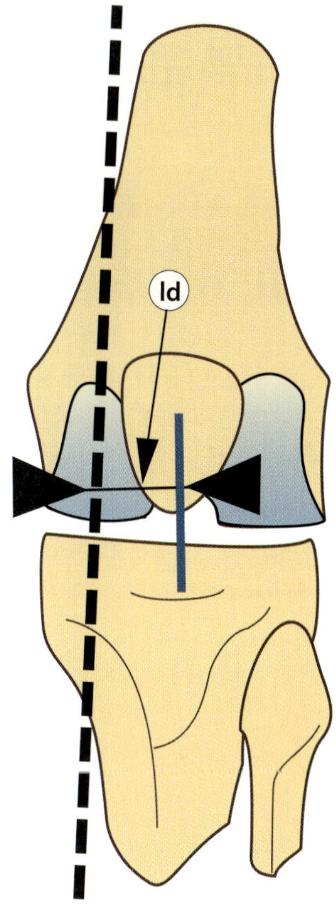

그림 5

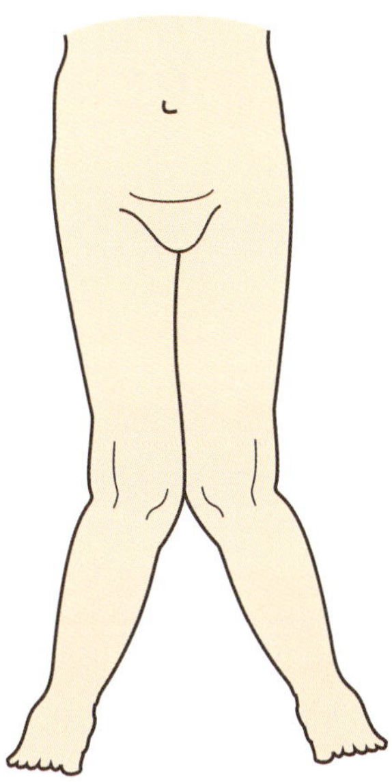

그림 8

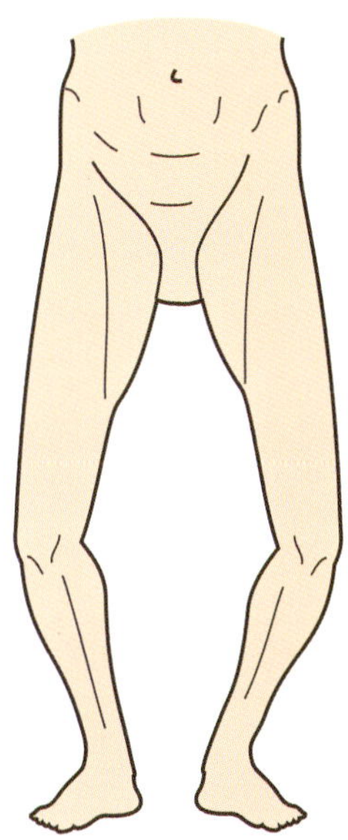

그림 6

굽힘-폄 운동

무릎의 주된 운동은 굽힘-폄이다. 운동범위는 다음 기준으로 정의하는 기준자세로부터 측정한다. 그 기준은 넓적다리 길이축과 종아리 길이축이 동일 선상에 있는 것이다(그림 9: 왼쪽 다리). 측면에서 보이는 것처럼 넙다리뼈 축은 종아리 축과 정확히 연장선상에 있다. 이 위치에서 다리는 가장 길다.

폄extension은 종아리의 뒷면이 넓적다리 뒷면으로부터 멀어지는 운동으로 정의한다. 엄밀히 말해 절대적 폄은 없다. 기준자세에서 다리는 이미 최대한 펴진 상태이기 때문이다. 다만 기준자세에서 5~10° 정도 수동 폄을 할 수는 있으며(그림 11), 이를 '젖힘(과다폄, hyperextension)'이라는 잘못된 용어로 부른다. 이런 젖힘이 비정상적으로 심하게 나타나는 사람도 있으며 젖힌무릎genu recurvatum으로 이어질 수 있다.

능동 폄active extension이 기준자세를 넘어서는 경우는 거의 없으며, 있다고 해도 아주 미미한 정도에 불과하다(그림 9). 그리고 그런 상황의 발생 여부는 근본적으로 엉덩관절의 위치에 달려 있다. 사실 무릎 폄근육으로서 넙다리곧은근의 효율은 엉덩관절이 펴짐에 따라 증가하는데(144쪽 참고), 이는 엉덩관절 폄이 미리 되어 있으면(그림 10: 뒤에 놓인 오른쪽 다리) 무릎 폄이 일어날 수 있는 환경을 갖춰졌다는 뜻이다

상대적 폄relative extension은 어떠한 굽힘 위치에서도 무릎을 완전 폄 상태로 만드는 운동이다(그림 10: 앞에 놓인 왼쪽 다리). 상대적 폄은 보통 걸을 때, 즉 흔듦다리swing limb를 앞으로 내딛어 다시 땅에 닿게 할 때 일어난다.

굽힘flexion은 종아리 뒷면을 넓적다리 뒷면에 가깝게 하는 운동이다. 굽힘은 기준자세에서 시작하는 절대적 굽힘과 어떤 굽힘 위치에서든 시작하는 상대적 굽힘이 있다.

무릎 굽힘의 범위는 엉덩관절 위치와 무릎 자체의 운동 양식에 따라 달라진다.

능동 굽힘active flexion은 엉덩관절이 이미 굽혀진 상태에서는 140°에 이르지만(그림 12) 엉덩관절이 펴진 상태에서는 120°까지만 도달한다(그림 13). 이런 운동범위 차이는 엉덩관절 폄에 의해 넓적다리뒤근육의 효율이 일부 상실되기 때문이다(146쪽 참고). 그렇지만 넓적다리뒤근육의 강력한 탄도 수축ballistic contraction에 의해 엉덩관절이 펴진 상태에서 120°를 넘을 수도 있다. 넓적다리뒤근육이 갑자기 강하게 수축하면 종아리의 굽힘을 추동하면서 결국 수동 굽힘까지 일어나게 된다.

무릎의 **수동 굽힘**passive flexion은 범위가 160°에 이르러(그림 14) 발꿈치가 볼기에 닿게 한다. 이 운동은 무릎 굽힘의 자유도에 대한 임상검사를 할 때 중요한 부분이다. 수동 굽힘의 범위는 발꿈치와 볼기 사이의 거리로 측정할 수 있다. 정상적인 경우, 수동 굽힘은 장딴지와 넓적다리 근육의 탄성에 의해서만 제약을 받는다. 하지만 병적 상태에서는 폄근육, 그중에서도 넙다리네갈래근의 단축이나 관절주머니의 구축contracture에 의해 제한된다(102쪽 참고).

굽힘 부족flexion deficit은 실제 굽힘과 기대 최대 굽힘 각도(160°)의 차이, 또는 발꿈치와 볼기 사이의 거리로 항상 측정 가능하다. 반대로 폄 부족extension deficit은 음(陰)의 각도로 계산할 수 있다. 예를 들면 −60°의 폄 부족은 바로 편 위치와 최대 수동 폄 위치 간의 차이로 측정한 값과 동일하다. 따라서 그림 13에서 왼쪽 다리가 120°로 굽혀져 있고 더 이상 펴질 수 없다면 폄 부족은 −120°라는 뜻으로 받아들일 수 있다.

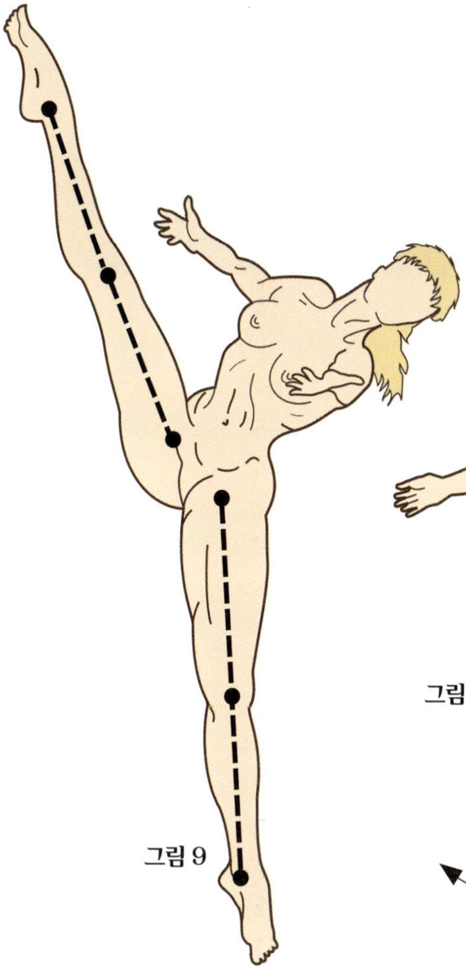

그림 9

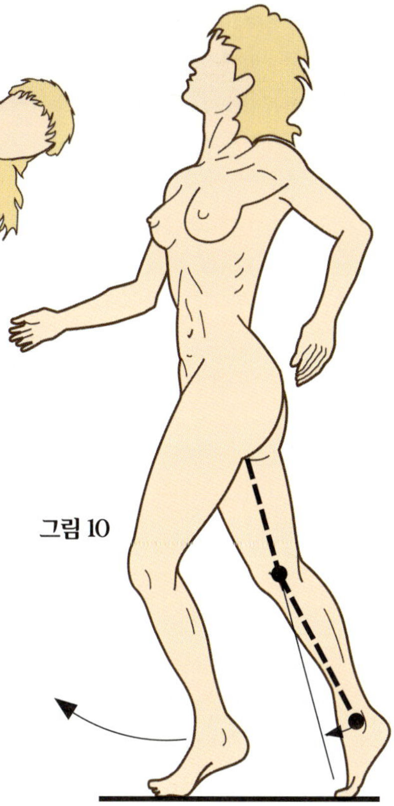

그림 10

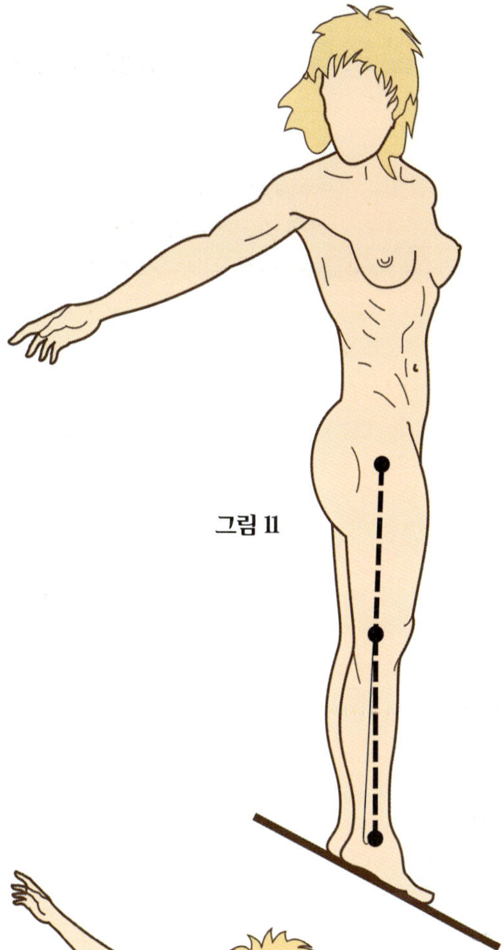

그림 11

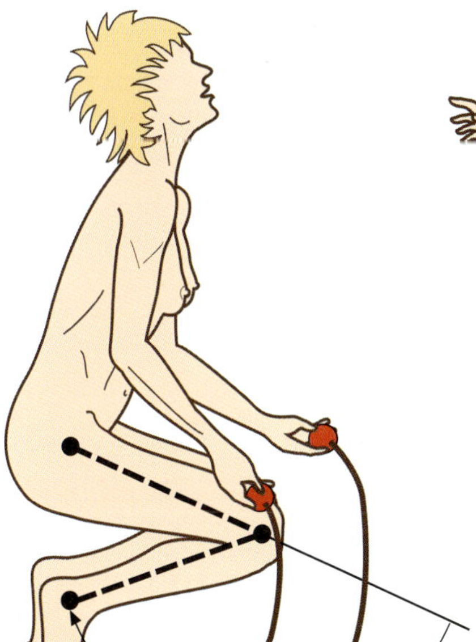

그림 12

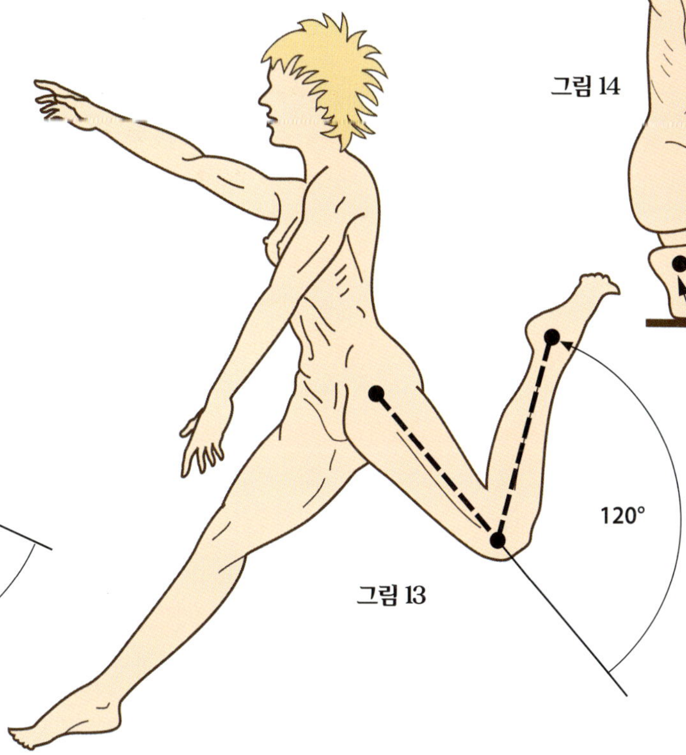

그림 13

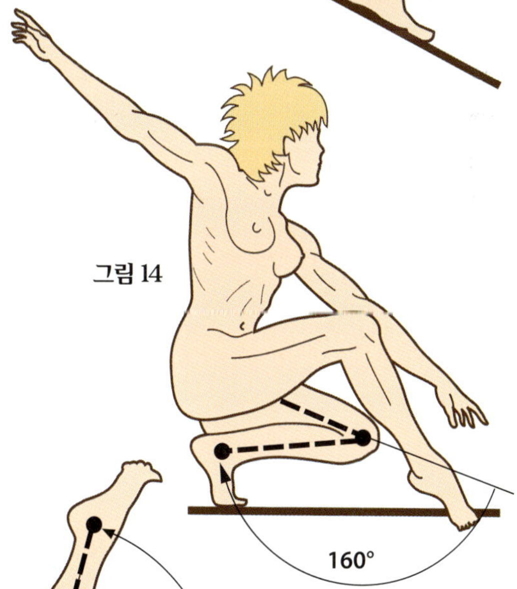

그림 14

무릎의 축돌림

길이축을 중심으로 일어나는 무릎의 돌림은 무릎을 굽혔을 때만 수행할 수 있다. 무릎을 펴고 관절이 맞물린 상태에서는 정강뼈가 넙다리뼈와 하나가 되기 때문이다.

능동 축돌림active axial rotation을 측정하려면 대상자가 탁자에 앉은 상태에서 무릎을 직각으로 굽히고 종아리는 가장자리에서 아래로 늘어뜨려야 한다(그림 15). 무릎 굽힘이 엉덩관절 돌림을 방지할 수 있기 때문이다. 이 기준자세에서 발끝은 약간 가쪽을 향한다(78쪽 참고).

안쪽돌림medial rotation(그림 16)은 발끝이 안쪽으로 향하게 하고 발의 모음에 상당 부분 기여한다(158쪽과 180쪽 참고).

가쪽돌림lateral rotation(그림 17)은 발끝이 가쪽으로 향하게 하고 발의 벌림에도 기여한다.

Fick에 따르면 가쪽돌림의 범위는 40°, 안쪽돌림의 범위는 30°이며 이 범위는 무릎 굽힘 정도에 따라 달라진다. 무릎을 30° 굽혔을 때는 가쪽돌림이 32°, 90° 굽혔을 때는 40°가 된다고 한다.

수동 축돌림passive axial rotation은 대상자가 엎드린 상태로 무릎을 90° 굽혀서 측정한다. 검사자는 양손으로 대상자의 발을 잡고 발끝이 가쪽(그림 18)이나 안쪽(그림 19)을 향할 때까지 돌린다. 예상하다시피 이런 수동 축돌림은 능동 축돌림보다 운동범위가 더 크다.

끝으로 **'자동' 축돌림이라고 하는 유형의 축돌림**도 있다. 무릎의 굽힘–폄 운동과 연계되어서 불가피하고 불수의적으로 일어나기 때문에 자동적이라고 한다. 특히 폄이 끝나거나 굽힘이 시작될 때 일어난다. 무릎을 펴면 발끝은 가쪽으로 돌아간다(그림 20). 쉽게 기억하려면 EXtension(폄) = EXternal rotation(가쪽돌림)으로 외우면 된다. 반대로 무릎을 굽히면 종아리는 안쪽으로 돌아간다(그림 21). 태아의 자세처럼 종아리를 몸통 아래로 접어 넣으면 발끝이 자동적으로 안쪽을 향하게 되면서 동일한 운동이 일어난다.

이 자동 축돌림의 기전에 대해서는 나중에 다시 이야기하겠다.

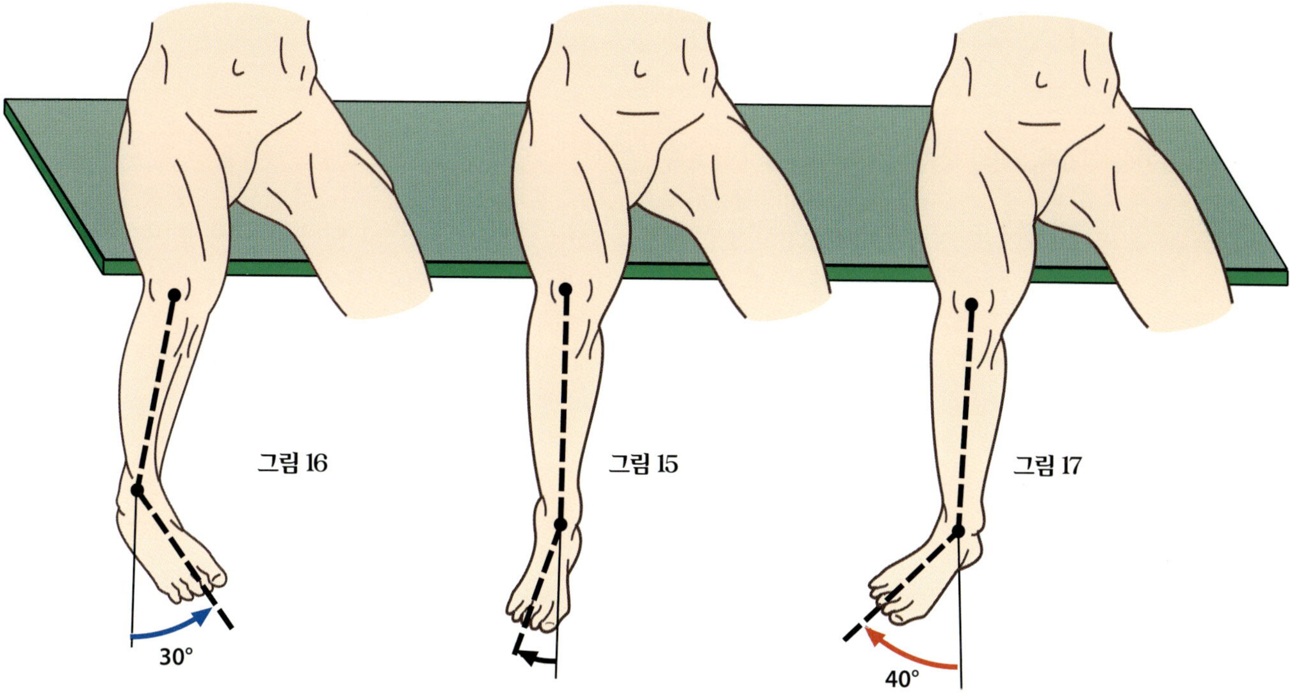

그림 16 그림 15 그림 17

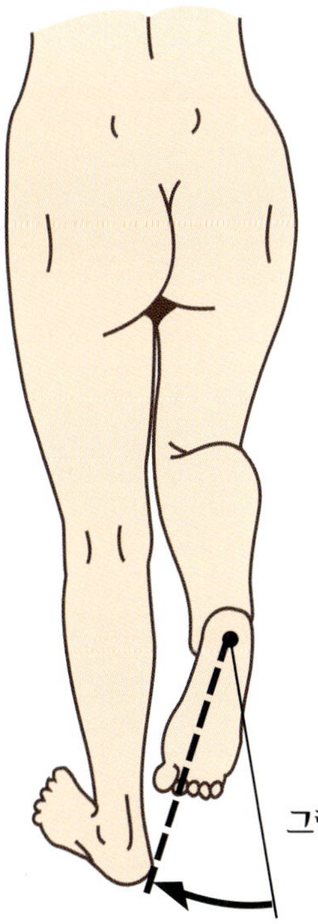

그림 21

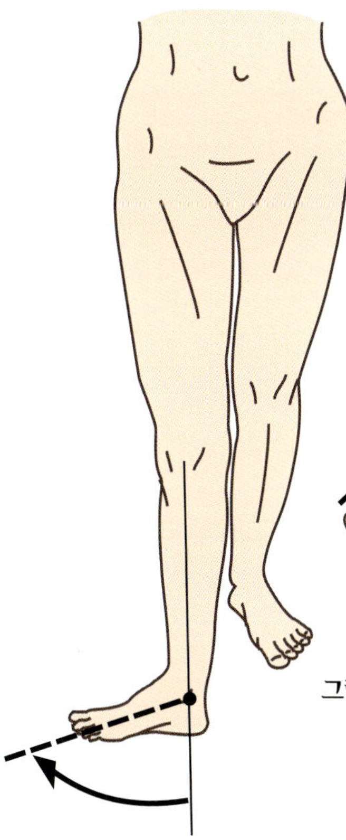

그림 20

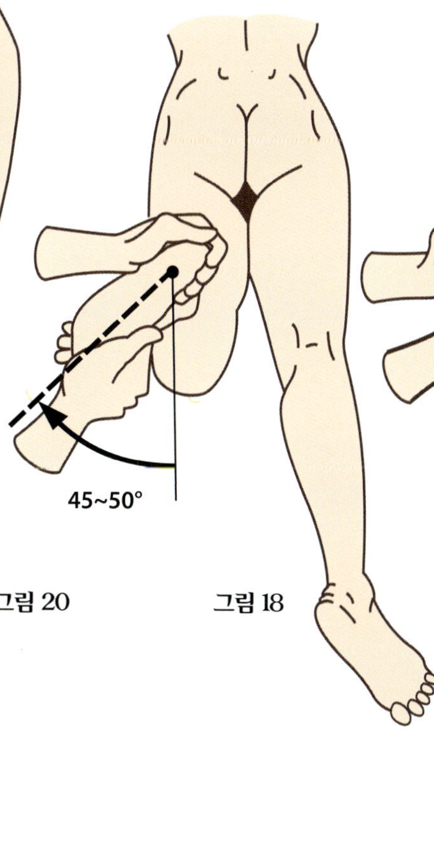

그림 18

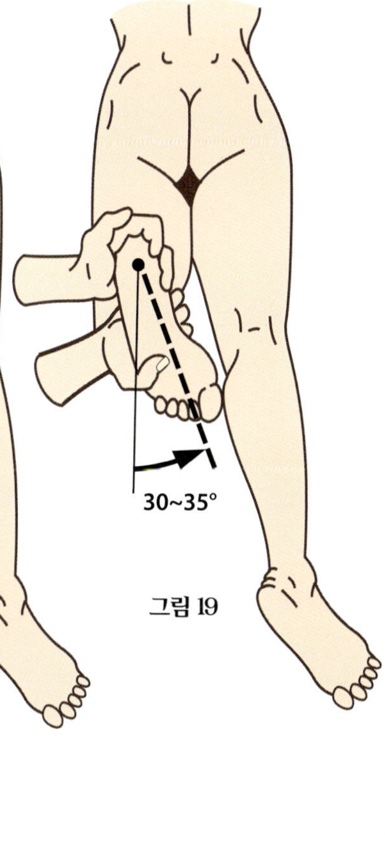

그림 19

다리의 전체적 구조와 관절면의 방향

넙다리뼈 관절융기와 정강뼈고원의 방향은 무릎 굽힘을 강화한다. Fick의 실험으로 입증된 것처럼, 서로 관절을 이루어 움직이는 두 뼈의 끝부분(그림 22)은 각각의 운동 방식에 맞게 모양이 형성된다(그림 23). 그러나 아래쪽 뼈와의 충돌을 지연시키기 위해 위쪽 뼈의 작은 조각(그림 25)을 제거하지 않으면 굽힘은 90°에 미치지 못한다(그림 24). 따라서 넙다리뼈에 생기는 이렇게 취약한 구역은 넙다리뼈몸통의 앞쪽 이동으로 상쇄되고, 관절융기가 뒤쪽으로 이동하게 된다(그림 26). 이에 대한 보상으로 정강뼈는 뒤쪽은 얇아지고 앞쪽은 강화되면서 정강뼈고원$_{\text{tibial plateau}}$이 뒤쪽으로 이동하게 된다. 따라서 극도의 굽힘(그림 27: 굽힘 위치의 넙다리뼈와 정강뼈)에서 근육이 정강뼈와 넙다리뼈 사이에 있을 수 있다.

다리뼈의 전반적인 만곡$_{\text{curvature}}$은 가해지는 스트레스$_{\text{stress}}$를 반영하며 편심 하중을 받는 기둥의 반응을 결정하는 Euler의 법칙을 따른다(Steindler가 인용).

기둥의 양끝이 관절로 되어 있는 경우(그림 29a: 양쪽 말단에 하중이 가해지는 고정되지 않은 기둥), 기둥 전체가 굽어 있다. 넙다리뼈몸통이 뒤쪽에서 오목하게 굽어 있는 것처럼 말이다(그림 29b: 넙다리뼈 측면상).

기둥의 먼쪽끝이 고정되고 몸쪽끝이 움직이는 경우(그림 30a), 서로 반대 방향으로 두 개의 만곡이 나타나며 몸쪽 만곡은 기둥 전체의 2/3를 차지한다. 이 만곡은 관상면에서 넙다리뼈 만곡과 일치한다(그림 30b: 넙다리뼈 앞쪽 그림).

기둥의 양끝이 모두 고정된 경우(그림 31a), 만곡은 기둥을 4분할한 구역 중 중간 두 구역에서 나타나며 관상면에서 정강뼈의 만곡이 여기에 해당한다(그림 31b).

시상면에서 정강뼈는 다음 세 가지 특징을 나타낸다(그림 32b).

- **뒤비틀림**$_{\text{retrotorsion}}$(t): 뒤쪽으로 구부러짐.
- **뒤경사**$_{\text{retroversion}}$(v): 정강뼈고원은 뒤쪽으로 5~6° 의 경사를 보인다(무릎 전체 관절성형$_{\text{total knee arthroplasty}}$ 시 고려해야 한다).
- **뒤굽힘**$_{\text{retroflexion}}$(f): 뒤쪽의 오목한 만곡은 넙다리뼈와 같이 양끝이 고정되지 않은 기둥에서 나타나는 것과 같다(그림 32a).

넙다리뼈와 정강뼈에서 서로 반대 방향으로 오목하게 들어간 만곡은 더 큰 부피의 근육을 수용할 수 있도록 가용 공간을 넓혀 준다(그림 28: 굽힘 위치의 정강뼈와 넙다리뼈). 이런 배열은 팔꿉에서도 나타난다(제1권 참고). 팔꿉에서도 뼈의 관절 끝부분에 보이는 만곡 덕분에 굽힘을 할 때 근육에 필요한 공간을 넓혀 준다.

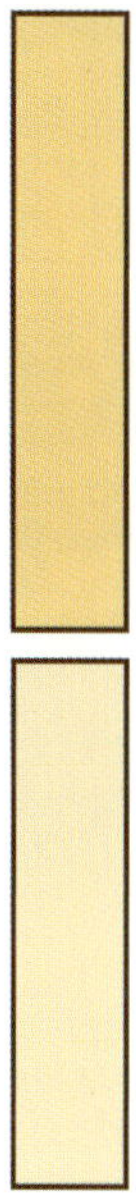

그림 22

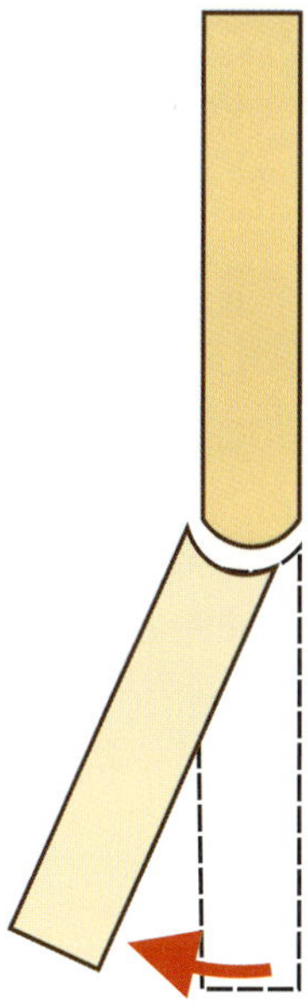

그림 23

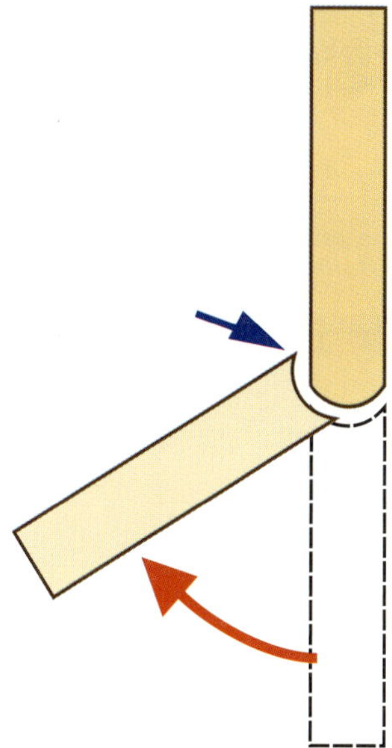

그림 24

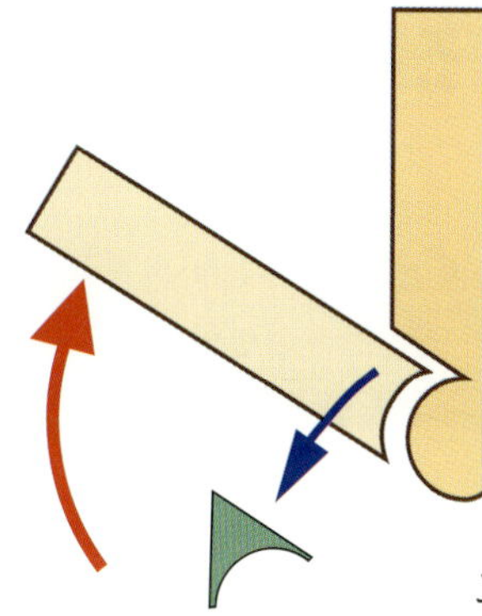

그림 25

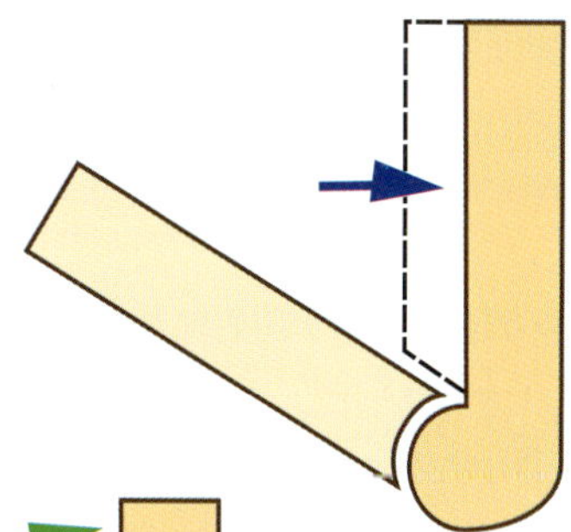

그림 26

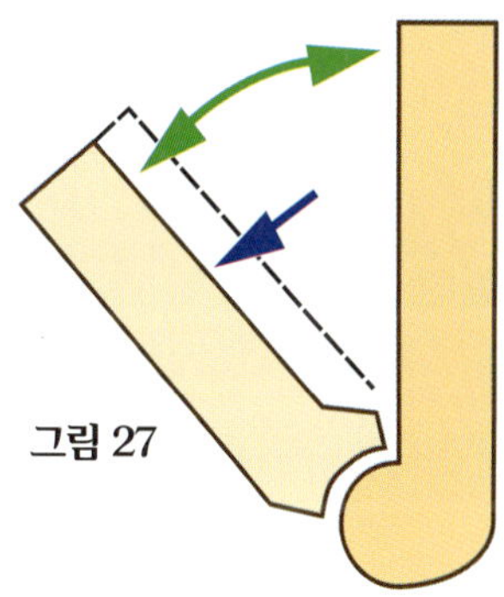

그림 27

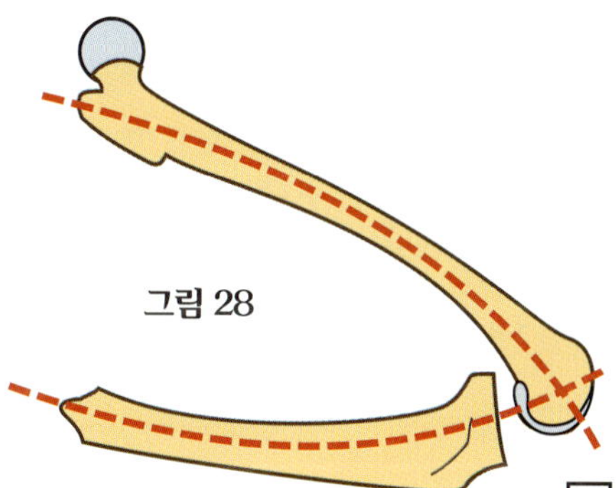

그림 28

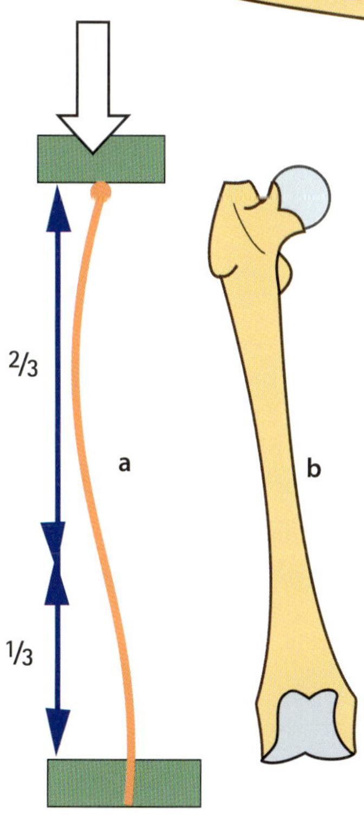

그림 30

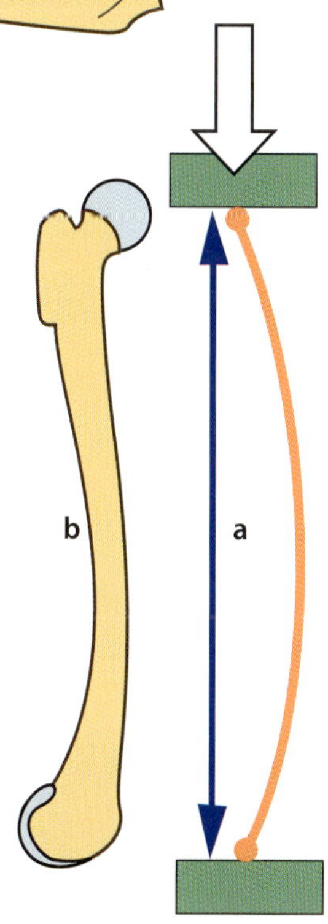

그림 29

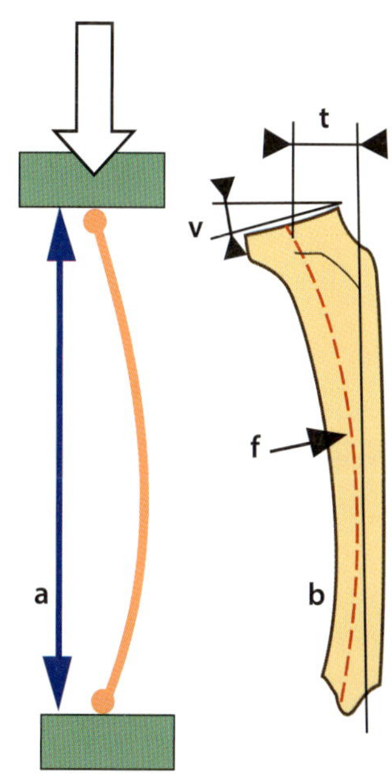

그림 32

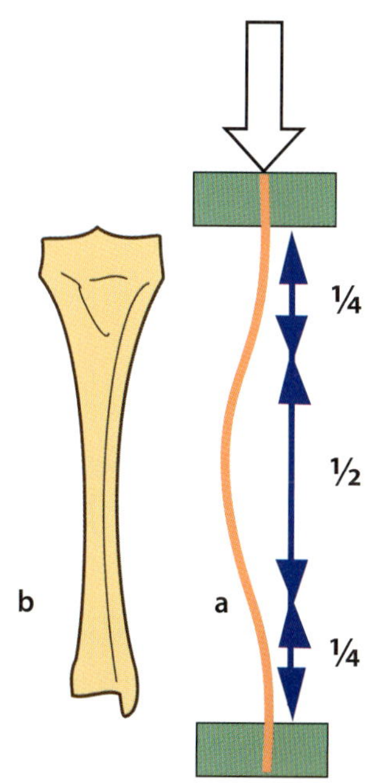

그림 31

다리의 전체적 구조와 관절면의 방향(계속)

다리의 뼈대 요소의 축 비틀림은 일종의 '해부학적 대수학'을 활용한 다음 쪽의 그림으로 설명할 수 있다.

그림에서는 다리의 연속된 부분들을 위에서 본 모습으로 도식화하고 있다.

넙다리뼈의 비틀림은 두 끝을 사용해 도식적으로 나타내어져 있다(그림 33).

- 넙다리뼈머리와 넙다리뼈목을 포함하는 몸쪽끝 A(파란색)
- 넙다리뼈 관절융기를 포함하는 먼쪽끝 B(빨간색)
- 비틀림이 없으면(b), 넙다리뼈목 축은 관절융기 축과 평행하다.
- 그러나 실제로는 넙다리뼈목 축이 관상면에 대해 30°의 각을 형성한다(c).
- 따라서 관절융기 축이 관상면에 있으려면(d), 넙다리뼈몸통 축은 안쪽돌림으로 −30° 만큼 비틀어져 있어야 하며, 이는 넙다리뼈목의 앞경사각angle of anteversion과 일치한다.

무릎 수준에서의 비틀림

무릎은 넙다리뼈 관절융기(B, 빨간색)와 정강뼈고원(C, 녹색)을 맞붙인다(그림 34a). 두 축은 평행이고 관상면에 있어야 하는 것처럼 보인다(b). 하지만 실제로는 무릎의 완전 폄 위치에서 자동 축돌림(c)으로 인해 정강뼈는 넙다리뼈 아래에서 5° 가쪽돌림 된다.

정강뼈 수준에서의 비틀림

정강뼈는 정강뼈고원(C, 녹색)과 목말뼈도르래trochlea of talus(D, 갈색)를 포함하는 정강종아리 장붓구멍tibiofibular mortise으로 도식화되어 있다(그림 35a). 이 두 관절면의 축은 평행하지(b) 않고, 정강뼈의 비틀림 때문에 가쪽돌림에 의한 +25° 각도를 이룬다(c).

비틀림의 결과

다리 전체를 따라 엇갈리며(그림 36) 나타나는 이 비틀림들(a)은 서로 상쇄한다(-30° + 25° + 5° = 0°). 그럼으로써 발목관절 축은 넙다리뼈목의 축 방향, 즉 +30° 가쪽돌림과 거의 비슷해진다. 그 결과 발꿈치를 모으고 골반(빨간색)을 균등하게 대칭적으로 지지하고 있는 직립 자세(b)에서 발의 축 또한 +30° 가쪽돌림 된다.

걷는 동안 흔들다리의 전진 운동은 같은 쪽 엉덩관절을 앞으로 끌어온다(c). 골반이 30° 회전하면 발의 축은 걷는 방향 정면을 향한다. 이렇게 함으로써 보행이 최적화되는 것이다.

그림 33

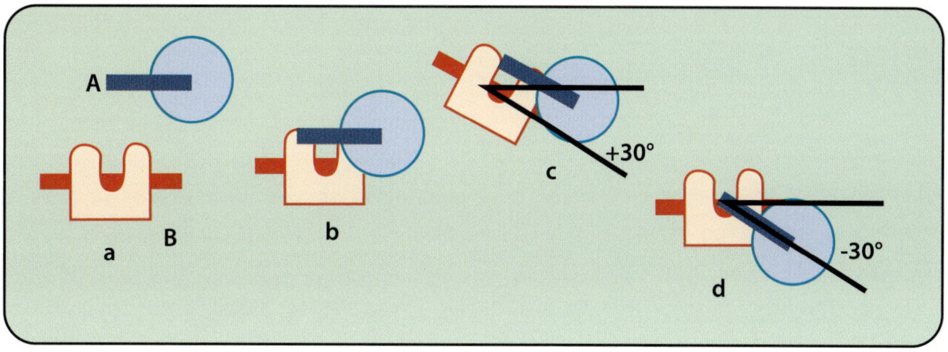

그림 34

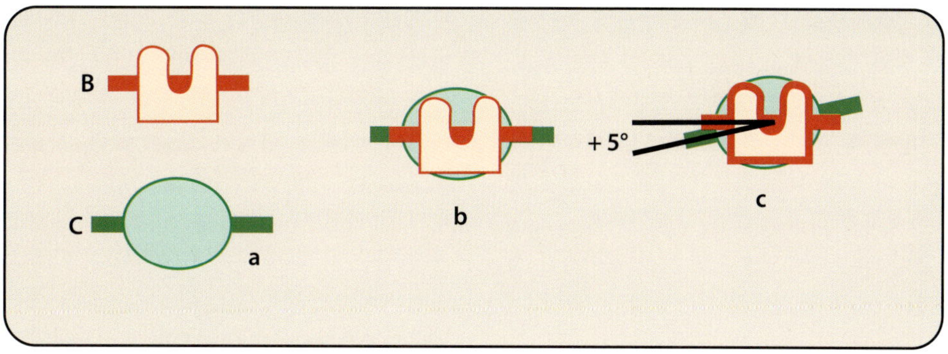

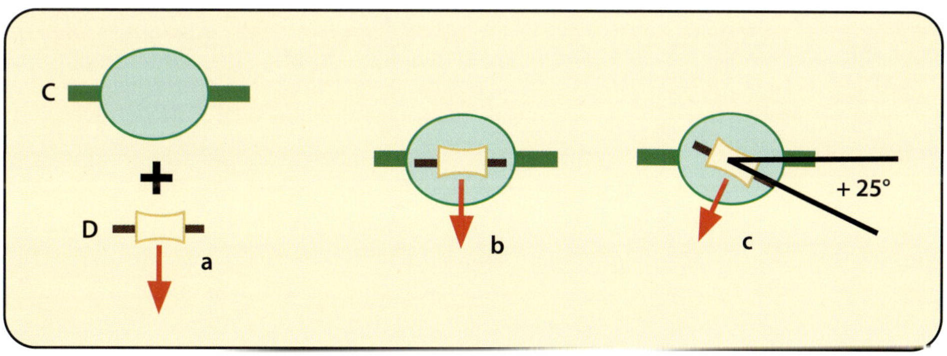

그림 35

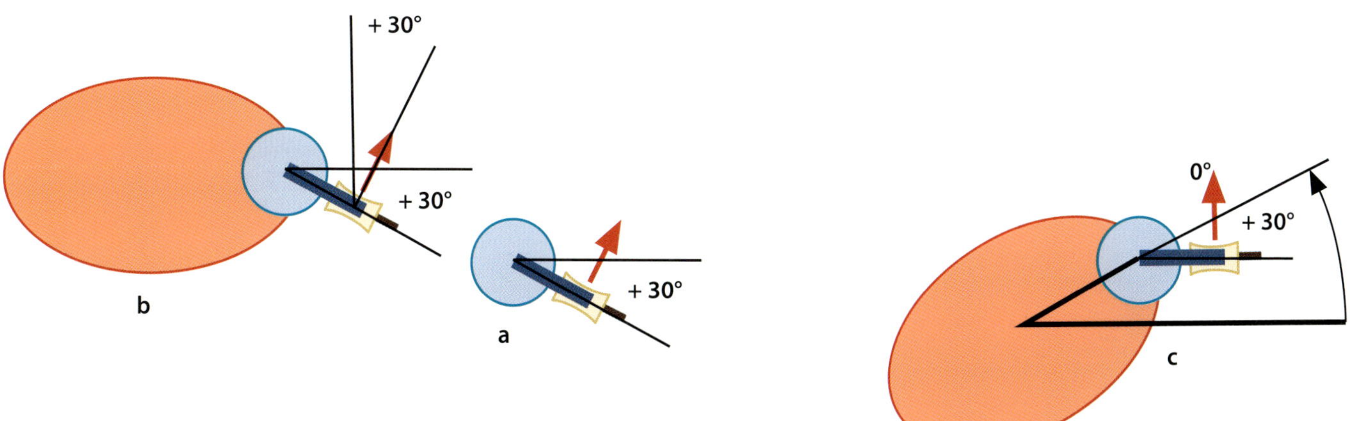

그림 36

굽힘-폄의 관절면

가로축을 중심으로 일어나는 굽힘-폄의 자유도는 무릎 자유도에서 중심이 된다. 이는 무릎이 **경첩관절**hinge joint이기 때문이다. 사실 넙다리뼈의 먼쪽끝 관절면은 도르래 모양, 좀 더 정확히 말해 도르래의 한 부분의 모양을 하고 있어서(그림 37), 구조적으로는 두 바퀴로 된 비행기 착륙장치를 연상시킨다(그림 38).

넙다리뼈의 두 관절융기는 두 면에서 모두 볼록하게 도르래의 옆면cheek을 이루며 여기가 착륙장치의 두 바퀴에 해당한다. 이것들은 넙다리뼈의 도르래 모양의 무릎면patellar surface의 양 측면과 함께 앞쪽에서 이어진다(그림 39). 도르래의 고랑은 앞쪽에서는 넙다리뼈 도르래의 가운데 고랑에 해당하고 뒤쪽으로는 융기사이오목intercondylar fossa에 해당한다. 이 융기사이오목의 역학적 중요성에 관해서는 후술하기로 한다. 저자에 따라 무릎을 두융기관절bicondylar joint로 설명하는 사람도 있다. 해부학적으로 보면 맞는 말이지만 역학적으로는 이론의 여지없이 특수한 형태의 경첩관절이다(이후 내용 참고).

정강뼈 위관절면superior articular surface은 넙다리뼈 관절면과 잘 맞물릴 수 있는 형태를 띠고 있다. 즉, 두 개의 휘어지고 오목한 평행 고랑이 앞뒤로 나 있는 뭉툭한 융기사이융기intercondylar eminence를 중심으로 나뉜다(그림 40: 위안쪽superomedial 투시도). 가쪽 위관절면lateral superior articular surface(LAS)과 안쪽 위관절면medial superior articular surface(MAS)은 정강뼈고원의 표면(S)에 있는 두 고랑에 있으며, 두 개의 융기사이결절intercondylar tubercle이 있는 뭉툭한 융기사이융기가 둘을 나누고 있다. 앞쪽에서는 이 융기사이융기가 연장되어 무릎뼈patella(P) 관절면의 뭉툭한 수직 능선을 이루며, 이것의 양쪽 경계는 공간에서 오목한 정강뼈 위관절면의 연장에 해당한다. 이 면들은 전체적으로 가로축(I)을 이루며 이는 관절이 맞물려 있을 때 융기사이 축(II)과 일치한다.

이와 같이 정강뼈 위관절면은 넙다리뼈 관절융기에 대응하고 정강뼈 융기사이결절은 넙다리뼈 융기사이오목 안으로 맞물려 들어간다. 이렇게 결합된 관절면들은 기능적으로 **정강넙다리관절**tibiofemoral joint(**넙다리정강관절**femorotibial joint)을 이룬다. 앞쪽에서 무릎뼈의 두 관절면은 넙다리뼈 도르래의 두 옆면에 대응하고 무릎의 수직 능선은 융기사이오목과 일치한다. 이 면들은 두 번째 기능적 관절인 **넙다리무릎관절**femoropatellar joint을 이룬다. 정강넙다리관절과 넙다리무릎관절은 기능적으로는 구분되지만 연관되어 있으며 해부학적으로는 한 관절, 즉 무릎관절에 포함되어 있다.

개략적으로 보면 굽힘-폄의 관점에서만 보았을 때 무릎관절은 휘어 있고 오목한 한 쌍의 고랑 형태를 따라 미끄러지는 도르래 모양의 면으로 나타낼 수 있다(그림 41). 그러나 나중에 좀 더 분명하게 알게 되겠지만 실제로 일어나는 상황은 더 복잡하다.

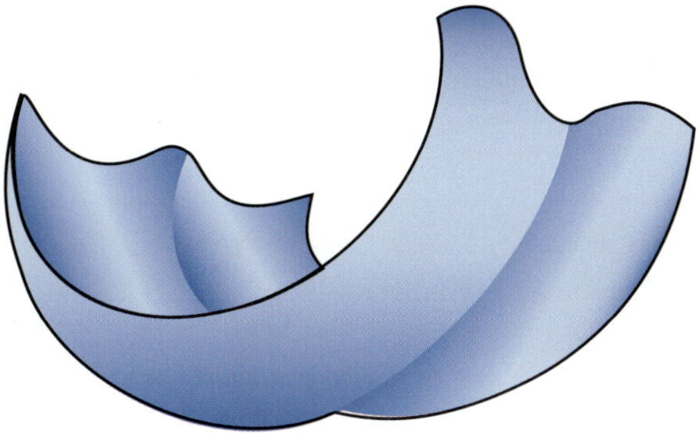

그림 37

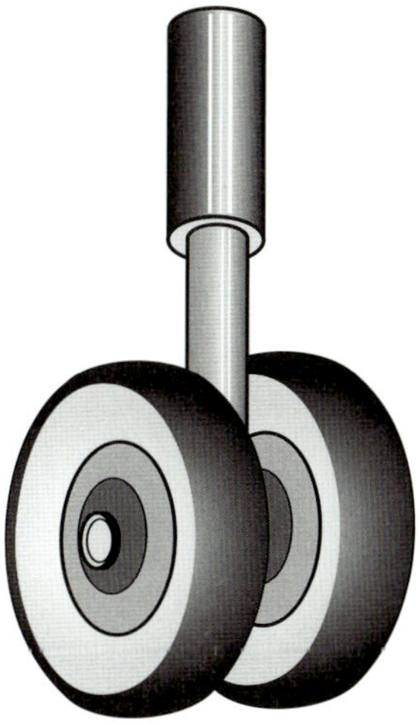

그림 38

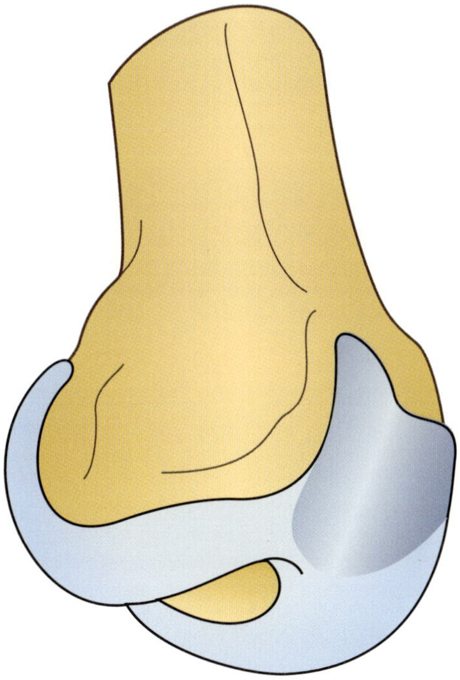

그림 39

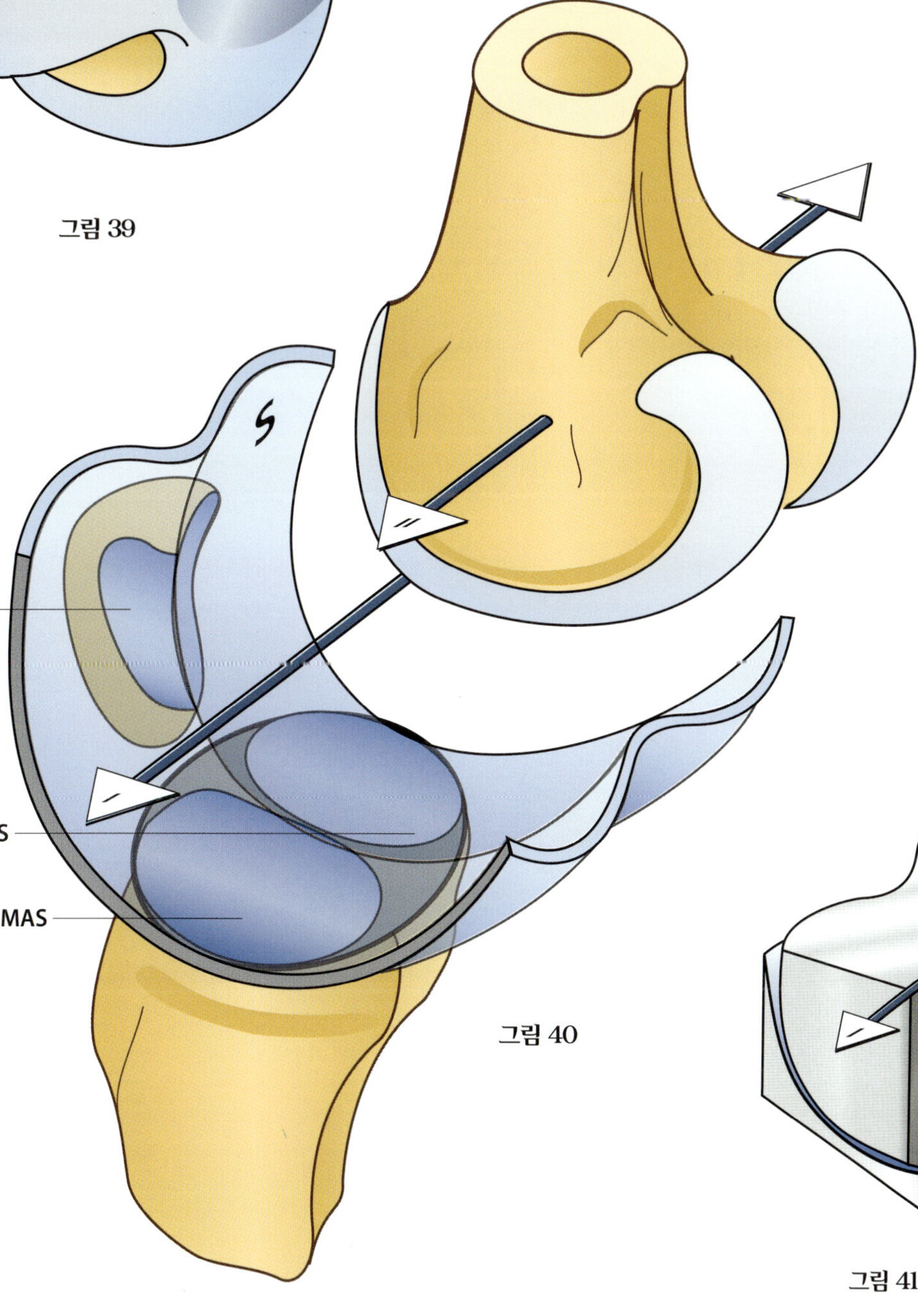

그림 40

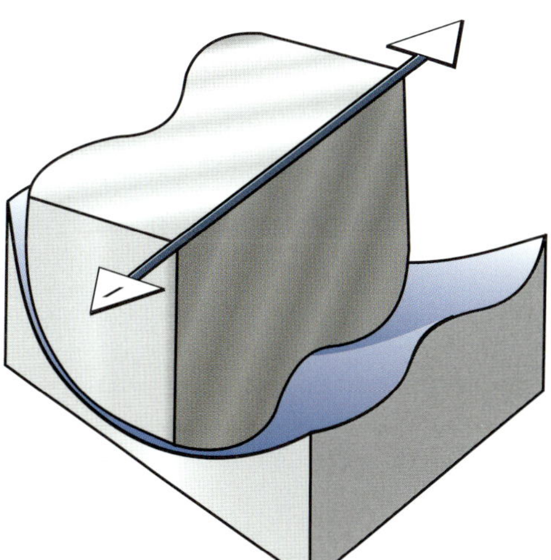

그림 41

축돌림과의 관계에서 정강뼈 위관절면

앞에서 설명한 것처럼 정강뼈 위관절면은 하나의 운동, 즉 굽힘-폄밖에 하지 못한다. 실제로 뭉툭한 정강뼈 융기사이융기는 넙다리무릎고랑femoral patellar groove 전체를 따라 딱 맞물려 들어가 있기 때문에 위쪽 넙다리뼈 관절면에 대해 아래쪽 정강뼈 위관절면은 어떤 축돌림도 하지 못하게 된다.

따라서 **축돌림이 일어나려면** 뭉툭한 중앙 능선이 짧아지고 중쇠pivot로 작용할 수 있도록 정강뼈 위관절면(그림 42)이 바뀌어야 한다. 이 능선의 양쪽 끝을 갈아내고(그림 43) 가운데 부분만 중쇠로 작용할 수 있게 남겨 두면, 넙다리무릎고랑 안에 딱 맞게 들어가기 때문에 정강뼈는 그 중쇠를 중심으로 돌아갈 수 있다. 이 중쇠는 **두 개의 융기사이결절이 있는 융기사이융기**에 해당한다. 안쪽융기사이결절medial intercondylar tubercle은 안쪽 위관절면의 가쪽 경계가 되고, 가쪽융기사이결절lateral intercondylar tubercle은 가쪽 위관절면의 안쪽 경계가 된다. 이 수직축(R)을 중심으로 축돌림 운동이 일어나며 이 수직축은 중심 중쇠central pivot, 좀 더 정확하게는 안쪽융기사이결절을 통과한다. 저자에 따라 두 십자인대cruciate ligament에 중심 중쇠라는 이름을 붙이기도 하는데 두 십자인대가 무릎의 세로 축돌림의 축이라고 여기기 때문이다. 그러나 이 용어는 적절하지 않은 것 같다. 개념적으로 중쇠는 **견고한 받침대**를 전제하는데, 그렇다면 무릎의 진정한 역학적 중쇠인 **안쪽융기사이결절**이 여기에 더 부합하기 때문이다. 십자인대에 관해서는 중심 연결고리central link라는 용어가 더 적합한 것 같다.

이런 관절면의 변화는 역학적 모형을 사용하면 더 쉽게 이해할 수 있다.

두 개의 구조물로 우선 시작해 보자(그림 44). 위쪽에는 고랑이 있고 아래쪽에는 같은 크기의 장부tenon가 있어서 고랑이 맞물리게 된다. 서로에 대해 미끄러질 수 있지만(화살표) 서로를 중심으로 회전하지는 못한다.

하지만 장부의 양쪽 끝을 제거하면 가운데 부분은 그대로 남게 되며 그 지름은 고랑의 폭을 넘지 않게 된다(그림 45). 이제 고랑에 딱 맞고 **중쇠**로 작용할 수 있는 원주 모양 장부가 생긴 것이다.

이제 이 두 개의 구조물(그림 46)은 서로에 대해 두 유형의 운동을 수행할 수 있다.

- 고랑을 따라 일어나는 중심축의 **미끄럼운동**sliding movement(위쪽 화살표). 굽힘-폄에 해당한다.
- 고랑의 위치와 무관하게 고랑 안에서 일어나는 중쇠의 **돌림운동**rotational movement(아래쪽 화살표). 종아리의 축돌림에 해당한다.

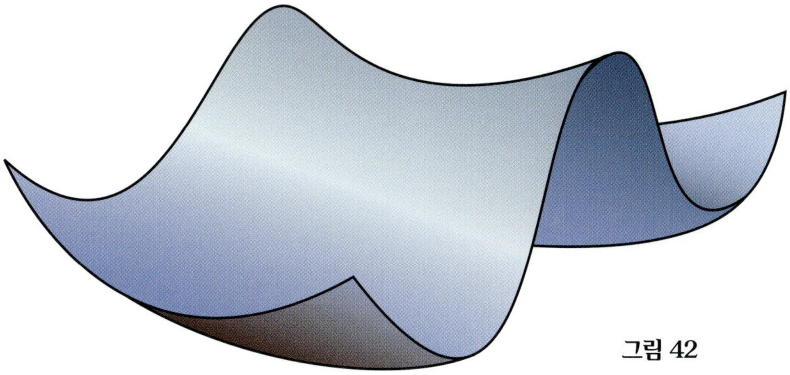

그림 42

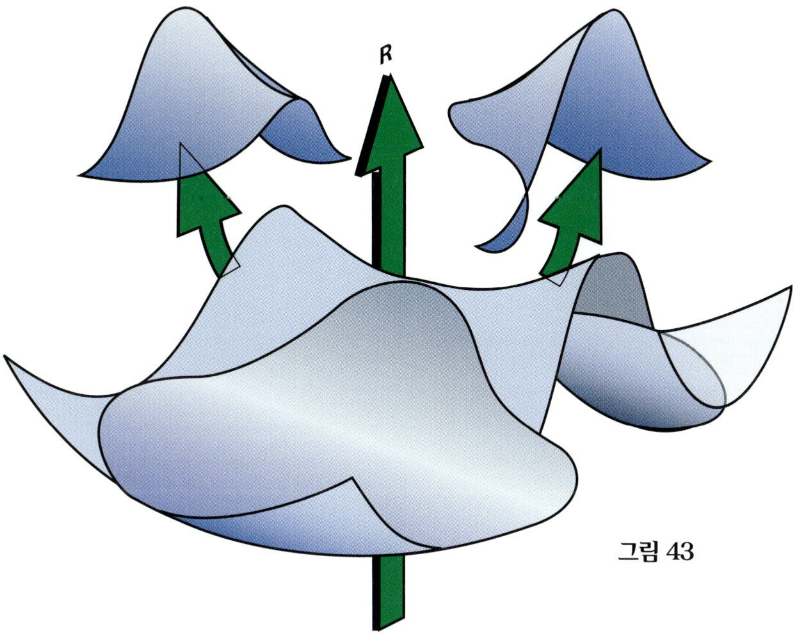

그림 43

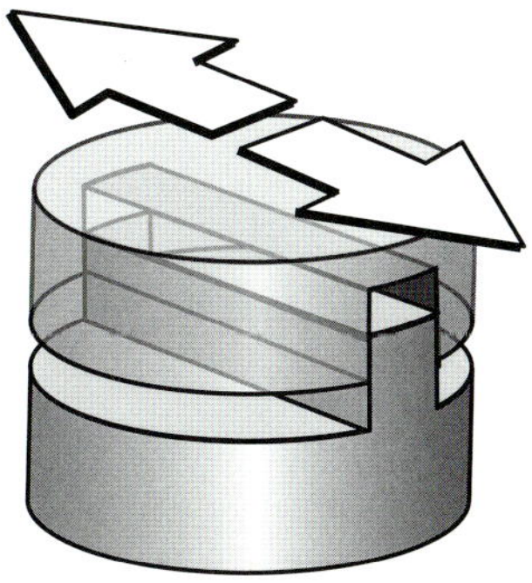

그림 44

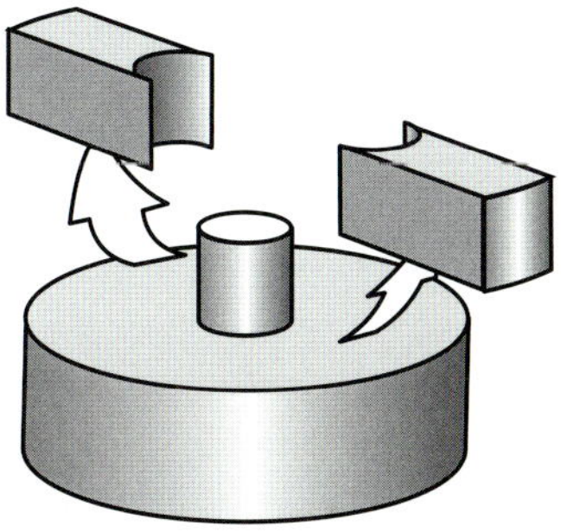

그림 45

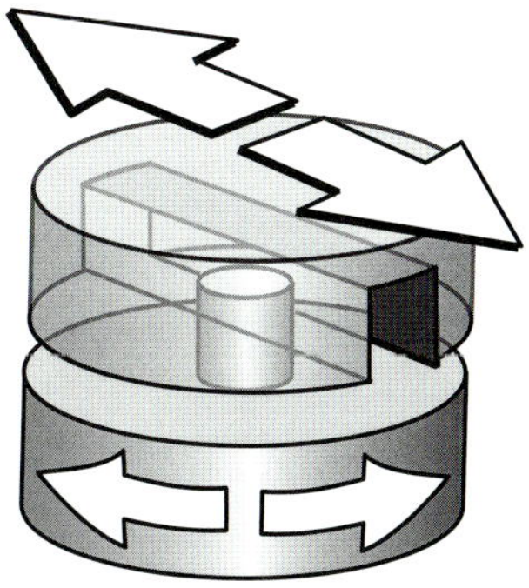

그림 46

넙다리뼈 관절융기와 정강뼈 위관절면의 측면상

넙다리뼈 관절융기의 **아래면**inferior surface(그림 47)은 가로보다 앞뒤가 두 방향으로 볼록한 융기biconvex prominence를 이룬다. 관절융기가 정확히 동일한 모양은 아니다. 긴 앞뒤축은 평행하지 않고 뒤로 갈수록 벌어진다. 더욱이 안쪽관절융기medial condyle(M)는 가쪽관절융기lateral condyle(L)보다 더 튀어나오고 폭은 좁다. 도르래와 관절융기면 사이로 안쪽과 가쪽에 비스듬한 고랑oblique groove(og)이 지나는데 안쪽 고랑이 더 도드라진다.

도르래 능선 축axis of trochlear groove(tg)과 융기사이오목 축(f)은 동일 선상에 있다. 도르래의 가쪽 옆면은 안쪽 옆면보다 돌출해 있다.

관상 단면(그림 48)은 가로 방향에서의 관절융기의 볼록한 부분이 정강뼈 위관절면의 오목한 부분과 일치함을 보여준다.

aa′과 bb′ 수준에서(그림 48) 본 수직 시상 단면을 통해 시상면에서 넙다리뼈 관절융기와 정강뼈 위관절면의 만곡을 편리하게 살펴볼 수 있다. 신선한 뼈에서 얻은 이 단면들은(그림 50, 52; 그림 51, 53) 넙다리뼈 관절융기와 정강뼈 위관절면의 정확한 측면상을 보여준다. 넙다리뼈 관절융기의 곡률 반지름은 일률적이지 않으며 나선처럼 변화한다는 점이 분명히 드러난다.

기하학에서 **아르키메데스의 나선**(그림 49)은 중심 C를 따라 형성되며, 각도 R′을 따라 지나감에 따라 반지름 R의 길이도 그에 비례하여 증가한다.

넙다리뼈 관절융기의 나선은 이와는 매우 다르다. 곡률 반지름radius of curvature은 안쪽관절융기(그림 50)의 경우 17~38mm로, 가쪽관절융기(그림 51)의 경우 12~60mm로, 뒤쪽에서 앞쪽으로 일정하게 증가하지만 각각의 나선에 단일한 중심이 있는 것이 아니라 일련의 중심이 이어지면 또 다른 나선을 형성한다. 안쪽관절융기에서는 mm′, 가쪽관절융기에서는 nn′이다. 따라서 각 관절융기의 만곡은 Fick이 증명했듯이 **나선의 나선**을 이루며, 이를 Fick의 축폐선Fick's evolute이라고 한다.

한편 관절융기 측면상의 한 점 t에서 시작한 곡률 반지름은 안쪽관절융기(그림 50)의 경우 38mm에서 15mm로, 가쪽관절융기(그림 51)의 경우 60mm에서 16mm로, 뒤에서 앞으로 가면서 점점 줄어든다.

정강뼈 위관절면의 앞뒤 측면상(그림 52, 53)은 서로 다르다.

- 안쪽 위관절면(그림 52)은 위로 **오목하고** 만곡 중심 O는 그보다 위에 있으며 곡률 반지름은 80mm이다.
- 가쪽 위관절면(그림 53)은 위로 **볼록하고** 만곡 중심 O′은 그보다 아래에 있으며 곡률 반지름은 70mm이다.

(신선한 뼈를 관찰한 결과) 안쪽 위관절면이 두 방향으로 오목한 반면, 가쪽 위관절면은 가로로는 오목하고 시상면으로는 볼록하다. 결과적으로 넙다리뼈 안쪽관절융기는 그에 대응하는 정강뼈 위관절면 위에서 비교적 안정적인 반면, 넙다리뼈 가쪽관절융기는 그에 대응하는 정강뼈 위관절면이 '혹'처럼 되어 있기 때문에 불안정하다. 따라서 운동할 때의 안정성은 근본적으로 앞십자인대anterior cruciate ligament(95쪽 그림 84: ACL)의 온전함에 달려 있다.

게다가 넙다리뼈 관절융기와 정강뼈 위관절면의 곡률 반지름이 같지 않기 때문에 관절면 불일치가 일어난다. 무릎은 불일치 관절의 원형인 것이다. 일치되도록 복원시켜 주는 역할은 관절반달의 몫이다(97쪽 참고).

여기에서도 만곡 중심은 안쪽관절융기의 경우 m′m″, 가쪽관절융기의 경우 n′n″에 있다. 전체적으로 이 중심을 잇는 선들은 뾰족한 꼭짓점(m′, n′)을 이루는 맞닿은 나선을 이루며, 이 선은 곧 관절융기 측면상의 두 부분이 전환되는 지점에 해당한다.

- 점 t 뒤로는 넙다리정강관절에 속한 부분
- 점 t 앞으로는 넙다리무릎관절에 속한 관절융기와 도르래 부분

따라서 전환점 t는 정강뼈 위관절면과 접할 수 있는 넙다리뼈 관절융기의 가장 끝 지점이라고 할 수 있다.

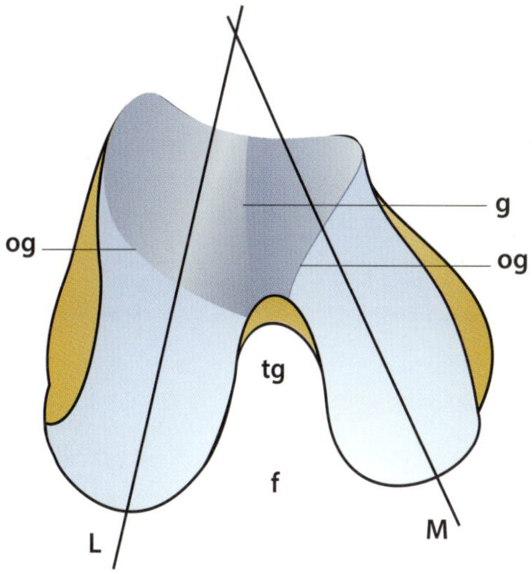

그림 47

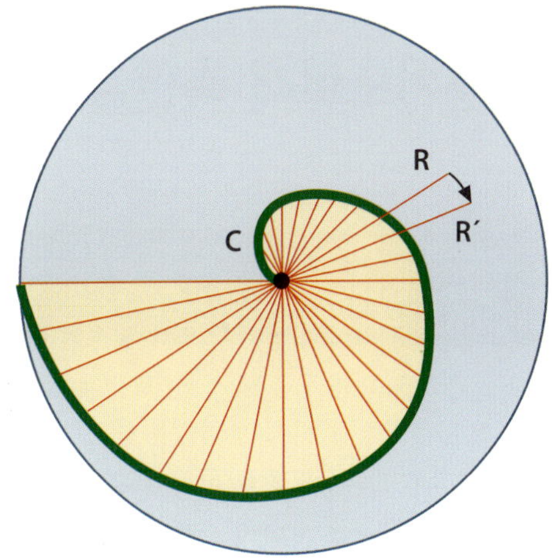

그림 49

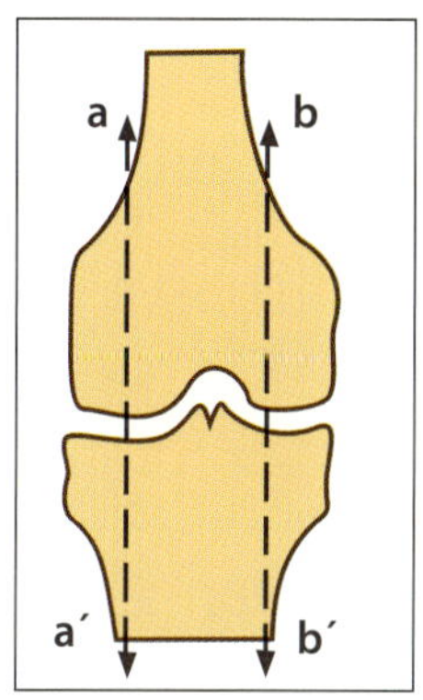

그림 48

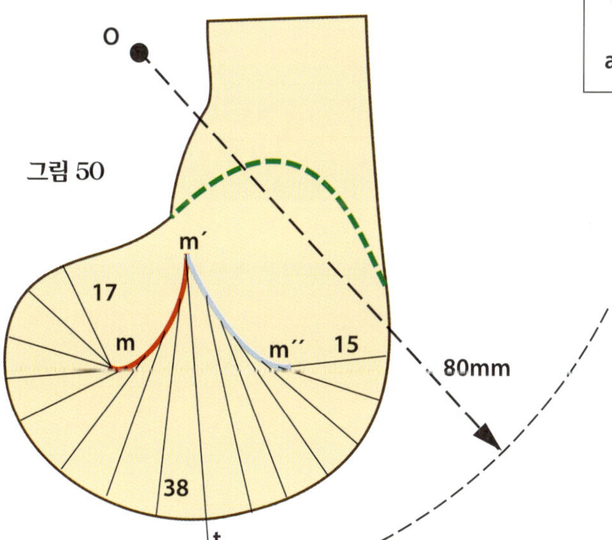

그림 50

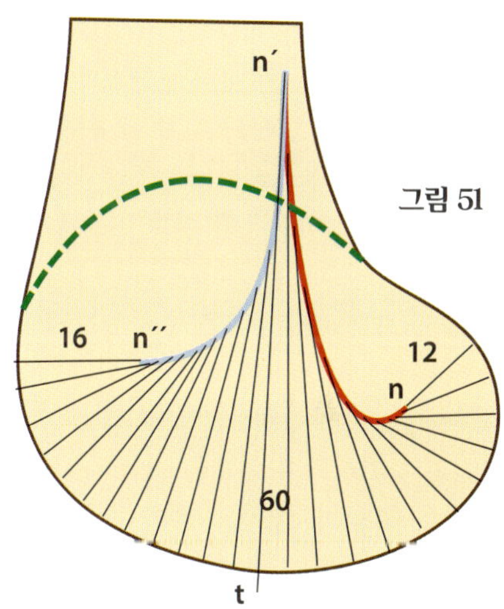

그림 51

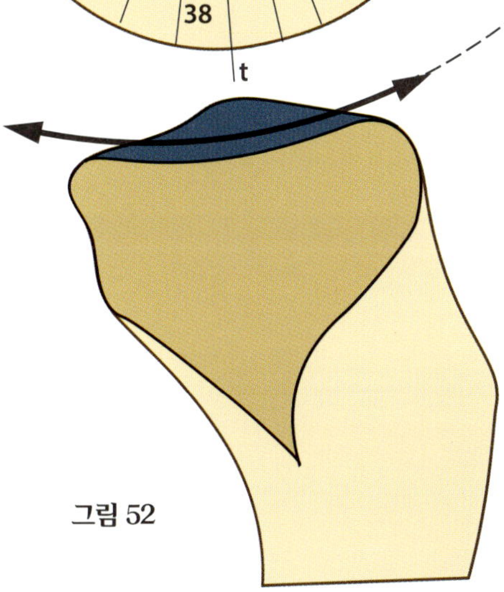

그림 52

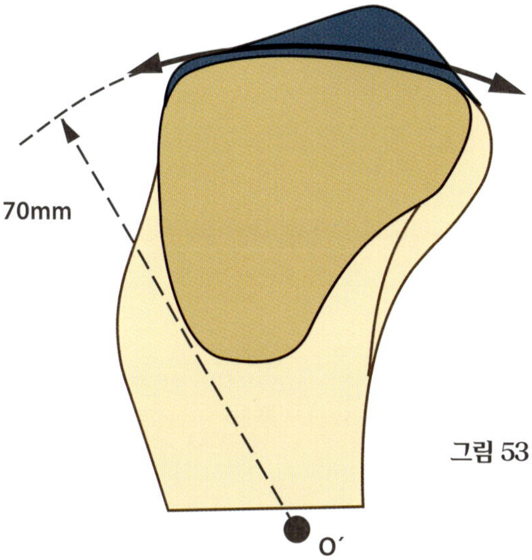

그림 53

관절융기도르래 측면상의 결정인자

나는 **역학적 모형**(그림 54)을 사용하여 넙다리뼈 도르래와 관절융기의 윤곽이 한편으로는 십자인대, 그리고 십자인대가 넙다리뼈와 정강뼈의 붙는곳 사이의 관계에 의해 결정되고 다른 한편으로는 무릎인대patellar ligament와 무릎뼈, 무릎지지띠patellar retinaculum 사이의 관계에 의해 결정되는 기하학적 면임을 증명했다(A. I. Kapandji, 1966)(권말 '모형 2' 참고). **이 모형을 움직이면**(그림 55) 넙다리뼈 관절융기와 도르래의 측면상은 정강뼈 위관절면과 무릎뼈의 연속적인 위치가 이루는 **포락선**envelope을 따라 만들어진다(그림 56).

관절융기도르래 측면상condylotrochlear profile**의 뒤쪽 정강뼈 부분**(그림 57)은 정강뼈 위관절면의 연속적 위치(1~5)에 의해 결정되는데, 정강뼈 위관절면은 앞십자인대(빨간색)와 뒤십자인대posterior cruciate ligament(파란색)에 의해 넙다리뼈에 말 그대로 '노예처럼' 예속되어 있다. 각각의 인대는 넙다리뼈에 붙는곳을 중심으로 하며 반지름이 인대의 길이와 동일한 원의 호를 그리고 있다. 따라서 극도의 굽힘에서는 앞십자인대가 이완되고 굽힘의 마지막 부분에서 뒤십자인대는 신장됨에 따라 넙다리정강관절의 간극이 앞쪽으로 벌어진다.

관절융기도르래 측면상의 앞쪽 무릎뼈 부분(그림 58)은 무릎뼈의 연속적 위치(1~5와 그 사이의 모든 위치)에 의해 결정되는데, 넙다리뼈와는 무릎지지띠를 통해 이어지고 정강뼈와는 무릎인대로 이어져 있다

관절융기도르래 측면상의 앞쪽 무릎뼈 부분과 뒤쪽 정강뼈 부분 사이에는 **전환점**(t)(85쪽의 그림 50, 51)이 있어서 넙다리정강관절과 넙다리무릎관절의 경계를 이룬다.

십자인대의 기하학적 관계를 바꿈으로써 관절융기와 도르래 곡선의 그룹을 그릴 수 있다. 그리고 그 기저에는 모든 무릎의 독특한 '개별성'이 있다. 기하학적으로 보면 같은 무릎은 하나도 없다. 이 때문에 특정한 무릎에 완벽하게 맞는 인공삽입물을 제작하기 어렵다. 인공삽입물은 실물을 어느 정도까지 충실하게 모방한 정도에 그친다.

십자인대 재건이나 **인공삽입물 대체**에서도 같은 문제가 일어난다. 예를 들어(그림 59) 앞십자인대의 정강뼈에 붙는곳이 앞쪽으로 움직이면 넙다리뼈에 붙는곳이 그리는 원 또한 앞쪽으로 옮겨가면서(그림 60) 기존 측면상과 다른 새로운 관절융기 측면상을 만들어 낸다. 이렇게 되면 관절에서 역학 작용이 일어나면서 관절연골이 필요 이상으로 마모된다.

빈의 A. Menschik은 1978년부터 순수한 기하학적 분석을 통해 이런 연구 결과를 재현해 내고 있다.

관절융기도르래 측면상의 기하학적 결정론은 물론 **등척 가설** isometry hypothesis, 즉 십자인대의 길이에 변화가 없다는 전제에 이론적 기반을 두고 있다. 그러나 이는 아직은 실제 관찰을 통해 확인된 것은 아니다(아래 참고). 그렇지만 이 가설은 여러 연구 결과를 잘 설명해 주고 있으므로 새로운 십자인대 수술 개발에 지침이 될 수 있다.

최근 Frain 등은 20개의 무릎에 대한 해부학적 연구에 기초한 수학 모형을 사용하여 만곡-포락선과 순간 운동의 다중심성이라는 개념을 확인해 주었으며 동시에 십자인대와 곁인대 사이에 일정한 기능적 관계가 있음을 강조하고 있다. 각각의 접촉점에서 넙다리뼈와 정강뼈의 속도 벡터를 컴퓨터로 추적한 결과는 관절융기 측면상 포락선을 정확히 재현하고 있다.

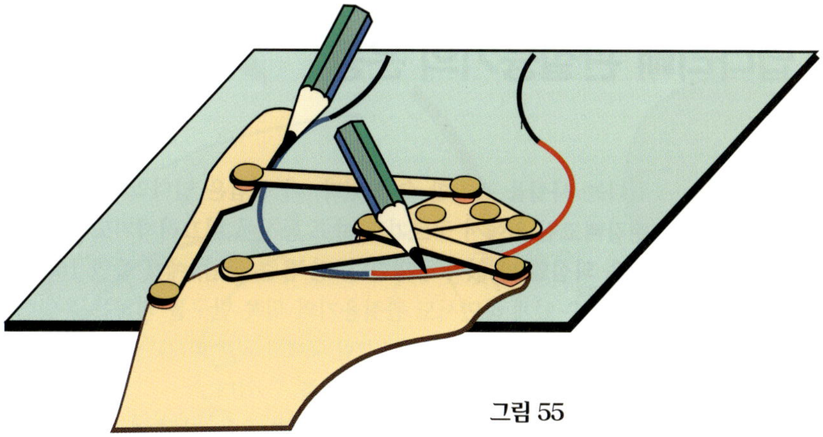

그림 55

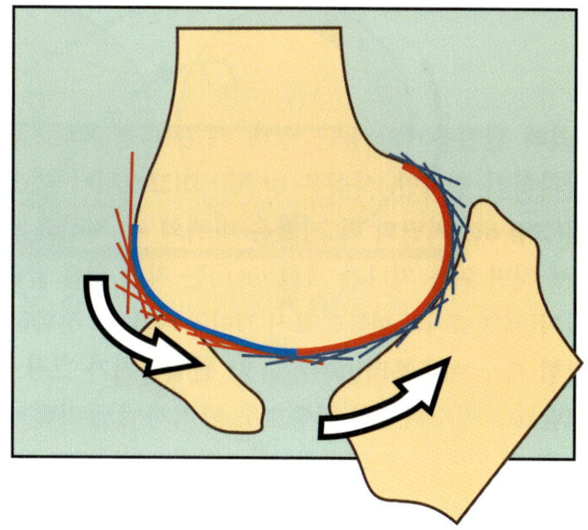

그림 56

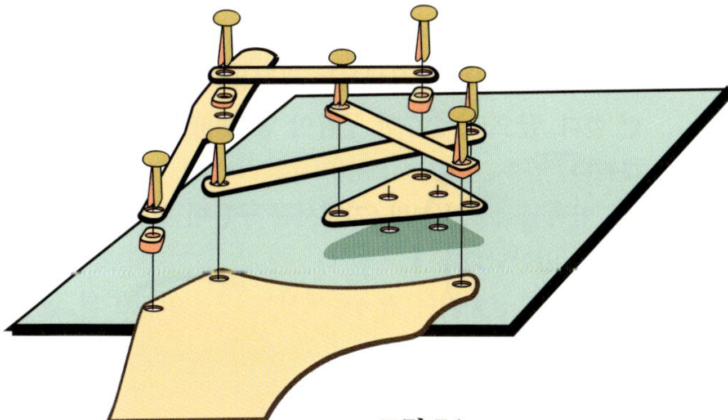

그림 54

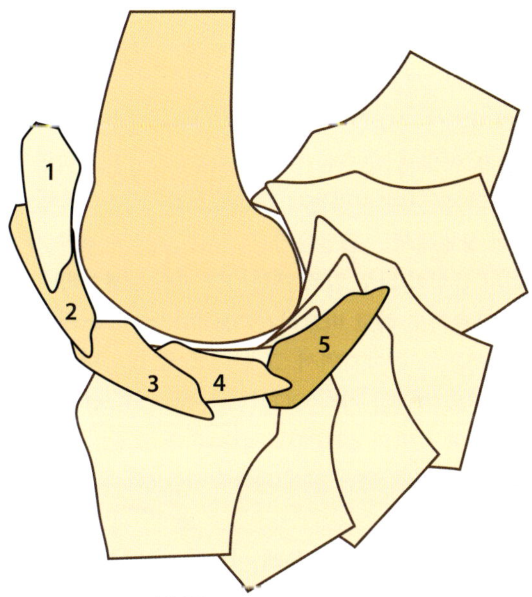

그림 58

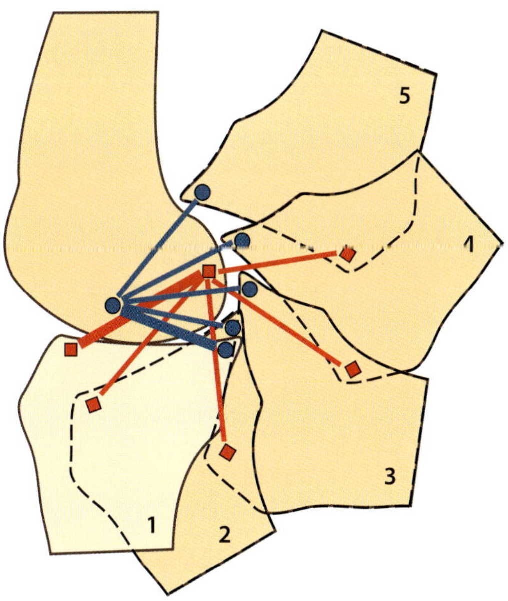

그림 57

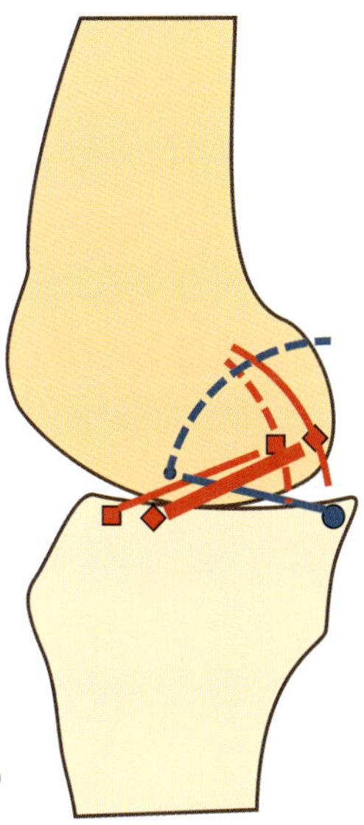

그림 59

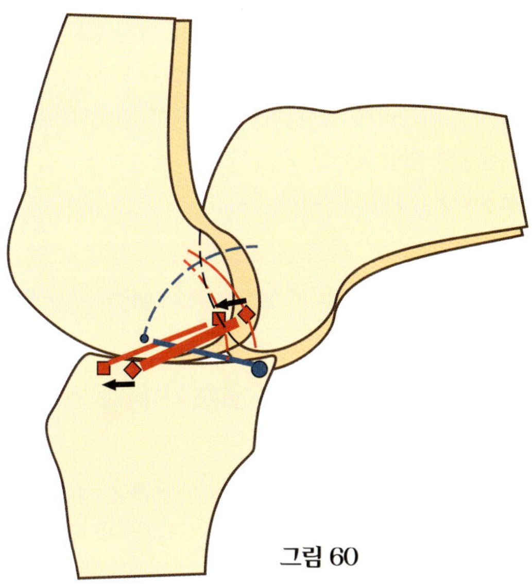

그림 60

관절주머니

관절주머니articular capsule는 넙다리뼈 먼쪽끝과 정강뼈 몸쪽끝을 감싸고 있는 **섬유성 슬리브**sleeve로서 두 뼈의 접합을 유지하고 관절 간극의 비골성non-bony 벽을 이룬다. 깊은면은 윤활막이 덮여 있다.

관절주머니의 일반적 모양(그림 78)은 모선generatrix에 의해 뒷면이 움푹 팬 원기둥(움직임은 화살표로 표시)에 비유하면 쉽게 이해할 수 있다. 결과적으로 시상면에서 관절안joint cavity이 안쪽과 가쪽으로 반씩 불완전하게 나뉘는 구획이 생긴다. (이 구획과 십자인대의 관계는 후술한다. 121쪽 참고.) 원통의 앞면에는 작은 구멍이 뚫려 있어 **무릎뼈**를 수용한다. 원통의 위쪽 끝과 아래쪽 끝은 각각 넙다리뼈와 정강뼈에 붙는다.

관절주머니의 정강뼈고원 붙는곳은 비교적 단순하다(그림 79). 앞쪽으로 정강뼈 위관절면 가쪽과 안쪽 경계에 닿는다(1: 녹색 파선). 뒤안쪽으로는 뒤십자인대가 정강뼈에 붙는곳과 합류하고 뒤가쪽으로는 뒤쪽 융기사이부위intercondylar area 수준에서 정강뼈 가쪽 위관절면을 휘감다가 뒤십자인대의 정강뼈 붙는곳과 결합한다. 관절주머니가 앞십자인대와 뒤십자인대 사이까지 뻗어 있지는 않으며 인대 사이 틈새(2)는 두 인대의 윤활막으로 채워져 있기 때문에 융기사이오목의 **관절주머니 비후**로 간주할 수 있다.

관절주머니의 넙다리뼈 붙는곳은 조금 더 복잡하다(그림 80~83).

- **앞쪽에서는**(그림 80: 관절융기의 아래 앞가쪽 그림) 도르래위 오목supratrochlear fossa(7)을 에둘러 깊은 오목(그림 82, 83), 즉 무릎위주머니suprapatellar bursa를 이룬다(5). 이 주머니의 중요성에 대해서는 나중에 알게 될 것이다(95쪽, 103쪽 참고).
- **안쪽과 가쪽으로는**(그림 80, 81) 도르래 홈의 가장자리를 따라가면서 무릎옆 오목parapatellar recess을 이룬다(102쪽 참고). 그리고 연골로 덮인 관절융기 관절면 가장자리를 따라가면서 경사로 형태의 Chevrier의 관절주머니 붙는곳(8)을 형성한다. 가쪽관절융기에서는 오금근 힘줄tendon of popliteus(P)의 주머니속intracapsular 붙는곳 위에 있다. 즉, 이 닿는곳은 관절주머니 내부에 있다(그림 80).
- **뒤쪽과 위쪽으로는**(그림 81) 장딴지근gastrocnemius(G)의 안쪽갈래medial head와 가쪽갈래lateral head 이는곳보다 바로 먼쪽에 있는 관절융기 관절면의 뒤위posterosuperior 가장자리를 두른다. 따라서 관절주머니는 이 근육들의 깊은면을 덧대는 동시에 관절융기 관절면으로부터 분리시켜 준다. 이 부위에서 관절주머니는 비후하여 뒤쪽 **관절융기판**condylar plate(6)을 이룬다(114쪽, 120쪽 참고).
- **융기사이오목**(그림 82, 83: 넙다리뼈를 시상면에서 절단)에서 관절주머니는 관절연골을 따라 관절융기의 오목의 한 가장자리에서 반대편 가장자리를 가로지르는 다리처럼, 두 관절융기 사이의 축에 인접한 면과 오목의 깊은 부분에 붙는다. 안쪽관절융기(그림 82)의 축의 인접한 면의 붙는곳은 뒤십자인대의 넙다리뼈 붙는곳과 섞인다(4). 가쪽관절융기의 축의 인접한 면의 붙는곳(그림 83)은 앞십자인대의 넙다리뼈 붙는곳과 섞인다(3).

여기에서도 십자인대의 붙는곳은 관절주머니의 붙는곳과 섞이면서 강화해 주고 있다.

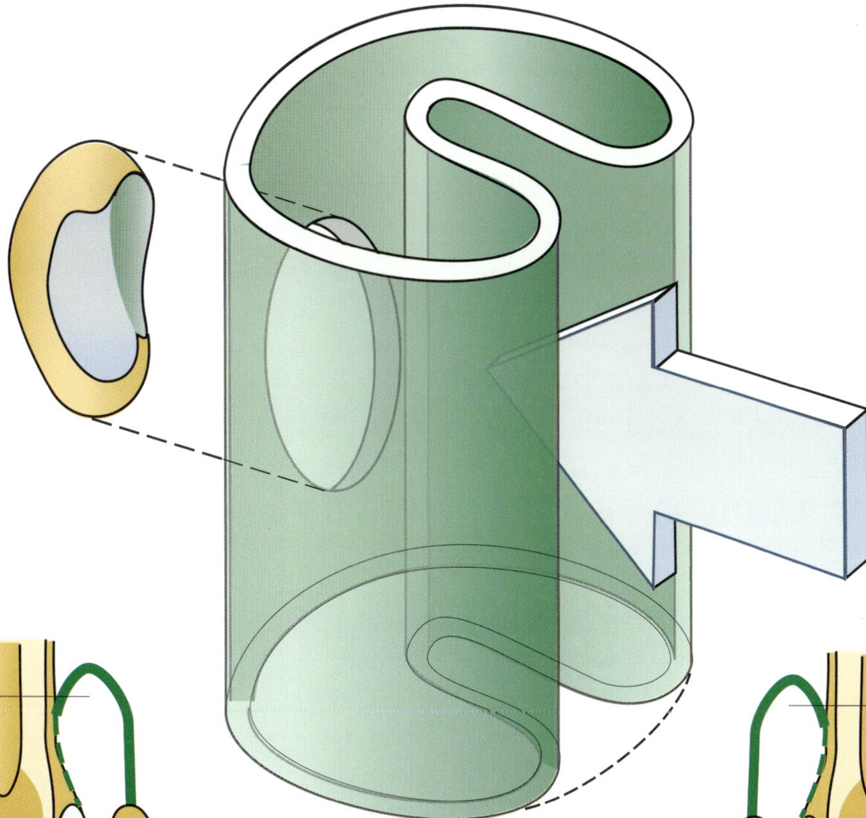

그림 78

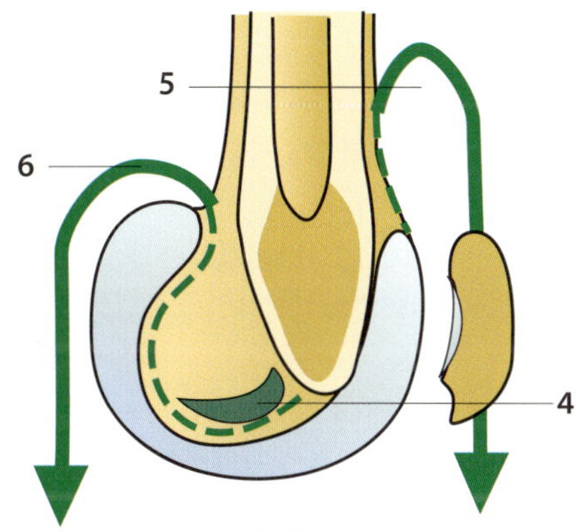

그림 82

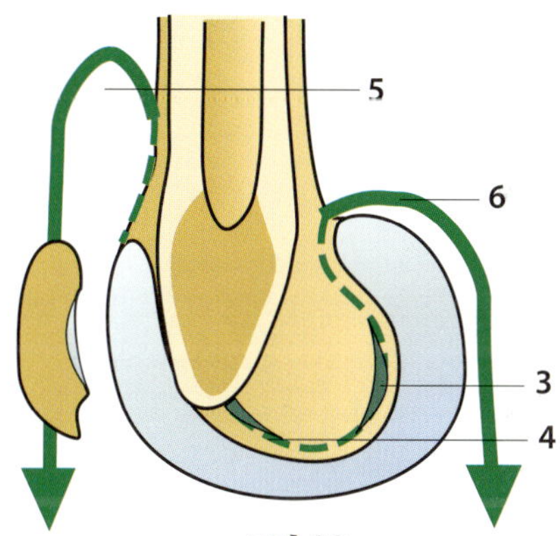

그림 83

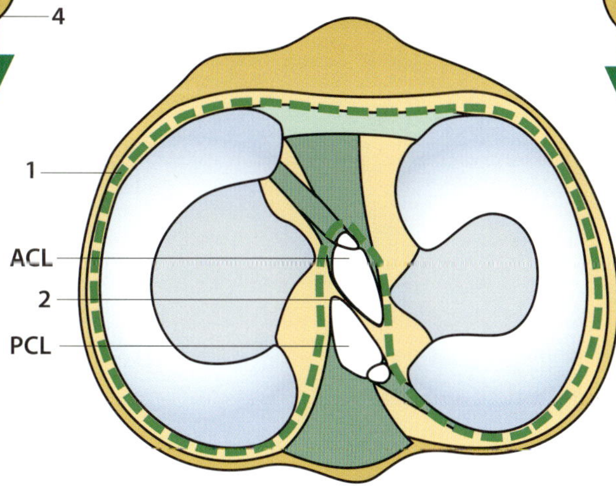

그림 79

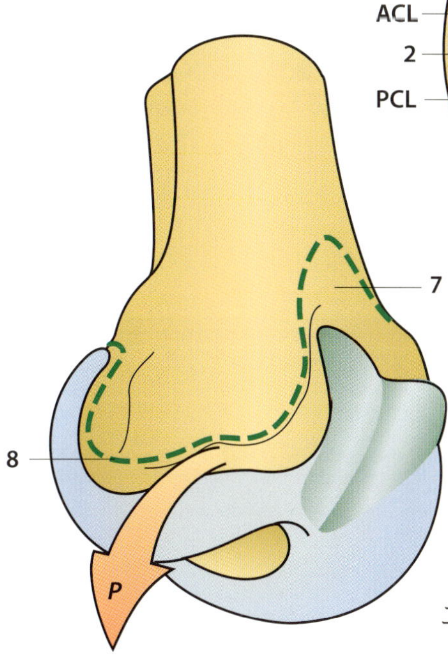

그림 80

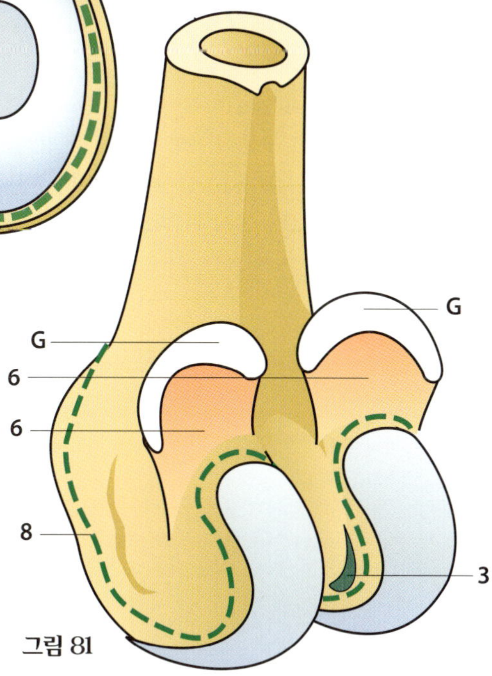

그림 81

무릎아래윤활주름, 윤활주름, 관절 용적

정강뼈고원의 앞융기사이오목anterior intercondylar fossa, 무릎인대, 넙다리뼈의 무릎면patellar surface의 아랫부분을 경계로 삼은 사강死腔, dead space(그림 84: 넙다리뼈 안쪽 절반을 제거한 무릎의 뒤안쪽 그림)은 **무릎아래지방덩이**infrapatellar fat pad(1)라는 이름의 꽤 큰 지방조직adipose tissue이 채우고 있다. 이 무릎아래지방덩이는 사각뿔 모양이며 그 밑면은 무릎인대(3)의 깊은면(2)에 자리 잡고 있고 앞융기사이오목의 앞부분까지 나와 있다. 무릎뼈를 아래로 기울여서 열어본 전면도(그림 85)를 보면 무릎아래지방덩이의 얕은면superficial surface(4)에 섬유지방 띠fibroadipose band가 붙어서 무릎뼈끝apex of patella에서부터 융기사이오목까지 뻗어 있음을 알 수 있다(그림 84, 85). 이것을 **무릎아래윤활주름**infrapatellar synovial fold(5)이라고 하며 양쪽으로 펼쳐져 있다. **날개주름**alar folds(6)이 무릎뼈 아래쪽의 안쪽 및 가쪽 모서리에 붙기 때문이다. 무릎아래지방덩이는 무릎관절 앞부분을 '메우는' 역할을 한다. 굽힘 시 무릎인대에 압박당하면서 무릎뼈끝의 양옆으로 삐져나온다.

무릎아래윤활주름은 임신 4개월까지 무릎관절을 양분하고 있는 정중 격벽의 흔적vestigial median septum이다. 성인이 되면 보통 무릎아래윤활주름과 십자인대가 형성하는 정중 격벽 사이에 틈(화살표 I)이 있다(그림 84). 무릎관절의 가쪽 절반과 안쪽 절반은 이 구멍 및 무릎아래윤활주름 위에 있는 개방 공간(화살표 II)을 통해 교통한다.

윤활막은 **3개의 주름**plica, fold(그림 89: 시상면으로 자른 무릎의 단면 중 안쪽 절반 그림)이 있으며 많은 사람들에게 있지만(Dupont에 따르면 85%) 모두에게 있는 것은 아니다. 관절내시경술arthroscopy 덕분에 잘 알려진 이 조직은 다음을 포함한다.

- 무릎아래윤활주름(5)은 무릎아래지방덩이의 윤활막이 연장된 것이다(사례 중 65.5%).
- **무릎위주름**suprapatellar plica(6)은 관찰 사례 중 55.5%에서 나타나며 무릎뼈 위에서 부분적 혹은 완전한 수평 격벽을 형성하여 무릎위주머니suprapatellar bursa를 관절안으로부터 격리해 준다. 주머니가 트여 있으면 액체로 채워지는 질환이 나타나며, 이를 '무릎에 물이 찼다water on the knee'고 한다. 무릎 위쪽에 삼출액으로 가득 찬 부기가 형성되는 것이다.
- **무릎중간주름**mediopatellar plica(7)은 사례의 24%에서 보이며 무릎뼈의 안쪽 모서리부터 넙다리뼈까지 수평으로 뻗어 불완전한 '선반shelf'을 형성한다. 고정되지 않은 모서리가 안쪽관절융기의 안쪽 모서리와 마찰하면 통증이 일어날 수 있다. 관절내시경 절제를 통해 즉시 치료할 수 있다.

관절안의 용적capacity of joint cavity은 정상일 때와 병적 상태일 때 달라진다. 윤활액synovial fluid의 관절 속 삼출인 **물관절증**hydrarthrosis이나 혈액의 관절 속 삼출인 **혈관절증**hemarthrosis이 진행성으로 누적될 경우 용적이 상당히 커질 수 있다. 액체는 무릎위주머니(Sb)와 무릎옆오목parapatellar recess, 그리고 뒤쪽으로는 관절융기판 깊이 있는 관절융기뒤주머니retrocondylar bursa(Rc) 안에 축적된다.

관절 속 액체의 분포는 무릎의 위치에 따라 달라진다. **폄에서**(그림 87), 장딴지근gastrocnemius의 수축으로 관절융기뒤주머니가 압착되면서 액체가 앞으로 움직여 무릎위주머니와 무릎옆오목에 차게 된다(흰색 화살표). **굽힘에서는**(그림 88) 넙다리네갈래근의 수축으로 무릎위주머니가 압착되면서 액체가 뒤쪽으로 밀려난다(흰색 화살표).

완전한 굽힘과 완전한 폄 사이에 **최대 용적 위치**가 있다(그림 86). 이 위치에서 관절 속 액체의 압력이 최소가 된다. 따라서 무릎 삼출액이 있는 환자들은 이 반굽힘 위치를 가장 편하게 받아들인다. 가장 덜 아프기 때문이다.

일반적으로 **윤활액**의 양은 몇 밀리리터(mL)에 불과할 정도로 매우 적다. 하지만 굽힘-폄 운동은 관절면에 지속적으로 신선한 윤활액을 끼얹어 주며, 그럼으로써 관절연골에 적절한 영양 공급, 그리고 무엇보다도 접하는 관절면들 사이의 윤활을 돕는다.

그림 89에서 넙다리네갈래근(Q)과 무릎위주머니를 떠받치고 있는 무릎관절근articularis genus(AG)에 주목하라.

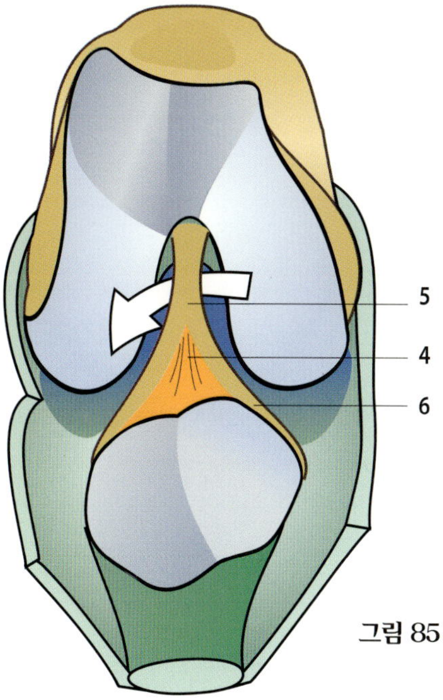

그림 85

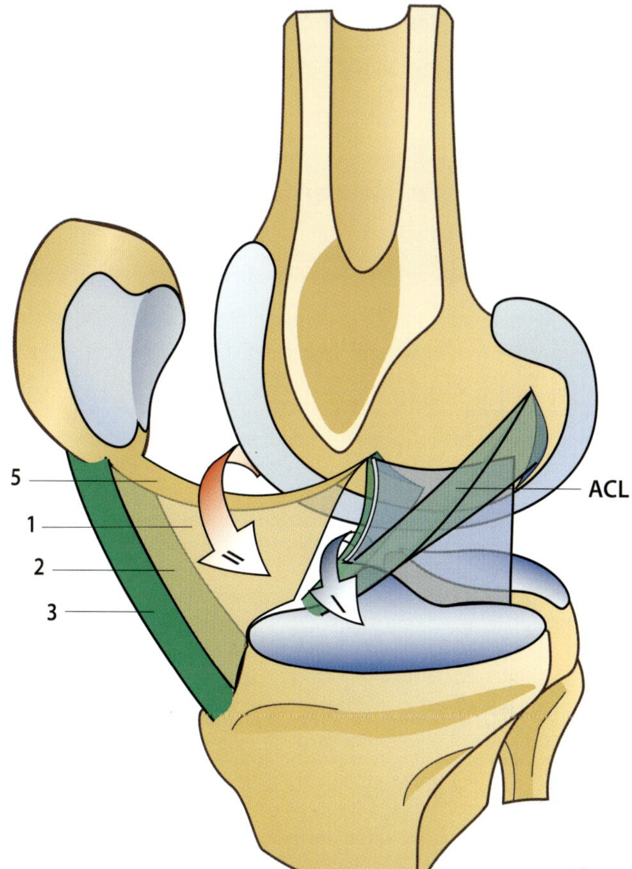

그림 84

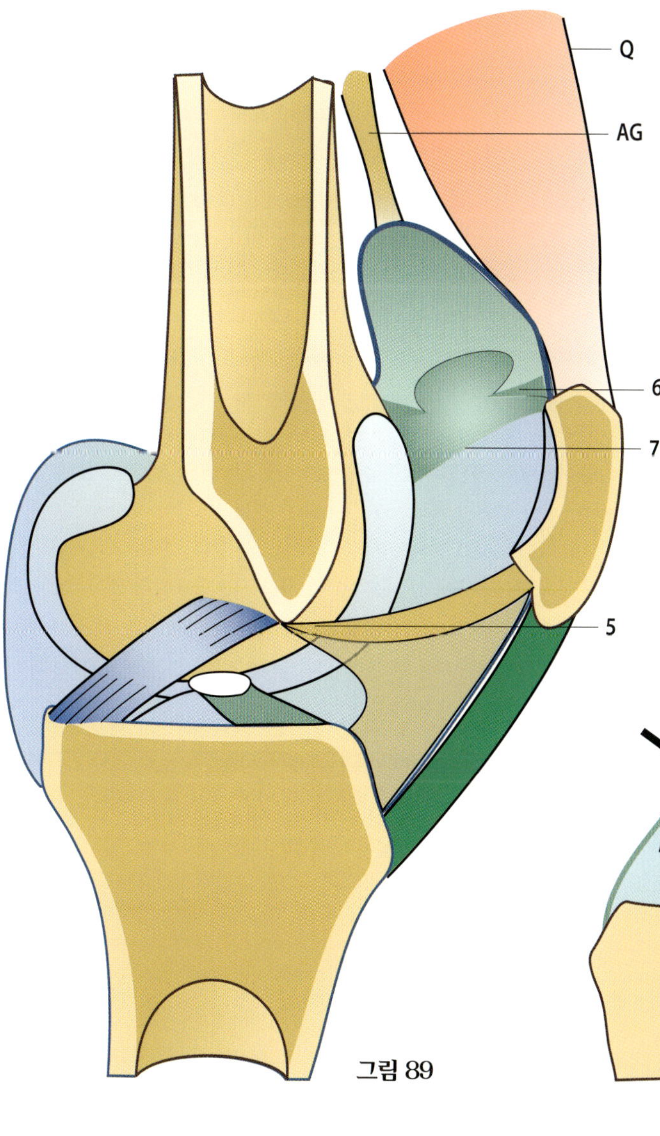

그림 89

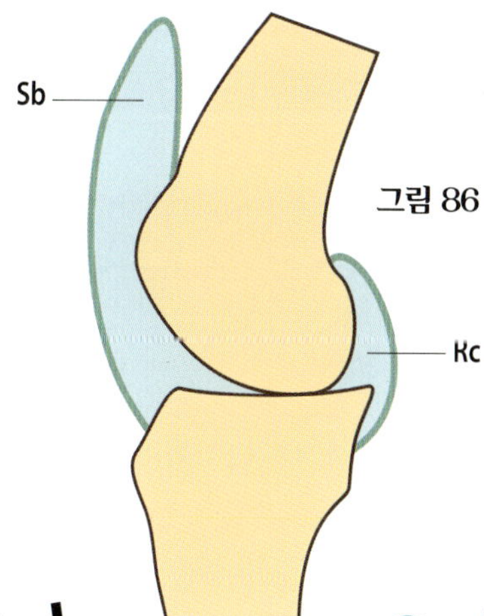

그림 86

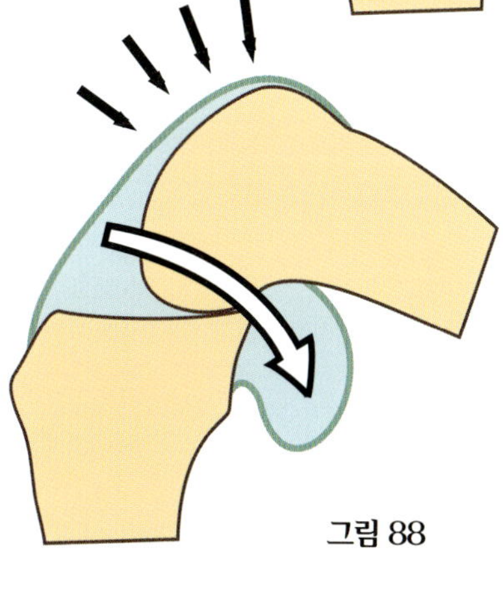

그림 88

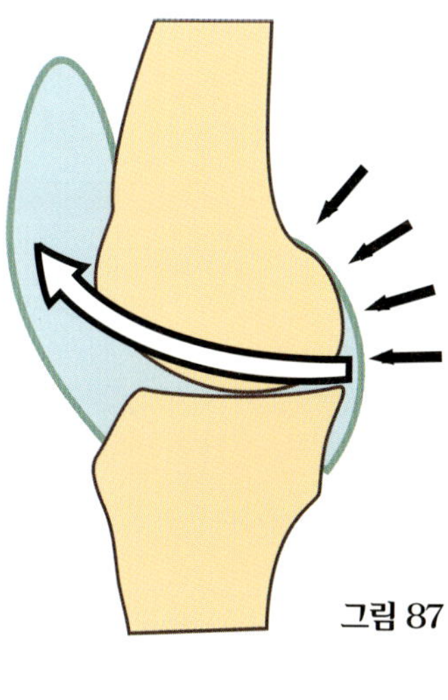

그림 87

관절반달

관절면의 불일치(84쪽 참고)는 **관절반달**meniscus이 개입함으로써 상쇄된다. 그 모양은 평면(P) 위에 구(S)를 놓으면 한 점에서만 접하는 모습을 보면 쉽게 이해할 수 있다(그림 90). 구와 평면의 접촉 부분을 늘리려면 구(S)와 평면(P) 그리고 구에 접하도록 놓인 원통(C)을 경계로 하는 부피와 동일한 고리를 넣으면 된다. 이러한 고리(3)(빨간색)가 정확히 반달의 모양과 같으며 단면도를 보면 다음 세 면이 있는 삼각형이다.

- 구와 접하는 중심면central surface, 즉 축면axial surface(1)
- 원통에 접하는 주위면peripheral surface(2)
- 평면에 접하는 아래면inferior surface(4)

반달-인대 복합체menisco-ligamentous complex를 분해한 그림(그림 91)을 보면 관절반달이 정강뼈 위관절면 위로 '들어 올려져' 있는 모양으로 **안쪽반달**medial meniscus(MM)과 **가쪽반달**lateral meniscus(LM)이 각각 정**강뼈의 안쪽 위관절면**(MAS)과 **가쪽 위관절면**(LAS)보다 위의 동일한 수평면에 있음을 알 수 있다. 다음 세 면을 구별할 수 있다.

- (그림에는 보이지 않는) 넙다리뼈 관절융기와 접촉하는 오목한 위면superior surface(1)
- 원통형 주위면peripheral surface(2). (배경에 파란색으로 표시한) 관절주머니의 깊은면에 붙어 있다.
- 정강뼈 융기사이결절intercondylar tubercle에 의해 분리된 정강뼈 위관절면의 가장자리에 있는 거의 평평한, 여기서는 보이지 않는, 아래면inferior surface(3). 안쪽융기사이결절만 보인다.

이 고리들은 **융기사이결절** 수준에서는 완전한 고리가 아니라 마치 두 개의 **초승달**crescent처럼 생겨서 각각의 초승달에 앞뿔anterior horn과 뒤뿔posterior horn이 다. 가쪽반달의 뿔은 안쪽반달의 뿔보다 서로 더 가까이 붙어 있기 때문에 가쪽반달은 완전한 O자 모양의 원에 거의 근접한 반면 안쪽반달은 C자 모양의 반달 모양이다(그림 92).

이 관절반달은 두 관절면 사이에서 마음대로 돌아다니지 않으며 **기능적으로 중요한 붙는곳**이 있다.

- **무릎의 관상 단면**(그림 93)은 관절반달(빨간색) 주위면에 관절주머니(c)가 붙는 곳을 보여준다.
- 정강뼈고원 위에서는(그림 91) 관절반달의 앞뿔과 뒤뿔이 각각 앞 융기사이부위(6)와 뒤 융기사이부위(7)에 의해 다음과 같이 보호된다.
  - 가쪽반달의 앞뿔(4)은 가쪽융기사이결절 바로 앞에 붙는다.
  - 가쪽반달의 뒤뿔(5)은 가쪽융기사이결절 바로 뒤에 붙는다.
  - 안쪽반달의 뒤뿔(7)은 뒤 융기사이부위의 뒤안쪽 구석posteromedial corner에 붙는다.
  - 안쪽반달의 앞뿔(6)은 앞 융기사이부위의 앞안쪽 구석anteromedial corner에 붙는다.
  - 두 개의 앞뿔은 **무릎가로인대**transverse ligament of knee(8)로 이어져 있다. 이 무릎가로인대는 무릎아래지방덩이의 가닥에 의해 무릎뼈에 붙는다.
- 섬유띠fibrous band는 무릎뼈(P) 가쪽모서리lateral border에서 출발해 관절반달의 가쪽 경계까지 뻗어 있으면서 무릎지지띠(9)의 일부를 형성한다.
- 안쪽곁인대medial collateral ligament(MCL)는 **가장 뒤 섬유**(2)가 안쪽반달의 안쪽 경계에 붙는다.
- 반면 가쪽곁인대lateral collateral ligament(LCL)는 오금근 힘줄Pop에 의해 관절반달과 분리되어 있다. 오금근 힘줄은 관절반달의 뒤모서리에 **섬유성 확장**fibrous expansion(10)을 펼치면서, 이른바 **무릎의 뒤가쪽 구석**posterolateral corner of the knee을 형성한다. 무릎의 가쪽 보호에서 이 조직의 중요성에 관해서는 후술한다.
- **반막근 힘줄**(11) 역시 안쪽반달의 뒤모서리에 섬유성 확장을 뻗치면서 **무릎의 뒤안쪽 구석**posteromedial corner of the knee을 형성한다.
- 끝으로 뒤십자인대에서 나온 별개의 섬유들은 가쪽반달의 뒤뿔에 닿으면서 **반달넙다리인대**meniscofemoral ligament(12)를 형성한다. 또한 앞십자인대의 섬유 몇 가닥도 안쪽반달의 앞뿔에 닿는다(119쪽 그림 166의 5에 대한 설명 참고).

관상 단면(그림 93), 안쪽 시상 단면(그림 94), 가쪽 시상 단면(그림 95)은 각각의 정강뼈 위관절면 중심과 융기사이결절 부위를 제외한 곳에서 관절반달이 어떻게 넙다리뼈 관절융기와 정강뼈 위관절면 사이에 끼어 있는지, 관절반달이 무릎지지띠(9)와 관절주머니(c)에 의해 어떻게 무릎뼈에 붙는지, 그리고 관절반달이 어떻게 관절을 두 구획, 반달위칸suprameniscal compartment과 반달아래칸inframeniscal compartment으로 나누는지를 보여준다(그림 93).

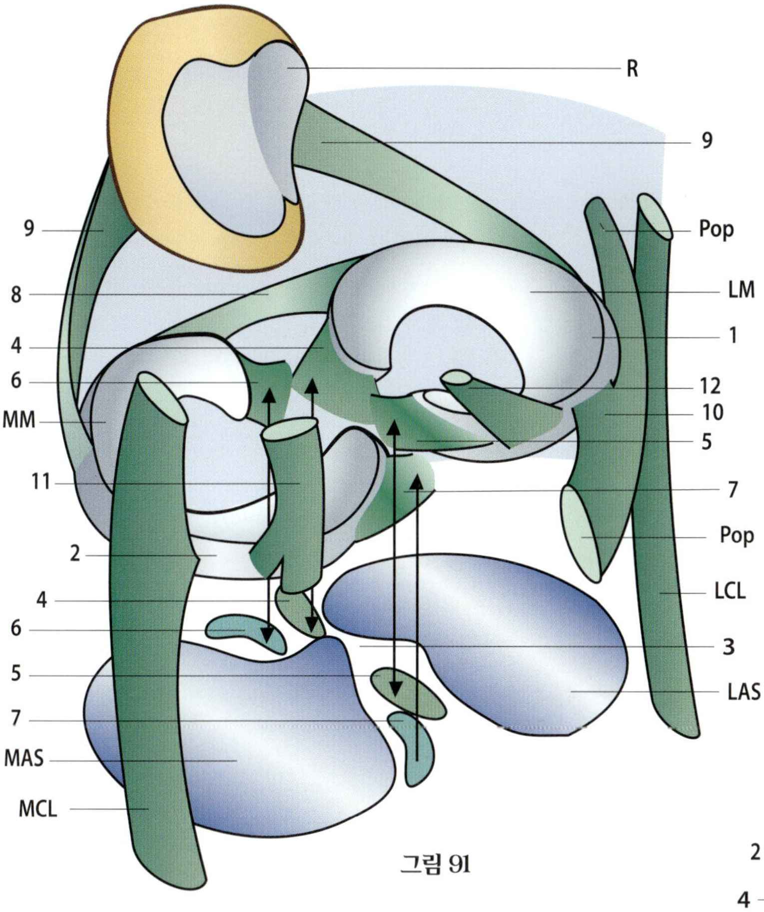

그림 91

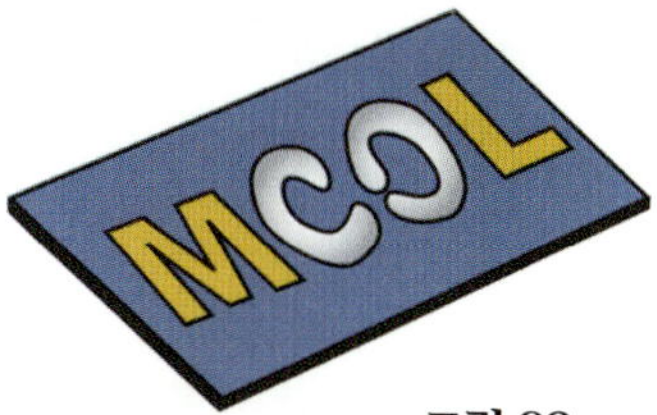

그림 92

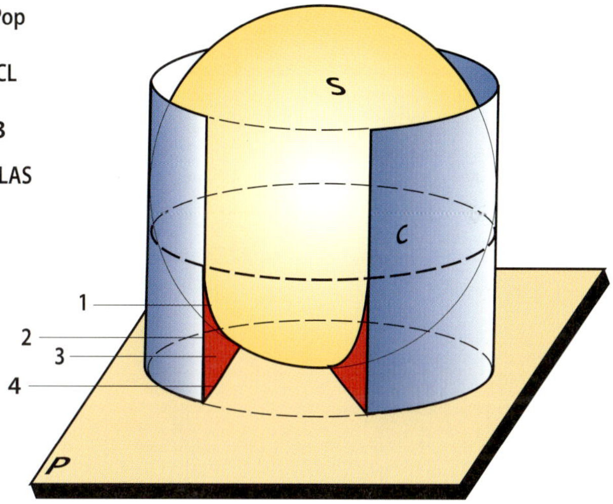

그림 90

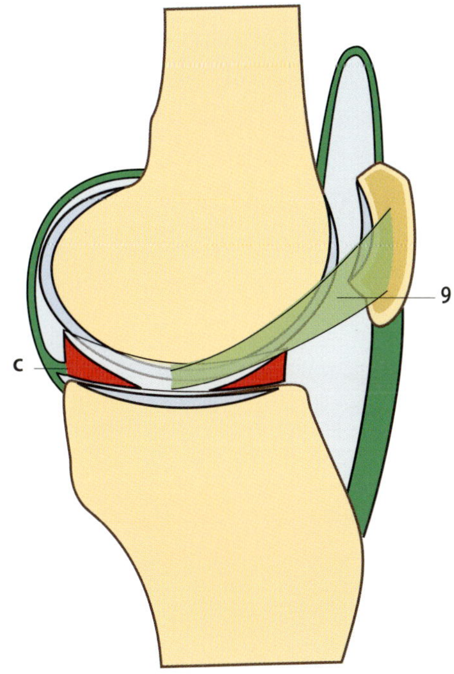

그림 94

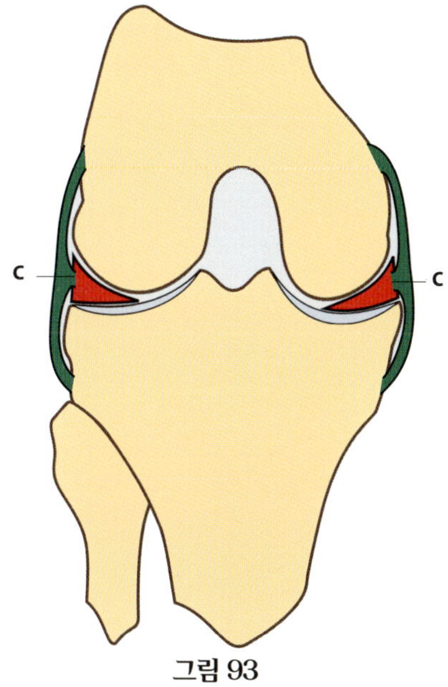

그림 93

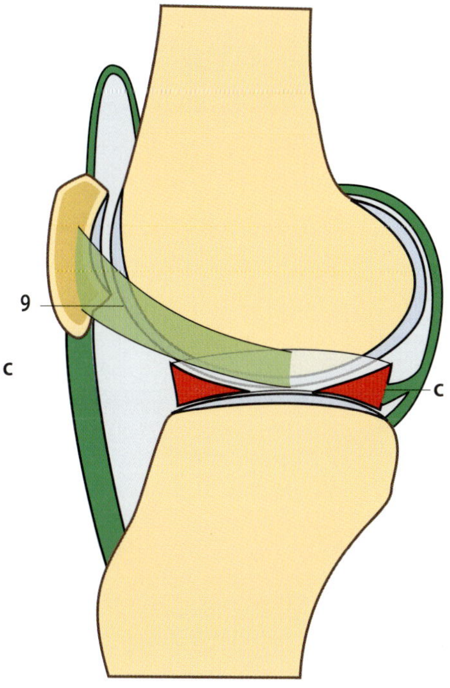

그림 95

굽힘-폄 시 관절반달의 이동

앞서 보았듯이(88쪽), 넙다리뼈와 정강뼈 위관절면의 접점은 굽힘에서는 뒤로, 폄에서는 앞으로 이동한다. 인대와 관절반달만 있는 해부학 표본에서 간단히 볼 수 있듯이 관절반달도 이런 움직임을 따라간다. **폄 시**(그림 96: 뒤안쪽 그림), 각 정강뼈 위관절면의 뒷부분, 특히 가쪽 위관절면(LAS)이 노출된다. **굽힘 시**(그림 97: 뒤안쪽 그림)에서는 안쪽반달(MM)과 가쪽반달(LM)이 각각의 정강뼈 위관절면의 뒷부분과 겹치게 된다. 특히 가쪽반달은 정강뼈 가쪽 위관절면의 뒷면을 따라 아래로 뻗어 있다.

정강뼈 위관절면과 겹치는 관절반달을 위에서부터 본 도식에서는 폄 위치(그림 98)에서 출발할 때 앞쪽에 있던 관절반달이 굽힘 시(그림 99) 불균등하게 뒤로 이동한다는 점이 드러난다. 가쪽반달(LM)이 안쪽반달(MM)보다 두 배나 더 멀리 물러나는 것이다. 이들의 이동 거리는 각각 12mm와 6mm이다.

또한 이 도식을 보면 **관절반달이** 물러나면서 **변형되는** 모습이 분명히 나타난다. 양쪽 뿔이 붙는 곳은 **고정된 두 점**인 반면, 나머지 부분은 자유롭게 움직일 수 있기 때문이다. 가쪽반달은 안쪽반달보다 변형과 변위가 심하게 일어난다. 양쪽 뿔이 더 가까이 붙어 있기 때문이다.

관절반달은 넙다리뼈와 정강뼈 사이의 압축력을 전달하는 탄성 축이음으로 명백히 중요한 역할을 한다(그림 101, 102: 검은색 화살표). **폄 시** 관절융기가 정강뼈 위관절면 위에서 최대 곡률 반지름을 보여주며(그림 100) 관절반달은 두 관절면 사이에 빡빡하게 끼어 있다는 것에 주목할 필요가 있다. 이 두 인자가 완전한 무릎 폄 동작 동안 압축력의 전달을 용이하게 해 준다. 반대로 **굽힘 시** 관절융기가 정강뼈 위관절면 위에서 최소 곡률 반지름을 나타내며(그림 103) 관절반달은 관절융기와 부분적으로만 접촉을 유지한다(그림 105). 이 두 인자는 곁인대의 느슨함(108쪽 참고)과 함께 안정성을 희생하는 대신 가동성을 얻게 해 준다.

이런 관절반달의 이동에 필요한 기전은 **두 그룹**으로 나뉜다. 수동과 능동이다.

반달의 이동 운동에 관여하는 **수동적 기전**은 하나뿐이다. 두 손가락 사이로 체리 씨를 앞으로 밀어내듯 관절융기가 자기 앞으로 관절반달을 밀어내는 것이다. 너무 뻔할 만큼 단순한 기전은 양쪽 뿔의 붙는곳을 제외한 관절반달의 모든 연결 부위를 절단한 해부학 표본을 보면 명징하게 드러난다(그림 96, 97). 모든 면은 아주 미끄럽기 때문에 관절반달의 '쐐기'가 관절융기라는 '바퀴'와 정강뼈라는 '지면' 사이로 튀어나온다(차단하는 기계 작용으로는 매우 비효율적인 셈이다).

능동적 인자는 아주 다양하다.

- **폄 시**(그림 101, 102) 관절반달은 무릎지지띠(1)에 의해 앞으로 당겨진다. 무릎지지띠는 무릎뼈가 무릎가로인대를 따라 당겨지면서 앞쪽으로 이동함에(103쪽 참고) 따라 신장된다. 더하여 가쪽반달의 뒤뿔(그림 102)은 반달넙다리인대(2)의 긴장에 의해 앞으로 당겨진다(123쪽 참고).
- **굽힘 시**
  - 안쪽반달(그림 104)은 뒤모서리에 붙은 반막근 확장(3)에 의해 뒤로 잡아당겨진다. 한편 앞뿔은 앞십자인대 섬유가 앞으로 잡아당긴다(4).
  - 가쪽반달(그림 105)은 오금근 확장(5)이 뒤로 잡아당긴다.

'일상적인' 반달연골절제meniscectomy를 받은 초기 환자들이 절제를 받지 않은 환자들에 비해 일찍 골관절염이 발병한다는 사실이 밝혀지기 전까지는 넙다리뼈와 정강뼈 사이 압축력의 전달이라는 관절반달의 필수적 역할이 과소평가되었다. 관절내시경술의 등장에 이어 상당한 진보가 일어났다. 첫째, 관절내시경술 덕분에 관절조영arthrography에서 나타난 의심스러운 관절반달 병터(거짓양성)를 더 잘 판별할 수 있게 되었다. 예전에는 이런 경우 '일상적으로' 반달연골절제를 했다. (관절반달이 비정상인지 확인하기 위해 관절반달을 제거했다. 이 얼마나 비논리적인 접근법인가!) 둘째, 관절내시경술 덕분에 관절연골에 기계적 장애나 손상을 일으킬 수 있는 손상된 부분만을 제거하는 '맞춤형' 반달연골절제 혹은 부분 반달연골절제가 가능해졌다. 셋째, 관절반달 병터의 발견은 진단의 일부에 불과하다는 교훈을 상기시켰다. 관절반달 병터와 연골 병터의 배후에는 대개 인대 문제가 있기 때문이다.

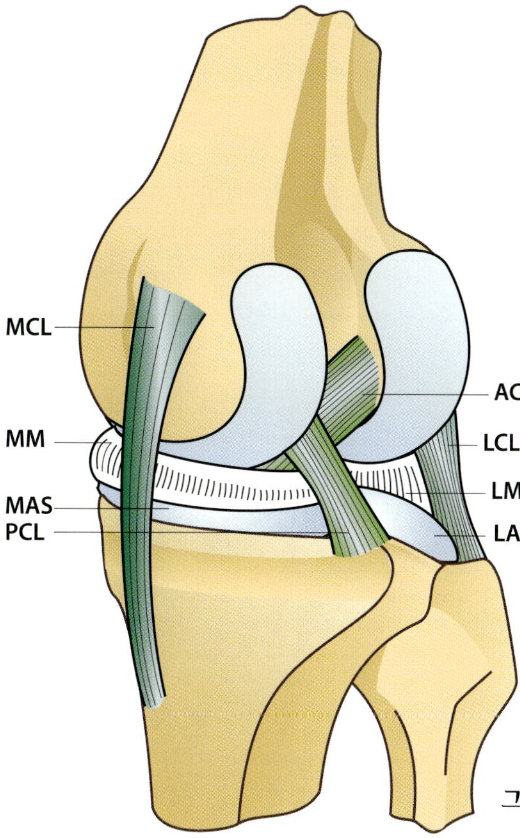

그림 96

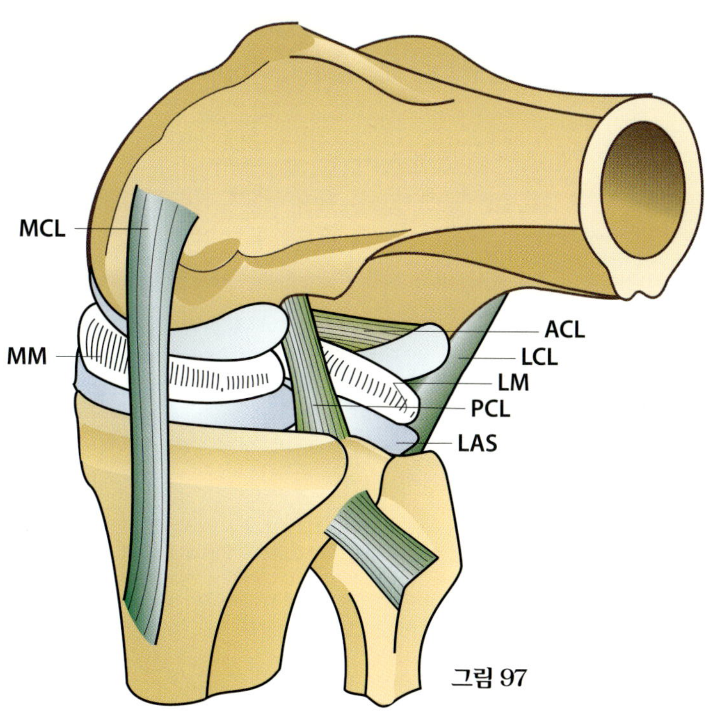

그림 97

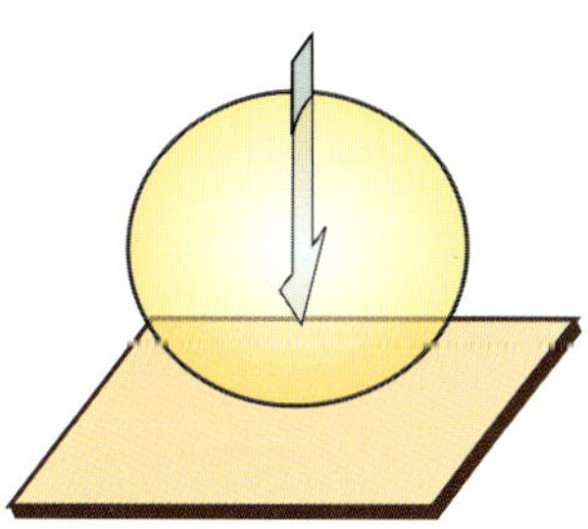
그림 100

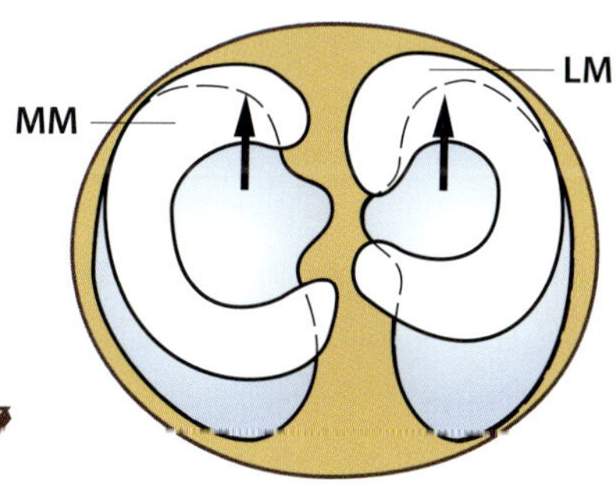

그림 98

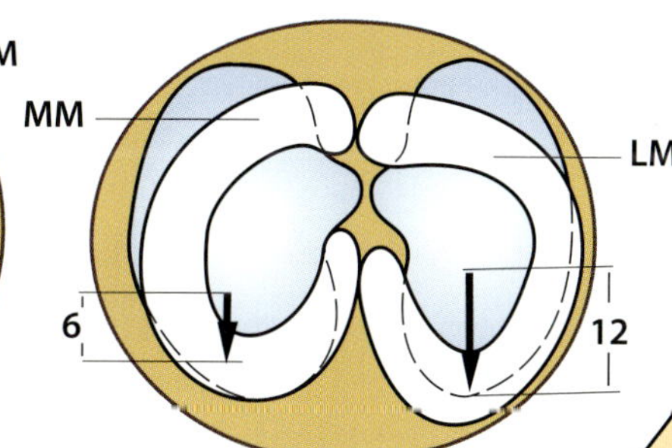

그림 99

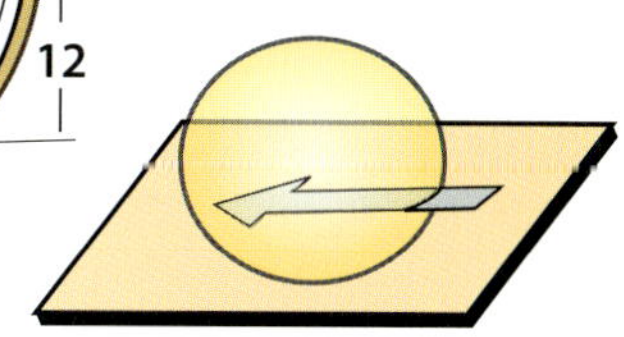
그림 103

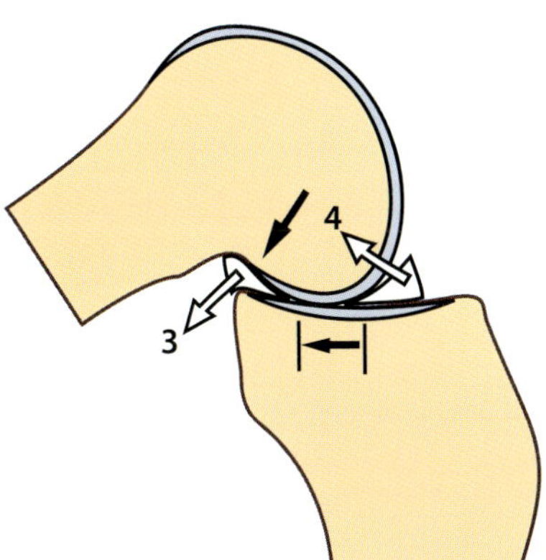

그림 104

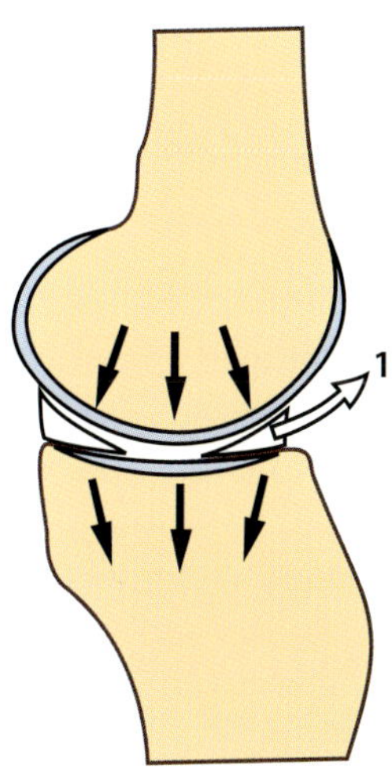

그림 101

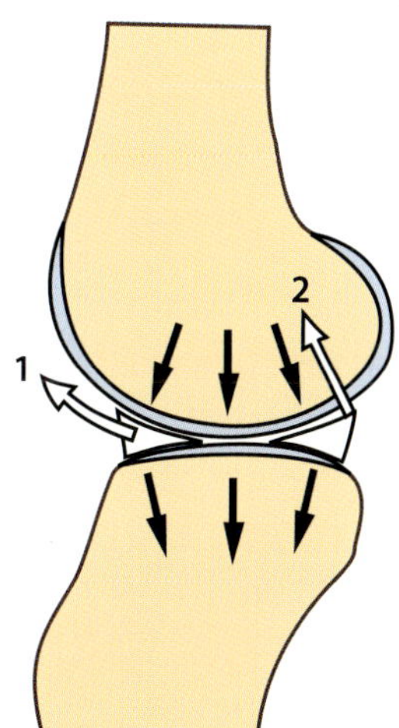

그림 102

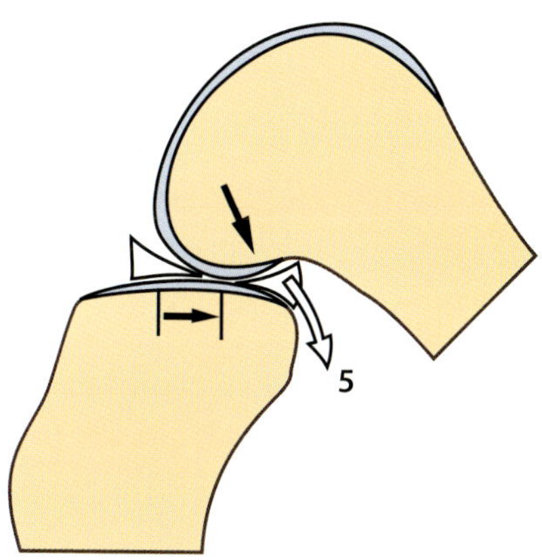

그림 105

축돌림 시 관절반달의 이동, 관절반달 병터

축돌림 운동 시 관절반달은 정강뼈고원 위에서 넙다리뼈 관절융기의 운동을 정확히 따라간다(99쪽 참고). **축돌림의 중립 위치**(그림 106: 오른쪽 정강뼈고원의 도식)에서 가쪽반달(LM)과 안쪽반달(MM)은 각각의 정강뼈 위관절면의 정중앙에 잘 자리 잡고 있다. 축돌림 시 관절반달은 서로 반대 방향으로 움직이는 모습을 보인다.

- 넙다리뼈에 대한 정강뼈의 **가쪽돌림** 시(그림 107: 빨간색 화살표가 넙다리뼈 관절융기에 대한 정강뼈의 돌림을 가리킨다) 가쪽반달(LM)은 정강뼈 위관절면에서 앞으로 당겨지고(1), 안쪽반달(MM)은 뒤로 당겨진다(2).
- **안쪽돌림** 시(그림 108: 파란색 화살표가 정강뼈의 반대쪽 돌림을 나타낸다) 안쪽반달(MM)은 앞으로 이동하고(3), 가쪽반달(LM)은 뒤로 이동한다(4).

여기에서도 관절반달의 위치 변화는 고정된 점, 즉 양쪽 뿔의 붙는 곳을 중심으로 하는 **변형**을 동반한다. 가쪽반달의 총 이동 범위는 안쪽반달의 두 배다.

축돌림 과정에서 이러한 위치 변화는 대부분 수동적으로 관절반달이 관절융기에 끌려 다니면서 일어난다. 하지만 능동적 과정도 일부 개입된다. 무릎뼈가 정강뼈에 대해 움직이면서(106쪽 참고) 관절반달 중 하나를 앞으로 끌어당김에 따라 무릎지지띠에 생기는 긴장이 바로 그것이다.

무릎 운동 중에 관절반달이 정강뼈고원 위에서 일어나는 관절융기의 운동을 따라가지 못하면 관절반달이 손상될 수도 있다. 즉, 비정상적인 위치에서 '방심하다가 당하고' '모루와 망치 사이에서 으스러진다.' 예를 들면 축구공을 찰 때처럼 무릎을 격렬하게 펼 때 관절반달 중 하나가 앞으로 잡아당겨질 틈이 없어서(그림 109) 관절융기와 정강뼈 위관절면 사이에 끼어 버리는데(2개의 흰색 화살표) 폄은 정강뼈를 넙다리뼈로 붙이는 것이 되기 때문에 더 강하게 끼어 버리게 된다. 축구 선수들에게(그림 116) 흔하게 일어나는 이런 기전이 **가로 찢김**transverse tears(a)이나 앞뿔이 접혀 버리는 **앞뿔 박리**detachments of the anterior horn(b)를 일으킨다(그림 114).

관절반달 병터를 일으키는 다른 기전은 밖굽이valgus 운동(1)과 가쪽돌림(2)이 결합해 나타나는 **무릎의 비틀림**twist과 관련된다(그림 110). 몸이 비틀림을 바로잡으려고 애쓰는 과정에서 안쪽반달이 안쪽관절융기의 볼록한 면 아래에 있는 관절 중심으로 끌려 들어가면서 관절반달은 무심결에 관절융기와 정강뼈 위관절면 사이에 끼어 버리게 되고 이렇게 되면 세 가지 결과가 나타날 수 있다. (a) **관절반달의 세로 찢김**(그림 111), (b) **관절주머니로부터 관절반달 완전 박리**(그림 112), (c) **관절반달의 복합 찢김**(그림 113)이다. 세 가지 세로 병터 모두에서 자유롭게 움직이는 관절반달의 중심부는 융기사이오목 속으로 감겨 들어가면서 **'양동이손잡이 병터**bucket-handle lesion'를 일으킨다(그림 111). 이 병터는 축구 선수들이 다리를 굽힌 상태로 착지하거나 좁은 탄맥에서 웅크리고 일해야 하는 광부들에게 흔히 일어난다(그림 117).

관절반달 손상의 또 다른 기전은 **십자인대 파열에 속발**하는 것이다. 예를 들면 앞십자인대 파열에 속발하는 것이다(그림 115). 안쪽관절융기가 뒤로 붙잡혀 있지 못하고 앞으로 쏠리면서 안쪽반달의 뒤뿔을 으스러뜨리고 분리시키는 것이다. 안쪽반달은 뒤쪽에서 관절주머니와 붙는곳에서 떨어져 수평으로 찢어진다(삽도).

관절반달 중 하나가 찢어지는 순간 손상된 부위는 정상적으로 움직이지 못하고 관절융기와 정강뼈 위관절면 사이에 끼어 버린다. 그러면 무릎은 굽힘 위치에서 **잠기게**locked, 즉 움직이지 못하게 되는데, 특히 관절반달 병터가 더 뒤쪽에 있을수록, 또는 수동적 폄조차 불가능한 완전 폄 상태에서 더 두드러진다.

혈관이 없기 때문에 손상된 관절반달은 흉터가 형성되지 않고 따라서 치유되지도 않는다는 점을 명심해야 한다.

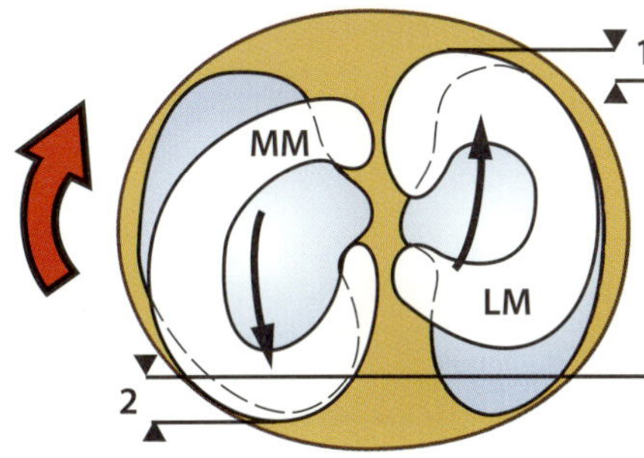

그림 107

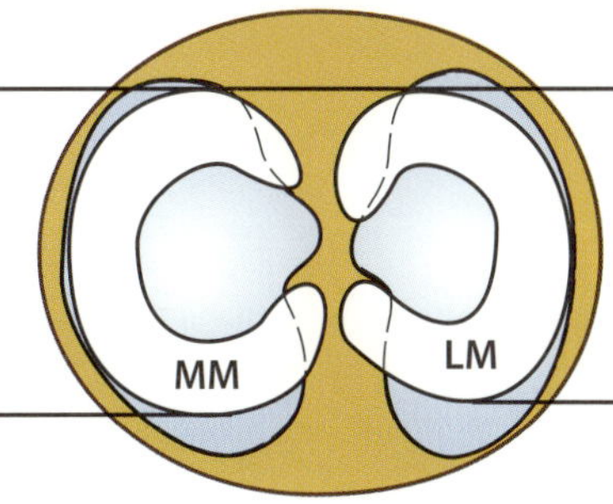

그림 106

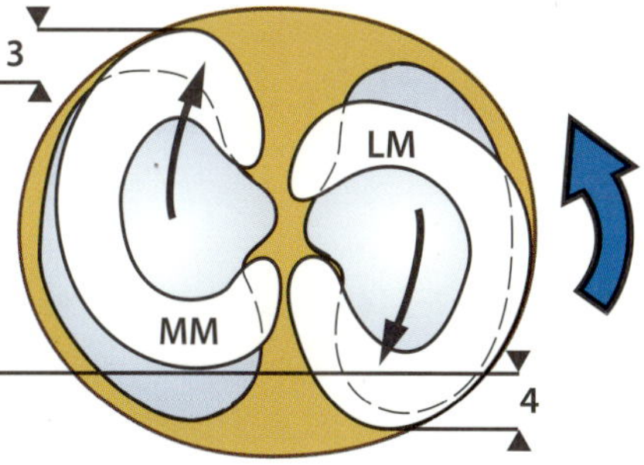

그림 108

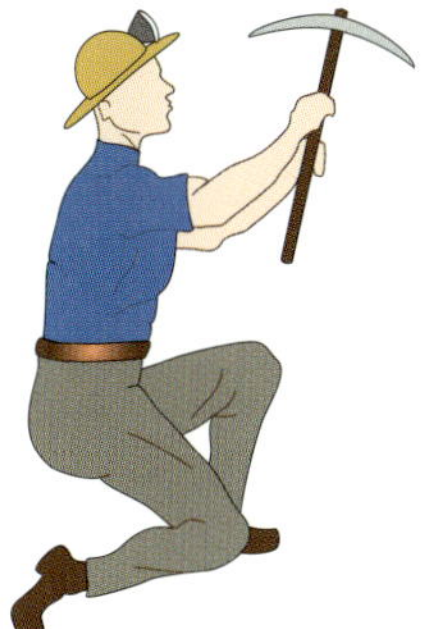

그림 117

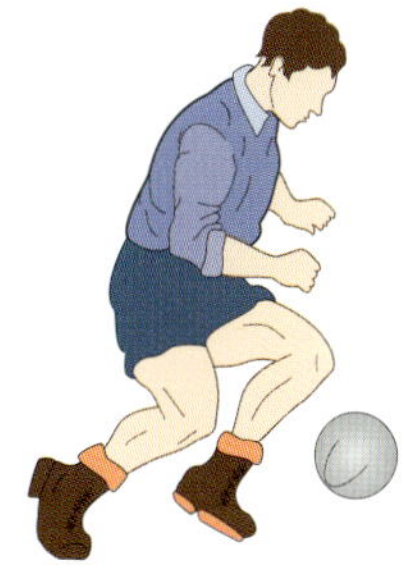

그림 116

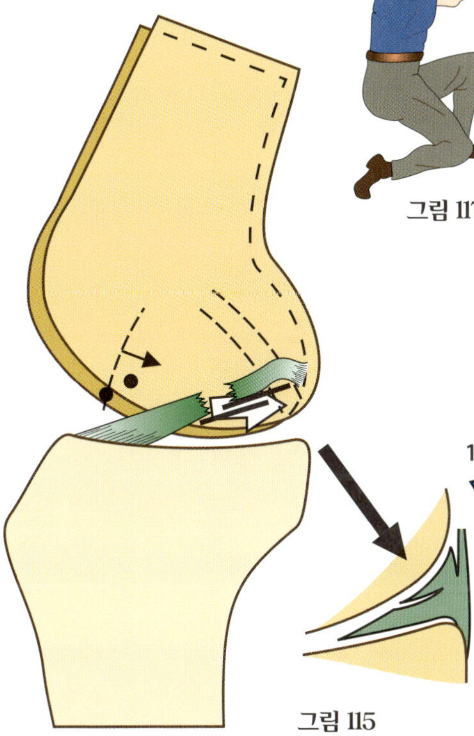

그림 115

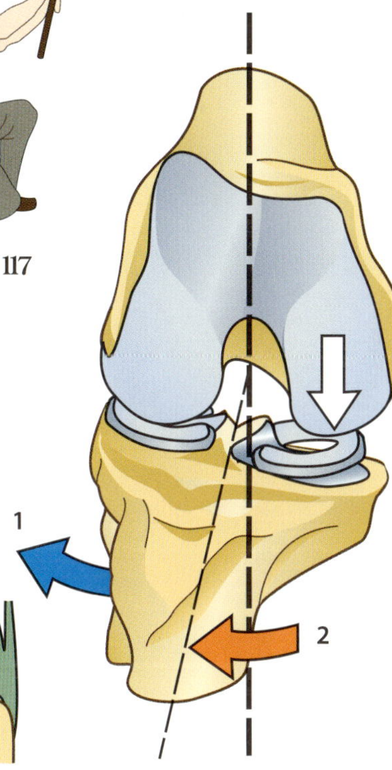

그림 110

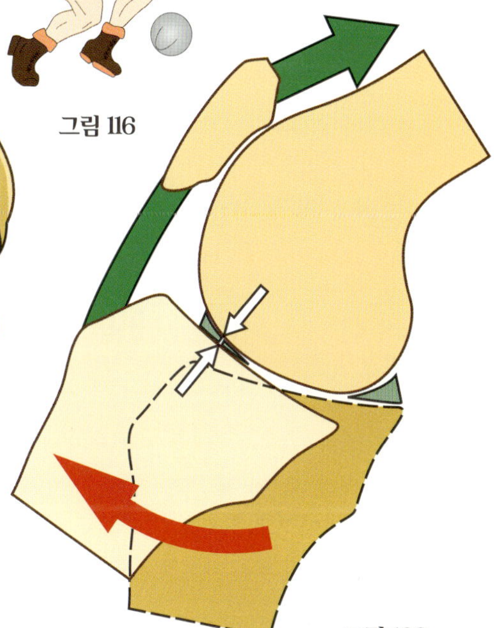

그림 109

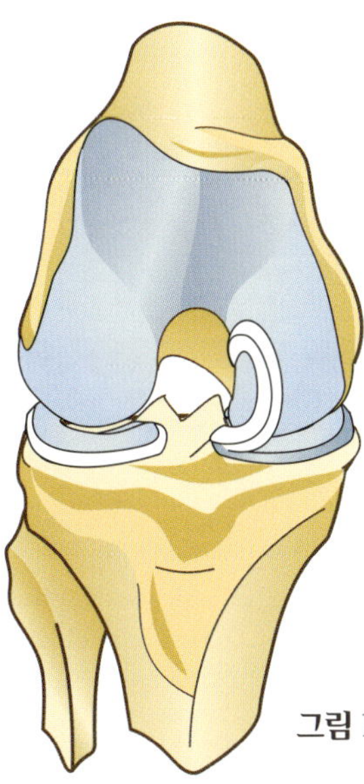

그림 111

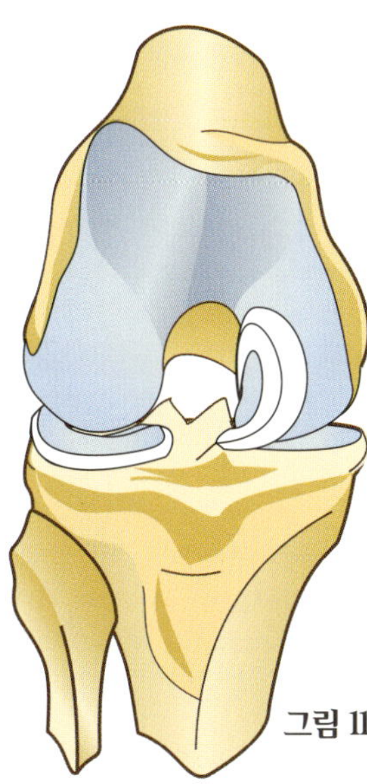

그림 112

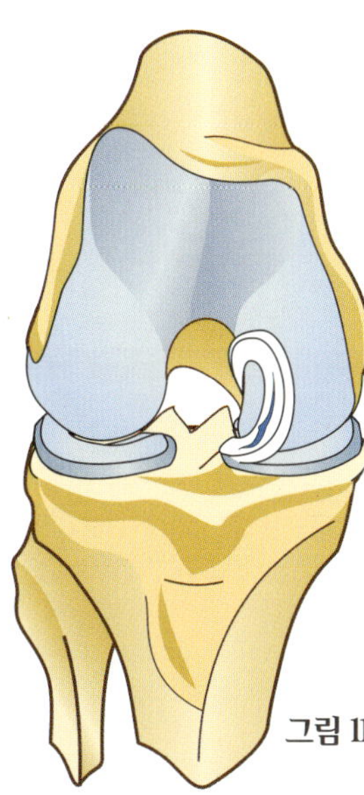

그림 113

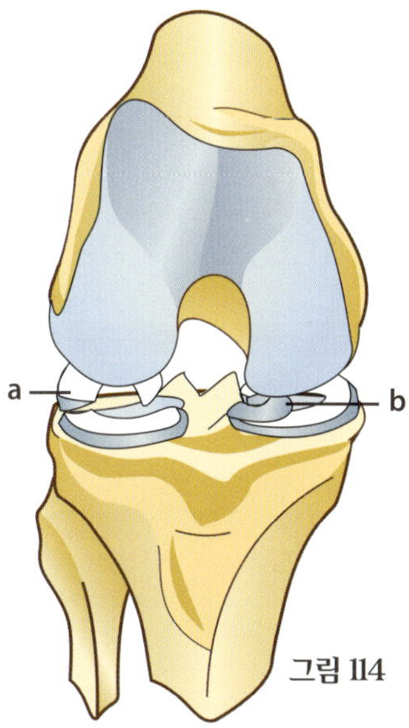

그림 114

넙다리뼈에 대한 무릎뼈의 이동

무릎의 폄 장치는 **도르래**pulley(그림 118a)**에 걸린 케이블과 같이** 넙다리뼈의 먼쪽끝을 미끄러진다. 차이점이라면 넙다리뼈 도르래femoral trochlea는 고정 도르래이며(그림 118b), 융기사이오목intercondylar fossa(그림 119)과 함께 깊은 수직 고랑을 형성해(그림 118b) 무릎뼈가 그 안으로 미끄러져 들어갈 수 있게 된다. 따라서 위쪽이나 가쪽으로 비스듬하게 뻗는 넙다리네갈래근의 힘이 정확히 수직 힘으로 바뀌게 된다.

굽힘 시 넙다리뼈에 대한 무릎뼈의 정상적 운동은 넙다리뼈 도르래의 중심 고랑을 따라 융기사이오목까지 이어지는 수직 이동이다(그림 120: 방사선영상을 바탕으로 그림). 따라서 무릎뼈는 가로축을 중심으로 회전하면서 무릎뼈의 길이(8cm)보다 두 배의 거리를 이동하게 된다. 폄 위치(A)에서 바로 뒤쪽을 향하고 있던 무릎뼈 뒤면posterior surface은 가동역의 마지막인 완전한 굽힘 상태(B)에서는 바로 위를 향하게 되고, 이때 넙다리뼈 관절융기에 눌리게 된다. 그러므로 무릎뼈는 **원둘레 모양의 이동**을 하는 것이다.

이렇게 중요한 위치의 이동은 무릎뼈가 **충분한 길이로 넙다리뼈에 붙어 있을 때에만** 가능하다. 관절주머니는 무릎뼈 둘레에 세 개의 깊은 오목을 형성한다(그림 120). 즉, 위쪽으로는 넙다리네갈래근 깊은 곳에 있는 무릎위주머니(SPB), 양쪽으로는 두 개의 무릎옆오목parapatellar recess(PPR)이 그것이다. 무릎뼈가 A에서 B까지 관절융기 아래를 미끄러질 때, 이 세 개의 오목은 펴진다. 그 결과, 무릎위주머니의 크기 때문에 거리 XX′은 (그보다 네 배나 긴) 거리 XX″이 될 수 있고, 무릎옆오목의 크기 때문에 거리 YY′는 (그보다 두 배 긴) 거리 YY″이 될 수 있다.

이 오목의 윤활층 사이에 염증성 유착inflammatory adhesion이 일어나면 주름이 펴지면서 길어질 수 없게 되고 **무릎뼈는 넙다리뼈에 달라붙어 버린다.** XX′과 YY′의 거리만큼 늘어날 수 없기 때문에 고랑을 따라 미끄러져 내려가지 못한다. **관절주머니의 단축**은 외상이나 감염 후의 무릎 폄 시 강직무릎stiff knee의 원인의 하나가 될 수 있다.

무릎뼈가 '내려갈' 때는 무릎아래윤활주름(그림 121)이 따라오면서, ZZ′에서 ZZ″으로 이동하며 방향을 180°도 바꾼다. 무릎뼈가 '올라갈' 때는 **무릎관절근**articularis genus(AGM)(무릎위주머니의 긴장근tensor이며, 중간넓은근vastus intermedius의 깊은면에서 일어난다)이 위쪽으로 잡아당겨지지 않으면 무릎위주머니가 무릎뼈와 넙다리뼈 도르래 사이에 끼게 된다.

일반적으로 무릎뼈는 위아래로만 움직이고 양옆으로는 움직이지 않는다. 넙다리네갈래근에 의해 사실상 고랑에 아주 강하게 밀착해 있고(그림 122), 무릎이 굽혀질수록 그 힘은 강해진다. 폄 동작 끝에 가면(그림 123), 이런 고정력은 약해지고 심지어 젖힘으로 반전되기도 한다(그림 124). 그러면 무릎뼈는 넙다리뼈 도르래에서 멀어지게 된다. 이 지점에서(그림 125) 무릎뼈가 가쪽으로 끌려가기도 한다. 이제는 넙다리네갈래근 힘줄과 무릎인대가 가쪽을 향하는 둔각을 형성하기 때문이다. 무릎뼈의 가쪽 탈구를 막아 주는 것은 도르래의 가쪽 옆면cheek뿐이다. 가쪽 옆면이 안쪽 옆면에 비해 눈에 띄게 더 튀어나와 있으며(그림 126) 그 차이가 e이다. 선천 기형으로(그림 127) 가쪽 옆면이 충분히 발달하지 않으면, 즉 안쪽 옆면과 비슷하거나 덜 돌출하게 되면 무릎뼈는 완전한 폄 위치에서 고정되지 않는다. 이것이 바로 **무릎뼈 재발탈구**recurrent dislocation of patella의 근본적 기전이다.

넙다리뼈 아래에서 정강뼈의 가쪽돌림과 밖굽이무릎은 넙다리네갈래근 힘줄과 무릎인대 사이의 각도를 좁히고, 그럼으로써 무릎뼈의 가쪽 불안정성을 키우는 힘의 가쪽 벡터를 증가시킨다. 이런 상태는 무릎뼈의 가쪽 탈구와 아탈구, 연골연화증chondromalacia 및 가쪽 넙다리무릎 골관절염을 일으키기 쉬운 상황을 만든다.

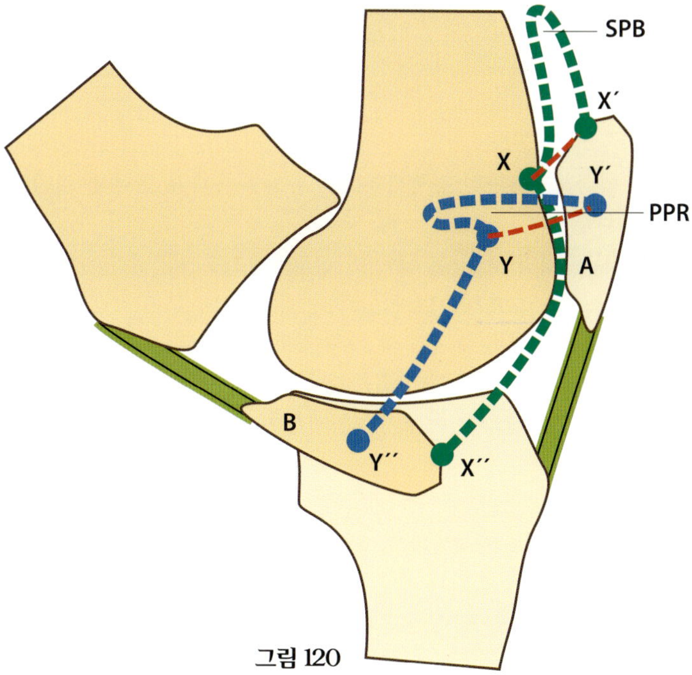

그림 120

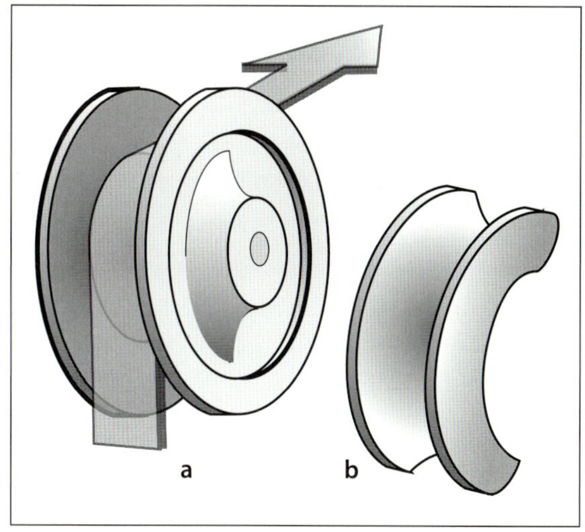

그림 118

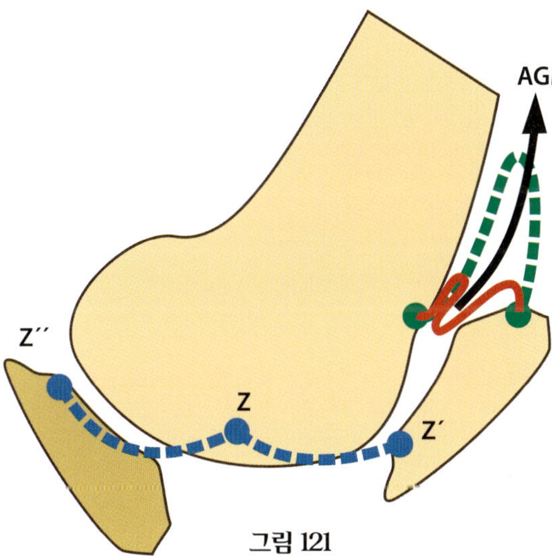

그림 121

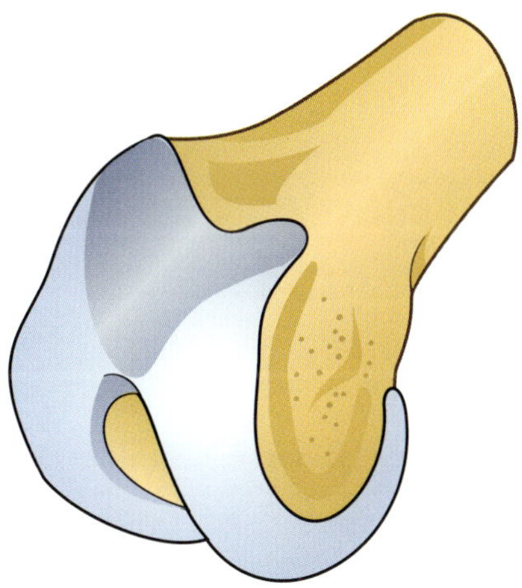

그림 119

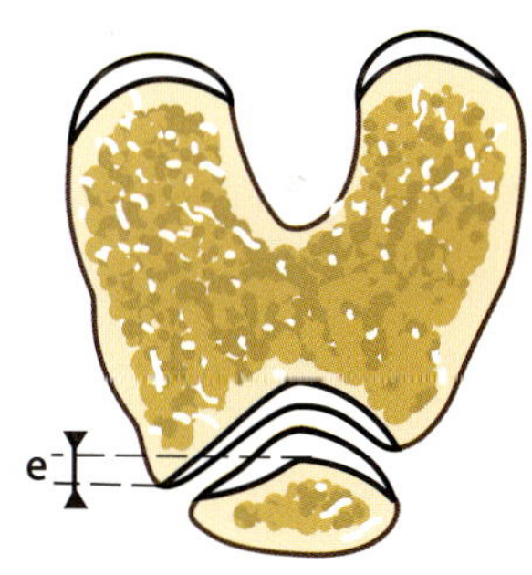

그림 126

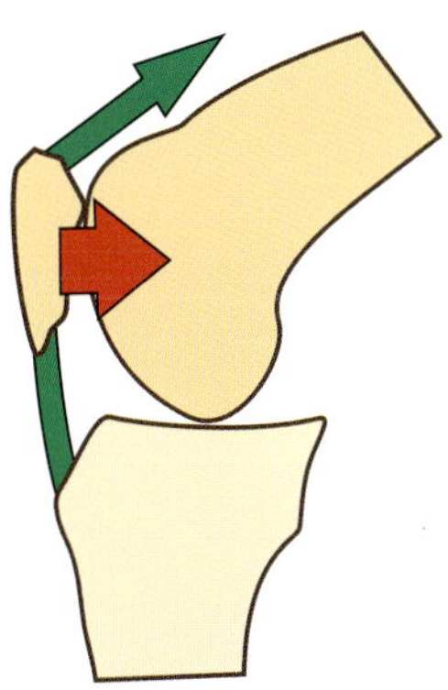

그림 122

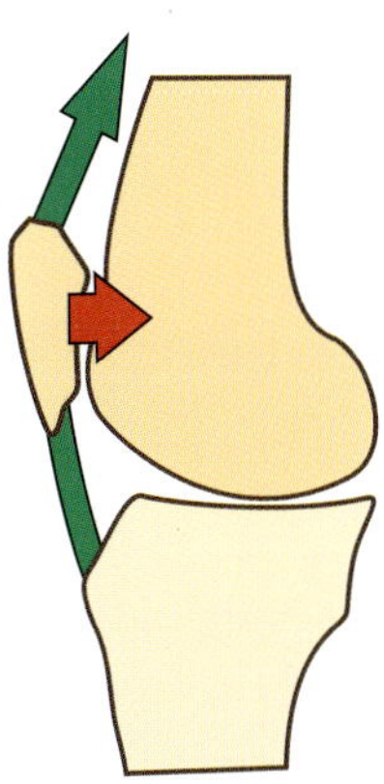

그림 123

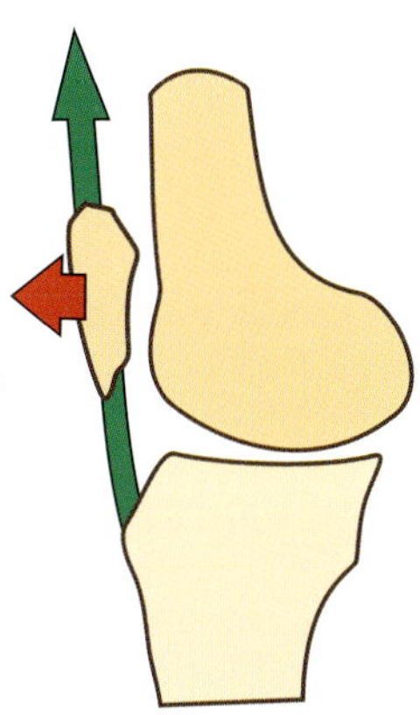

그림 124

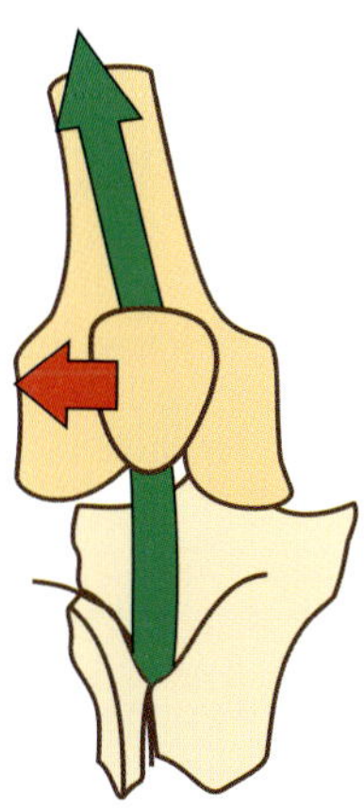

그림 125

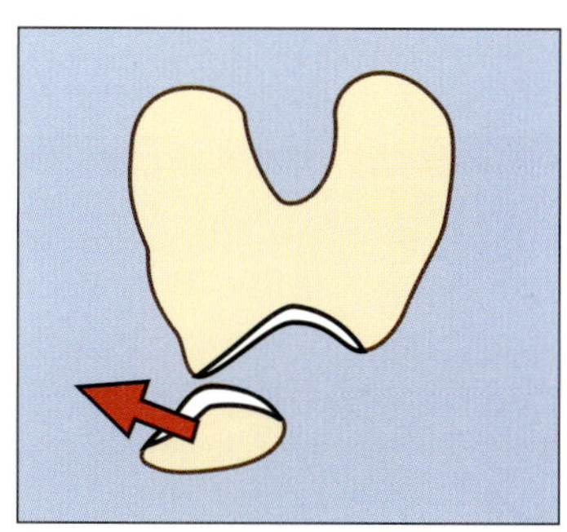

그림 127

넙다리뼈와 무릎뼈의 관계

무릎뼈 뒷면(그림 128: 오른쪽 무릎뼈 뒷면 그림), 특히 중앙의 세로 능선(1)은 몸 전체에서 **가장 두꺼운 연골층**(4~5mm)이 감싸고 있다. 계단을 내려가거나 웅크린 자세에서 일어날 때처럼 무릎을 굽힌 상태에서 넙다리네갈래근이 수축할 때 무릎뼈에 가해지는 엄청난 압력(300kg) 때문이다. 역도 선수가 120kg의 역기를 들 때 무릎뼈에 가해지는 압력을 상상해 보라!

중앙 능선은 두 개의 오목한 관절면을 분리하고 있다.

- 도르래 가쪽 옆면과 접하는 **가쪽관절면**(2)
- 도르래 안쪽 옆면과 접하는 **안쪽관절면**

안쪽관절면은 뚜렷하지 않은 비스듬한 능선을 사이로 주관절면(3)과 더부관절면(4)으로 다시 나뉜다. 주관절면은 무릎뼈의 위안쪽각에 있으며 깊은 굽힘 시 융기사이오목의 안쪽 모서리와 관절로 이어진다.

무릎뼈가 무릎 **굽힘 시**에서 도르래를 따라 수직으로 이동하면서(그림 129), 완전한 폄에서는 도르래의 아랫부분(1), 30° 굽힘에서는 가운데 부분(2), 완전한 굽힘에서는 윗부분(3)과 위가쪽 부분에 접하게 된다. 따라서 연골 병터의 위치를 통해 굽힘 임계각critical angle of flexion을 확정할 수 있고, 반대로 통증 굽힘각angle of painful flexion을 확인함으로써 병터의 위치를 예측할 수도 있다.

현재까지는 넙다리무릎관절의 모든 특징을 무릎뼈의 축 방사선영상이나 관절 간극을 연속적으로 지나면서 무릎을 30°(그림 130), 60°(그림 131), 90°(그림 132)에서 연속적으로 굽힌 상태에서 무릎뼈를 보여주는 가쪽 넙다리무릎 방사선영상을 사용해 관찰했다. 그럼으로써 넙다리무릎관절 전체를 완전하게 시각화할 수 있었다.

이 넙다리무릎관절 방사선영상을 통해 다음과 같은 관찰 결과를 얻을 수 있다.

- **무릎뼈의 중심성**(특히 30° 굽힘에서 찍은 방사선영상)은 무릎뼈 능선과 도르래 고랑이 접하는 정도, 그리고 도르래 고랑의 가쪽 옆면에 대한 무릎뼈 **가쪽 각도의 돌출**로 평가할 수 있다. 이 절차를 통해 **가쪽 아탈구** 진단도 할 수 있다.
- **관절 간극의 줄어듦**, 특히 가쪽이 줄어드는 것은 캘리퍼스를 사용하여 정상적인 무릎과 비교해 평가할 수 있다. 따라서 진행된 골관절염에서 연골 마모를 탐지할 수 있다.
- 무릎뼈의 가쪽면에서 나타나는 **연골밑 상아질화**subchondral eburnation는 심각한 과부하가 있음을 나타낸다.
- 도르래 고랑에 대한 **정강뼈거친면의 가쪽 변위**lateral displacement of tibial tuberosity는 30°와 60° 무릎 굽힘 상태에서 찍은 방사선영상에서만 볼 수 있으며 아탈구나 심각한 가쪽 과부하와 연관된 넙다리뼈 아래에서 정강뼈의 가쪽돌림을 보여준다.

오늘날에는 CT나 MRI를 통해 무릎을 완전히 펴거나 젖힌 상태에서도 넙다리무릎관절을 볼 수 있다. 방사선영상으로는 불가능했던 일이다. 이런 영상은 고정력이 없거나 심지어 음인negative 위치에서 무릎뼈 가쪽 아탈구를 보여주고, 결과적으로 **경미한 넙다리무릎관절 불안정성**을 탐지할 수 있게 해 준다.

이제 필수적인 검사 방법이 된 **관절내시경술**은 관절의 동적 불균형뿐만 아니라 축 방사선영상에서는 찾아낼 수 없었던 넙다리뼈와 무릎뼈의 연골 병터를 탐지해 낼 수 있다.

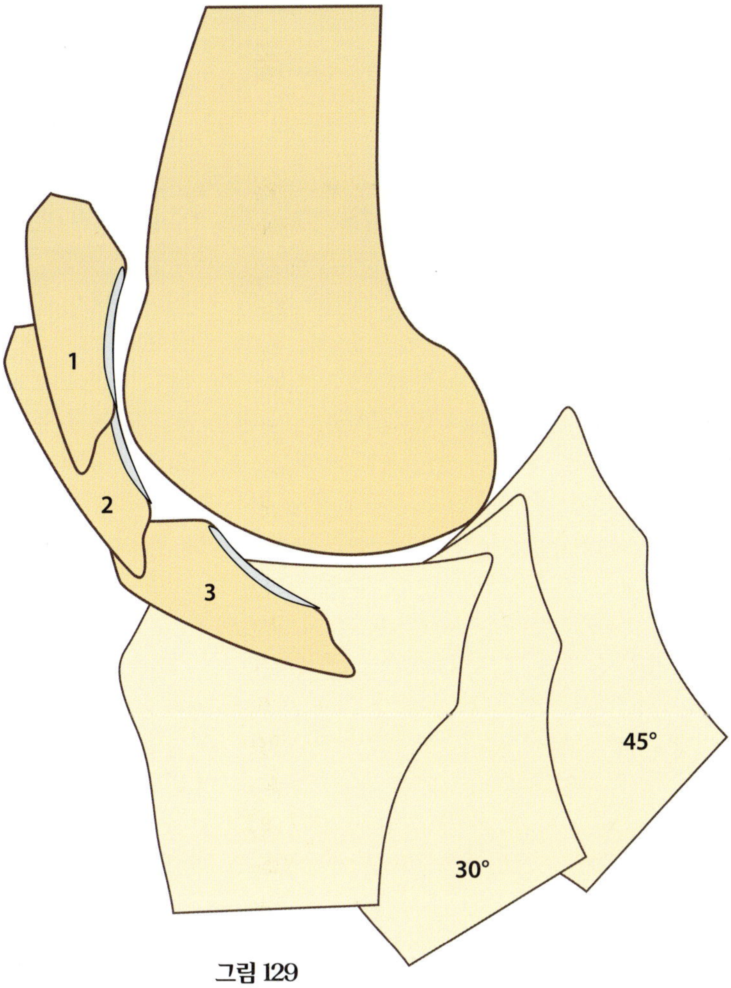

그림 129

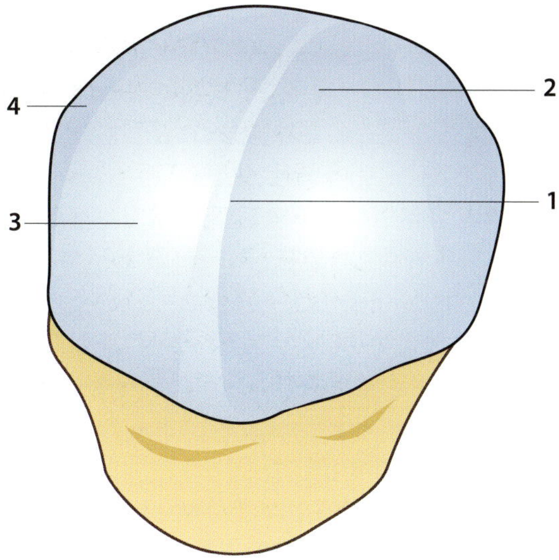

그림 128

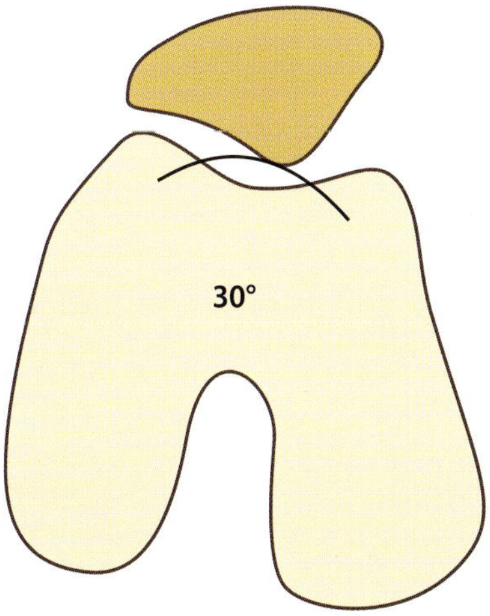

그림 130

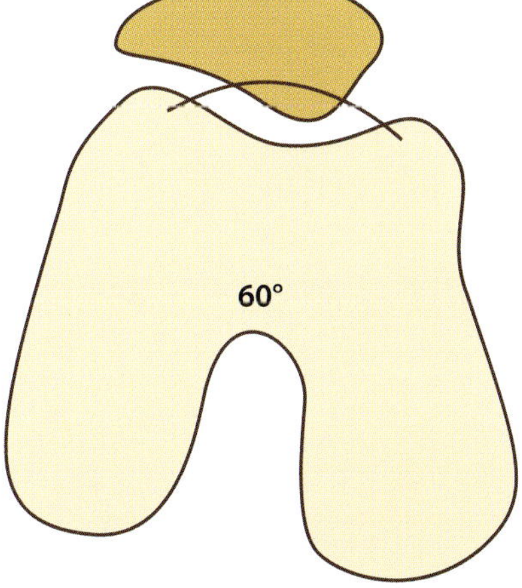

그림 131

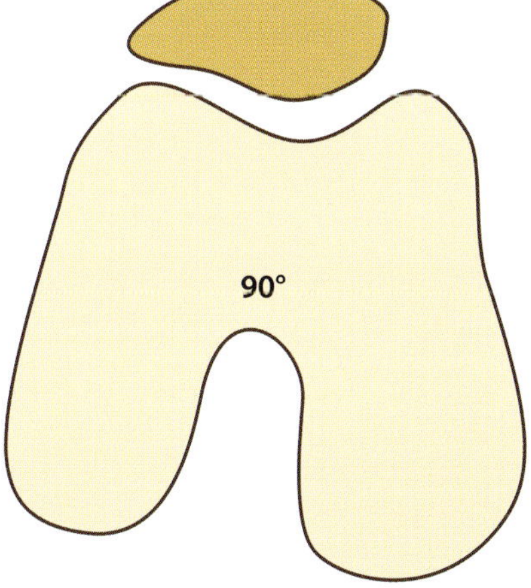

그림 132

정강뼈에 대한 무릎뼈의 이동

팔꿉elbow에서 **팔꿈치머리**olecranon처럼(그림 133) 무릎뼈가 정강뼈에 접합해 있는 것을 상상해 볼 수 있다. 이런 구조라면 정강뼈에 대한 무릎뼈의 모든 운동은 불가능해지고 가동성 자체를 상당히 저해하며 어떤 축돌림도 못 하게 될 것이다.

사실 **정강뼈에 대해 무릎뼈의 운동은 두 유형**이 있다. 하나는 굽힘-폄 시에, 다른 하나는 축돌림 시에 나타난다.

굽힘-폄 시(그림 134) 무릎뼈는 시상면에서 움직인다.

폄 위치에서(A) 출발해 정강뼈거친면에 중심 O가 있고 반지름은 무릎인대의 길이와 같은 원호를 따라서 뒤로 이동한다. 이 운동 중에 무릎뼈 자체가 약 35° 기울어지고, 결과적으로 처음에는 뒤쪽을 향하던 무릎뼈 뒤면은 **최대 굽힘 위치**(B)에서 뒤 아래쪽을 향하게 된다. 따라서 무릎뼈는 정강뼈에 대해 축돌림 또는 원둘레 이동도 하게 된 것이다. 무릎뼈의 이런 뒤쪽 이동은 다음 두 기전의 결과이다. 하나는 넙다리뼈 관절융기와 정강뼈고원 사이의 접점의 뒤쪽 이동 D이고, 다른 하나는 무릎뼈와 굽힘-폄 축(+) 사이 거리 R이 r만큼 감소이다.

축돌림 운동 시(그림 135~137) 정강뼈에 대한 무릎뼈의 이동은 관상면에서 일어난다. **축돌림의 중립 위치**(그림 135)에서 무릎인대는 약간 아래 가쪽으로 비스듬하다. **안쪽돌림 시**(그림 136)에서 넙다리뼈는 (시연 목적으로 고정되어 있다고 가정한) 정강뼈에 대해 가쪽돌림을 하고, 무릎뼈는 가쪽으로 끌어내기 때문에 무릎인대 방향은 아래 안쪽으로 비스듬해진다. **가쪽돌림 시**(그림 137) 반대 운동이 일어난다. 넙다리뼈는 무릎뼈를 안쪽으로 끌어당기고 무릎인대는 중립 위치보다 더 비스듬하게 아래 가쪽으로 기울어지게 된다.

따라서 정강뼈에 대한 무릎뼈의 이동은 굽힘-폄 운동에서도 축돌림에서도 필수적이다.

역학적 모형(권말 '모형 2' 참고)을 통해 우리는 무릎뼈가 넙다리뼈 도르래와 관절융기의 앞면 모양을 형성하고 있음을 증명했다. 무릎뼈는 운동 중에 사실상 무릎인대를 통해 정강뼈와, 무릎지지띠를 통해 넙다리뼈와 붙어 있다(108쪽 참고). 무릎 굽힘 시 관절융기는 정강뼈고원 위를 움직인다. 무릎뼈 뒤면은 관절융기 앞 윤곽anterior profile과 기하학적으로 동등한 면을 따라 무릎인대 붙는곳에 의해 당겨진다. 관절융기 앞 윤곽은 무릎뼈 뒤면의 연속적 위치를 포괄하는 곡선과 일치한다. 이 앞 윤곽은 사실상 무릎뼈의 역학적 붙는곳과 그 배치에 의해 만들어진다. 관절융기의 뒤 윤곽posterior profile은 십자인대가 만드는 것과 같은 이치다.

우리는 관절융기도르래 측면상condylotrochlear profile이 정강뼈와 무릎뼈에 의해 어떻게 만들어지는지 보았다(86쪽). 정강뼈는 십자인대에 의해, 무릎뼈는 무릎인대와 무릎지지띠에 의해 넙다리뼈에 붙어 있다.

정강뼈거친면을 앞쪽으로(Maquet) 또는 안쪽으로(Elmslie) 옮기는 수술들은 무릎뼈와 넙다리뼈 도르래의 관계, 특히 관절 적합성이나 가쪽 아탈구를 촉진하는 힘 벡터를 변화시킨다. 그렇기 때문에 무릎뼈 증후군 치료에 잠재적인 가치가 있다.

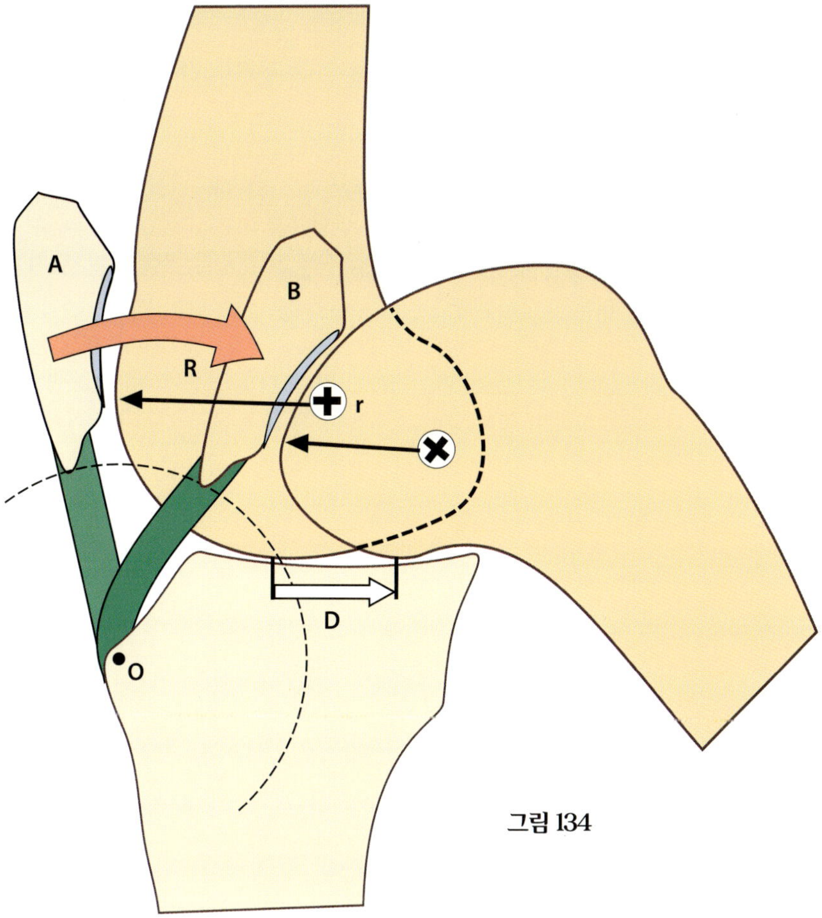

그림 134

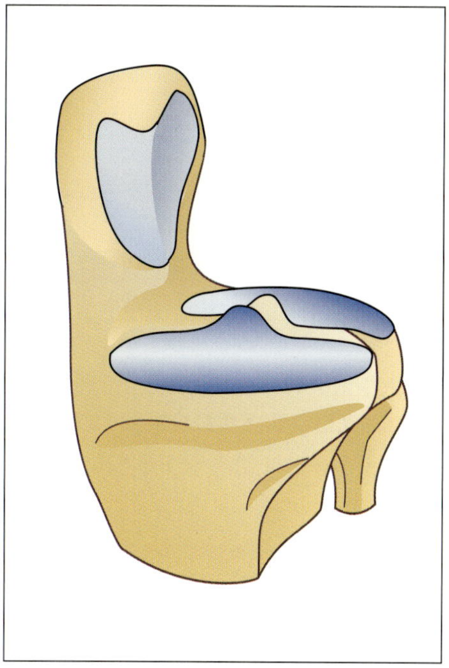

그림 133

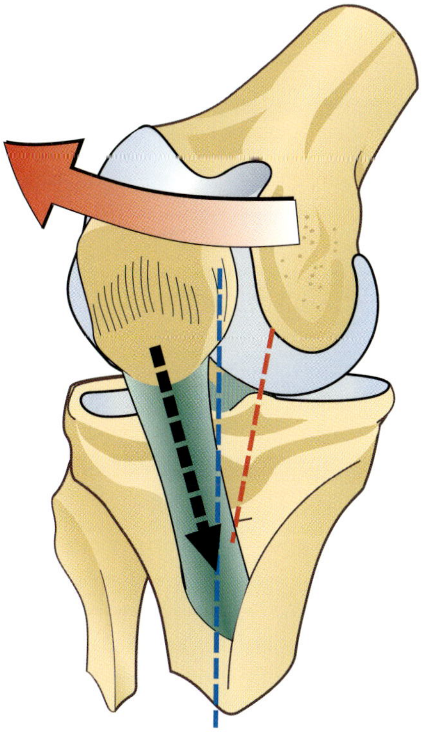

그림 136

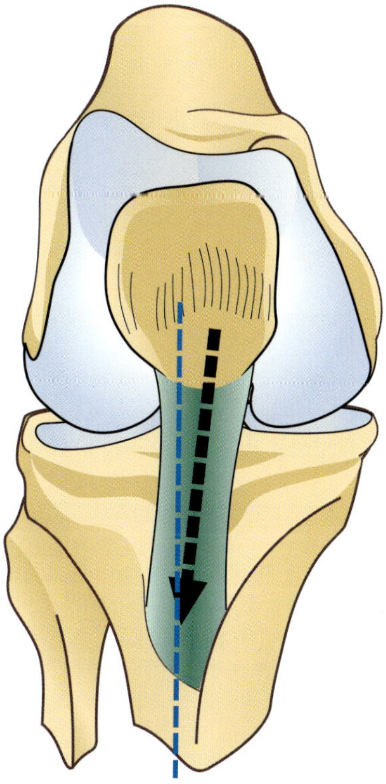

그림 135

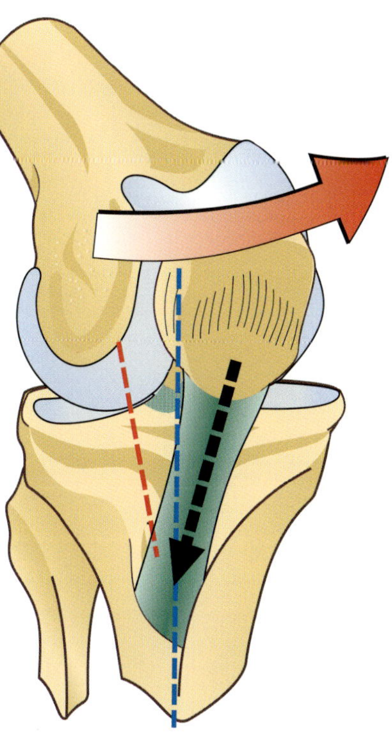

그림 137

무릎의 곁인대

무릎관절knee joint의 안정성은 두 종류의 강력한 인대, 즉 십자인대와 곁인대가 좌우한다.

곁인대는 안쪽과 가쪽에서 관절주머니를 보강해 준다.

곁인대는 **무릎 폄 시 무릎관절의 가로 안정성**을 확보한다.

안쪽곁인대medial collateral ligament(그림 138)는 안쪽관절융기의 피부밑면에서부터 정강뼈의 몸쪽끝까지 이어져 있다(MCL).

- 넙다리뼈 붙는곳은 안쪽관절융기의 뒤위면posterosuperior aspect에 있고 관절융기의 만곡 중심을 잇는 선 xx′ 보다 뒤 위쪽에 있다(85쪽 참고).
- 정강뼈 붙는곳은 정강뼈 안쪽면에 있는 거위발근육anserine muscle(113쪽 참고) 닿는곳의 뒤에 있다.
- 안쪽곁인대는 아래 앞쪽으로 비스듬히 나 있다. 즉, 공간적으로 가쪽곁인대(화살표 A)와 교차하는 방향으로 나 있다.

가쪽곁인대lateral collateral ligament(그림 139)는 가쪽관절융기의 가쪽면에서 출발해 종아리뼈머리head of fibula까지 뻗어 있다(LCL).

- 넙다리뼈 붙는곳은 가쪽관절융기의 만곡 중심을 잇는 선 yy′ 보다 뒤 위쪽에 있다(85쪽 참고).
- 정강뼈 붙는곳은 넙다리두갈래근 닿는곳 깊숙이 종아리뼈머리의 가쪽면 앞쪽에 있다.
- 처음부터 끝까지 관절주머니와는 구별된다.
- 가쪽반달의 가쪽면과는 오금근 힘줄로 분리되어 있다. 오금근 힘줄은 무릎의 뒤가쪽 구석의 형성에도 참여한다(155쪽 그림 267 참고).
- 가쪽곁인대는 아래 뒤쪽으로 비스듬히 나 있다. 즉, 공간적으로 안쪽곁인대(화살표 B)와 교차하는 방향으로 나 있다.

두 개의 도식(그림 138, 139)은 **반달무릎인대**meniscopatellar ligament(1과 2)와 **무릎지지띠**(3과 4)를 보여주다. 이것들은 무릎뼈를 넙다리뼈 도르래에 밀착시킨다.

곁인대는 **폄에서는 신장되고**(그림 140, 142) **굽힘에서는 느슨해진다**(그림 141, 143). 그림 140과 그림 141에서는 무릎을 펴고 굽힐 때 안쪽곁인대의 길이 차이(d)와 더불어 뒤 아래쪽으로 기울기가 약간 증가하는 모습을 보여준다. 그림 142와 그림 143에서는 가쪽곁인대의 길이 차이(e)를 보여준다. 더불어 비스듬하게 뒤 아래쪽이었다가 점점 수직에 가까워지는 가쪽곁인대의 방향 변화를 보여준다.

곁인대의 긴장 변화는 **쐐기 기전**wedge mechanism으로 쉽게 설명할 수 있고, 이는 역학적 모형으로 쉽게 도해할 수 있다(그림 144). 쐐기 C는 널판 B 위를 위치 1에서 위치 2까지 미끄러지고 a에서 널판 B에 부착된 등자stirrup(ab)에 맞아 들어간다. 쐐기 C가 위치 1에서 위치 2까지 미끄러질 때 (탄성이 있다고 가정한) 이 끈이 새로운 길이 ab′까지 늘어나고, 길이 차이 e는 위치 1에서 위치 2 사이의 쐐기 두께 차이와 일치하며 끈, 즉 인대가 신장된 정도를 나타낸다.

무릎에서 폄이 진행됨에 따라 넙다리뼈 관절융기는 정강뼈고원과 곁인대가 관절융기에 붙는곳 사이로 쐐기처럼 미끄러져 들어간다. 관절융기의 곡률 반지름이 뒤에서 앞으로 일정하게 증가하고 곁인대는 관절융기의 만곡 중심 사이를 잇는 선의 오목한 면에 붙기 때문에 관절융기가 쐐기처럼 작용하는 것이다. 굽힘 30°에서는 곁인대가 이완되기 때문에 곁인대 재건 수술 이후의 고정 자세도 이 각도이다.

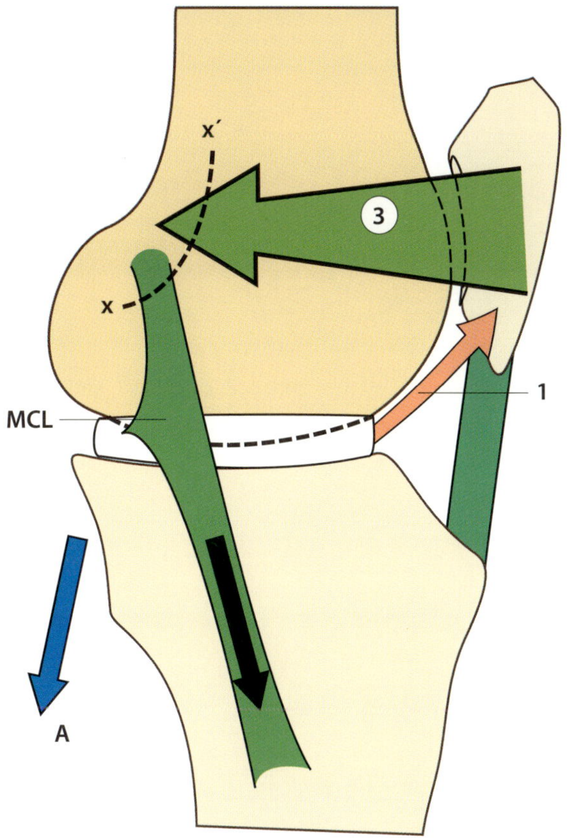

그림 138

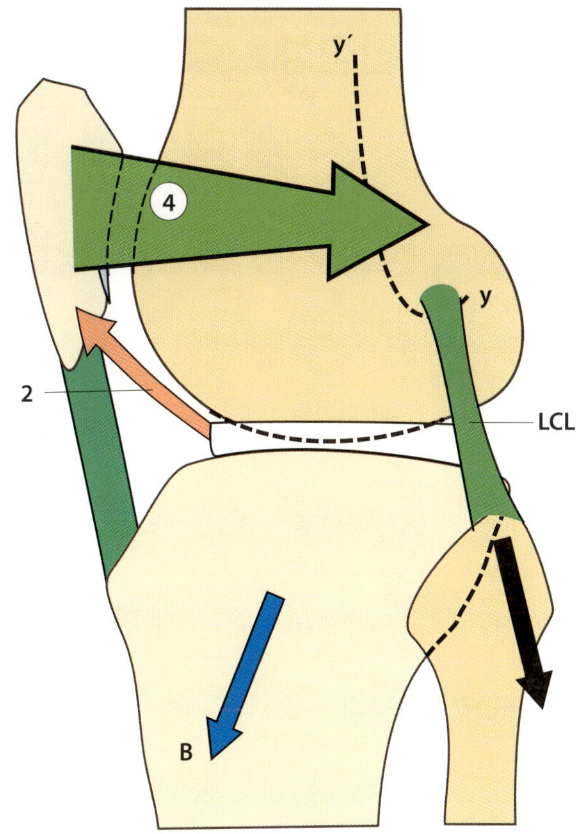

그림 139

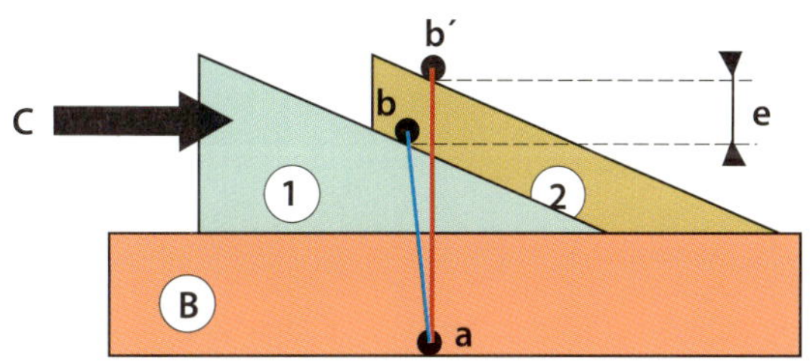

그림 144

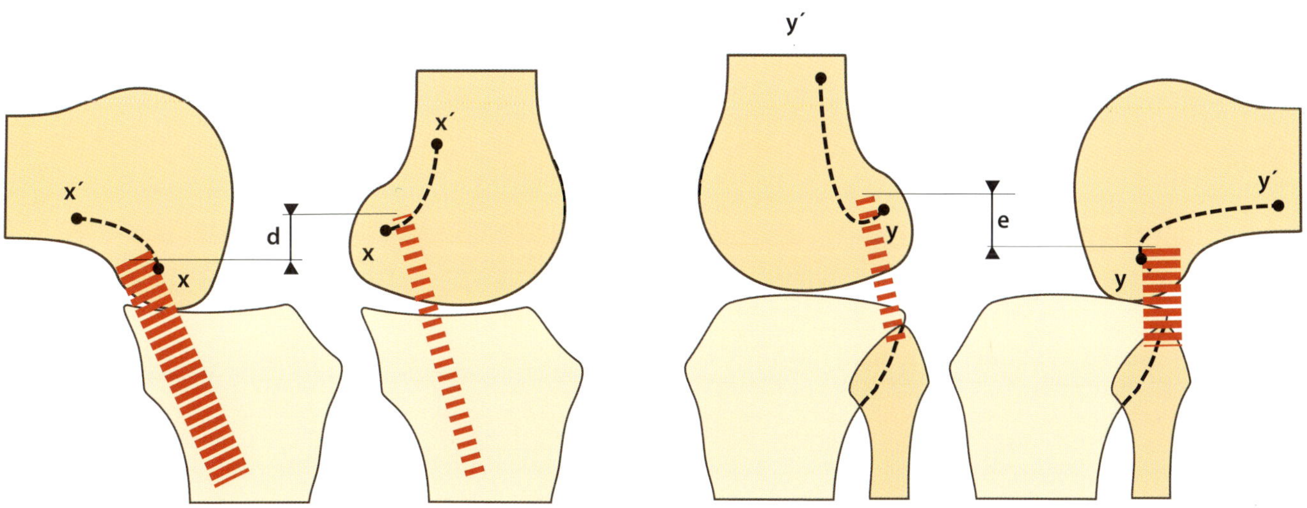

그림 141 그림 140 그림 142 그림 143

무릎의 가로 안정성

무릎은 상당한 안굽이 스트레스와 밖굽이 스트레스를 받고 있으며, 이는 **뼈 끝부분의 뼈잔기둥 구조**에도 반영되어 있다(그림 145: 무릎 관상 단면). 넙다리뼈 몸쪽끝에서처럼 다양한 뼈잔기둥 구조가 이런 힘의 선과 일치한다.

- **넙다리뼈 먼쪽끝**에는 두 그룹의 뼈잔기둥이 있다. 첫 번째 그룹은 안쪽 겉질에서 시작해 같은 쪽 넙다리뼈 관절융기까지 펼쳐져 있는 압박-저항 뼈잔기둥과 반대쪽 관절융기까지 펼쳐지는 견인-저항 뼈잔기둥이다. 두 번째 그룹은 가쪽 겉질에서 시작해 첫 번째 그룹과 비슷한 방식으로 대칭적으로 펼쳐진다. 수평 뼈잔기둥 또한 관절융기를 결합해 준다.
- **정강뼈 몸쪽끝**도 유사한 뼈잔기둥 구조로 되어 가쪽 겉질과 안쪽 겉질에서 시작해 펼쳐져 나가는 비스듬한 구조다. 같은 쪽 정강뼈 위관절면 아래에서는 압박-저항 뼈잔기둥, 반대쪽 위관절면에서는 견인-저항 뼈잔기둥으로 기능한다. 정강뼈 위관절면은 수평 뼈잔기둥이 연결한다.

무릎의 생리적 밖굽이(그림 146: 무릎을 정면에서 본 그림)는 넙다리뼈 축의 아래 안쪽 방향 경사와 일치한다. 정강뼈 몸쪽끝에 넙다리뼈가 가하는 힘(F)은 엄밀히 수직은 아니며 수직 성분 v와 가로 성분 t로 분해할 수 있다. 가로 성분 t는 수평 안쪽으로 작용한다. 무릎관절을 안쪽으로 끌어당김으로써 이 가로 성분 t는 밖굽이를 증가시키고, 안쪽 관절 간극이 각도 a만큼 더 벌어지게 한다. **안쪽곁인대가 보통 이런 탈구를 막아 준다.**

밖굽이각angle of valgus은 무릎의 가로 안정성에서 결정적이다. 가로 성분 t의 세기는 다음과 같이 밖굽이각과 정비례한다(그림 147: 밖굽이각에 따른 힘의 도식적 분해).

- 생리적 밖굽이각은 170°(파란 선)이며 가로 성분 t1에 해당한다.
- 병리적 밖굽이가 생기면(예를 들어, 160°), 힘 F2의 방향은 생리적 밖굽이(170°)보다 두 배 큰 가로 성분 t2를 일으킨다. 따라서 병적 밖굽이무릎이 심할수록 안쪽곁인대를 신장시키고 중증도를 증가시키는 경향이 나타난다.

무릎의 안쪽면과 가쪽면의 외상 손상traumatic injury은 정강뼈 몸쪽끝의 골절을 유발할 수 있다. 외상 손상이 **무릎 안쪽면**에 생기면(그림 148), 생리적 밖굽이는 곧게 되지만 **안쪽 정강뼈고원의 견열골절**avulsion fracture(1)을 일으킨다. 파괴력이 여전히 남아 있으면 **가쪽곁인대 파열**(2)이 초래된다. 인대가 먼저 끊어지면 정강뼈고원 골절은 일어나지 않는다.

예를 들어, 자동차 범퍼에 의한 손상처럼 **무릎 가쪽면**에 외상 손상을 입으면 넙다리뼈 가쪽관절융기는 안쪽으로 약간 이동하고, 가쪽 정강뼈고원으로 함입해 결국 정강뼈고원의 가쪽 겉질을 산산조각 낸다. 이런 조합은 정강뼈고원 가쪽부분에 **혼합 골절**, 즉 **감입**(i)-**전위**(d) **골절**을 일으킨다.

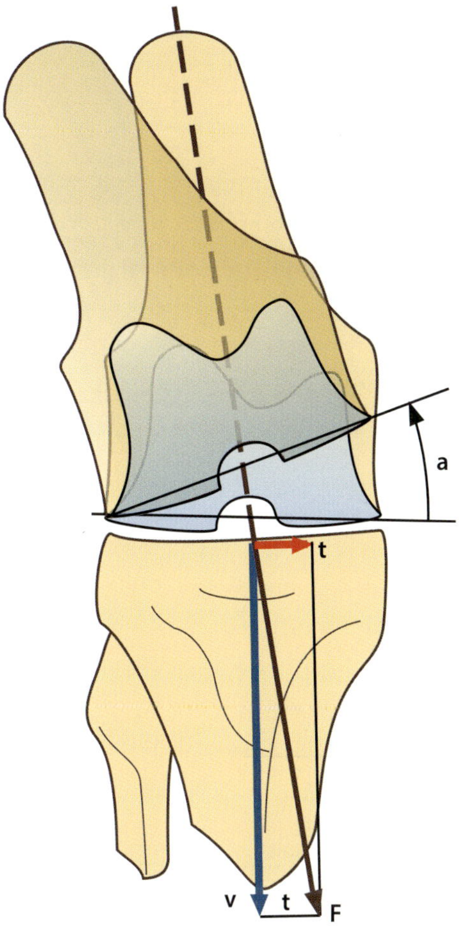

그림 146

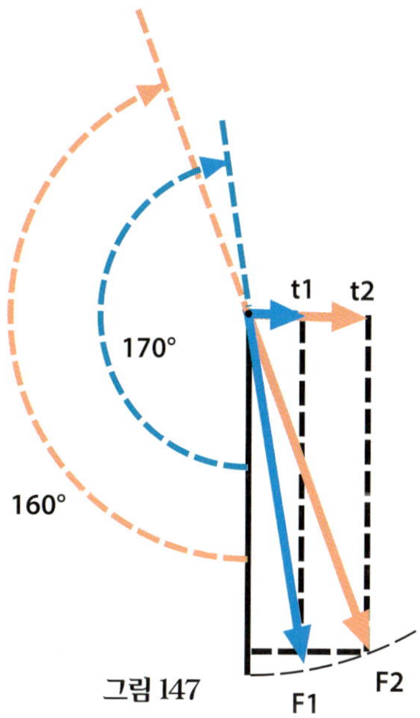

그림 147

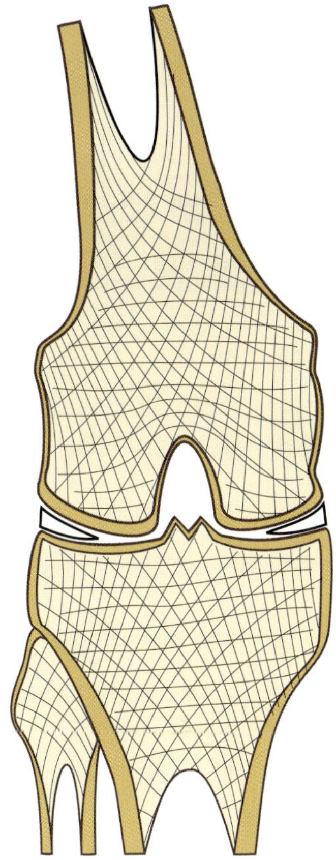

그림 145

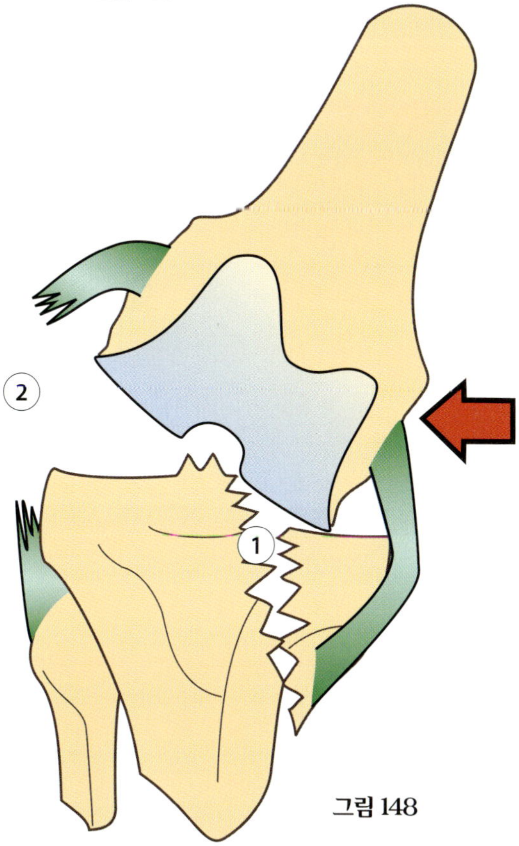

그림 148

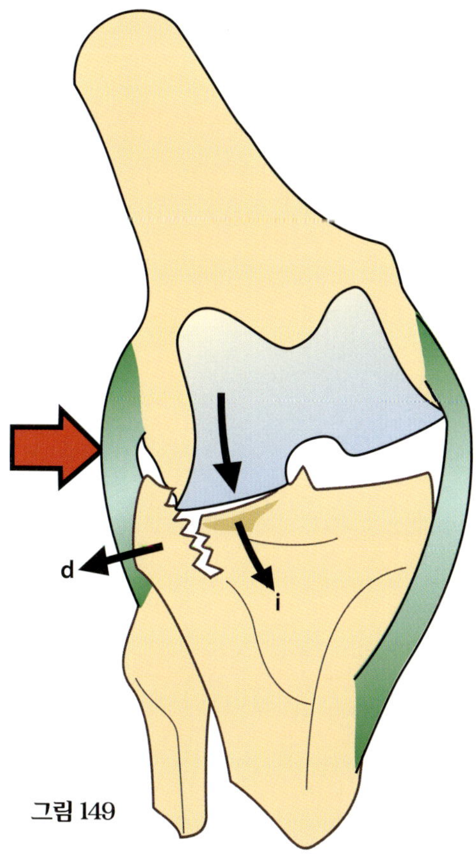

그림 149

무릎의 가로 안정성(계속)

걷기와 달리기 중에 무릎은 계속해서 가로 스트레스를 받는다. 어떤 자세에서는 몸이 **지지하는 무릎에 대해 안쪽 불균형 상태**에 있으면(그림 150) 생리적 밖굽이를 키우고 안쪽 관절 간극을 벌린다. 가로 힘이 너무 크면 안쪽곁인대가 끊어지면서(그림 151), 안쪽 관절 간극 벌어짐(a)과 연관된 **심각한 안쪽곁인대 염좌**로 이어진다. 물론 심각한 염좌는 결코 단순한 불균형 상태가 아니라 **무릎에 격렬한 충격**이 있어야 일어난다는 점을 강조해 둘 필요가 있다.

반대로 몸이 **지지하는 무릎에 대해 가쪽 불균형 상태**에 있으면(그림 152) 생리적 밖굽이가 줄어든다. 무릎 안쪽면에 강한 힘이 가해지면 가쪽곁인대가 그 결과 째질 수 있고(그림 153) 가쪽 관절 간극 벌어짐(b)과 연관된 **심각한 가쪽곁인대 염좌**가 일어날 수 있다

무릎에 심각한 염좌가 일어나면 앞뒤축을 중심으로 **밖굽이나 안굽이 운동**이 나타날 수 있다. 이를 탐지하기 위해서는 반드시 무릎을 완전히 펴거나 살짝 굽힌 상태로 정상이라고 여겨지는 반대쪽 무릎의 움직임과 비교해야 한다.

무릎을 편 상태(그림 155) 혹은 (넓적다리 무게 자체만으로도 젖힘을 유발할 수 있으므로) 젖힘을 한 상태에서도 무릎을 두 손으로 잡고 양옆으로 움직이면 다음 사항을 확인할 수 있다.

- **밖굽이 방향으로 움직임.** 이 운동은 안쪽곁인대와 뒤쪽에 있는 섬유인대fibroligamentous 구조, 즉 안쪽 관절융기판과 뒤안쪽 구석의 복합 파열을 의미한다(그림 151).
- **안굽이 방향으로 움직임.** 이 운동은 가쪽곁인대와 뒤쪽에 있는 섬유인대 구조, 즉 기본적으로 가쪽 관절융기판의 파열을 의미한다(그림 153).

무릎을 **10° 굽힌 위치에서**(그림 156), 밖굽이 또는 안굽이 움직임은 안쪽곁인대(MCL)나 가쪽곁인대(LCL)의 단독 파열을 뜻한다. 관절융기판은 굽힘 초기에 느슨해져 있기 때문이다. 방사선영상이 어느 위치에서 찍혔는지 확실히 알 수 없기 때문에 방사선영상에서 보이는 강제 밖굽이에서 안쪽 관절 간극의 벌어짐이나 강제 안굽이에서 가쪽 관절 간극의 벌어짐을 신뢰할 수 없다.

실제로는 통증이 있는 무릎에서 의미 있는 검사에 필요한 충분한 근육 이완에 이르기는 매우 어렵다. 따라서 전신마취 하에서 검사를 하는 것이 필수다.

무릎의 심각한 염좌는 무릎관절의 안정성을 저해한다. 사실 곁인대 하나가 째지기만 해도 무릎은 지속적으로 받던 가로 스트레스를 버티지 못한다(그림 151, 153).

달리기나 걷기 중에 격렬한 가로 스트레스가 가해질 때, 곁인대만 무릎을 안정화시키는 것은 아니다. 진정한 **관절의 능동적 인대**active articular ligament를 구성함으로써 무릎 안정성 확보에 필수적 역할을 하는 근육들의 보조를 받는다(그림 154).

가쪽곁인대(LCL)는 엉덩정강띠(1)가 강력하게 보조하며, 엉덩정강띠는 넙다리근막긴장근이 팽팽하게 만들어 준다(그림 152).

안쪽곁인대(MCL)도 마찬가지로 **거위발근육**, 즉, 넙다리빗근(2), 반막근(3), 두덩정강근(4)의 보조를 받는다. 수축하는 넙다리빗근이 그림 150에 보인다.

따라서 곁인대는 두꺼운 힘줄들이 보강해 주고 있다. 또한 **넙다리네갈래근**(그림 154) 중 무릎관절의 앞면에서 **주로 섬유성인 덮개**를 이루는 곧은 확장(S)과 교차하는 확장(C)의 도움도 받는다. 곧은 섬유는 같은 쪽 관절 간극의 벌어짐을 막아 주고, 교차 섬유는 반대쪽 관절 간극의 벌어짐을 막아 준다. 그러므로 각각의 넓은근vastus muscle은 두 유형의 확장 덕분에 안쪽과 가쪽 모두의 무릎 안정성에 영향을 미친다. 따라서 무릎 안정성 확보에 온전한 넙다리네갈래근이 중요하다는 것을 알 수 있으며, 역으로 넙다리네갈래근의 위축이 가만히 서 있을 때의 무릎 자세에 유해한 영향(**무릎 꺾임**)을 미치는 것을 알 수 있다.

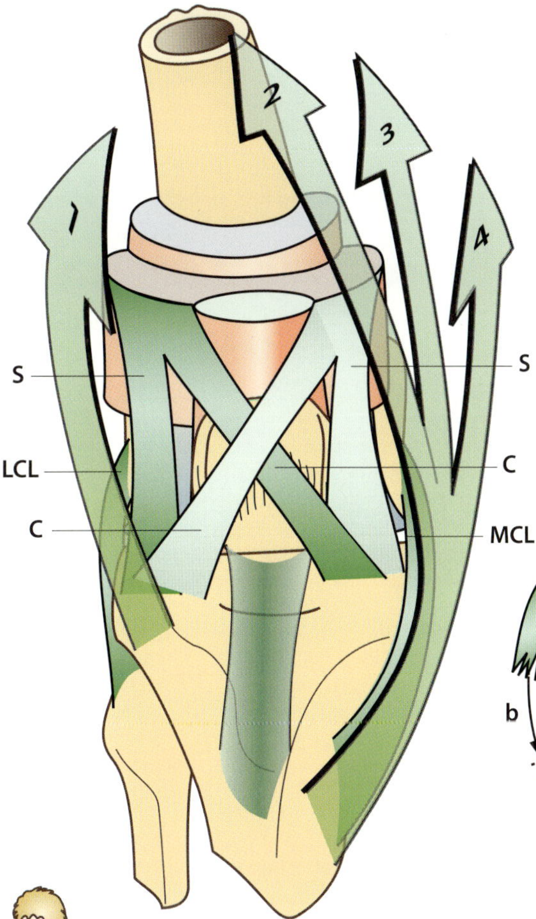

그림 154

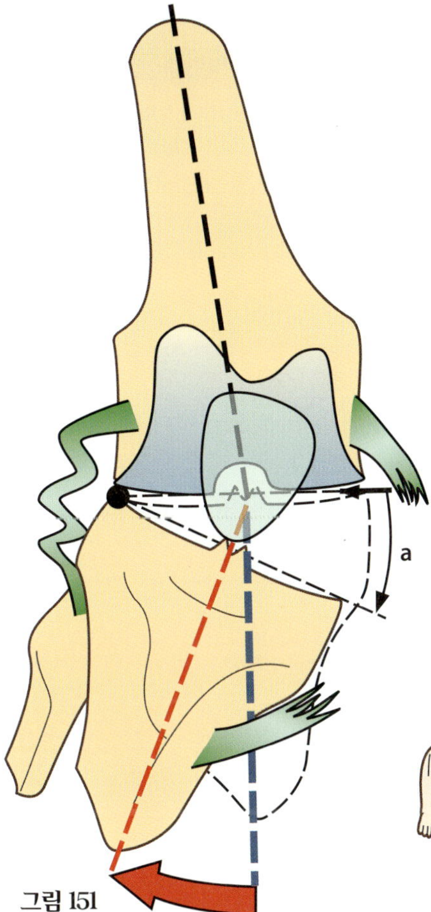

그림 151

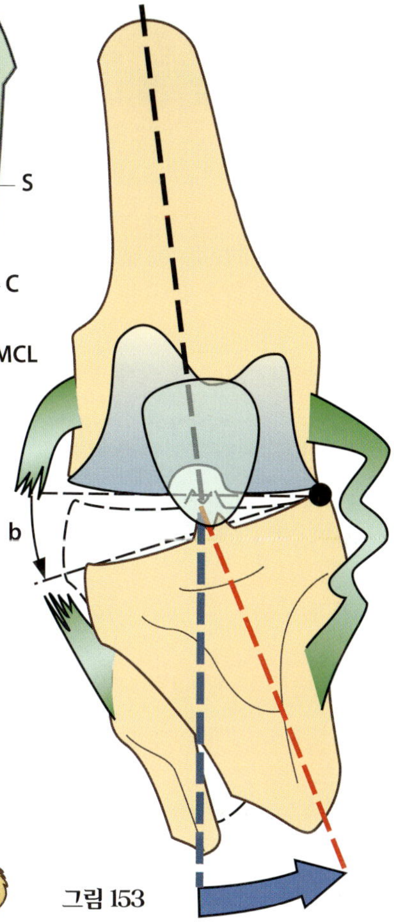

그림 153

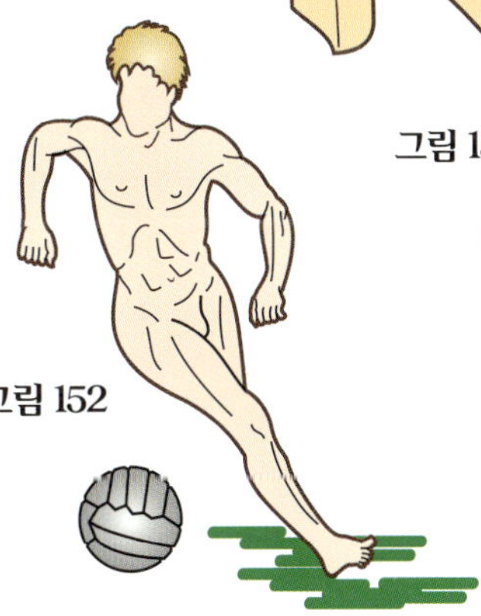
그림 152

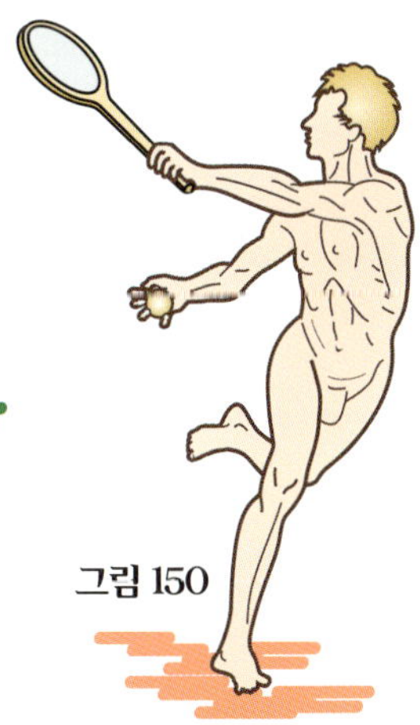
그림 150

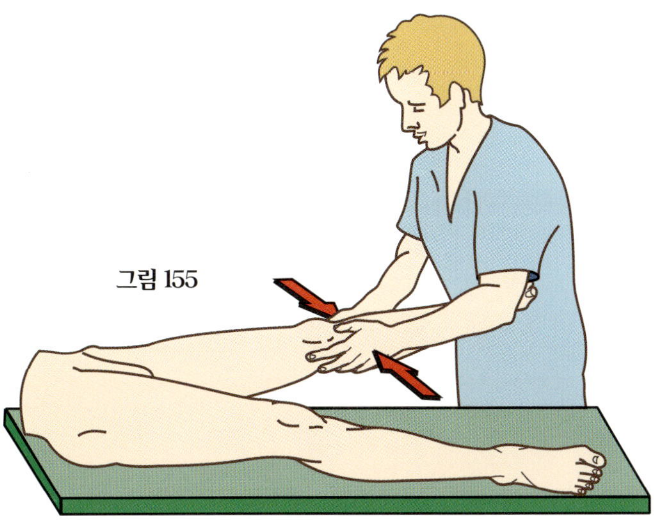
그림 155

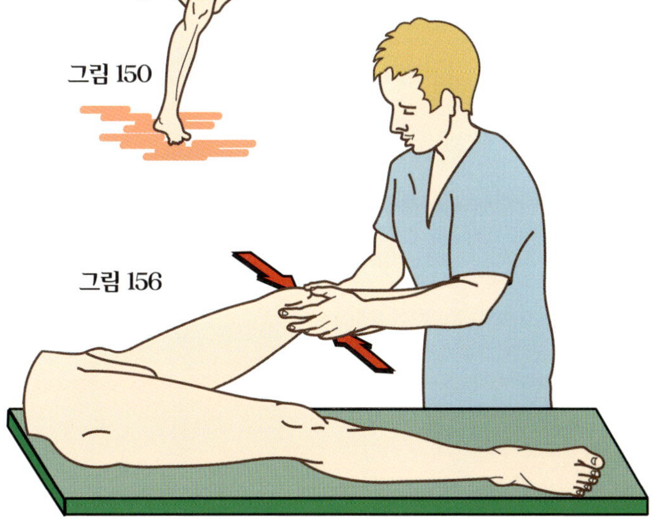
그림 156

무릎의 앞뒤 안정성

무릎의 안정성의 기전은 무릎이 아주 약간 굽힘 위치에 있는지 또는 젖힘 위치에 있는지에 따라 완전히 달라진다.

무릎을 곧게 펴거나 아주 약간 굽힌 위치에서는(그림 157) 체중이 가하는 힘이 무릎의 굽힘-폄 축보다 뒤쪽을 지나며, 넙다리네갈래근의 등척수축isometric contraction(빨간색 화살표)이 방해하지 않는 한, 굽힘이 계속 커진다. 따라서 이 위치에서는 넙다리네갈래근이 직립 자세 유지에 필수적이다.

반대로 **무릎이 젖힘일 때**(그림 158), 젖힘이 커지려고 하는 자연스러운 경향은 뒤쪽에 작용하는 관절주머니인대 및 다른 인대(녹색)가 제어한다. 따라서 직립 자세는 넙다리네갈래근이 없어도 유지될 수 있다. 이것이 바로 **잠김 위치**locked position이다. 환자가 넙다리네갈래근이 마비되었을 때 서거나 심지어 걷기 위해 더욱 젖힌무릎을 만드는 이유가 바로 이것이다.

무릎이 젖혀지면(그림 159) 넓적다리 축은 아래 뒤쪽으로 비스듬하고 따라서 작용하는 힘 f는 체중을 다리에 전달하는 수직 벡터 v, 그리고 뒤쪽을 향하면서 젖힘을 강화하는 수평 벡터 h로 분해할 수 있다. 힘이 뒤쪽으로 더 비스듬해질수록 벡터 h는 더 커지고 무릎의 뒤쪽 섬유층이 더 강하게 동원된다. 따라서 젖힌무릎이 너무 심해지면 결과적으로 인대를 과신장시키고 그 상태 또한 심각해진다.

무릎 젖힘은 팔꿉에서 팔꿈치머리처럼 뼈의 충돌로 제지되지는 않지만 곡예사 삽화에서 보이듯이 여전히 **매우 효과적으로 제어 작용을 한다**(그림 160). 그림에서는 여성 파트너의 체중 전체 때문에 왼쪽 무릎이 탈구될 것 같지만 결국 탈구는 일어나지 않는다.

무릎 젖힘을 제지하는 역할은 **관절주머니와 관련된 인대**가 대부분을 담당하며 부차적으로 **근육 작용**도 역할을 한다.

관여하는 인대로는 곁인대(7, 8)와 뒤십자인대(9)가 있다(그림 162).

관절주머니 뒤면(그림 161)은 강한 섬유띠가 보강하고 있다. 양면 모두 관절융기 반대쪽에는 관절주머니가 두껍게 **관절융기판**(1)을 형성하고 있으며, 뒷면에 장딴지근이 붙는다.

가쪽에서는 부채꼴의 섬유인대가 종아리뼈머리에서부터 펼쳐지는데, 두 개의 다발이 있는 활꼴오금인대arcuate popliteal ligament이다.

- 가쪽 다발, 즉 Valois의 짧은 가쪽 인대는 섬유가 가쪽 관절융기판과 장딴지근 가쪽갈래의 힘줄에 있는 종자뼈sesamoid bone인 장딴지근머리종자뼈fabella(3)에 붙는다.
- 안쪽 다발(2)은 안쪽으로 나 있으며 가장 낮은 섬유들이 **활꼴오금인대**(4)를 형성한다. 활꼴오금인대는 관절로 들어가는 오금근 힘줄(빨간색 화살표) 위에 걸쳐 있어서 관절주머니를 관통하는 힘줄의 입구 위모서리를 이룬다.

안쪽에서는 섬유성 관절주머니를 **빗오금인대**oblique popliteal ligament(5)가 보강하고 있다. 빗오금인대는 반막근 힘줄(6)의 가쪽 경계에서 일어나 위가쪽으로superolaterally 뻗어 가쪽 관절융기판과 (존재하는 경우) 장딴지근머리종자뼈에 붙는다.

무릎관절 뒷면의 이 모든 섬유인대 구조, 특히 **관절융기판**은 젖힘 시 신장된다(그림 162). 우리는 이미 가쪽곁인대(7)와 안쪽곁인대(8, 투명하게 보임)가 폄 시 신장되는 것을 보았다. 뒤십자인대(9) 또한 폄 시 신장된다. 이 인대 A, B, C의 위쪽 붙는곳이 젖힘 시 중심 O 둘레를 앞쪽으로 돌아가는 모습은 쉽게 관찰할 수 있다. 그러나 최근 연구에 따르면 (그림에는 나오지 않는) **앞십자인대**가 이 위치에서 가장 많이 신장되는 인대라고 한다.

끝으로 안쪽관절융기의 뒤를 지나가는 **거위발근육**(두덩정강근 10, 반힘줄근 13, 반막근 14)과 넙다리두갈래근(11) 등의 굽힘근육(그림 163)은 폄을 능동적으로 제어한다. 장딴지근(12)도 이미 발목관절 굽힘으로 신장되어 있는 경우 능동적 제어를 한다.

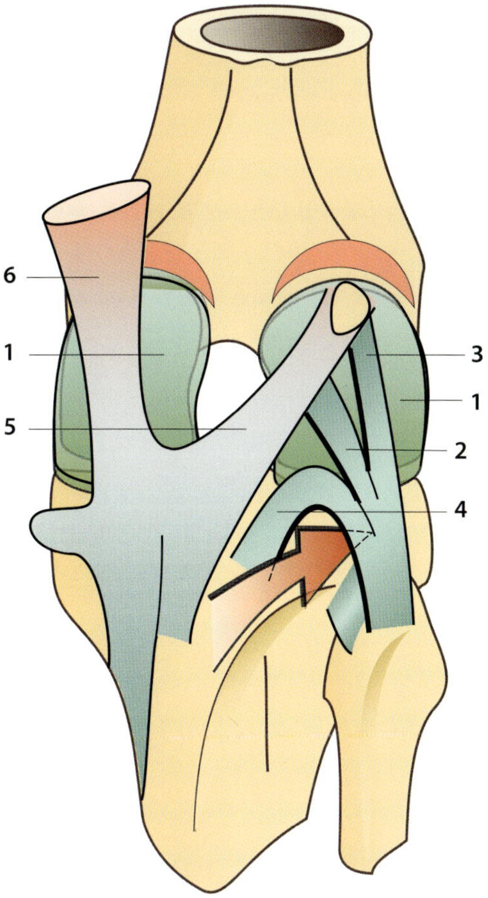

그림 161

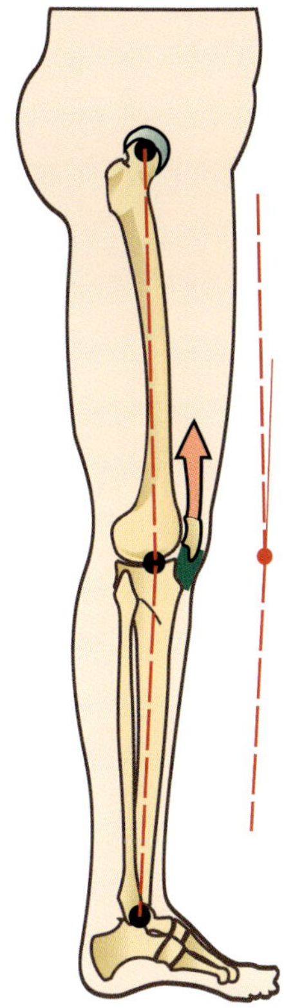

그림 157

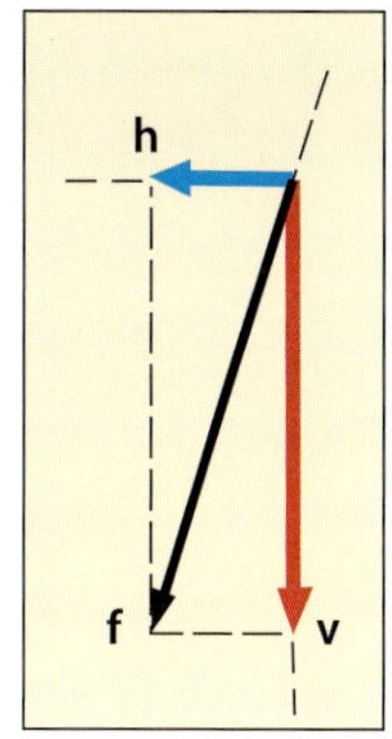

그림 159

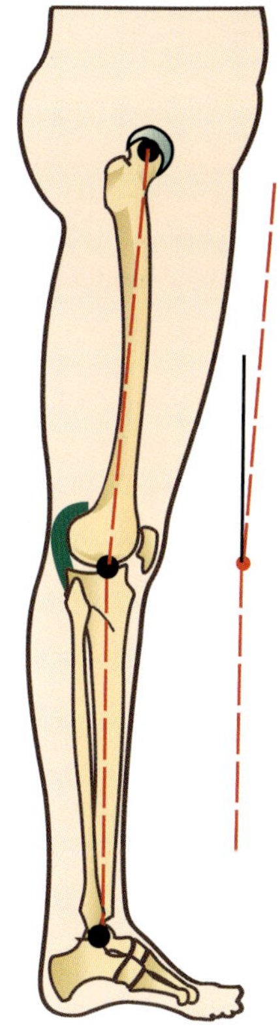

그림 158

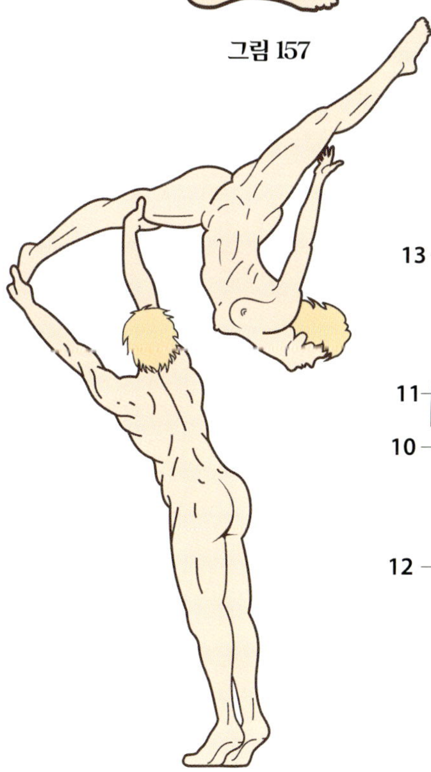

그림 160

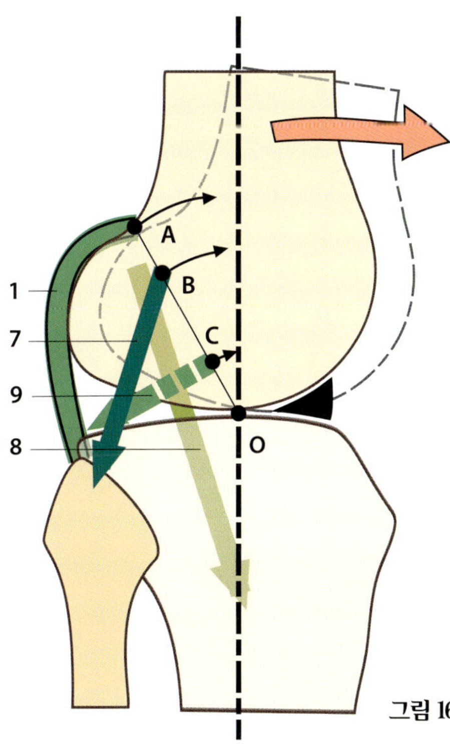

그림 162

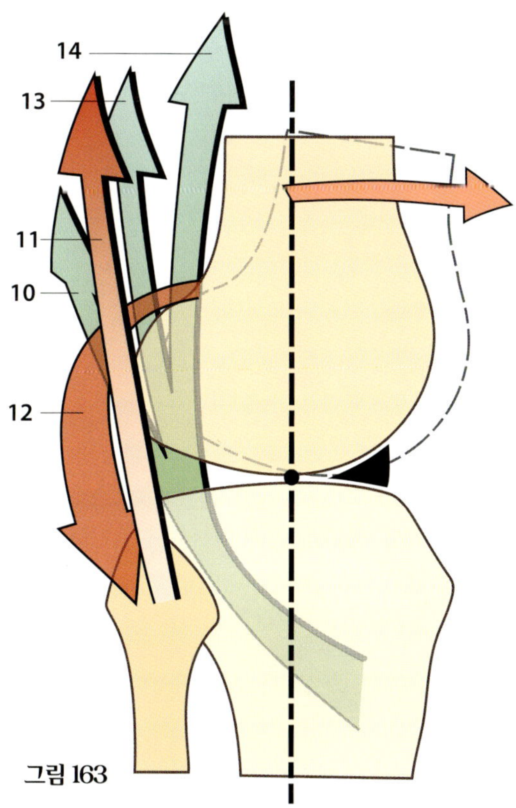

그림 163

무릎관절 주위 방어 체계

관절주머니와 다양한 관련 인대는 통합적이고 일관된 하나의 체계, 즉 무릎관절 주위 방어 체계를 이룬다(그림 164).

관절 간극을 가로지르는 무릎의 가로 단면에서 다음을 확인할 수 있다.

- 관절주머니 붙는곳(1. 녹색 점선)
- 안쪽으로 안쪽융기사이결절(3), **안쪽반달**의 **앞뿔**(4)과 **뒤뿔**(5)을 포함하는 **정강뼈 안쪽 위관절면**(2)
- 가쪽으로 가쪽융기사이결절(7), **무릎가로인대**(10)에 의해 안쪽반달과 결합된 **가쪽반달**(8, 9)을 포함하는 **정강뼈 가쪽 위관절면**(6)
- 앞쪽으로는 정강뼈거친면(12) 앞으로 돌출해 있고 **안쪽 반달무릎인대**(13)와 **가쪽 반달무릎인대**(14)에 붙은 **무릎뼈**(11), 그리고 **앞십자인대**(15)의 앞쪽 붙는곳과 관절반달 앞뿔에의 **확장**(16)
- 뒤쪽으로는 **뒤반달넙다리인대**posterior meniscofemoral ligament(18)를 동반하는 **뒤십자인대**(17)의 뒤쪽 붙는곳.

무릎관절 주위 방어 체계에는 **3개의 주요 구성 요소**가 있다. 안쪽곁인대, 가쪽곁인대, 뒤주머니인대복합체posterior capsuloligamentous complex이다.

- (Bonnel에 따르면) **안쪽곁인대**(19)는 115kg/m^{2}의 힘과 12.5%의 신장을 견딜 수 있다.
- **가쪽곁인대**(20)는 276kg/m^{2}의 힘과 19%의 신장을 견딜 수 있다. 예상외로 가쪽곁인대가 안쪽곁인대보다 더 저항력과 탄성이 강하다.
- **뒤주머니인대복합체**는 안쪽 관절융기판(21), 장딴지근머리종자뼈(23)를 가진 가쪽 관절융기판(22), 그리고 빗오금인대(24)와 활꼴오금인대(25) 같은 그 외의 보강 구조로 되어 있다.

세기와 중요성이 같지 않은 **네 개의 부차적 섬유힘줄층**fibrotendinous sheet도 있다.

- **뒤안쪽층**posteromedial layer, **즉 뒤안쪽 구석**은 가장 중요하다. Bonnel이 섬유힘줄핵fibrotendinous nucleus이라고 부른 것은 뒤안쪽 섬유에는 분명히 해당되나 다른 구성 요소는 해당되지 않는다. G. Bousquet는 뒤안쪽 구석이라고 부르고 있는데 이는 해부학적 개념이라기보다는 외과적 개념이다. 안쪽곁인대 뒤에 있으며 다음으로 구성된다.
  - 안쪽곁인대(26)의 가장 뒤쪽 섬유
  - 안쪽 관절융기판(27)의 안쪽모서리
  - 반막근(28)의 두 개의 확장(29, 30). 즉, 정강뼈 위관절면의 안쪽모서리를 두르는 **접힌다발**reflected bundle(29)과 안쪽반달 뒤모서리에 붙는 **반달 확장**meniscal expansion(30).
- **뒤가쪽층**posterolateral layer, **즉 뒤가쪽 구석**은 확실히 뒤안쪽층보다 약하다. 이 지점에서 가쪽반달은 가쪽관절융기에 붙는곳(32)이 있는 **오금근 힘줄**(31)에 의해 관절주머니 및 가쪽곁인대와 분리되기 때문이다. 오금근 힘줄은 또한 **반달 확장**(33)을 내는데, 이 확장은 가쪽반달의 뒷부분과 이어진다. 섬유힘줄층은 짧은 가쪽곁인대(34)와 가쪽 관절융기판 가쪽모서리로 보강되어 있다.
- **앞가쪽층**anterolateral layer, **즉 앞가쪽 구석**anterolateral corner은 **확장**(36)을 무릎뼈 가쪽모서리까지 보내 주는 **엉덩정강띠**(35)와 넙다리네갈래근 힘줄(37)의 곧은 확장과 십자 확장으로 구성되어 있다.
- **앞안쪽층**anteromedial layer, **즉 앞안쪽 구석**anteromedial corner은 넙다리네갈래근 힘줄(38)의 곧은 섬유와 십자 섬유로 되어 있으며 무릎뼈의 안쪽모서리에 붙은 **넙다리빗근 힘줄**(41)의 확장(39)으로 보강되어 있다.

관절 주위 근육도 무릎의 방어 체계에 기여하고 있다. 특정 움직임 동안 완벽하게 동기화되고 대뇌겉질cerebral cortex에 의해 사전 조절되는 방식으로 수축함으로써 관절의 기계적 왜곡에 저항하고 오로지 수동적으로 반응할 수밖에 없는 인대에 필수적인 보조를 제공한다. 이 근육 중에서 가장 중요한 것이 **넙다리네갈래근**이다. 이 근육은 무릎관절 안정성에 필수적이다. 그 세기와 정교한 협동coordination을 통해 넙다리네갈래근은 일정 수준까지 인대 부전을 상쇄할 수 있다. 어떤 수술이든 성공하기 위해서는 넙다리네갈래근이 반드시 양호한 상태에 있어야 한다. 위축은 빠르고 회복은 더디기 때문에 외과의사나 물리치료사들은 각별한 관심을 기울여야 한다.

가쪽으로는 **엉덩정강띠**(35)가 있다. 이곳은 볼기 '엉덩세모근'의 종말 힘줄로 생각할 수 있다. 뒤안쪽에는 반막근(28)과 거위발근육, 즉 넙다리빗근(41), 두덩정강근(42), 반힘줄근(43)이 있다.

뒤가쪽으로는 두 개의 근육이 있다. 하나는 오금근popliteus(31)으로서 이 근육의 생리적 특이성에 대해서는 후술한다. 다른 하나는 넙다리두갈래근(44)으로 그 강한 힘줄이 종아리뼈머리(45)에 닿아 가쪽곁인대(20)를 보강해 준다.

끝으로 뒤쪽에는 넙다리뼈 관절융기와 관절융기판에서 일어난 장딴지근이 있다. 장딴지근 안쪽갈래(46) 이는곳 힘줄은 흔히 관절안과 연결된 **윤활주머니**(반막근주머니semimembranosus bursa)(47)와 함께 반막근 힘줄을 가로지른다. 장딴지근 가쪽갈래(48) 이는곳 힘줄 또한 넙다리두갈래근 힘줄과 교차하지만 여기에는 사이에 윤활주머니가 끼어 있지 않다. 무릎은 **널힘줄**aponeurosis(49)이 완전히 감싸고 있다.

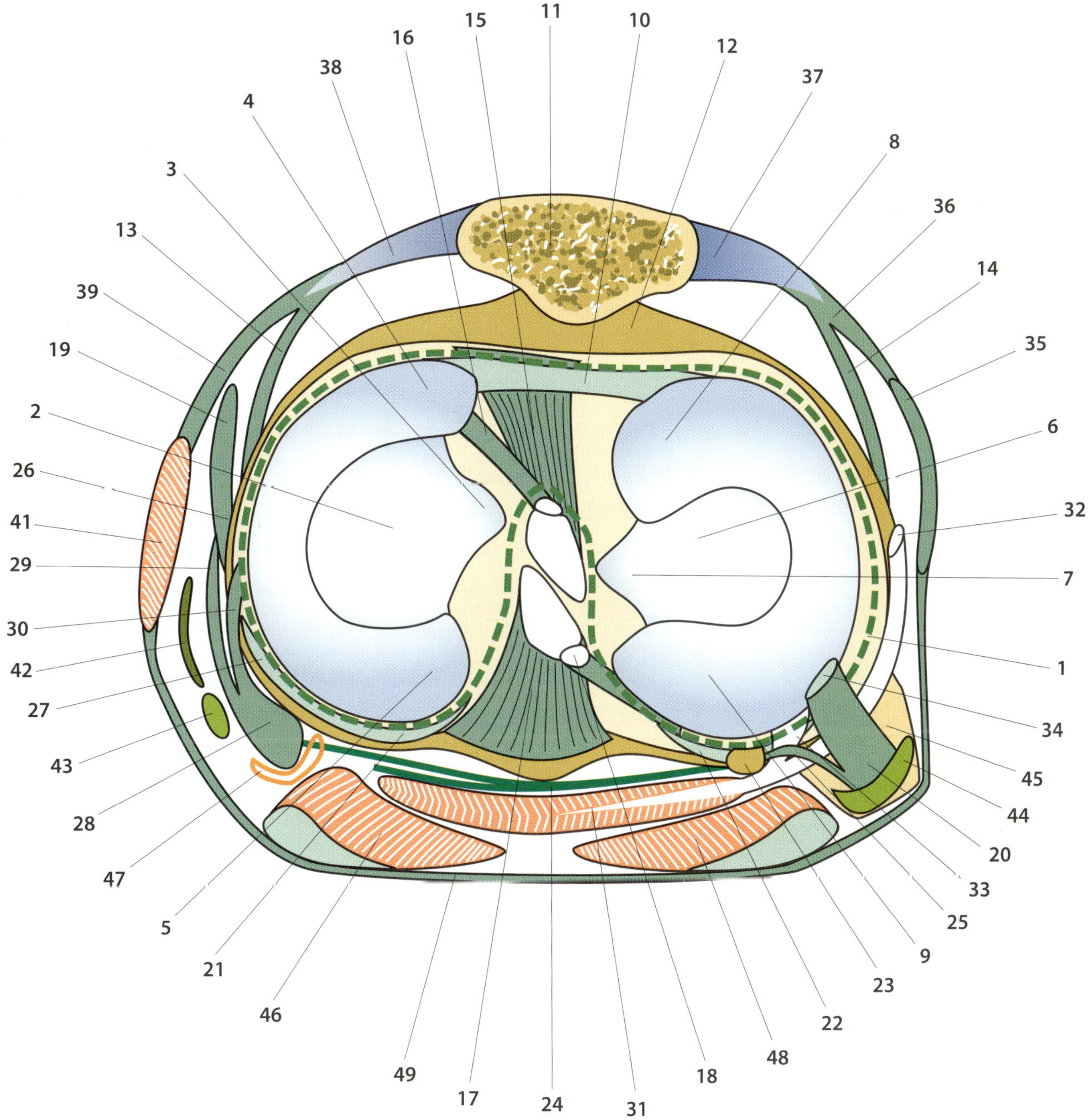
15
11
10
16
12
38
37
4
8
3
36
13
14
39
35
19
2
6
26
32
41
29
7
30
1
42
27
34
43
45
28
44
20
47
33
5
25
21
9
46
23
22
48
49
18
17
24
31

그림 164

무릎의 십자인대

무릎관절을 앞에서 열면(그림 165: Rouvière에 따름) **십자인대**cruciate ligament**가 무릎관절 정중앙에 있으며** 대부분 융기사이오목 안에 들어가 있음을 분명히 알 수 있다.

처음 눈에 띄는 것은 **앞십자인대**anterior cruciate ligament(ACL)(1)이다. 앞십자인대는 정강뼈 안쪽 위관절면의 가장자리(12)(그림 166: Rouvière에 따름)를 따라 정강뼈 앞쪽 융기사이부위intercondylar area, 안쪽으로는 안쪽반달의 앞뿔 붙는곳(7) 사이, 가쪽으로는 가쪽반달 앞뿔 붙는곳(8)에 붙는다(93쪽 그림 79 참고). 비스듬하게 가쪽으로 나 있으며 관절연골 모서리를 따라 수직으로 올라가는 좁은 뒤쪽 구역을 따라 넙다리뼈 가쪽관절융기(1)의 안쪽면(그림 167: Rouvière에 따름)에 붙는다(93쪽 그림 81, 83 참고).

앞십자인대는 **세 개의 띠**로 되어 있다.

- **앞안쪽띠**anteromedial band는 가장 크고 얕은 층에 있으며 손상에 가장 취약하다.
- **뒤안쪽띠**posteromedial band는 앞안쪽띠에 숨겨져 있으며 앞십자인대가 부분적으로 찢겨도 상하지 않는다.
- **중간띠**intermediate band.

전체적으로 볼 때 앞십자인대는 비틀려 있다. 정강뼈 쪽에서 가장 앞쪽 섬유가 넙다리뼈의 가장 아래 앞쪽에 붙고, 정강뼈 쪽에서 가장 뒤쪽 섬유는 넙다리뼈 가장 위쪽에 붙기 때문이다. 결과적으로 섬유의 길이는 다 다르다. F. Bonnel에 따르면 평균 길이는 1.85~3.35cm이다. 위치에 따라 길이에 큰 차이가 있으며, 동시에 신장되지 않는다.

뒤십자인대posterior cruciate ligament(2)는 앞십자인대 뒤에서 융기사이오목 깊숙이 자리 잡고 있다(그림 165). 뒤쪽 융기사이부위에서 가장 뒷부분(6)에 붙으며(그림 166) 정강뼈고원의 뒤모서리(그림 167, 168: Rouvière에 따름)에 붙기도 한다(93쪽 그림 79도 참고). 따라서 정강뼈 붙는곳은 가쪽반달(9)과 안쪽반달(10)의 뒤뿔 붙는곳보다 훨씬 뒤에 있다. 뒤십자인대는 비스듬히 안쪽, 앞쪽, 위쪽으로 나 있다(그림 168: 무릎 90° 굽힘). 뒤십자인대는 넙다리뼈 융기사이오목 깊숙한 곳에 있는 관절면(2)을 따라 붙으며(그림 169: Rouvière에 따름) 수평으로는 관절면을 따라 안쪽관절융기의 가쪽면 아래 모서리에 붙는다(그림 168)(93쪽 그림 79도 참고).

뒤십자인대는 **세 개의 띠**로 되어 있다.

- **뒤가쪽띠**posterolateral band는 정강뼈 가장 뒤쪽에서 넙다리뼈 가장 가쪽으로 붙는다.
- **앞안쪽띠**anteromedial band는 정강뼈 가장 앞쪽에서 넙다리뼈 가장 안쪽에 붙는다.
- **반달넙다리인대**meniscofemoral ligament(3)는 가쪽반달 뒤뿔(그림 166, 167)에 붙은 직후 뒤십자인대(2) 몸통 표면을 따라가다가 안쪽관절융기의 가쪽면에 함께 붙는다. 이따금 안쪽반달(그림 166)에도 이와 비슷한 관계인 인대가 있는 경우가 있다. 앞십자인대의 몇몇 섬유(5)가 무릎가로인대(11) 붙는곳과 가까운 안쪽반달의 앞뿔에 붙는 것이다.

십자인대는 축 경계를 따라 서로 접하고 있고(그림 169: 두 십자인대가 넙다리뼈 붙는곳 근처에서 절단된 그림) 앞십자인대(1)는 뒤십자인대(2)의 가쪽을 지난다. 십자인대는 관절안에서 자유롭게 움직이지 않도록 **윤활막**(4)이 감싸고 있다. 다음에 이야기하겠지만 이것들은 관절주머니와 중요한 관계를 맺고 있다. 무릎 운동이 일어날 때 두 인대는 축 가장자리를 따라 서로 미끄러져 움직인다.

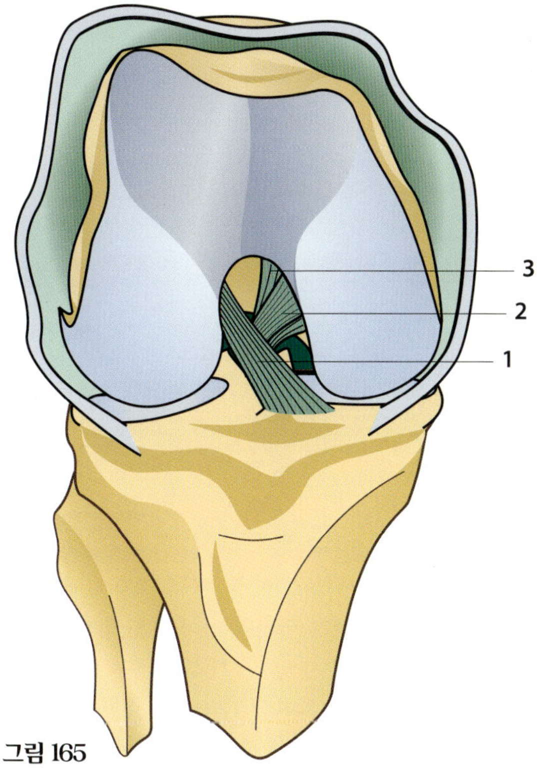

그림 165

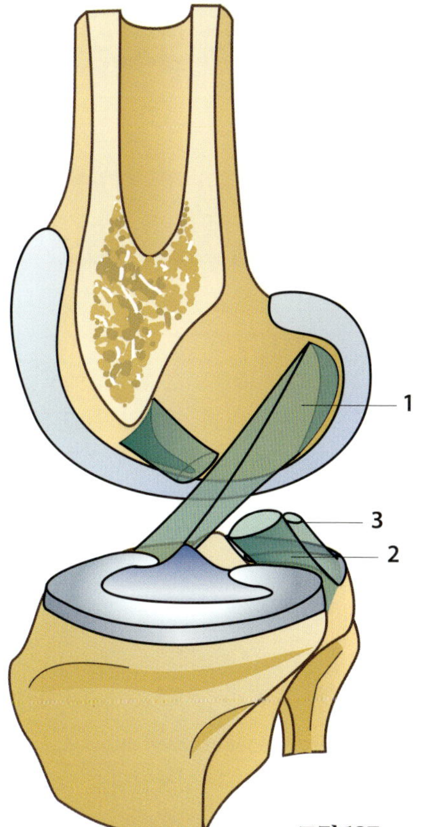

그림 167

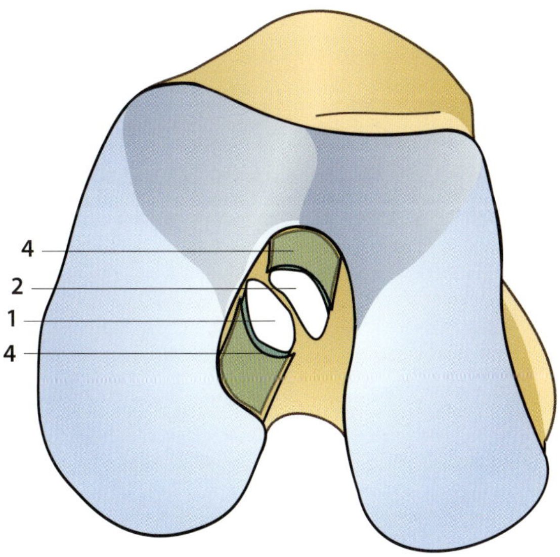

그림 169

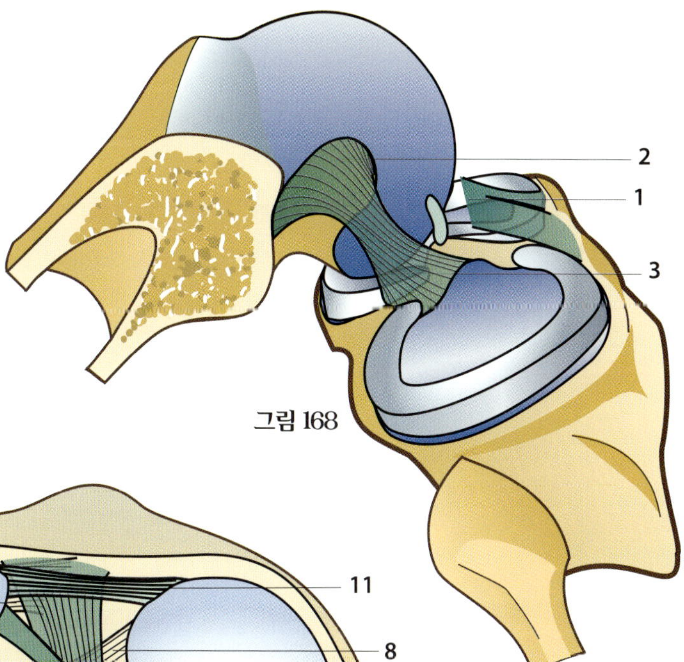

그림 168

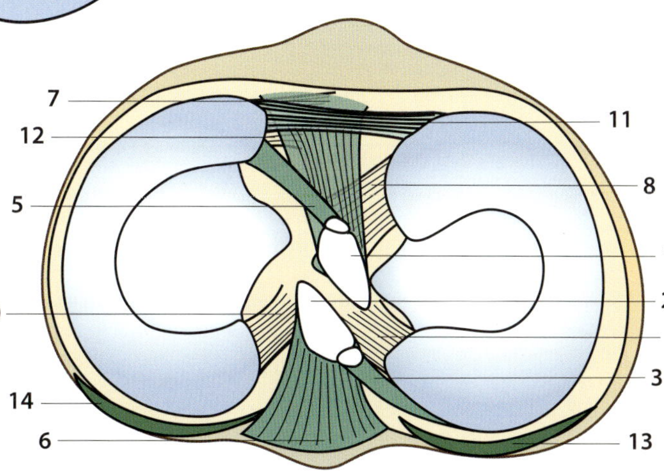

그림 166

관절주머니와 십자인대의 관계

십자인대는 관절주머니와 워낙 긴밀한 관계를 맺고 있어서 사실은 관절주머니의 비후에 불과하며 관절주머니와 한 몸을 이루고 있다고 볼 수도 있다. 우리는 관절주머니가 어떤 식으로 융기사이오목 안으로 들어가서 관절 축을 따라 두 층의 격벽을 이루고 있는지 이미 살펴보았다(93쪽 그림 78). 편의를 위해 관절주머니의 정강뼈 붙는곳은 십자인대의 붙는곳을 관절안에서 배제시키고 있다고 처음에 개략적으로 설명한 바 있다. 사실 **관절주머니 붙는곳은** 십자인대가 형성한 관절주머니 비후가 관절주머니 바깥면 밖으로 불거져 나온 식으로, 즉 두 격벽의 두 층 사이로 **십자인대 붙는곳을 관통한다.**

그림 171(넙다리뼈 안쪽관절융기를 제거하고 관절주머니 일부를 절개한 뒤안쪽 그림)을 보면 **앞십자인대**가 확실히 관절주머니 격벽의 가쪽 층에 '접착된' 것처럼 보인다(이 도식에서는 뒤십자인대는 보이지 않는다). 앞쪽으로는 무릎위주머니와 무릎뼈의 오목함도 보인다.

그림 172(넙다리뼈 안쪽관절융기를 제거하고 관절주머니 일부를 절개한 뒤가쪽 그림)를 보면 **뒤십자인대**가 관절주머니 격벽의 안쪽 층에 '접착된' 것처럼 보인다.

십자인대의 모든 섬유는 길이도 방향도 동일하지 않으며, 따라서 무릎 운동 시에 동시에 짧아지지 않는다는 점에 주목해야 한다(124쪽 참고).

이 도식은 가쪽관절융기 수준(그림 171)과 안쪽관절융기 수준(그림 172)에서 부분적으로 절제한 **관절융기판**의 모습도 보여준다.

넙다리뼈와 정강뼈를 인위적으로 분리시킨 후 넙다리뼈 관절융기의 뒷부분 전체를 묘사한 수직 관상 단면(그림 170)은 관절안의 '구획화compartmentalization'를 보여준다.

- 중간에서는 십자인대가 함입시킨 **관절주머니 격벽**capsular partition이 관절안을 가쪽과 안쪽으로 반씩 나누고 앞쪽으로 무릎아래지방덩이로 연장되어 있다(94쪽).
- 관절안의 각 절반은 다시 관절반달이 두 층으로 나누고 있다. 즉, 넙다리반달관절 간극femoromeniscal joint space에 해당하는 위층, 즉 **반달위층**suprameniscal story과 정강반달관절 간극tibiomeniscal joint space에 해당하는 아래층, 즉 **반달밑층**submeniscal story이다.

이런 경첩관절 구조를 근본적으로 바꾸는 것이 바로 십자인대의 존재다. 두융기관절bicondylar joint이라는 용어는 역학적으로 아무 의미 없는 말이다. 두 개의 관절융기가 합쳐져 하나의 도르래를 형성했기 때문이다. 중립 위치(1)에서 앞십자인대(그림 173)는 처음부터 45~50° 굽힘까지는 정강뼈고원에 대해 수평으로 누운 상태로 있다가(2) 극도의 굽힘에서 최고점까지 올라간다(3). 내려오는 길에는 빵칼처럼 융기사이결절 사이로 융기사이융기를 '썰 듯이' 지나면서 홈 속으로 파고든다(그림 174: 빵칼이 두 개의 융기사이결절을 분리하는 모식도). 무릎이 폄 A에서 극도의 굽힘 B로 변화하면서, 뒤십자인대(그림 175)는 (거의 60°의 각도로) 앞십자인대보다 더 넓은 구역을 '쓸면서' 지나서 넙다리뼈 융기사이오목을 '파고든다.' 이렇게 되면 두 개의 넙다리뼈 관절융기가 형성하는 생리적, 이론적 도르래의 두 옆면cheek이 '분리'된다.

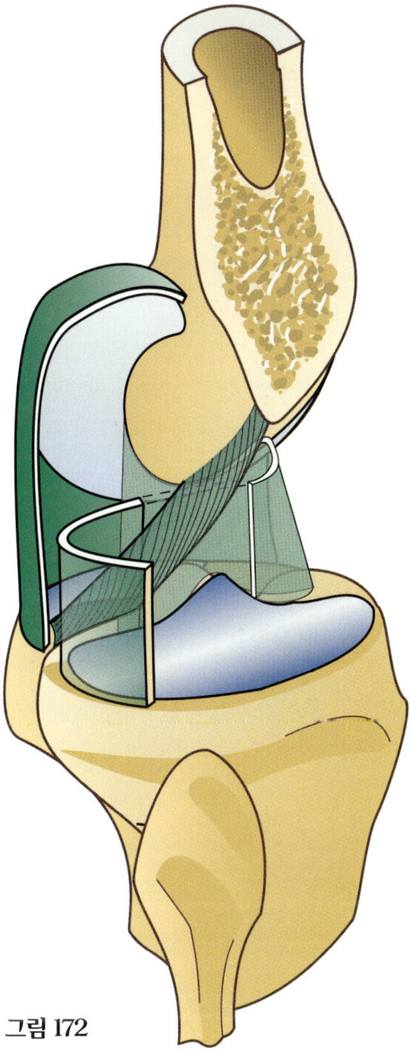

그림 172

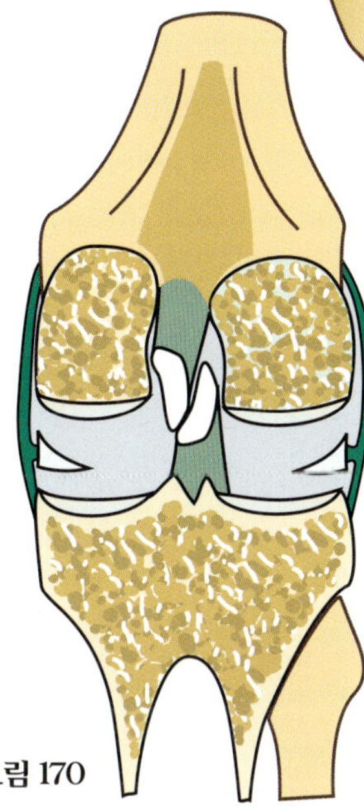

그림 170

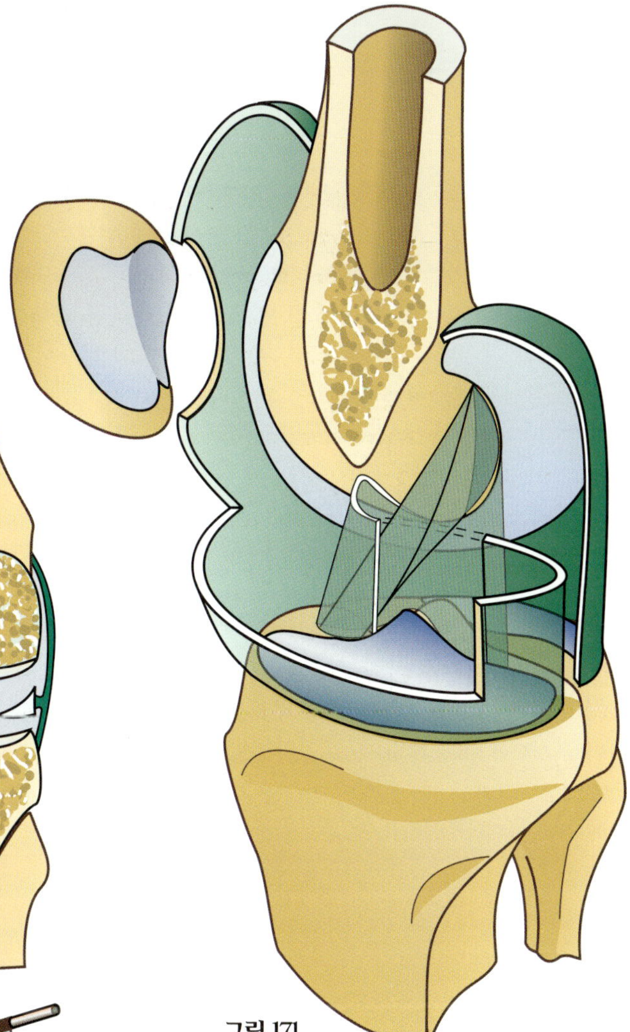

그림 171

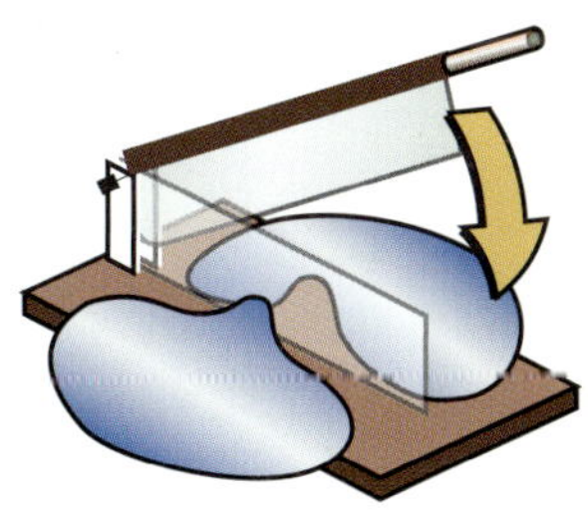

그림 174

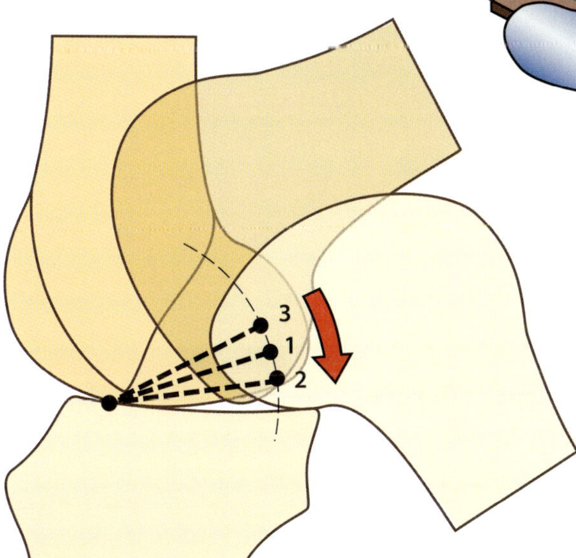

그림 173

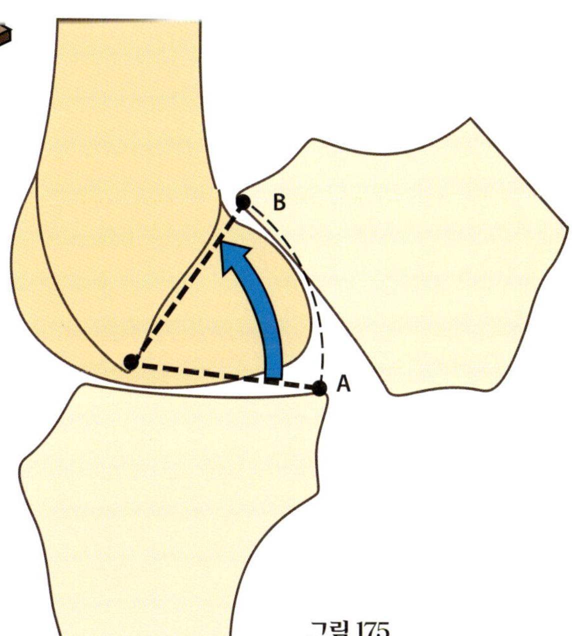

그림 175

십자인대의 방향

뒤안쪽 투시도(그림 176)는 **공간 속에서 교차하는** 늘려진 십자인대를 보여준다. **시상면**(그림 177: 가쪽관절융기 안쪽 그림)에서 십자인대는 분명히 교차한다. 앞십자인대(ACL)는 뒤위쪽으로 비스듬히 뻗어 있고 뒤십자인대(PCL)는 앞위쪽으로 비스듬하게 뻗은 모양이다. 십자인대만 따로 떼어내더라도 폄(그림 178)과 굽힘(그림 179) 중에 서로 교차하면서 각각의 축 표면에서 서로 미끄러지듯 움직이는 것을 알 수 있다. 이것들의 방향은 **관상면에서도 서로 교차한다**(그림 180: 뒤쪽 그림). 정강뼈 붙는곳(검은색 점)들은 앞뒤축(화살표 S)을 따라 배치되어 있는 반면 넙다리뼈 붙는곳은 서로 1.7cm 떨어져 있기 때문이다. 그 결과 뒤십자인대는 비스듬하게 위안쪽으로 뻗고, 앞십자인대는 비스듬하게 위가쪽으로 뻗은 모습이 된다. 반면 수평면(131쪽 그림 205 참고)에서는 공간적으로 서로 평행하며 축 경계에서 접하지만, **같은 쪽 곁인대와 각각 교차한다.** 즉, 앞십자인대(앞가쪽십자인대)는 가쪽곁인대(LCL)와 교차하고(그림 181: 가쪽 그림), 뒤십자인대(뒤안쪽십자인대)는 안쪽곁인대(MCL)와 교차한다(그림 182: 안쪽 그림). 따라서 이 네 개의 인대를 가쪽부터 안쪽으로 혹은 안쪽부터 가쪽으로 순서대로 보면, 기울기가 번갈아 나타나는 규칙성이 있다(그림 183: 정강뼈고원에 대해 네 개의 인대를 도식적으로 표현한 그림).

두 십자인대는 **경사 또한 다르다.** 무릎을 폈을 때(그림 177) 앞십자인대(ACL)는 더 수직에 가까운 반면, 뒤십자인대(PCL)는 더 수평에 가깝다. (투명하게 표현된) 넙다리뼈 붙는곳의 대체적 방향도 마찬가지다. 즉, 뒤십자인대 붙는곳은 수평 b이고 앞십자인대 붙는곳은 수직 a이다.

무릎을 굽혔을 때(그림 184: 넙다리뼈 가쪽관절융기를 안쪽에서 본 그림) 폄 위치에서는 수평이었던 뒤십자인대(PCL)는 수직 방향으로 일어나고(그림 179) 정강뼈에 대해 60°의 각을 만든다. 한편 앞십자인대(ACL)는 아주 약간만 세워진다(빨간색 화살표).

십자인대의 길이비length ratio of the cruciates는 개체 변이를 보이지만, 정강뼈와 넙다리뼈 붙는곳 사이의 거리처럼 무릎마다 고유하다. 앞서 언급한 것처럼 이 비율이 넙다리뼈 관절융기 측면상을 결정하는 인자이기 때문이다.

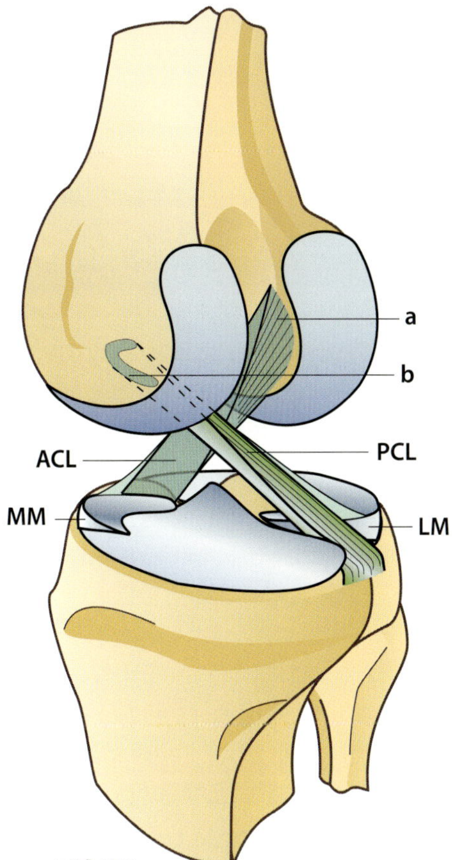

그림 176

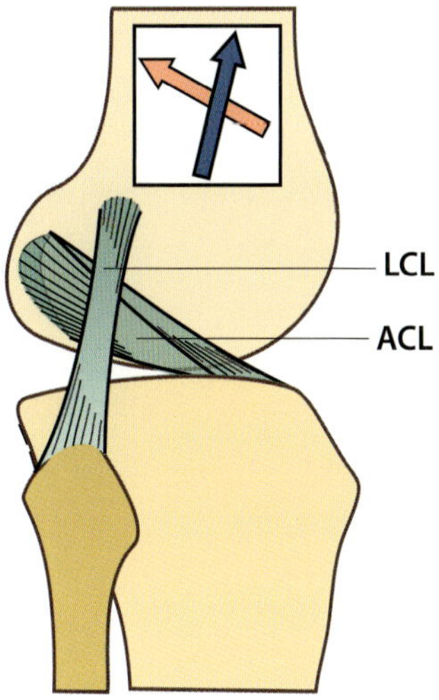

그림 181

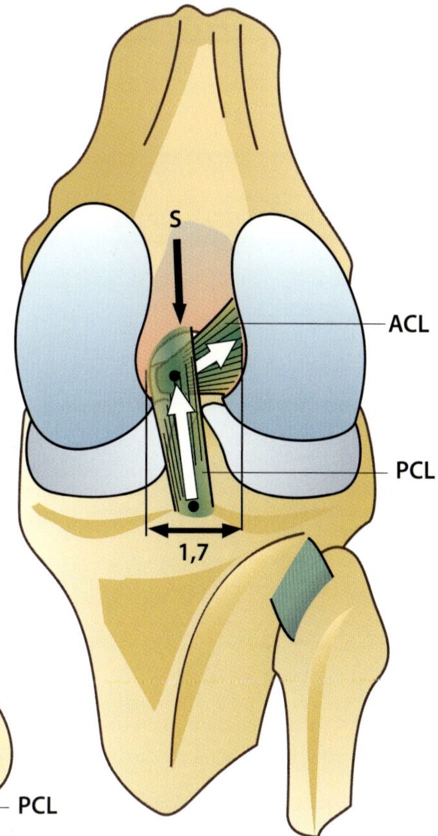

그림 180

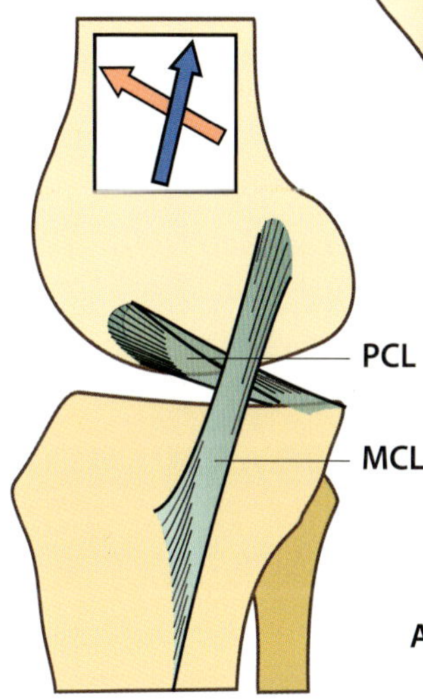

그림 182

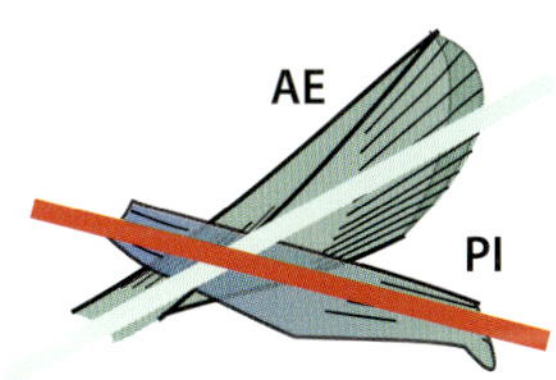

그림 178

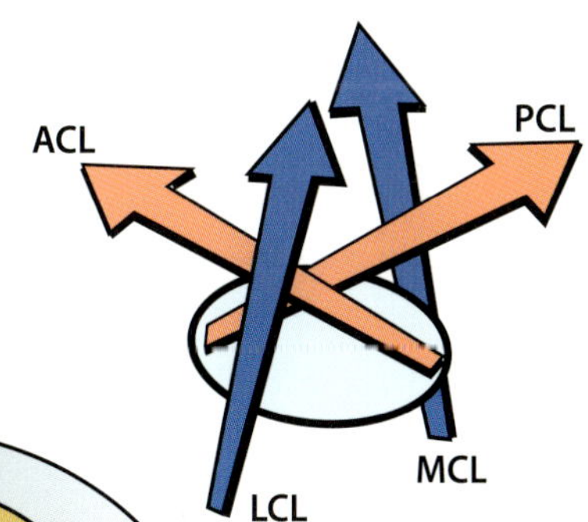

그림 183

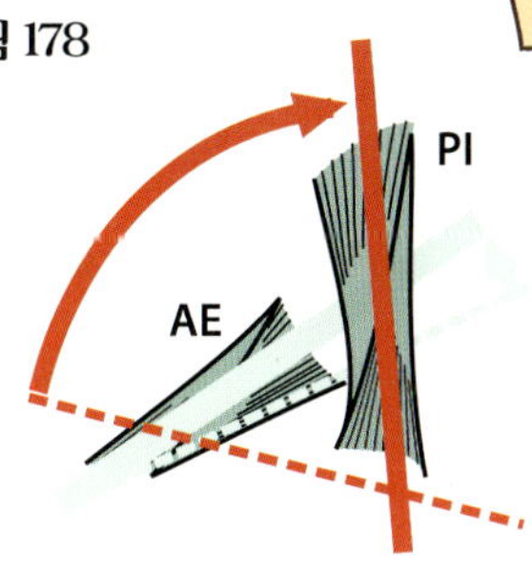

그림 179

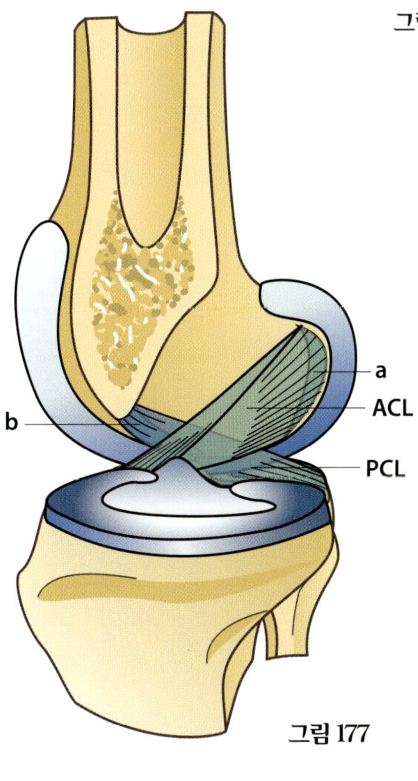

그림 177

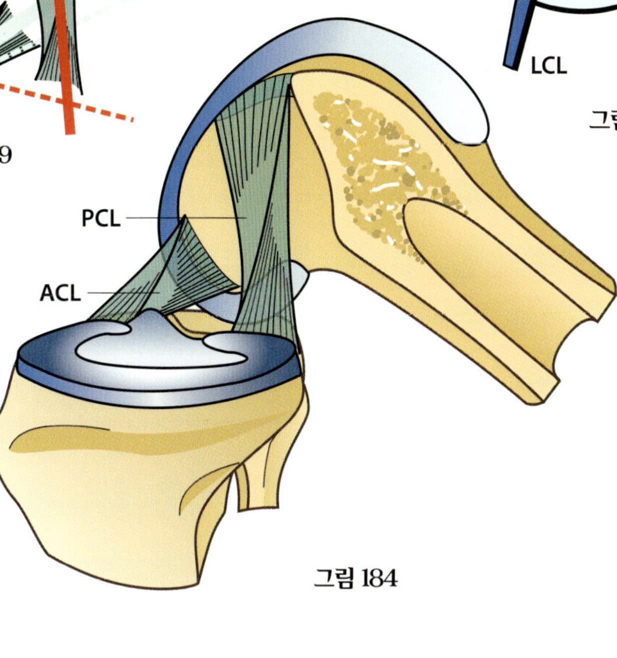

그림 184

십자인대의 역학적 역할

통념상 십자인대는 점 같은 붙는곳이 있는 끈이라고 단순하게 생각한다. 이처럼 개략적인 첫인상은 인대의 대체적인 작용을 드러내주는 장점이 있기는 하지만 기능적으로 미묘한 부분들을 밝히지는 못한다. 이를 위해서는 세 가지 인자를 고려해야 한다.

- **인대의 두께**

인대의 두께와 부피는 저항력과 정비례하고 탄성에 반비례한다. 인대의 섬유 하나하나가 탄성이 작은 간단한 용수철이라고 볼 수 있기 때문이다.

- **인대의 구조**

붙는곳의 크기 때문에 인대의 섬유 길이는 전부 똑같지 않으며, 따라서 섬유들이 동시에 동원되지 않는다는 중요한 결과를 낳는다. 근육섬유와 마찬가지로 운동 자체를 하는 동안 섬유 동원이 일어나며, 결과적으로 인대마다 저항력과 탄성이 다르다.

- **붙는곳의 크기와 방향**

이와 더불어 섬유들은 모두 평행하지 않으며 평면 위에서 서로 꼬여 있거나 '비틀어져' 있는 경우가 흔하다. 붙는곳의 선이 서로 평행하지 않고 공간적으로 비스듬하거나 수직으로 배치되어 있기 때문이다. 또한 붙는곳의 상대적 방향은 운동 중에 바뀌게 되는데, 그러면서 섬유 동원의 편차를 일으키고 인대 작용의 대략적인 방향을 바꾼다. 이런 인대의 작용 방향 변화는 시상면뿐만 아니라 공간의 세 면 모두에서 일어나기 때문에 인대가 **무릎의 앞뒤 안정성, 가로 안정성, 돌림 안정성에서 하는 복잡한 동시 작용**을 완벽하게 설명해 준다.

따라서 십자인대의 기하학은 앞서 본 것처럼 공간의 다른 면들뿐만 아니라 시상면에서 관절융기도르래 측면상condylotrochlear profile을 결정한다.

총체적으로 십자인대는 무릎의 **앞뒤 안정성**을 담보하고, 관절면이 접한 상태에서도 **유사 경첩 운동**hinge-like movement이 가능하게 해준다.

이것들의 역할은 간단하게 구성한 **역학적 모형**(그림 185: 단면도로 나타낸 모형)으로 나타낼 수 있다. 두 개의 널판 A와 B를 두 개의 종이끈 ab와 cd가 양쪽 끝에서 연결하고 있는 덕분에 이것들은 두 경첩을 중심으로 서로에 대해 움직일 수 있게 된다. 경첩 a와 경첩 b는 각각 점 c와 점 d에 대응하지만 서로에 대해 미끄러지지는 못한다.

십자인대는 해부학적으로나 기능적으로 이와 비슷하지만, 두 개의 경첩이 아니라 넙다리뼈 관절융기의 만곡을 따라 일련의 경첩이 일렬로 늘어서 있다는 차이가 있다. 모형에서처럼 **앞뒤로 미끄러져 움직일 수는 없다.**

계속 이 모형을 갖고 얘기하자면 십자인대는 두 개의 직선으로 표현되어 있다. 즉 앞십자인대와 뒤십자인대는 그림 186과 188에서 각각 ab와 cd에 해당한다. 그림 187과 189는 인대의 가장 바깥 섬유와 중간 섬유, 그리고 이것들이 붙는곳도 보여준다.

두 십자인대가 동일한 정도로 팽팽해져 있는 곧은 위치(그림 186)나 30°로 약간 굽힘 위치(그림 187)에서 굽힘을 시작하면 '넙다리뼈 널판femoral plank' cb(두 십자인대 붙는곳 사이의 선형 공간)가 기울어지는 사이(그림 188), 앞십자인대 cd는 일어서고 뒤십자인대 ab는 수평이 된다. 더욱 상세한 도식(그림 189: 60° 굽힘)에서는 앞십자인대(빨간색)와 뒤십자인대(녹색)의 붙는곳이 각각 위와 아래로 이동하는 모습이 나타난다. 그러나 운동 중 십자인대 각각의 구성 섬유의 연속적 신장에 관해서는 앞으로 연구할 부분이 많이 남아 있다. 이 섬유들이 인대 내부에서 차지한 위치에 따라 신장되는 정도가 서로 다르다는 점은 분명하기 때문이다(그림 190: 공간에서의 뒤십자인대 섬유의 도식).

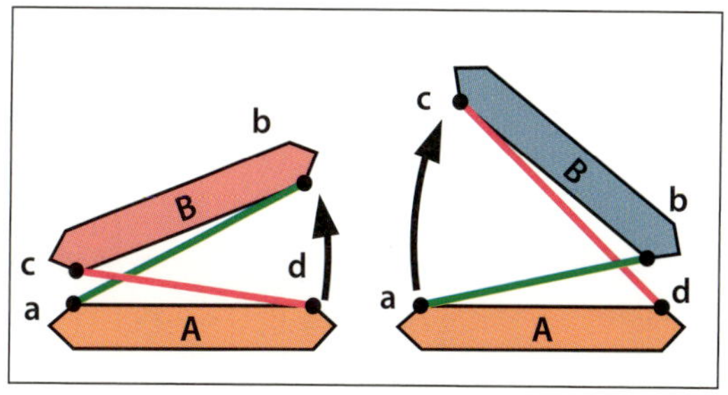

그림 185

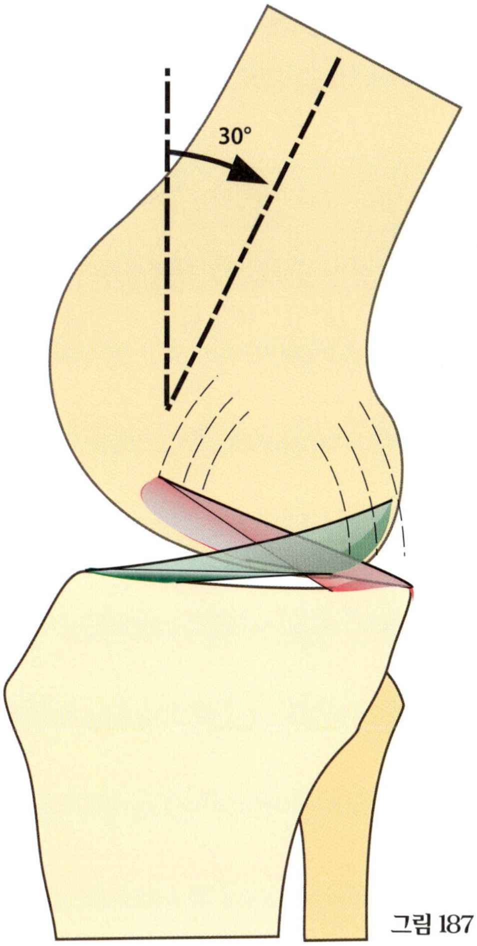

그림 187

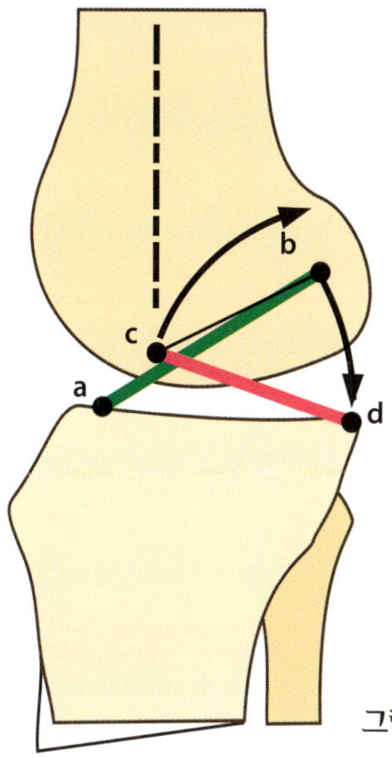

그림 186

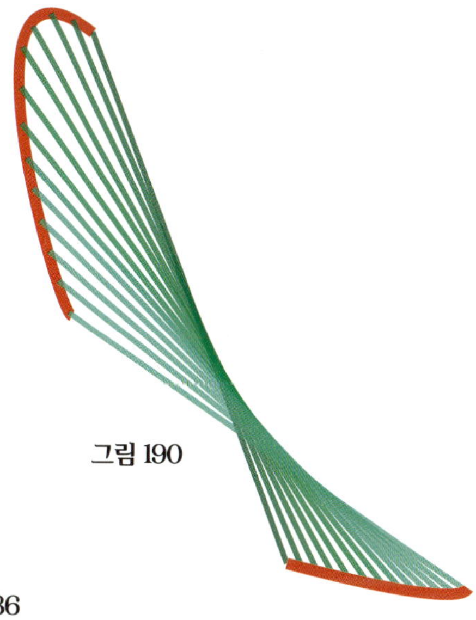

그림 190

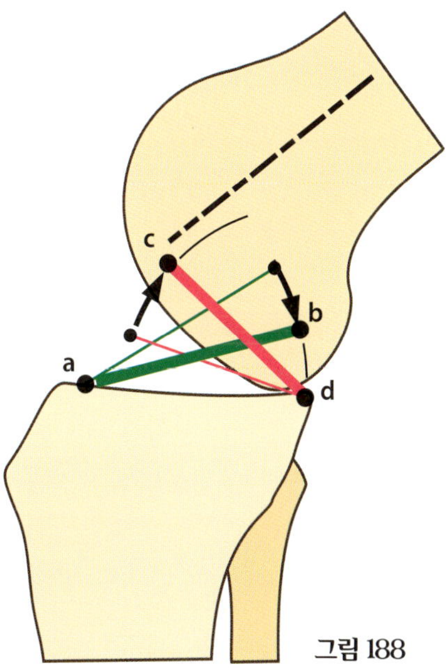

그림 188

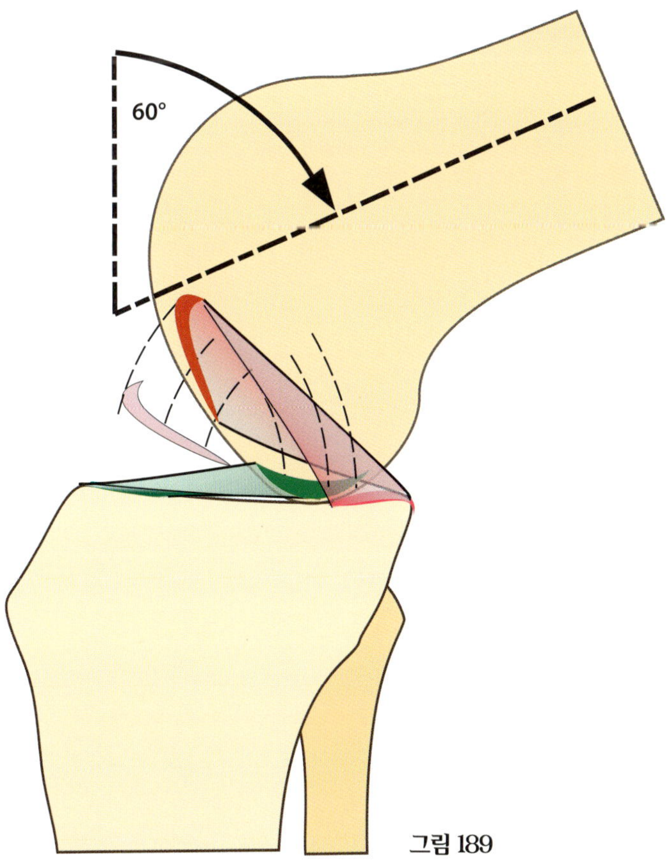

그림 189

십자인대의 역학적 역할(계속)

굽힘이 90°(그림 191), 이어서 120°(그림 192)까지 커지면 뒤십자인대는 수직으로 서면서 그에 비례해 앞십자인대보다 팽팽해진다. 좀 더 정교한 도식(그림 193)을 보면 앞십자인대의 중간 섬유와 아래 섬유는 느슨해져 있고(-) 앞위 섬유는 팽팽해져 있는 반면(+), 뒤십자인대의 뒤위 섬유는 약간 느슨해져 있고(-), 앞위 섬유는 팽팽해져 있다(+). 뒤십자인대는 굽힘에서 팽팽해진다.

초기 위치(그림 195, 196)에서부터 **폄**이나 **젖힘**으로 넘어가면서(그림 194) 앞십자인대의 모든 섬유는 팽팽해지는 반면(+), 뒤십자인대에서는 뒤위 섬유만 팽팽해진다(+). 더불어 젖힘(그림 197),에서는 융기사이오목의 바닥(c)이 활의 시위를 잡아당기듯 앞십자인대를 눌러서 늘인다. 따라서 폄에서는 앞십자인대가 팽팽해져 젖힘을 제지하는 여러 장치 중 하나가 된다.

Strasser(1917)가 역학적 모형을 바탕으로 처음 주장했던 개념, 즉 앞십자인대와 뒤십자인대가 각각 폄과 굽힘에서 팽팽하게 된다는 개념을 최근 Bonnel이 확인했다. 그러나 좀 더 정교한 역학적 분석을 통해 십자인대의 섬유들은 서로 길이가 다르기 때문에 **일부 섬유는 항상 긴장 상태에 있다**고 믿은 Roud(1913) 또한 옳았다는 점이 밝혀졌다. 생체역학에서는 얼핏 서로 모순되는 것 같은 두 설이 서로 배치되지 않으면서 동시에 참인 경우가 흔히 있다.

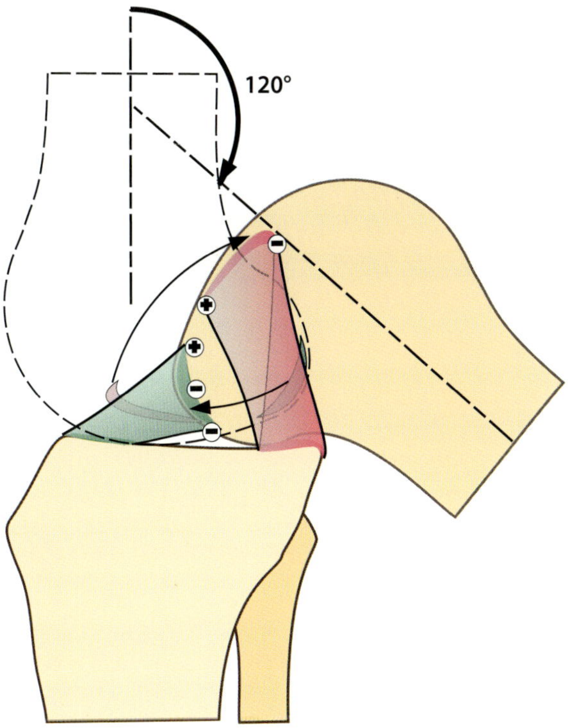

그림 193

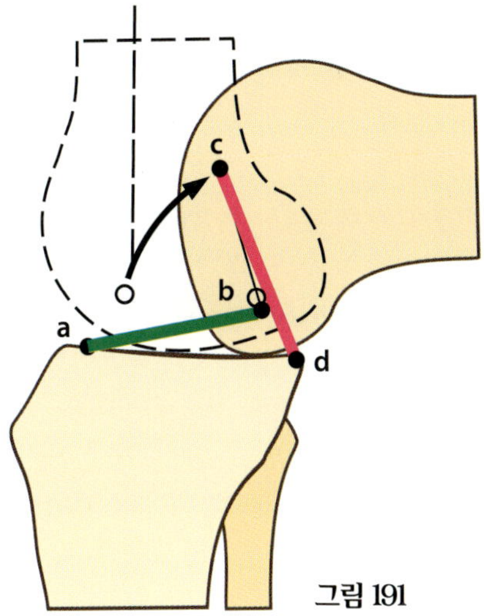

그림 191

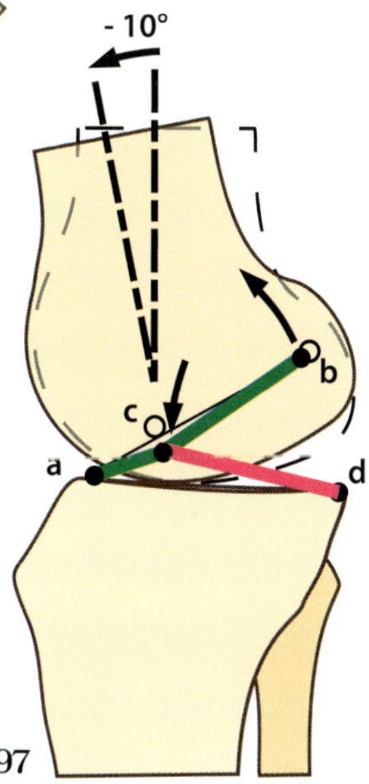

그림 197

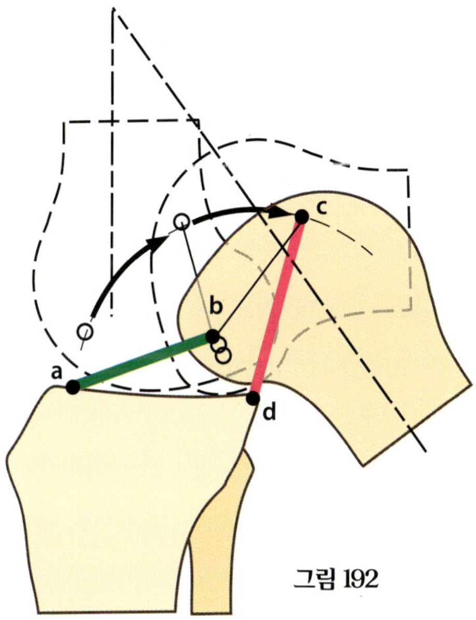

그림 192

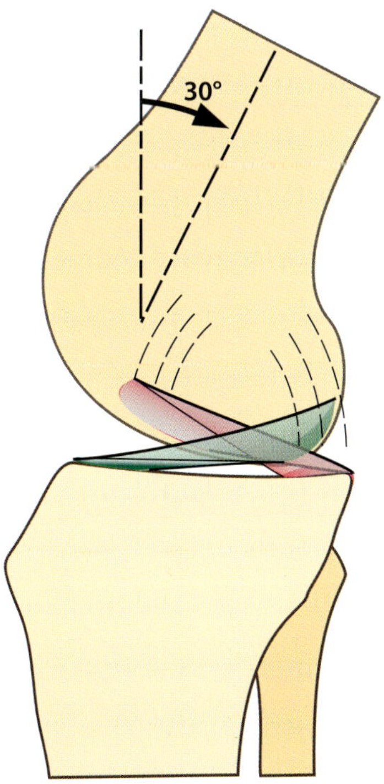

그림 196

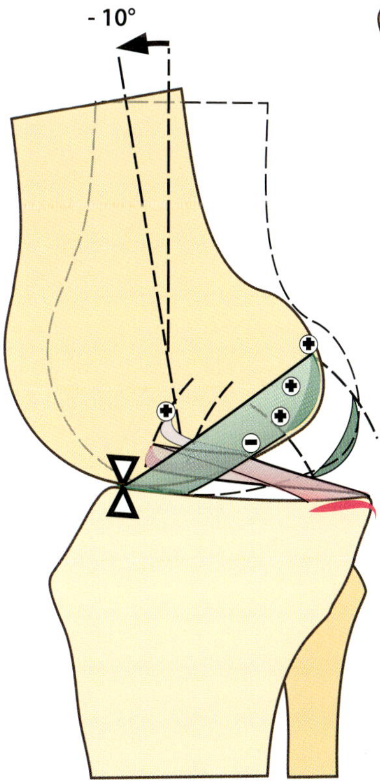

그림 194

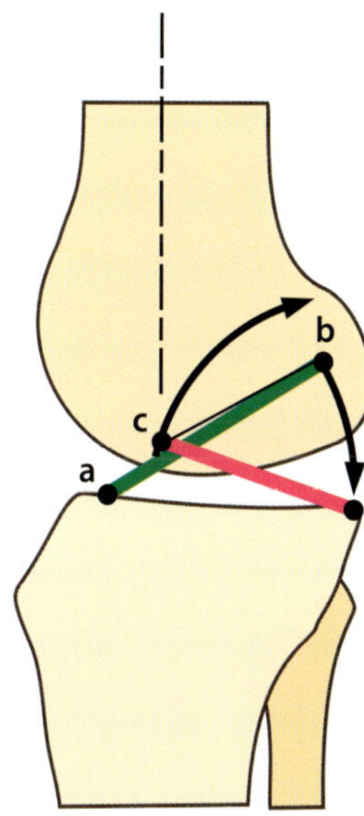

그림 195

십자인대의 역학적 역할(끝)

정강뼈고원에 대한 넙다리뼈 관절융기의 운동은 구름rolling과 미끄럼sliding이다(88쪽 참고). 구름 운동은 쉽게 상상할 수 있지만 무릎처럼 느슨하게 맞물려 있는 관절에서 어떻게 미끄럼이 일어날 수 있을까? **근육이 능동적 역할을 하기** 때문이다. **폄근육**extensor은 폄 시 넙다리뼈에 대해 정강뼈를 앞으로 당긴다. 반대로 **굽힘근육**flexor은 굽힘 시 정강뼈고원이 뒤로 미끄러지게 만든다. 그러나 이 운동을 해부학 표본으로 연구해 보면 **수동적 인자**, 특히 십자인대가 주된 역할을 하는 것처럼 보인다. 넙다리뼈 관절융기를 정강뼈고원에 대해 구름 방향과 반대 방향으로 미끄러지게 하는 것은 십자인대이다.

폄 위치(I)에서 출발해(그림 198) 넙다리뼈 관절융기가 미끄럼 없이 구르기만 한다면 위치 II로 물러나면서, 앞십자인대 ab의 넙다리뼈 붙는곳 b는 bb′만큼의 거리를 이동한 다음 b″이 될 것이다. 89쪽 그림 62에 묘사된 그런 식의 변위는 안쪽반달의 뒤뿔에 손상을 가할 것이다. 이제 점 b는 중심 a이고 반지름 ab인 원을 따라서만 움직일 수 있다(인대는 탄성이 없다고 가정한다). 즉, b의 실제 경로는 bb″이 아니라 bb′이 되고, 이 경로는 넙다리뼈 관절융기가 위치 I보다 길이 e만큼 앞쪽으로 나와 있는 위치 III에 해당한다. 굽힘에서는 앞십자인대가 동원되어 관절융기를 앞으로 끌어당긴다. 따라서 **굽힘 시 앞십자인대는 관절융기의** 뒤쪽 구름과 함께 나타나는 **앞쪽 미끄럼에 관여한다**고 할 수 있다.

폄에서 **뒤십자인대의 역할**도 비슷하게 나타낼 수 있다(그림 199). 관절융기가 위치 I에서 위치 II로 굴러가는 동안 뒤십자인대 cd가 관절융기를 뒤로 끌어당기고 넙다리뼈 붙는곳 c는 cc′이 아니라 중심이 d이고 반지름이 dc인 원을 따라가는 cc″이 된다. 따라서 관절융기는 거리 n만큼 뒤로 미끄러져 위치 III에 도달한다. **폄 시 뒤십자인대는 관절융기의** 앞쪽 구름과 함께 나타나는 **뒤쪽 미끄럼에 관여하는** 것이다.

이런 관찰 결과는 고무 밴드로 표현한 십자인대의 교차하는 긴장을 묘사한 역학적 모형(권말 '모형 1' 참고)을 사용해 증명할 수 있다.

당김운동drawer movement은 **넙다리뼈에 대한 정강뼈의 비정상적 앞뒤 운동**으로 무릎을 로 굽히거나 완전히 편 두 위치에서 확인할 수 있다.

무릎 90° 굽힘(그림 202): 환자가 딱딱한 검사대에 등을 대고 누우면 검사자는 문제의 무릎을 90°로 굽힌다. 이때 발은 검사대 위에 댄다. 그런 다음 검사자는 환자의 발을 부분적으로 깔고 앉아서 고정시키고 **양손 손바닥으로** 종아리의 윗부분을 잡는다. 다음으로 다리를 앞으로[자기(검사자) 몸쪽으로] 끌어당기거나 뒤로[자기(검사자) 몸에서 먼쪽으로] 밀면서 **앞이나 뒤로 당김운동이 나타나는지** 확인한다. 검사자는 반드시 환자의 발이 돌림에 대한 중립 위치에 있는 상태에서 곧은 당김운동direct drawer movement을, 발을 가쪽돌림 한 상태에서 가쪽돌림 당김운동drawer movement in lateral rotation을, 그리고 발을 안쪽돌림 한 상태에서 안쪽돌림 당김운동drawer movement in medial rotation에 대한 검사를 실시해야 정확히 증명할 수 있다. 이 용어는 '가쪽돌림 당김운동'lateral rotational drawer movement, 안쪽돌림 당김운동medial rotational drawer movement'이라고 명명하는 것이 더 나을 것 같다. 그래야 당김운동 중에 돌림이 일어난다는 의미를 함축하게 되기 때문이다.

뒤당김운동posterior drawer movement(그림 200)은 넙다리뼈에 대해 정강뼈의 **뒤쪽** 변위(빨간색 화살표)로 나타난다. 이 운동은 **뒤십자인대 파열**(검은색 화살표)의 결과다. 따라서 '뒤당김운동 = 뒤십자인대'로 기억하면 된다.

앞당김운동anterior drawer movement(그림 201)은 넙다리뼈에 대해 정강뼈의 **앞쪽** 변위(녹색 화살표)로 나타난다. 이 운동은 **앞십자인대 파열**(검은색 화살표)의 결과다. 따라서 '앞당김운동 = 앞십자인대'로 기억하면 된다.

환자의 무릎을 편 상태에서 검사자는 한손으로 환자의 넓적다리 뒷면을 받치고 다른 한손으로 종아리의 윗부분을 잡아서 종아리를 앞에서 뒤로, 뒤에서 앞으로 움직여 본다(Lachmann-Trillat **검사**). (이른바 '앞 Lachmann'이라고 하는) 앞쪽으로의 변위가 나타나면 뒤가쪽 구석의 파열을 동반한 앞십자인대 파열의 증거가 된다(Bousquet에 따름). 이 검사는 운동범위가 작기 때문에 **수행하기 어렵다.**

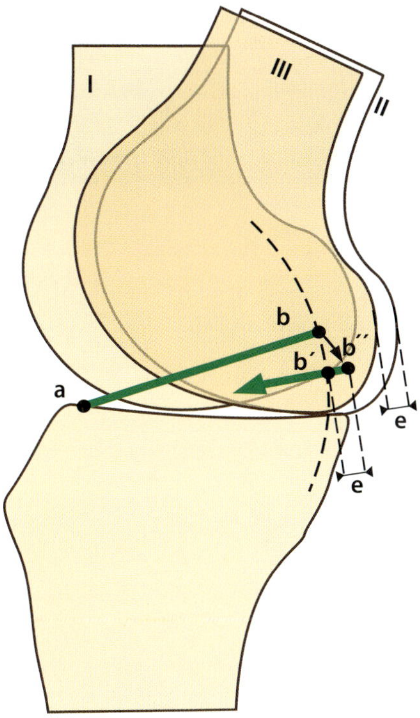

그림 198

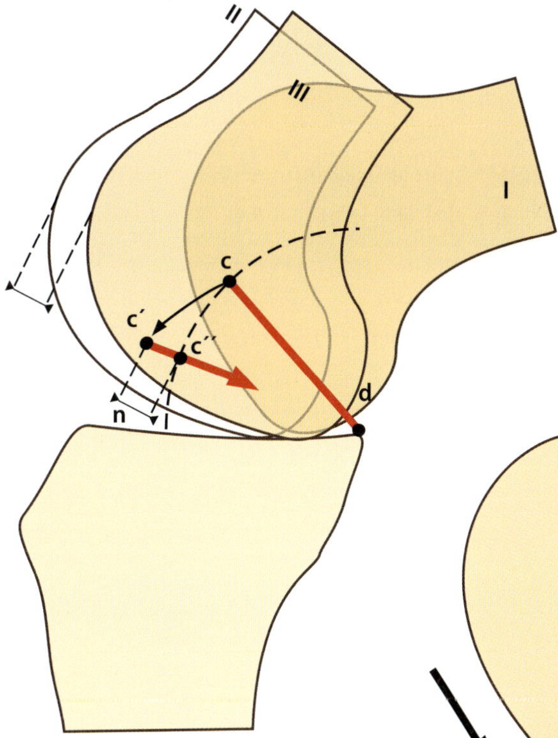

그림 199

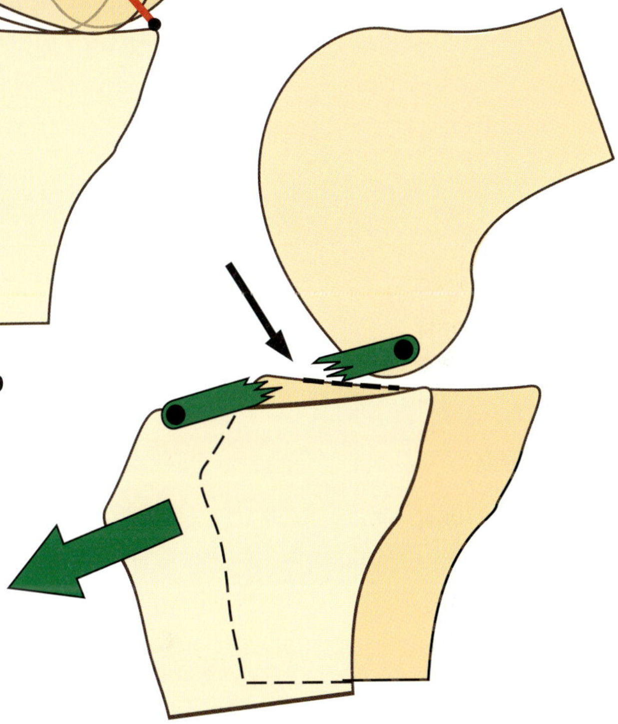

그림 201

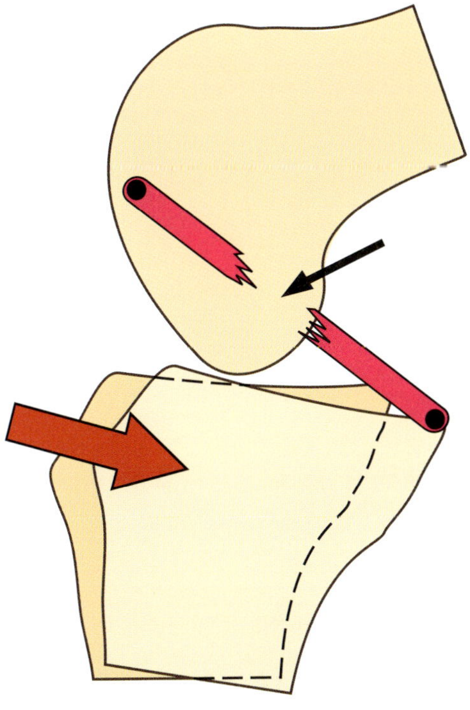

그림 200

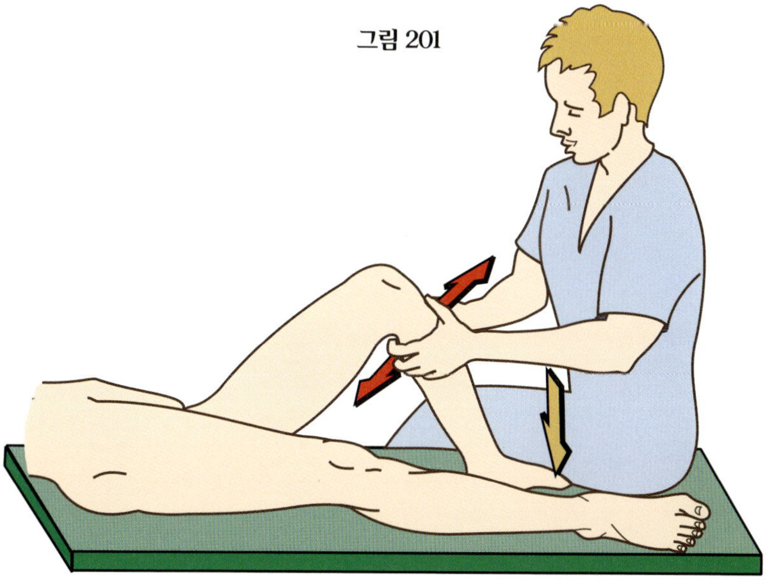

그림 202

편 무릎의 돌림 안정성

무릎을 굽혔을 때만 축돌림이 일어날 수 있다는 점은 이미 언급했다. 반면 **무릎을 완전히 폈을 때는 축돌림이 불가능하다. 팽팽한 곁인대와 십자인대가 저지하기** 때문이다.

무릎이 축돌림을 위한 중립 위치에 있을 때(그림 203: 인위적으로 인대를 잡아당겨서 관절면을 분리한 정면 그림) 십자인대는 공간적으로 분명히 서로 엇갈리고 있으며, 분리된 십자인대의 기울기도 분명하게 드러난다(그림 204). 그러나 **수평면**(그림 205: 넙다리뼈 관절융기를 투시하여 위쪽에서 본 그림)에서는 두 인대가 서로 평행하게 접한다.

넙다리뼈에 대한 정강뼈 안쪽돌림 시(그림 206: 정면 그림) 두 십자인대는 확실히 관상면에서 더 심하게 교차하고 있고(그림 207), 수평면(그림 208: 위쪽 그림)에서는 가장자리가 서로 접하고 있다. 즉, 두 십자인대는 압박띠처럼 서로를 감싸면서 팽팽하게 함으로써 **안쪽돌림을 즉각 차단한다.**

넙다리뼈에 대한 정강뼈 가쪽돌림 시(그림 209: 앞쪽 그림) 두 십자인대는 관상면에서 서로 평행해지고(그림 210), 수평면(그림 211: 위쪽 그림)에서는 가장자리가 서로 떨어지면서 '압박띠'가 느슨해진다. 즉, **두 십자인대의 팽팽함은 가쪽돌림 차단에는 아무런 역할도 하지 않는다.**

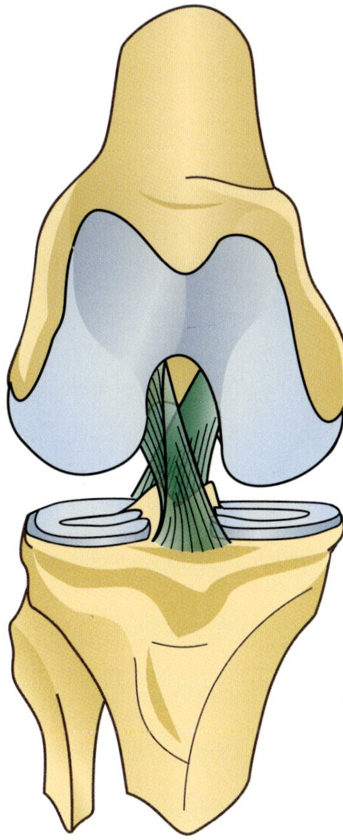

그림 203

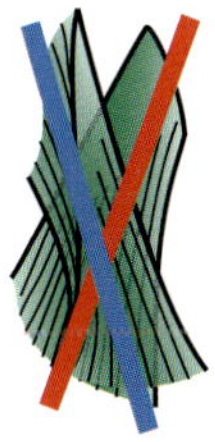

그림 204

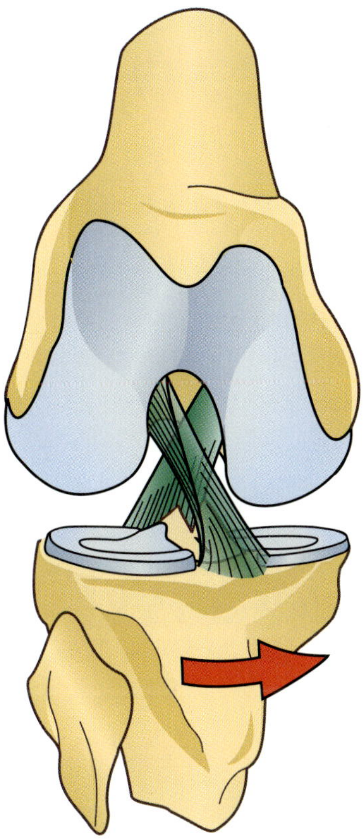

그림 206

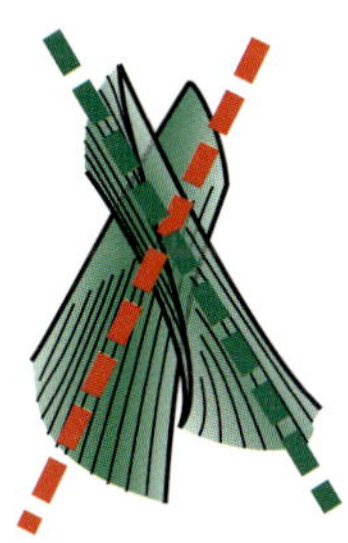

그림 207

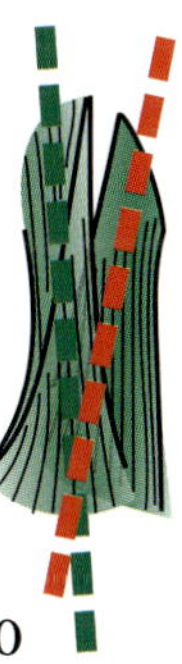

그림 210

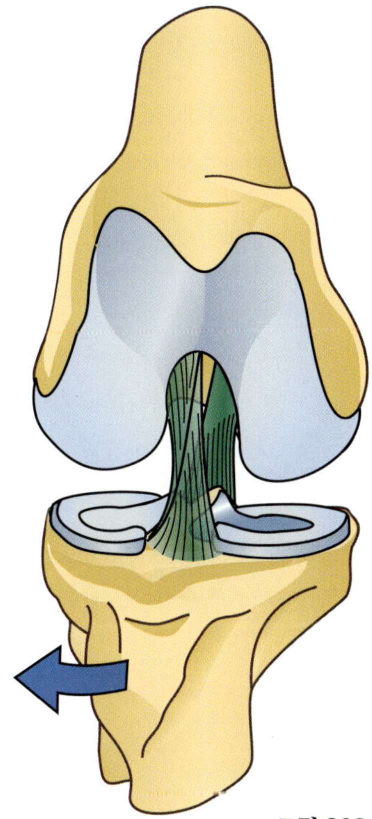

그림 209

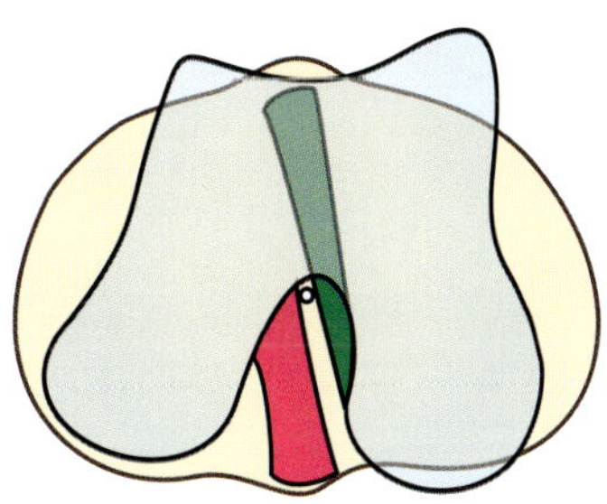

그림 205

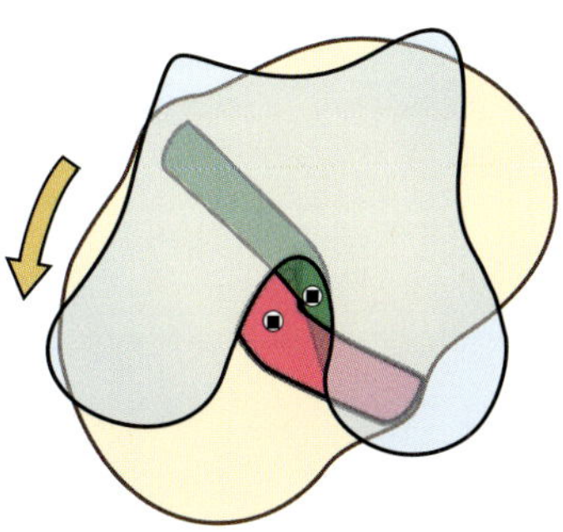

그림 208

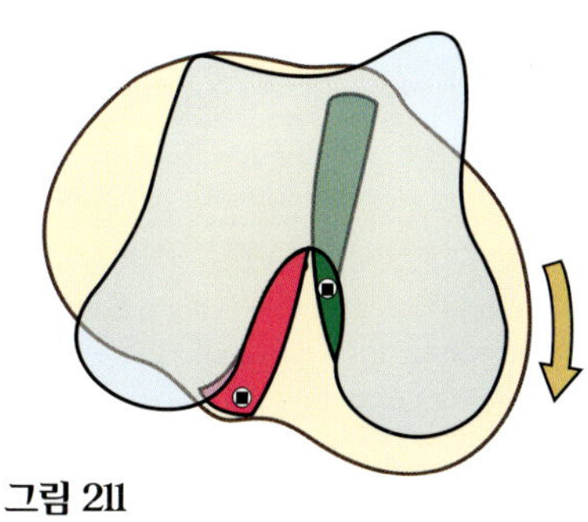

그림 211

편 무릎의 돌림 안정성(계속)

무릎 폄 위치에서의 돌림 안정성은 넙다리뼈에 대한 정강뼈 강제 돌림forced rotation of the tibia under the femur에 의해 어떻게 영향을 받을까?

무릎이 완전히 펴진 위치에서 넙다리뼈에 대한 정강뼈 강제 안쪽돌림forced medial rotation of the tibia under the femur(그림 212: 넙다리뼈 관절융기를 투시하여 위에서 바라본 상세한 그림)은 정강뼈 융기사이결절 사이의 융기사이오목에 있는 중심이 아니라 안쪽융기사이결절의 안쪽모서리에 해당하는 (십자로 표시한) 진짜 중심 주위로 일어난다.

동시에 (그림 212에서 십자로 표시한) 이 돌림 중심은 관절 중심(흰색 동그라미)과는 일치하지 않기 때문에 이 편심off-center 운동이 뒤십자인대(빨간색)는 이완시키고(-) 앞십자인대(녹색)와 안쪽반달 앞뿔로의 확장을 긴장시킨다(+). (그러면서 안쪽반달은 뒤로 당겨진다.)

두 십자인대는 서로 접하는 부분이 커지면서(그림 213: 인대만의 그림) 더 심하게 교차하게 된다. 이 운동이 계속되면(그림 214: 정강뼈는 인위적으로 180° 안쪽돌림 되어 있다) 두 십자인대는 서로를 감싸면서 짧아지고 넙다리뼈와 정강뼈를 더 가깝게 모아 준다(검은색 화살표). 현실에서도 정확히 이런 일이 일어난다. 십자인대가 서로 감싸면서 넙다리뼈와 정강뼈가 모아지면서 **안쪽돌림이 저지되는** 것이다.

안쪽돌림은 앞십자인대를 긴장시키고 뒤십자인대를 이완시킨다.

무릎이 펴졌을 때 두 십자인대는 안쪽돌림을 제한한다.

반대로 무릎이 완전히 펴진 위치에서 넙다리뼈에 대한 정강뼈 강제 가쪽돌림forced lateral rotation of the tibia under the femur(그림 215: 넙다리뼈 관절융기를 투시해 위쪽에서 본 그림)은 (십자로 표시한) 진짜 중심 주위로 정강뼈 돌림을 일으키는데 이런 편심 운동은 뒤십자인대(빨간색)를 긴장시키고(+) 앞십자인대(녹색)를 이완시킨다(-). 두 십자인대는 서로 평행에 가까워지고(그림 216) 이런 가쪽돌림 운동(그림 217: 90°만 돌림)이 계속되면 두 십자인대는 완전히 평행이 되어 관절면이 약간 벌어지게 된다(검은색 화살표).

무릎이 펴진 위치에서 두 십자인대는 가쪽돌림을 억제하지 않는다.

Slocum과 Larson은 운동선수들, 특히 축구 선수들의 굽힌 무릎의 돌림 안정성을 상세히 연구했다. 축구 선수들은 지지하는 다리 반대쪽으로 몸을 돌릴 때 지지하는 다리의 무릎을 격렬하게 가쪽돌림을 한다. 관절주머니 속이 수행하는 중요한 역할은 다음과 같이 증명되었다.

- 무릎이 90°로 굽혀진 상태에서 밖굽이-가쪽돌림 외상에 노출되면 앞쪽 1/3이 파열에 매우 취약하다.
- 무릎이 펴진 상태에서는 뒤쪽 1/3이 취약하다.
- 안쪽곁인대의 깊은섬유와 뒤섞인 가운데 1/3은 무릎이 30°에서 90° 사이로 굽혀져 있을 때 외상이 일어나면 파열된다.
- 아울러 무릎이 90° 이상으로 굽혀져 있으면 앞십자인대는 가쪽돌림의 처음 15°~20°에서는 이완하다가 이후 긴장된다. 가쪽돌림이 진행되면 가쪽관절융기 안쪽면을 감싸면서 째질 수 있다.
- 끝으로 안쪽반달의 뒷부분은 관절주머니에 의해 정강뼈와 연결되어 있고, 무릎 굽힘 위치에서 가쪽돌림을 자체적으로 방지할 수 있다.

요약하자면 **굽힌 무릎이 밖굽이-가쪽돌림 외상에 노출되면** 손상 정도가 커짐에 따라 다음과 같은 결과가 연속적으로 나타난다.

- 안쪽곁인대의 깊은섬유부터 점차 얕은섬유까지 파열
- 앞십자인대 파열
- 안쪽반달 박리

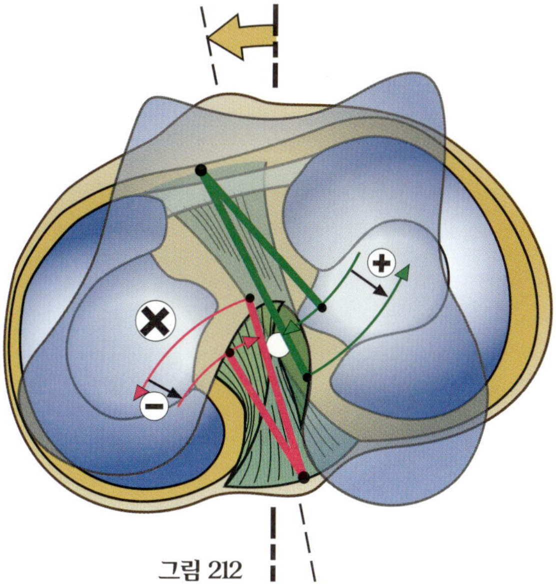

그림 212

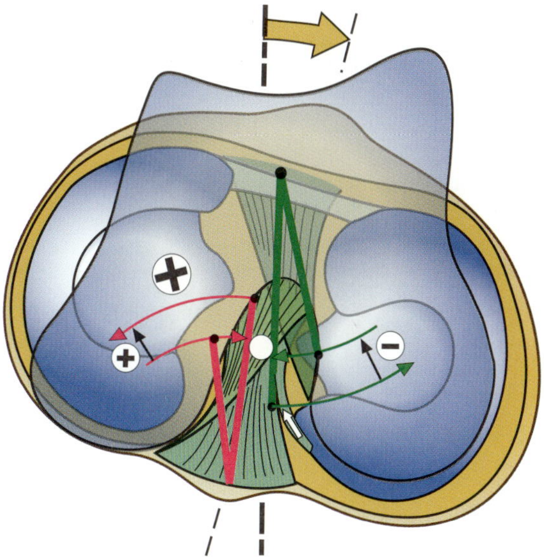

그림 215

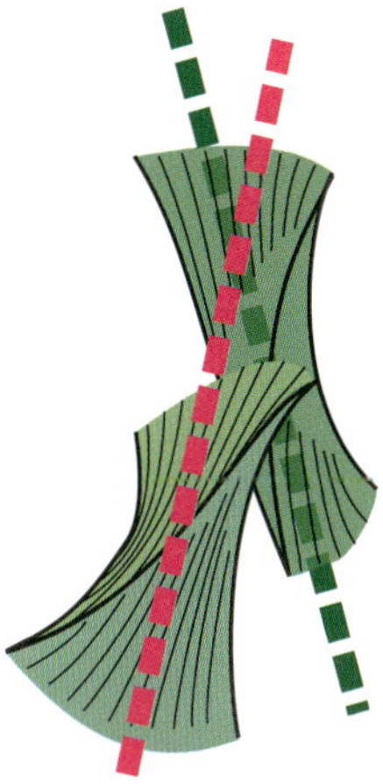

그림 213

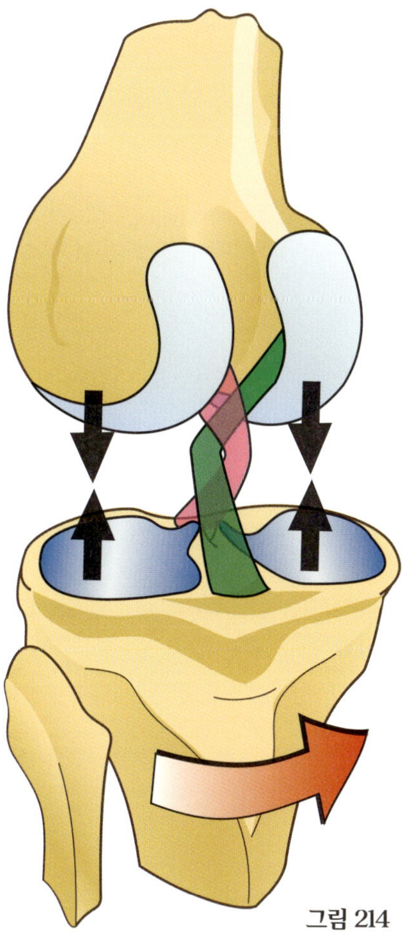

그림 214

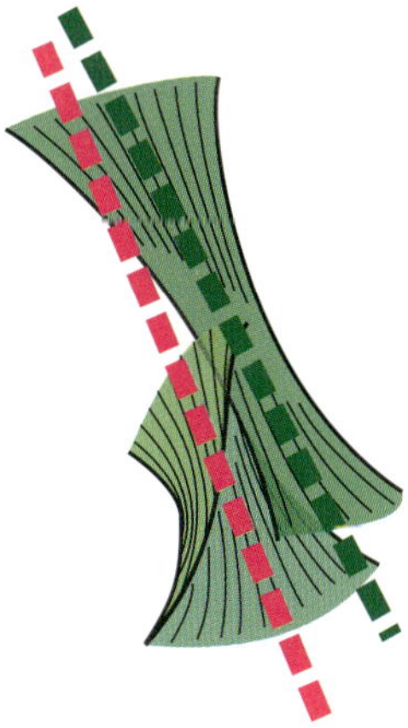

그림 216

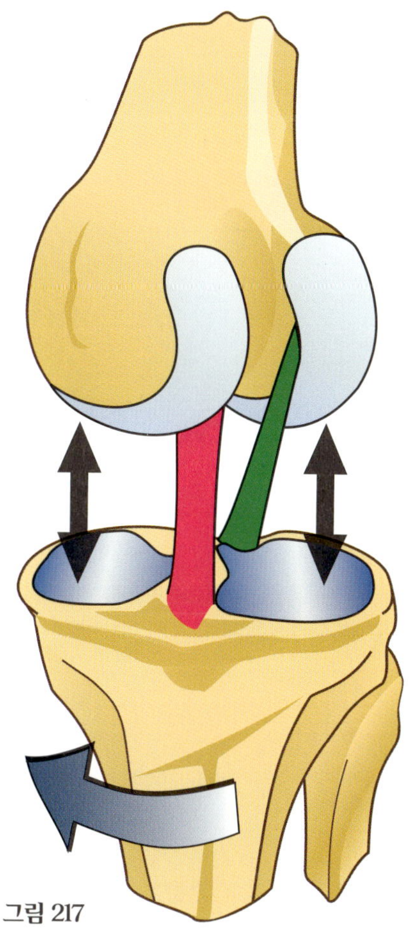

그림 217

편 무릎의 돌림 안정성(끝)

무릎의 돌림 안정성 확보에서 곁인대의 역할은 곁인대의 대칭성으로 설명할 수 있다.

돌림이 전혀 없는 위치(그림 218, 넙다리뼈 관절융기를 투시하여 위쪽에서 본 그림)에서 안쪽곁인대가 아래 앞쪽으로 뻗으며 생긴 기울기와 가쪽곁인대가 아래 뒤쪽으로 뻗으며 생긴 기울기 때문에 곁인대는 정강뼈의 몸쪽끝 주변을 휘감고 있다.

안쪽돌림(그림 219)은 이런 감기를 방지하고 곁인대가 평행해짐에 따라 곁인대의 기울기도 감소한다(그림 220: 관절면을 '분리하여' 뒤안쪽에서 본 그림). 휘감기가 줄어들면 곁인대에 의한 관절면 접합력은 줄어드는 반면 십자인대에 의한 관절면 접합력은 커진다. **따라서 곁인대의 이완으로 얻은 '운신의 폭'이 십자인대의 긴장으로 상쇄된다.**

반대로 **가쪽돌림**(그림 221)은 휘감기를 증가시켜서 관절면이 서로 더 가까워지게 하고(그림 222: 뒤안쪽 그림) 운동을 제한하지만 십자인대는 느슨해진다.

전체적으로 곁인대는 가쪽돌림을 제어하고 십자인대는 안쪽돌림을 제어한다고 할 수 있다. 따라서 **편 무릎의 돌림 안정성은 가쪽돌림에서는 곁인대에 의해, 안쪽돌림에서는 십자인대에 의해 확보된다.**

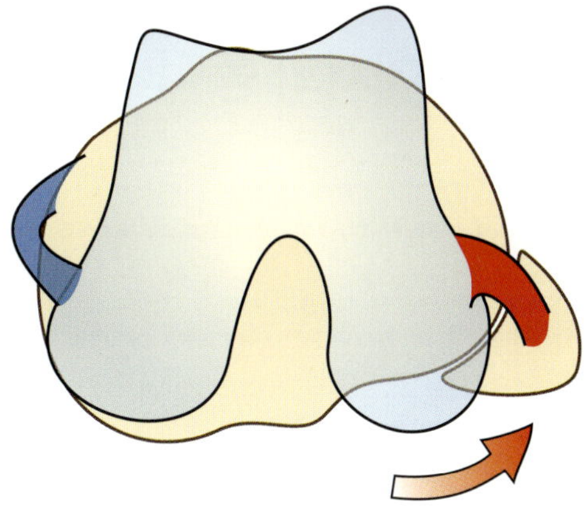

그림 219

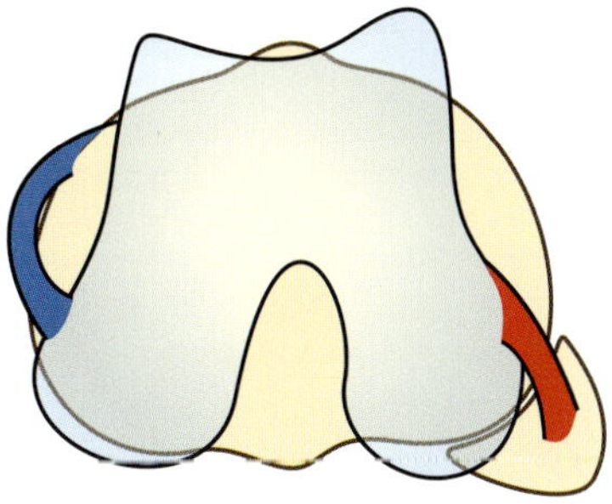

그림 218

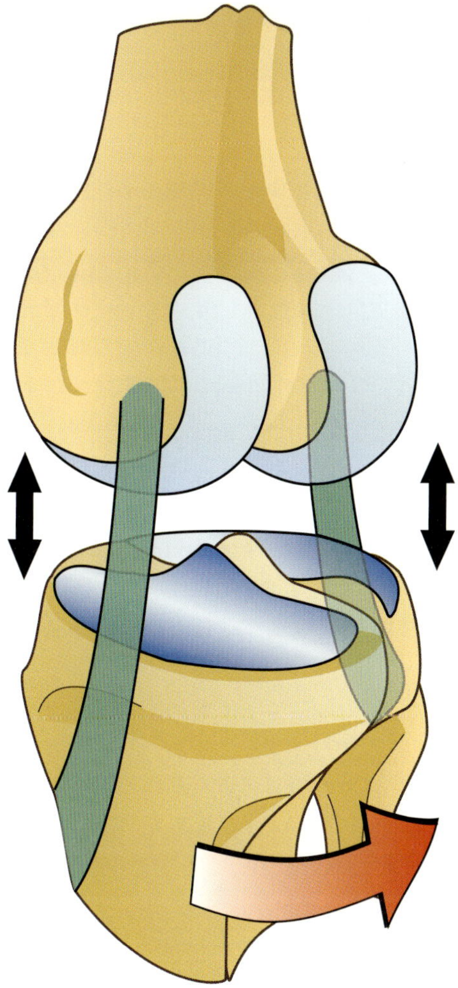

그림 220

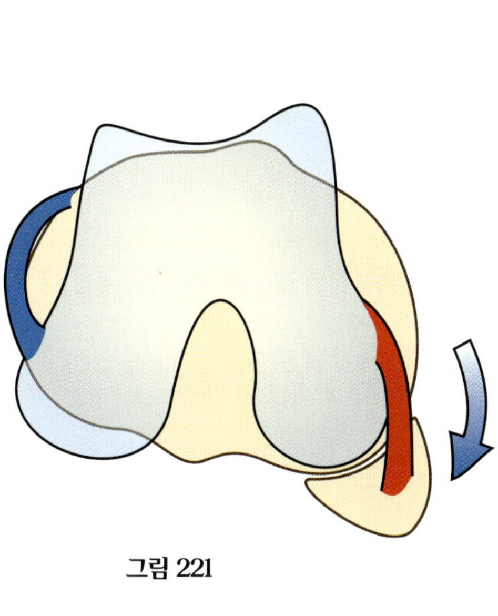

그림 221

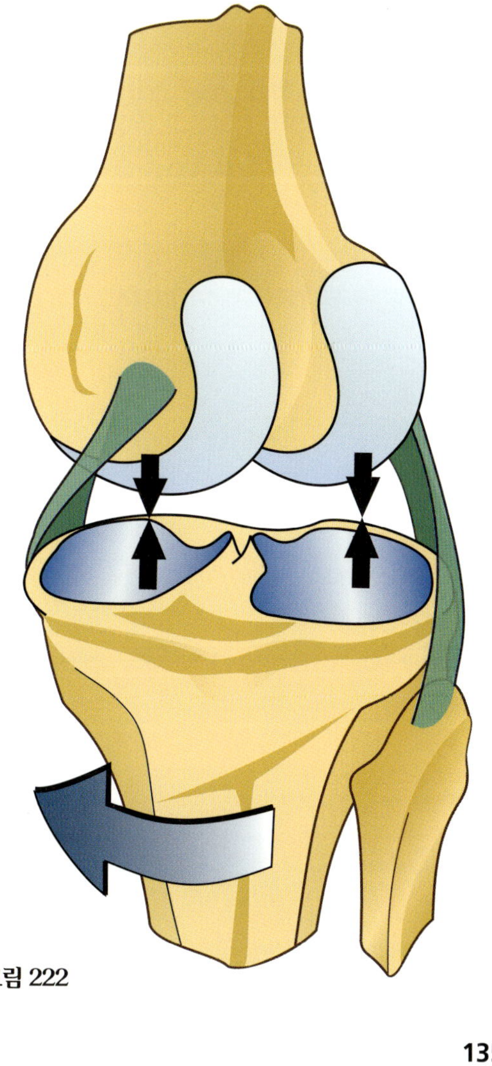

그림 222

안쪽돌림에서의 동적 검사

비정상적 안굽이-밖굽이와 당김운동을 발견하기 위한 정적static 무릎 안정성 검사뿐 아니라 이제는 **동적dynamic 무릎 안정성 검사**도 잘 확립되어 있다. 동적 검사는 검사 동작을 수행하는 동안 일어나는 비정상적 움직임을 규명하기 위한 것이다. 이런 동적 불안정성 검사는 무수히 많아서(무릎 수술 학파마다 학회에서 매번 새로운 기법을 발표한다) 가장 중요한 것들만 뽑아서 분류해야 한다.

실질적으로 검사법은 다음 두 그룹 중 하나에 해당된다.

- 밖굽이와 안쪽돌림을 결합한 검사
- 밖굽이와 가쪽돌림을 결합한 검사

첫 번째 그룹에는 다음 검사가 포함된다.

가쪽 축이동 검사lateral pivot shift test, 즉 **MacIntosh 검사**가 가장 잘 알려져 있고 가장 많이 사용된다. 환자가 바로 눕거나(그림 223) 45°로 누운(그림 224) 상태로 진행한다. 전자의 경우, 검사자가 한 손으로 발바닥을 떠받들고 강제로 안쪽으로 돌린다. 이 상태에서 다리의 무게는 오롯이 무릎의 밖굽이를 두드러지게 한다. 후자의 경우, 검사자가 한 손으로는 발목 아래 발등을 잡고 자기 손목을 펴서 발을 안쪽으로 돌린다. 무릎의 시작 위치는 폄이다(그림 223). 다른 손으로는 무릎을 앞쪽으로 밀면서 굽힘을 시작하고 아래쪽으로 밀면서 무릎에서 밖굽이를 두드러지게 한다. 이 굽힘 운동 중에(그림 224) 검사자는 처음에는 약간의 저항감을 느끼지만, 약 25~30° 굽힘에서는 갑자기 저항이 풀리면서 넙다리뼈 가쪽관절융기가 문자 그대로 가쪽 정강뼈고원 앞으로 튀어나오는 것을 눈과 손으로 확인할 수 있다.

MacIntosh 검사 양성, 즉 안쪽돌림에서 가쪽 돌출은 **앞십자인대 파열**을 나타낸다. 사실 앞십자인대는 안쪽돌림(MR) 상태에서 편 무릎의 안쪽돌림을 억제하기 때문에(그림 225), 넙다리뼈 가쪽관절융기는 정강뼈 가쪽 위관절면의 볼록한 부분의 뒤쪽 내리막(1)의 뒤쪽 아탈구 위치(PSL)로 자리를 옮기며, 넙다리뼈와 정강뼈를 단단히 붙여 주는 넙다리근막(FL)의 긴장과 밖굽이에 의해 그 자리에 유지된다. 넙다리뼈 관절융기는 넙다리근막이 정강뼈 위관절면의 볼록면 앞에 있는 동안은 뒤쪽 아탈구 위치에 가만히 있지만, 굽힘이 증가함에 따라 그 지점을 넘어서면(그림 226) 넙다리뼈 관절융기가 볼록면의 정점(A)을 넘어가면서 정강뼈 위관절면 앞모서리 앞쪽에서(2) 붙잡히며 이곳에서 뒤십자인대(분홍색)에 의해 저지된다(그림 226). **중요한 점은 환자 또한 이런 돌출 운동(J)을 자발적으로 관찰하게 된다는 사실이다.**

Hughston의 Jerk 검사 Jerk Test of Hughston는 MacIntosh 검사와 정반대다. 이 검사는 환자가 바로 눕거나(그림 227) 45°로 누운 상태(그림 228)에서 검사자가 손을 비슷한 방식으로 사용해 실시한다. 차이점은 시작 위치가 35~40° 굽힘이고, 다시 무릎을 폄 위치로 되돌린다는 것이다. 검사자는 발을 안쪽으로 돌리면서 밖굽이를 두드러지게 한다. 따라서 넙다리뼈 가쪽관절융기(그림 225)는 '전진한' 위치(파선)에서 정강뼈 가쪽 위관절면(2)과 접한 상태로 시작해서 갑자기 뒤쪽 아탈구 위치(1)로 '뛰어넘는다.' 폄이 진행되면서 앞십자인대가 더 이상 붙잡지 않게 되기 때문이다. **Jerk 검사 양성도 앞십자인대 파열을 나타낸다.**

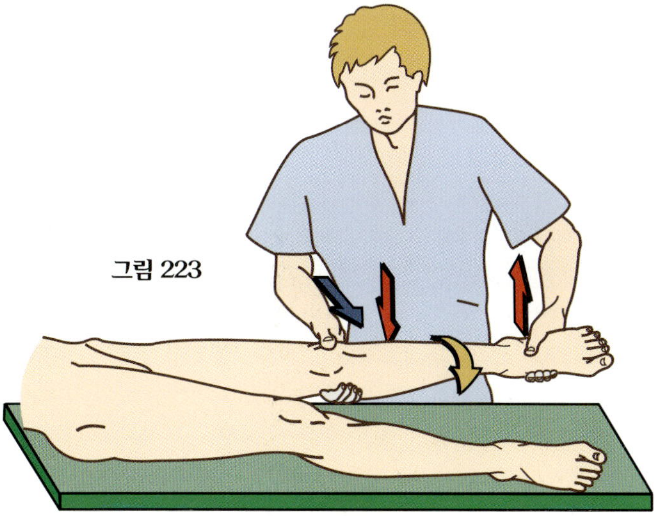

그림 223

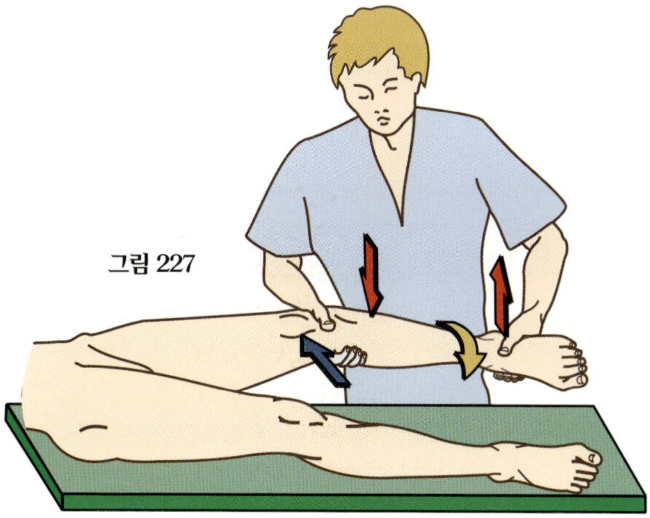

그림 227

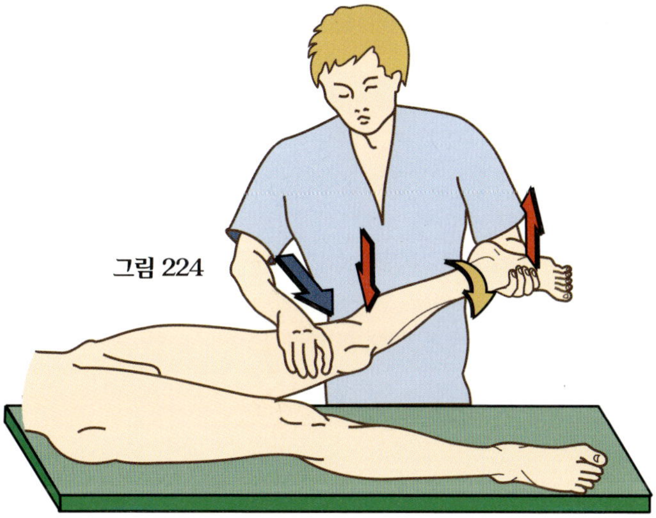

그림 224

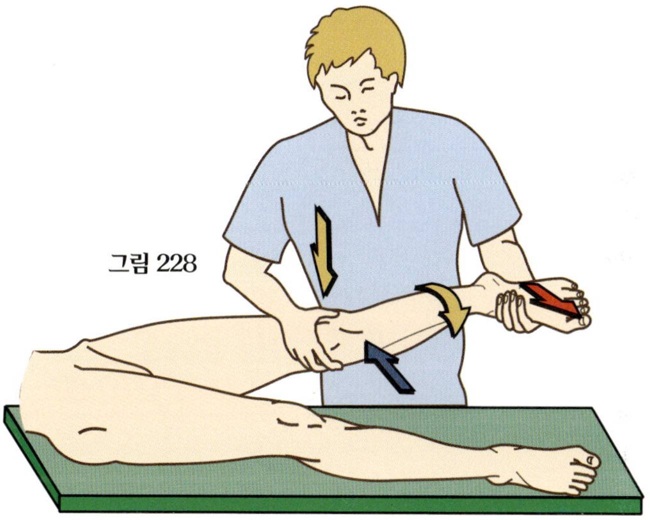

그림 228

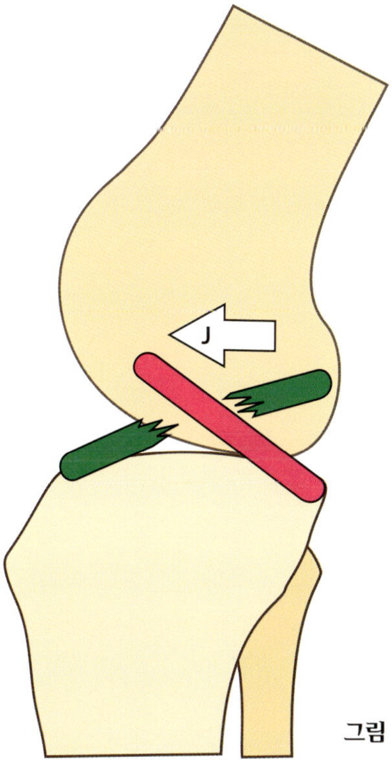

그림 226

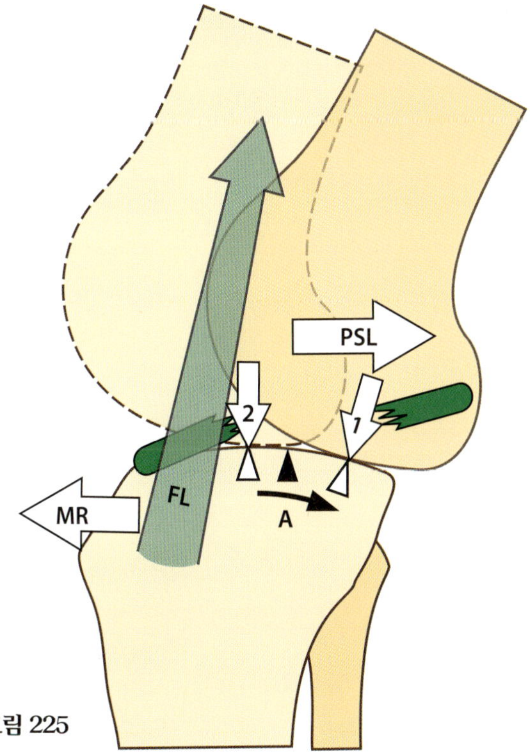

그림 225

앞십자인대 파열의 동적 검사

MacIntosh 검사와 Hughston 검사가 가장 널리 쓰이며 실시하기 쉽고 신뢰도도 높지만 앞십자인대 파열을 확인하는 유일한 방법은 아니다. 3개의 다른 검사도 가능하다.

Losee 검사(그림 229)는 환자가 바로 누운 상태로 실시한다. 검사자는 한쪽 손으로 발꿈치를 잡고 무릎 30° 굽힘을 유지하며, 다른 손으로는 무릎의 앞면을 붙잡으면서 엄지손가락으로는 종아리뼈머리를 붙잡는다. 동시에 발꿈치를 잡은 손으로 무릎을 가쪽으로 돌림으로써 넙다리뼈 가쪽관절융기의 뒤쪽 아탈구를 방지하고 반대편 손으로는 밖굽이를 두드러지게 한다. 그런 다음 무릎의 가쪽돌림 각도를 줄이면서 무릎을 편다.(이렇게 운동을 조합해야만 검사에서 양성이 나올 수 있다.) 무릎이 완전히 펴지면서 무릎을 잡은 검사자 손의 엄지손가락은 종아리뼈머리를 앞쪽으로 밀게 된다. 폄의 마지막에 몸쪽 관절면이 앞쪽으로 돌출되면 검사 결과는 **양성**이다.

굽힘돌림당김검사Flexion Rotation Drawer Test라고도 하는 **Noyes 검사**(그림 230) 역시 환자를 바로 눕히고 무릎을 20~30° 굽히되 돌리지 않은 상태로 실시한다. 검사자의 손은 종아리를 떠받치는 용도로만 쓰고 넓적다리의 무게로 넙다리뼈 가쪽관절융기(두 개의 빨간색 화살표)의 **뒤쪽 아탈구**와 넙다리뼈 가쪽돌림을 일으킨다. 뒤당김운동 여부를 확인할 때처럼 정강뼈 위쪽 끝을 뒤쪽으로 밀면(노란색 화살표) 이 아탈구를 줄일 수 있다. 뒤당김운동 또한 앞십자인대의 지표가 된다.

Slocum 검사(그림 231)는 환자가 바로 누운 자세에서 검사자 반대쪽으로 반쯤 돌아눕고, 검사하는 다리를 검사대 위에 올려 둔 채로 시행한다. 따라서 무릎을 편 상태에서는 다리의 무게만으로 자동적으로 밖굽이-안쪽돌림 위치가 된다. 다리를 떠받칠 필요가 없다는 점 때문에 무거운 환자를 다룰 때에 유용한 기법이다. 검사자는 한 손을 무릎관절 한쪽에 둔 채로 무릎을 점차 굽히면서 밖굽이를 두드러지게 한다. MacIntosh 검사에서처럼 30~40° 굽힘에서 갑작스런 돌출이 느껴지며, 무릎을 펼 때에는 Hughston 검사에서처럼 반대 방향으로 돌출이 느껴진다. Slocum 검사 양성은 **앞십자인대 파열**을 의미한다.

이 다섯 가지 검사는 앞십자인대 파열 지표로서 아주 중요하지만 다음 두 조건 하에서는 신뢰성이 없을 수 있다.

- 관절 과도이완hyperlaxity이 있는 젊은 여성들은 인대 파열이 없어도 양성이 나올 수 있다. 이 경우 반대쪽 무릎도 과도이완이 있을 수 있으므로 검사해 보아야 한다.
- 무릎 뒤안쪽 구석에 중상을 당하면 밖굽이에 의한 넙다리뼈 가쪽관절융기 제어가 되지 않아 돌출이 나타나기 어려울 수 있다.

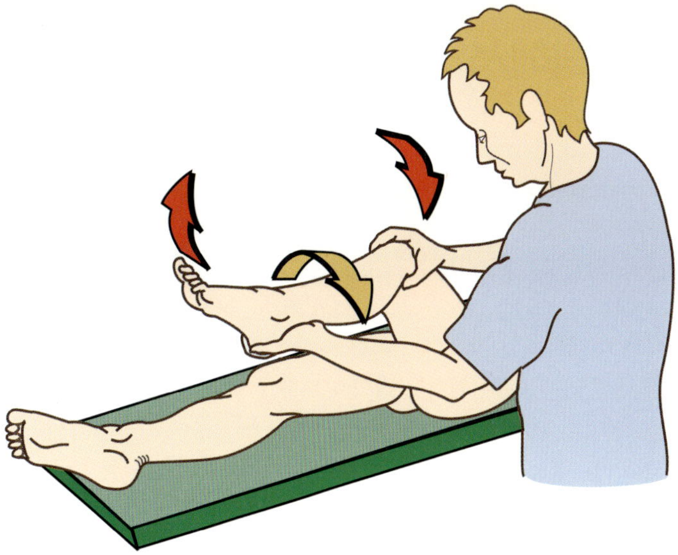

그림 229

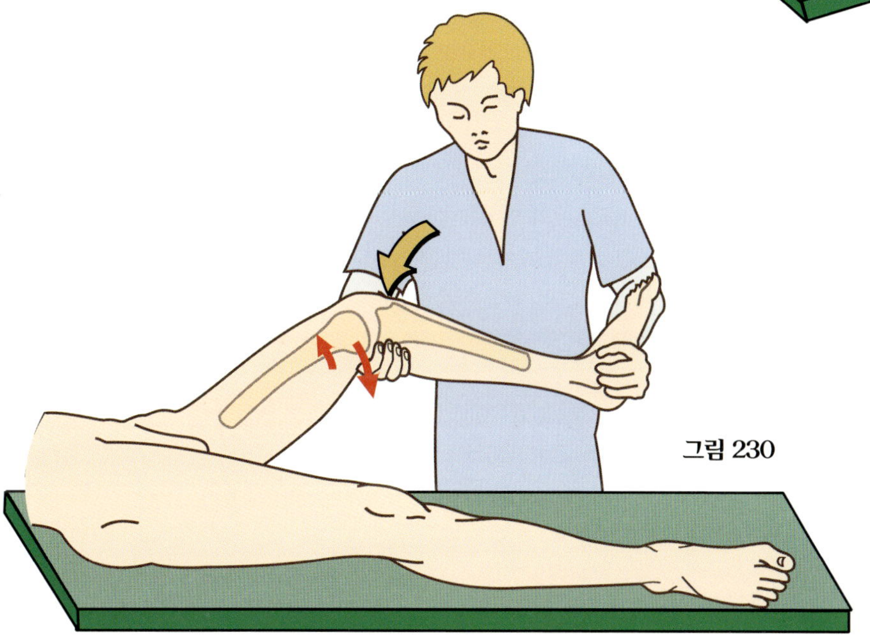

그림 230

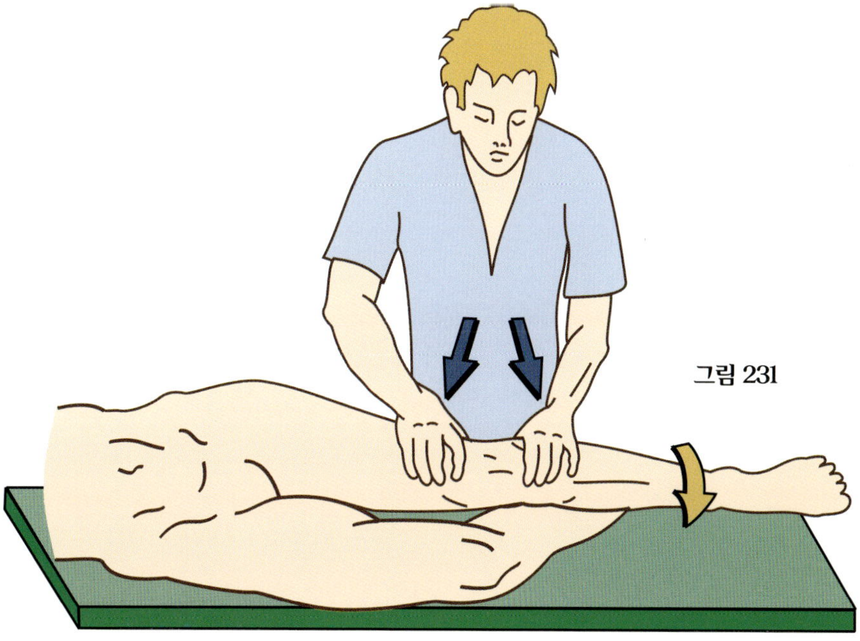

그림 231

가쪽돌림에서의 동적 검사

무릎 가쪽돌림 상태에서 가쪽 돌출을 확인하는 **가쪽돌림에서의 동적 검사**가 없는 무릎 검사는 불완전하다.

가쪽돌림-밖굽이-폄 검사test in lateral rotation-valgus-extension라고도 하는 **역축이동 검사**Reverse Pivot Shift Test(그림 232)는 MacIntosh 검사와 동일하게 수행하지만 발을 떠받치는 검사자의 손으로 종아리를 안쪽돌림 대신 가쪽돌림시킨다는 점이 다르다. 60~90° 굽힘 위치에서 출발해, 서서히 펴면서, 동시에 무릎 가쪽면에 지속적으로 압력을 가하면 −30° 폄(그림 233)에서 정강뼈 가쪽 위관절면의 뒤쪽 내리막 쪽으로 넙다리뼈 가쪽관절융기가 갑자기 돌출되는 모습이 나타난다.

가쪽돌림된 무릎을 굽히면(그림 235) 더 이상 가쪽돌림(LR) 중 뒤십자인대(빨간색) 긴장으로 제지되지 않는 넙다리뼈 가쪽관절융기가 정강뼈 가쪽 위관절면의 볼록한 면 앞쪽 내리막(화살표 1)에서 앞쪽 아탈구(ASL)된다. 무릎이 점차 펴지면서(그림 234) 엉덩정강띠(ITT)가 앞쪽으로 움직이면서 넙다리뼈 관절융기와 정강뼈 위관절면 사이의 접점에 이른다. 결과적으로 넙다리뼈 가쪽관절융기가 뒤쪽으로 당겨지면서(그림 235) 정상 위치(파선)로 돌아가고 갑자기 볼록한 정강뼈 가쪽 위관절면의 정점을 지나면서(A) 비탈진 뒤쪽 면(화살표 2)에 닿는다. 돌출은 무릎이 불안정할 때 환자가 직접 느낄 수 있고 검사 과정에서는 검사자도 느낄 수 있는데, 넙다리뼈 가쪽관절융기의 앞쪽 탈구가 급격히 감소하면서 일어난다. 이런 현상은 **뒤십자인대 파열**(빨간색) 때문에 나타날 수 있다.

가쪽돌림-밖굽이-굽힘 검사test in lateral rotation-valgus-flexion(그림 236)도 동일한 방식으로 시행하지만, 시작 위치가 완전한 폄이라는 차이가 있다. 30° 굽힘에서 느껴지는 돌출은(그림 235)은 넙다리뼈 가쪽관절융기가 볼록한 정강뼈 가쪽 위관절면의 뒤쪽 경사면의 정상 위치(화살표 2)에서 갑자기 볼록한 정강뼈 가쪽 위관절면 정점(A)을 순간적으로 넘어서 정강뼈 가쪽 위관절면 앞쪽 경사면의 비정상 위치(화살표 2)로 이동하면서 나타나는 앞쪽 아탈구(ASL)에 의해 일어난다. 뒤십자인대 파열이 있으면 이런 현상이 나타날 수 있다.

다른 3개의 검사를 통해서도 뒤십자인대 파열이 없을 때 **무릎 뒤가쪽 구석과 가쪽곁인대의 병터**를 진단할 수 있다.

첫 번째는 **Hughston의 뒤가쪽 당김검사**posterolateral drawer test of Hughston다. 환자의 양발을 검사대 위에 평평하게 두고 엉덩관절은 45°로, 무릎은 90°로 굽힌다. 검사자는 환자의 발을 깔고 앉음으로써(129쪽 그림 202 참고) 무릎을 연속적으로 중립 위치, 15° 가쪽돌림, 15° 안쪽돌림을 할 때 무릎 돌림을 방지할 수 있다. 정강뼈 몸쪽끝을 양손으로 단단히 붙잡고 이 세 위치에서 뒤쪽 당김운동이 나타나게 해 본다. 이 검사는 정강뼈고원의 안쪽부분은 그대로이지만, 가쪽부분에서 뒤가쪽으로 아탈구가 일어나면 양성이다. 발을 가쪽으로 돌린 상태에서 이렇게 하면 **진짜 돌림 당김운동**이 일어난다. 발을 돌림이 없는 위치로 되돌리면 이 운동은 약해지고 발을 안쪽으로 돌리면 완전히 사라진다. 건강한 뒤십자인대에서 일어나는 긴장 때문이다.

Bousquet의 가쪽 과가동성 검사lateral hypermobility test of Bousquet는 무릎을 60° 굽혀서 실시한다. 넙다리뼈 관절융기 아래 뒤쪽으로 정강뼈를 미끄러지게 하기 위해 정강뼈 몸쪽끝에 압력을 가하면 발이 가쪽돌림 된 상태에서 뒤쪽 돌출이 느껴진다. 이 또한 진짜 가쪽돌림 당김운동의 또 다른 예이다.

젖힘-가쪽돌림 검사recurvatum-lateral rotation test는 넙다리네갈래근을 잘 이완시켜야 하며 다음 두 가지 방법으로 실시할 수 있다.

- **폄 위치:** 발 앞부분을 잡고서 양다리를 폄 위치로 들어 올리면 다친 다리에 젖힌무릎genu recurvatum과 가쪽돌림이 나타난다. 정강뼈거친면tibial tuberosity의 가쪽 전위를 의미한다.
- **굽힘 위치:** 한손으로 발을 지지하고 서서히 무릎을 펴면 무릎을 잡은 다른 손에 젖힌무릎, 안굽이무릎, 정강뼈거친면의 가쪽 전위가 결합되어 나타나는 정강뼈의 뒤가쪽 아탈구가 느껴진다.

이 검사들은 모두 환자가 의식이 있는 긴장된 상태에서는 수행하기 어렵지만, 전신마취 상태에서는 확실한 결과를 낼 것이다.

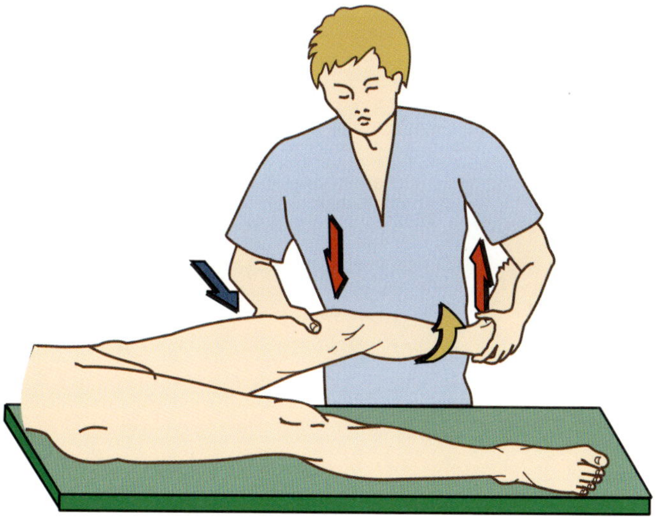

그림 233

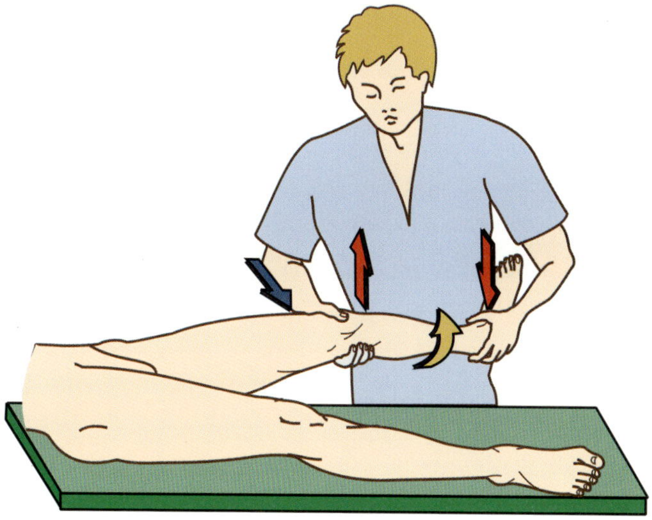

그림 236

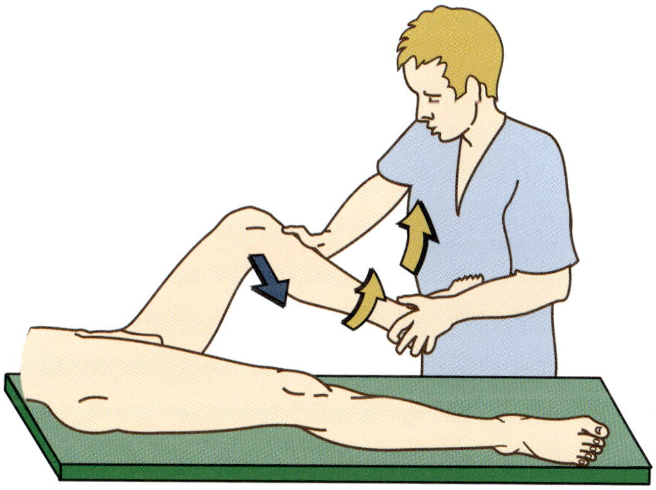

그림 232

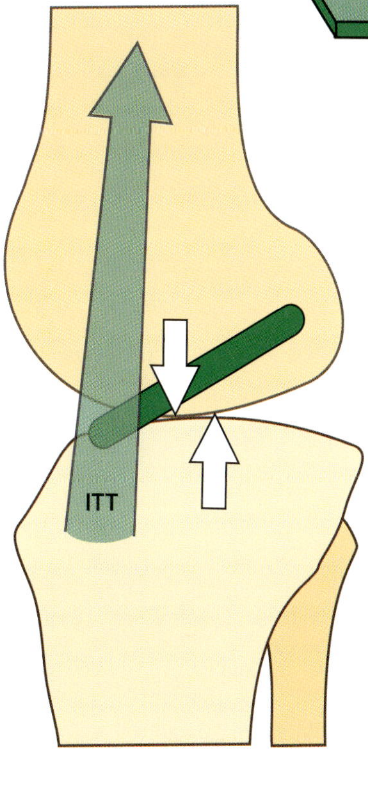

그림 234

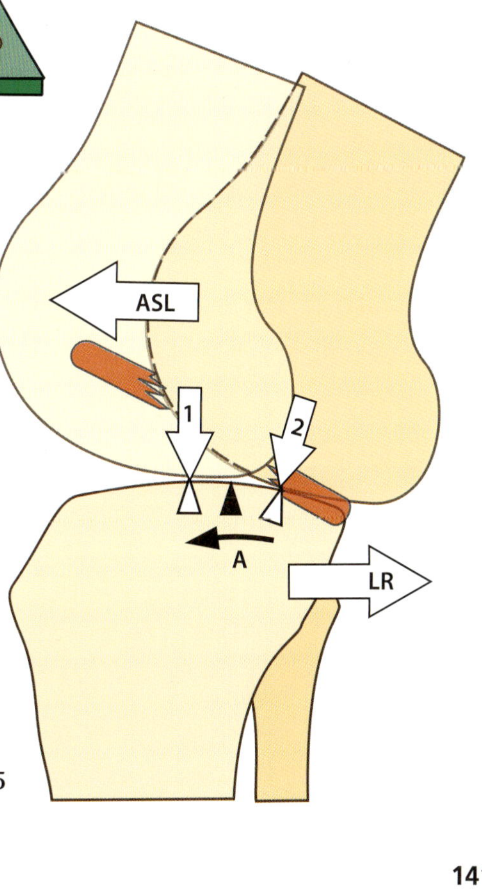

그림 235

무릎의 폄근육

넙다리네갈래근quadriceps femoris은 **무릎의 폄근육**이며, 사실은 무릎을 펼 수 있는 **유일한 근육**이다. 큰볼기근 다음으로 몸에서 **두 번째로 힘이 센** 근육이다. 생리적 상태의 단면적인 148m^{2}며 **가동역**은 8cm로 42kg에 상당하는 힘을 낸다. 항상 중력에 저항해야 하기 때문에 굽힘근육보다 세 배나 강하다. 그러나 무릎이 젖혀질 때는 직립 자세의 유지에 넙다리네갈래근이 필요하지 않다는 점은 이미 앞서 보았다(114쪽 참고). 하지만 조금이라도 굽힘이 시작되면 넙다리네갈래근은 무릎 굽힘으로 인해 일어날 수 있는 넘어짐을 방지하기 위해 필수적이며 강한 작용에 동원된다.

넙다리네갈래근(그림 237)은 이름에서 알 수 있듯이 하나의 온힘줄에 의해 정강뼈거친면(TT)에 닿는 네 개의 근육으로 되어 있다.

- 3개의 홑관절monoarticular 근육은 중간넓은근vastus intermedius(1), 가쪽넓은근vastus lateralis(2), 안쪽넓은근vastus medialis(3)이다.
- 1개의 두관절diarticular 근육은 넙다리곧은근rectus femoris(4)으로서 이 근육의 특수한 생리는 다음 쪽에서 볼 수 있다.

3개의 홑관절근육은 오로지 무릎 폄근육 역할만 하지만 힘의 가로 성분도 있다. 무엇보다도 안쪽넓은근이 가쪽넓은근보다 강하며 더 아래로 뻗어 있는데, 이러한 상대적 우위는 무릎뼈가 가쪽으로 전위되려는 경향을 제어하기 위한 목적이라는 점이 중요하다. 넓은근들은 정상적으로는 균형 있게 수축해서 결과적으로 넓적다리의 긴축을 따라 올라가는 힘을 내지만 안쪽넓은근에 힘이 부족해 가쪽넓은근이 더 강하거나 해서 불균형이 있는 경우, 무릎뼈가 가쪽으로 '탈출'한다. 항상 가쪽으로만 일어나는 무릎뼈 재발탈구의 근본 기전의 하나가 이것이다. 반대로 **안쪽넓은근만 선별적으로 강화해서** 이런 가쪽 탈구를 예방할 수도 있다.

무릎뼈patella는 무릎의 폄 장치에 내장된 **종자뼈**로서 위로는 넙다리네갈래근 힘줄, 아래로는 무릎인대를 두고 그 사이에 있다. 무릎뼈는 넙다리네갈래근의 견인력을 앞쪽으로 이동시킴으로써 효율을 높이는 **필수적인 구조물**이다. 무릎뼈의 유무에 따른 힘의 평행사변형을 사용해 쉽게 증명할 수 있다.

무릎뼈에 가해지는 넙다리네갈래근의 힘(Q)(그림 238: 무릎뼈가 제자리에 있는 그림)은 두 벡터로 분해할 수 있다. 굽힘-폄 축을 향해 작용하며 무릎뼈를 넙다리뼈 도르래로 밀어붙이는 힘 Q1 및 무릎인대 연장선상에서 작용하는 힘 Q2이다. Q2는 다시 정강뼈거친면에 작용하면서 동시에 직각으로 교차하는 두 벡터로 나눌 수 있다. 즉 굽힘-폄 축을 향해 작용하면서 정강뼈를 넙다리뼈에 밀어붙이는 힘 Q3과 **유일하게 유효한 폄 성분**으로서 정강뼈가 넙다리뼈에 대해 앞쪽으로 미끄러질 수 있게 해 주는 접선 방향의 힘 Q4이다.

무릎뼈절제patellectomy처럼 무릎뼈가 제거되었다고 가정하고(그림 239: 무릎뼈가 **없는** 그림) 이전과 같이 진행해 보자. 이제 동일한 힘 Q가 넙다리뼈 도르래에 접하여 정강뼈거친면에 직접 작용한다. 이 힘은 두 개의 벡터로 분해할 수 있다. 넙다리뼈 아래에서 정강뼈를 단단히 붙잡아주는 적합력force of coaptation Q5와 유일하게 유효한 폄 성분으로 작용하는 접선 성분 Q6인데, 이 힘은 이제 두드러지게 작아진 반면 구심성 적합 성분인 Q5는 증가한다.

이제 두 상황에서 유효력을 비교하면(그림 240: 결합 도식), Q4가 Q6보다 50% 더 크다. 즉, **무릎뼈는 넙다리네갈래근 힘줄을 받침대에 올린 것처럼 올려줌으로써 효율을 높인다.** 무릎뼈가 없다면 적합력은 커지지만, 이처럼 이로운 효과는 폄 장치의 단축으로 인한 굽힘 운동범위 감소, 손상 위험성 증가로 상쇄된다는 점도 명백하다. 따라서 **무릎뼈는 매우 유용한 구조물로서 왜 무릎뼈절제가** 드물게 실시되며 **평판이 나쁜지**를 알 수 있다.

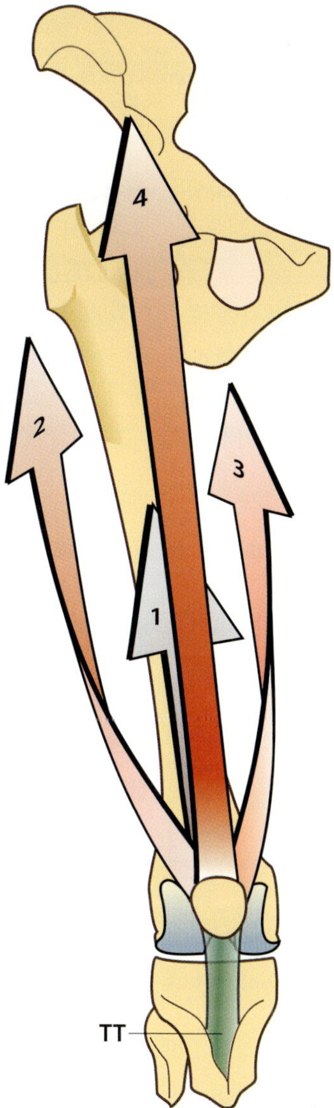

그림 237

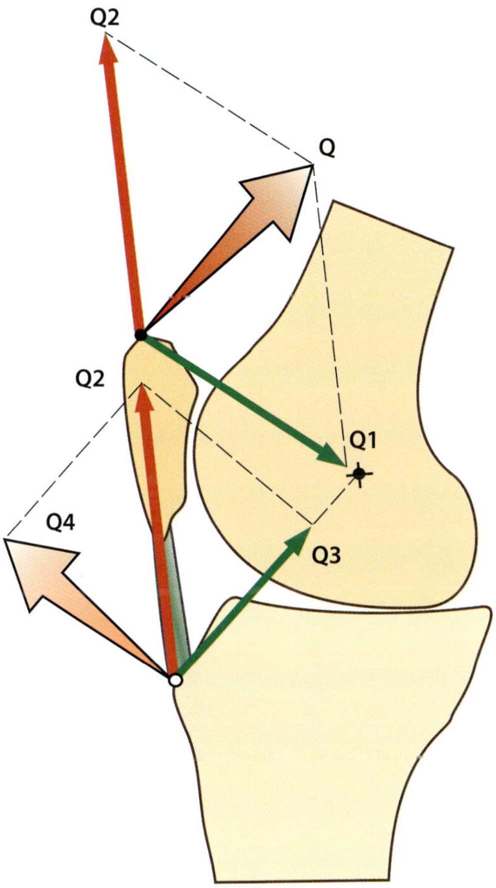

그림 238

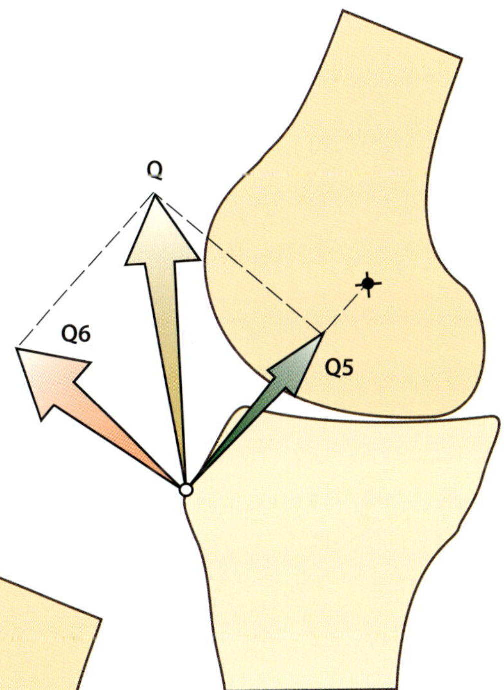

그림 239

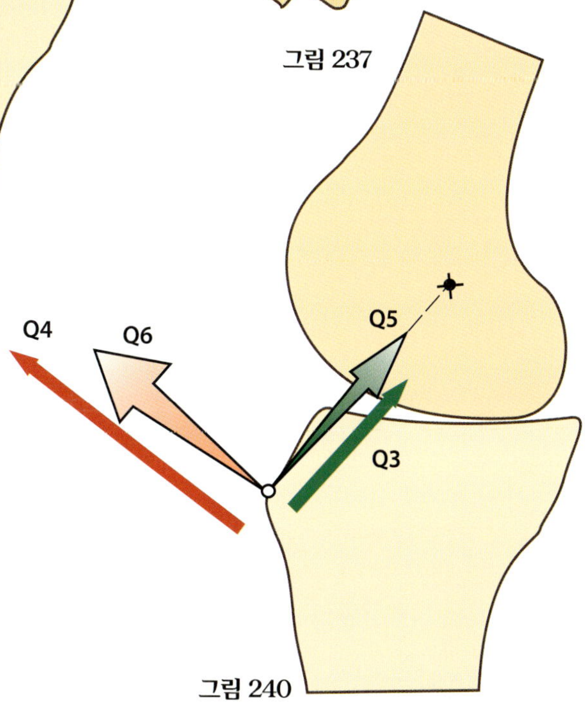

그림 240

넙다리곧은근의 생리학

넙다리곧은근은 넙다리네갈래근의 전체 근력의 1/5밖에 내지 못하며, 혼자서는 완전 폄을 하지 못하지만, 두관절근육이라는 속성 덕분에 특별한 의미가 있다.

엉덩관절과 무릎의 굽힘-폄 축 앞으로 지나기 때문에 넙다리곧은근(빨간색 화살표)은 엉덩관절 굽힘근육인 동시에 무릎 폄근육(그림 241: 네 위치의 도해)이다. 그러나 무릎 폄근육으로서의 효율은 **엉덩관절 위치**에 따라 달라지고, 반대로 **엉덩관절 굽힘근육으로서의 역할**은 **무릎 위치**에 따라 달라진다(그림 242). 이는 엉덩관절을 굽힌 상태 II에서 위앞엉덩뼈가시(a)와 넙다리뼈 도르래의 위모서리 사이의 거리(ac)가 곧은 위치 I일 때의 거리(ab)보다 짧기 때문이다. 이런 길이 차이는 엉덩관절을 굽히고 무릎이 종아리의 무게만으로 수동적으로 굽혀질 때 근육이 상대적으로 단축되기 때문에 생긴다. 이런 조건에서는 이미 엉덩관절 굽힘으로 이완된 넙다리곧은근보다 넓은근이 더 효율적으로 무릎 폄 III을 일으킨다.

반대로 엉덩관절이 곧은 위치(I)에서 폄 위치(IV)로 바뀌면 넙다리곧은근 이는곳과 닿는곳 사이의 거리(ad)는 f만큼 증가하고 근육이 긴장된다. 이런 **상대적 신장**은 그에 비례해 효율을 높여 준다. 뒤쪽다리가 추진력을 제공하는 달리기나 걷기에서 이런 현상이 나타난다(그림 245). 즉, **볼기근이 수축하면서** 엉덩관절을 펴고 그 사이 무릎과 발목도 펴진다. 그러면 넙다리곧은근의 효율 증가 덕분에 **넙다리네갈래근의 힘은 최대가 된다.** 따라서 **큰볼기근은 넙다리곧은근의 대항근-협동근이다.** 즉, 엉덩관절에 대해서는 대항근이고 무릎에 대해서는 협동근이다.

보행에서 한다리지지기single-limb support phase 중에 흔듦다리를 앞으로 움직이면(그림 244) 넙다리곧은근이 수축하면서 엉덩관절 굽힘과 무릎 폄을 동시에 일으킨다. 이 근육의 두관절 구조는 **보행의 두 단계**(뒤쪽 다리가 추진력을 내는 단계와 흔듦다리가 앞으로 움직이는 단계) **에서 모두 유용하게 쓰인다.**

웅크림 자세에서 일어날 때 넙다리곧은근이 중요한 역할을 한다. 넙다리네갈래근 중에서 해당 운동 내내 효력을 유지하는 유일한 성분이기 때문이다. 사실 무릎이 펴지면서 엉덩관절도 큰볼기근에 의해 펴지게 된다. 큰볼기근은 이는곳에서 넙다리곧은근을 다시 팽팽하게 만듦으로써 수축 초기에 근육의 길이를 일정하게 유지시킨다. 다리 '뿌리'에 있는 강력한 근육(큰볼기근)의 **힘**이 두관절근육(넙다리곧은근)을 통해 먼쪽 관절로 전달되는 또 다른 사례를 여기에서 볼 수 있다.

반대로 **넓적다리뒤근육이 일으키는 무릎 굽힘은 넙다리곧은근의 작용을 통한 엉덩관절 굽힘을 촉진한다.** 이는 무릎을 굽힌 상태로 뛰어오를 때 유용하다(그림 243). 넙다리곧은근이 양쪽 엉덩관절의 굽힘에 효과적으로 힘을 보탤 수 있게 되기 때문이다. (무릎 굽힘근육이자 엉덩관절 폄근육인) 넓적다리뒤근육과 (엉덩관절을 굽히고 무릎은 펴는) 넙다리곧은근 사이의 대항작용-작용 관계를 보여주는 또 다른 사례이다.

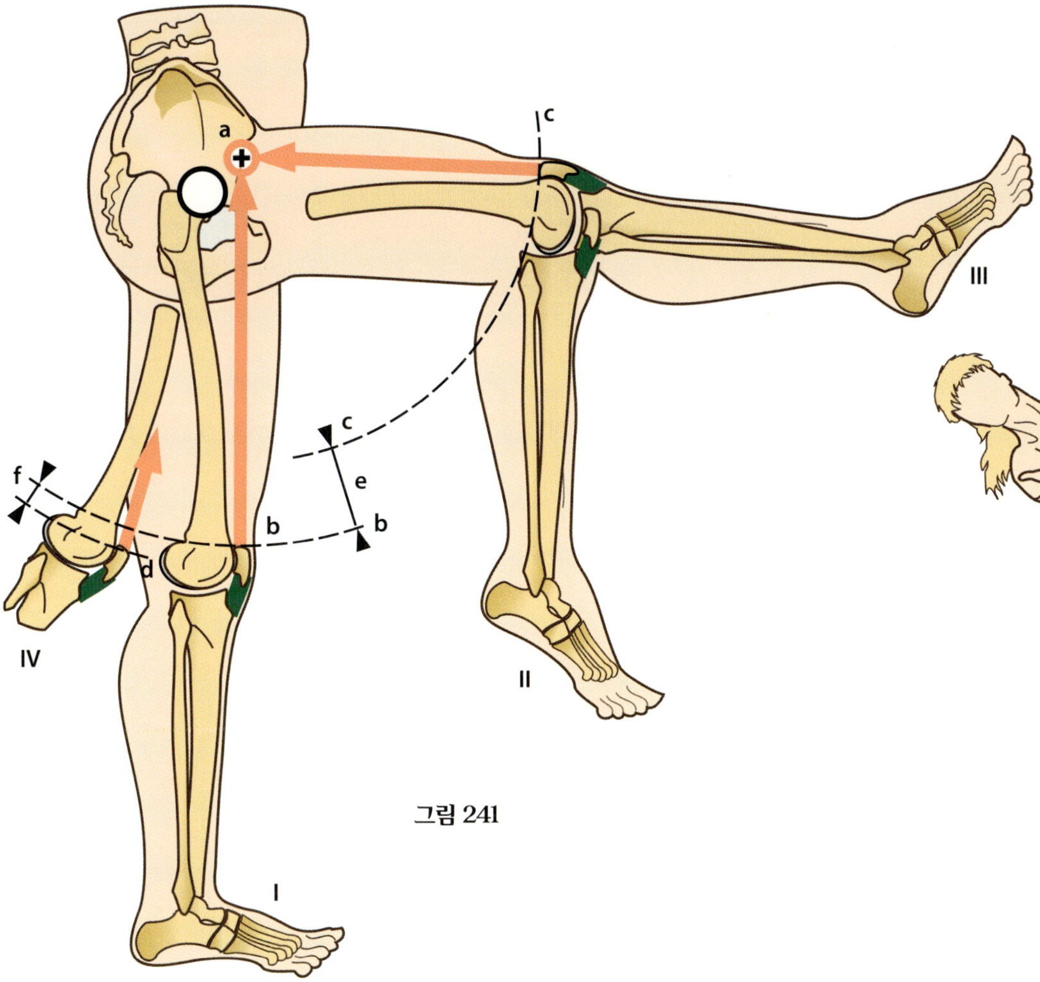

그림 241

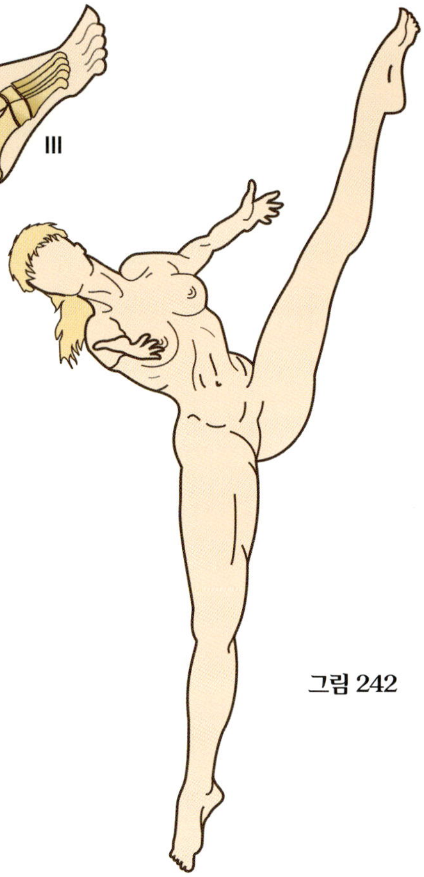

그림 242

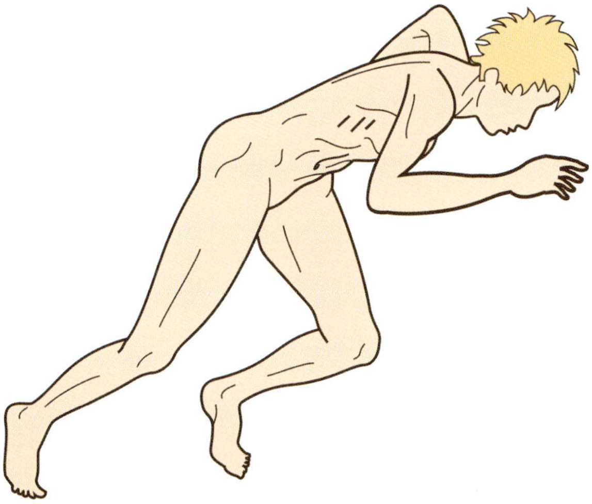

그림 245

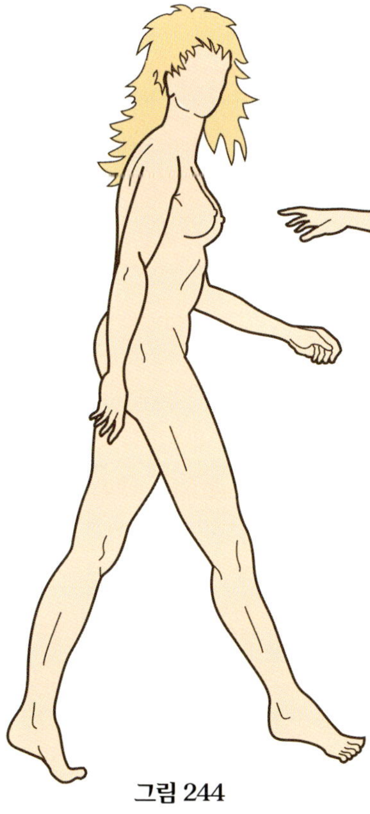

그림 244

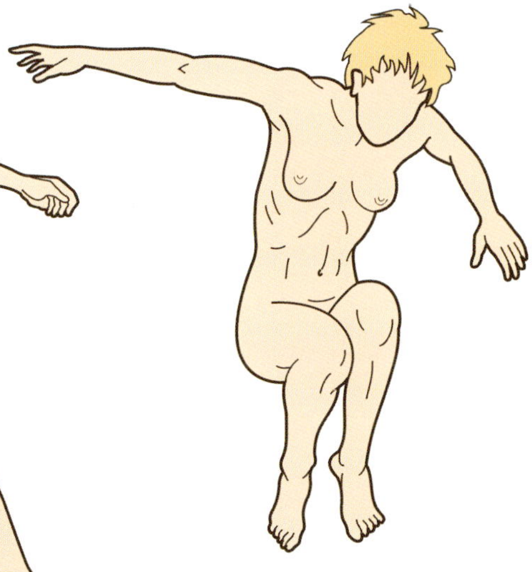

그림 243

무릎의 굽힘근육

무릎 굽힘근육은 넓적다리 뒤쪽 구획에 자리 잡고 있으며(그림 246) 다음으로 구성된다.

- **넙다리두갈래근**biceps femoris(1), **반힘줄근**semitendinosus(2), **반막근**semimembranosus(3)으로 구성된 **넓적다리뒤근육**hamstring
- **두덩정강근**gracilis(4), **넙다리빗근**sartorius(5), (넓적다리뒤근육에도 속하는) **반힘줄근**으로 구성된 이른바 **거위발근육**anserine muscle
- **오금근**popliteus(148쪽 참고)
- 아주 약한 무릎 굽힘근육이지만 강한 발바닥굽힘근육[1)]인 **장딴지근**gastrocnemius의 **가쪽갈래**lateral head(6)와 **안쪽갈래**medial head(7)(212쪽 참고)

그러나 장딴지근은 중요한 무릎 안정근knee stabilizer이다. 넙다리뼈 관절융기 위에 이는곳이 있기 때문에 걸을 때 추진 단계 시 장딴지근 수축(무릎을 펴고 동시에 발바닥굽힘을 한다)은 넙다리뼈 관절융기를 앞쪽으로 전위시킨다. 따라서 이들은 **넙다리네갈래근의 대항근-협동근**이다.

홑관절근육인 넙다리두갈래근 짧은갈래short head와 오금근(148쪽 참고)을 제외하면 이 근육들은 모두 두관절근육이다. 두관절 굽힘근육은 동시에 엉덩관절을 펴고 무릎에 대한 이것들의 작용은 엉덩관절의 위치에 따라 달라진다.

넙다리빗근(5)은 엉덩관절 굽힘 · 벌림 · 가쪽돌림근육이면서 동시에 무릎을 굽히고 안쪽돌림 시킨다.

두덩정강근(4)은 주로 엉덩관절 모음근육이고 부차적으로 엉덩관절 굽힘근육이며, 무릎 굽힘근육이자 안쪽돌림근육이다(148쪽 참고).

넓적다리뒤근육은 엉덩관절 폄근육(44쪽 참고)이면서 무릎 굽힘근육이고, 그 작용은 엉덩관절의 위치에 따라 달라진다(그림 247). 엉덩관절을 굽히면 이 근육들의 이는곳과 닿는곳 사이의 거리 ab는 일정하게 증가한다. 엉덩관절 중심 O(넙다리뼈가 그 주위를 돈다)가 넓적다리뒤근육의 돌림점 a와 일치하지 않기 때문이다. 따라서 굽힘이 진행됨에 따라 넓적다리뒤근육은 상대적으로 길어지고 더 긴장된다. 엉덩관절이 40°로 굽혀지면(위치 II) 근육의 상대적 신장이 수동적 무릎 굽힘으로 상쇄되지만(ab = ab′), 엉덩관절이 90°까지 굽혀지면(위치 III) 근육의 상대적 신장이 너무 커져서 유의미한 상대적 신장(f)이 그대로 유지된다. 엉덩관절 굽힘이 90°를 넘어가면(위치 IV) 무릎을 완전 폄 상태로 유지하기 매우 힘들어지기 때문에(그림 248) 근육의 탄성이 상대적 신장(g)을 거의 전부 흡수하게 되는데, 운동이 부족하면 이 탄성이 눈에 띄게 감소한다. (위치 IV에서는 무릎 굽힘이 넓적다리뒤근육의 닿는곳을 위치 d에서 위치 d′로 되돌림으로써 넓적다리뒤근육을 이완시킨다.) 엉덩관절 굽힘으로 인한 넓적다리뒤근육의 긴장은 무릎 굽힘근육으로서의 효율을 높여 준다. 기어오를 때(그림 249) 한쪽 다리를 앞으로 내딛으면 엉덩관절 굽힘이 무릎 굽힘을 촉진하는 것이다. 반대로 무릎 폄은 넓적다리뒤근육에 의한 엉덩관절 폄을 촉진한다. 몸통을 곧게 펴서 앞으로 숙이려고 할 때(그림 248), 그리고 **기어오르기**에서 앞쪽에 있던 다리가 뒤쪽으로 갈 때에도 이런 일이 일어난다.

엉덩관절(그림 247)이 완전히 펴지면(위치 V) 넓적다리뒤근육은 상대적으로 단축되면서(e) 그 결과 무릎 굽힘근육으로서는 약해진다(73쪽 그림 13 참고). 이런 관찰 결과는 홑관절근육(오금근과 넙다리두갈래근 짧은갈래)의 유용성을 강조해 준다. 홑관절근육은 엉덩관절 위치와 무관하게 일정한 효력을 유지하기 때문이다.

무릎 굽힘근육들이 전체적으로 발휘하는 힘의 합은 15kg로서 넙다리네갈래근의 1/3보다 약간 더 크다.

1) 저자는 '발등굽힘/발바닥굽힘(dorsiflexion/plantar flexion)'이란 용어는 적절하지 않은 불필요한 용어라고 하고, '발목 굽힘/발목 폄(ankle flexion/ankle extension)'을 사용해야 한다고 한다. 160쪽을 참고하라. — 옮긴이 주

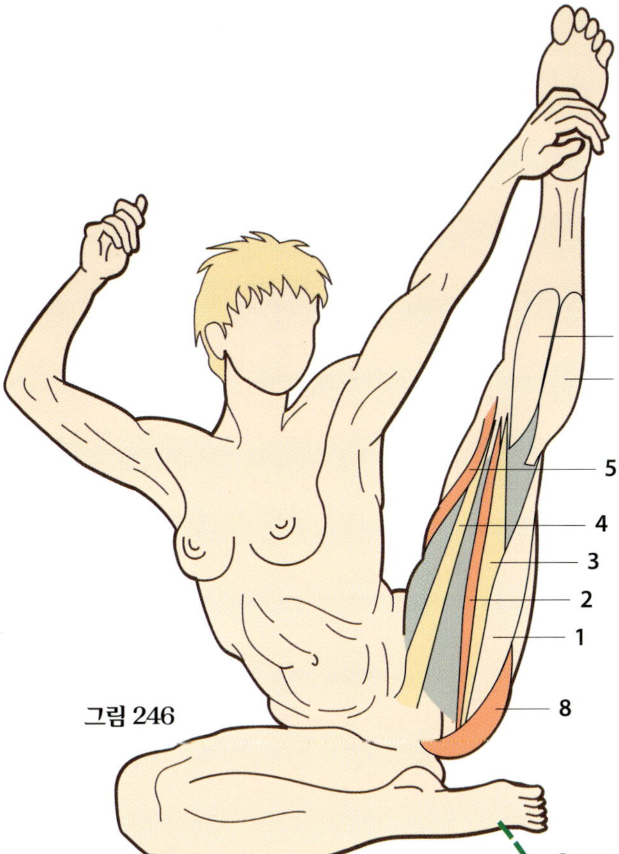

그림 246

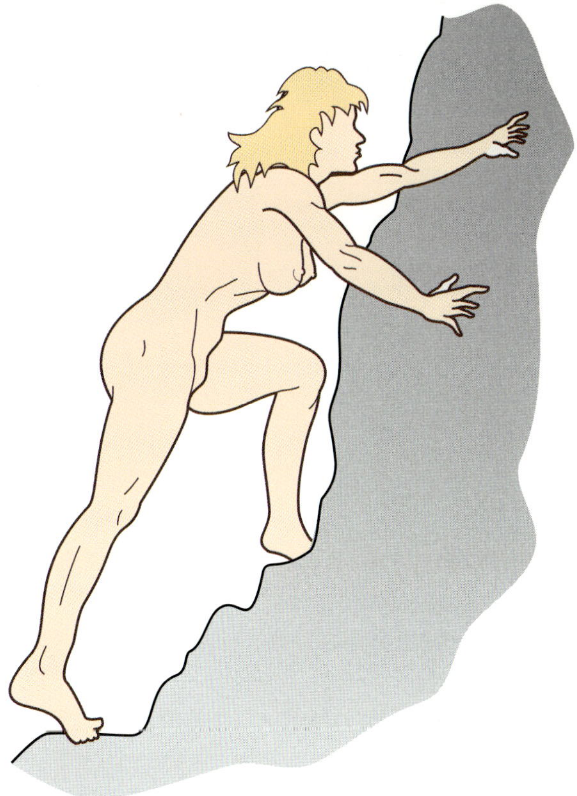

그림 249

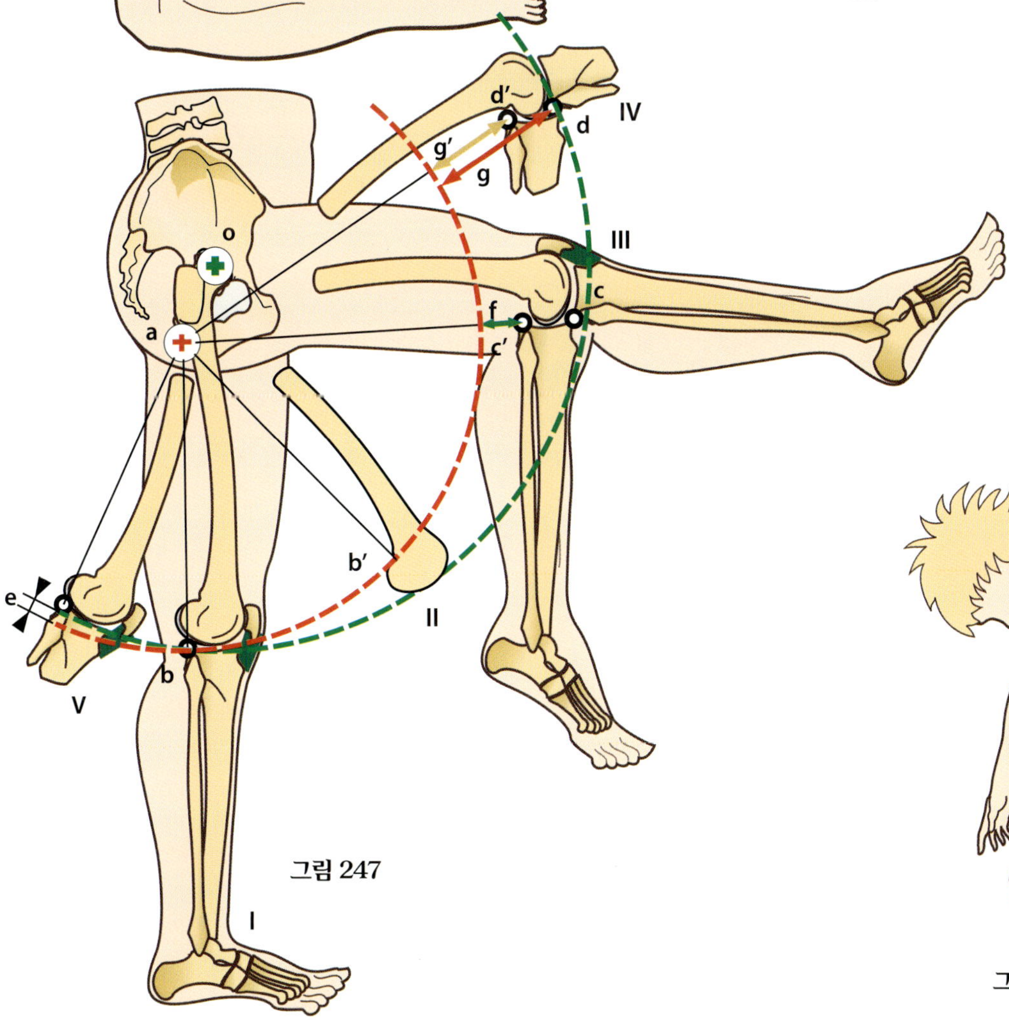

그림 247

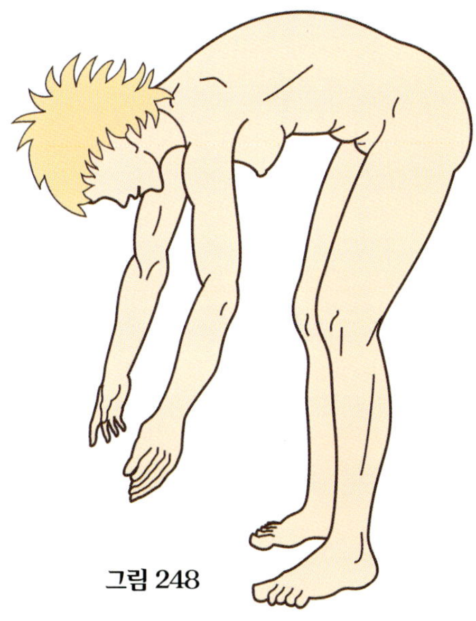

그림 248

무릎의 돌림근육

무릎 굽힘근육은 무릎 돌림근육이기도 하며 종아리뼈 닿는곳 부위에 따라 **두 그룹**으로 나뉜다(그림 250: 굽힌 무릎의 뒤안쪽 그림).

- 무릎 돌림의 **수직축 xx′ 가쪽**에 붙은 근육, 즉 **가쪽돌림근육** lateral rotator(LR)에는 **넙다리두갈래근**(1)과 **넙다리근막긴장근**(2)이 포함된다(그림 253). 이 근육들이 정강뼈고원 가쪽부분을 뒤로 잡아당기면(A)(그림 251: 정강뼈고원의 위쪽 그림) 정강뼈고원이 돌면서 발끝이 더 가쪽을 향한다. **넙다리근막긴장근**은 무릎이 이미 굽혀졌을 때에만 굽힘-돌림근육이 된다. 무릎이 완전히 펴진 상태에서는 돌림근육 작용을 상실하고 **편 무릎을 고정시키는** 폄근육이 된다. **넙다리두갈래근**(그림 254: 굽힌 무릎의 가쪽 그림) **짧은갈래**(1)는 무릎에서 유일한 홑관절 가쪽돌림근육이기 때문에 이 근육의 작용은 엉덩관절 위치에 영향을 받지 않는다.
- 무릎 돌림의 **수직축 xx′ 안쪽**에 붙은 근육, 즉 **안쪽돌림근육** medial rotator(MR)에는 대표적으로(그림 253) **넙다리빗근**(3), **반힘줄근**(4), **반막근**(5), **두덩정강근**(6), **오금근**(7)(그림 254)이 있다. 이것들이 정강뼈고원 안쪽부분을 뒤로 잡아당기면(B)(그림 252: 정강뼈고원의 위쪽 그림) 정강뼈고원이 돌면서 발끝이 안쪽을 보게 된다. 무릎을 굽힌 상태에서는 가쪽돌림의 제동장치로 작용해서 지지하는 다리 반대쪽으로 급격하게 몸을 돌릴 때 급격하게 동작하게 되는 관절주머니와 인대를 보호한다. **오금근**(7)(그림 256: 뒤쪽 그림)은 근육 구성의 일반적 방식에서 유일한 예외다. 넙다리뼈 가쪽관절융기의 가쪽면에 있는 오금근 고랑groove for popliteus 아래쪽 끝에 있는 힘줄에서 일어난 이 근육은 곧바로 (아직 윤활주머니 밖에 있는) 무릎 관절주머니를 관통해 가쪽곁인대와 가쪽반달 사이를 지난다(그림 254). 가쪽반달의 뒤 가장자리까지 섬유성 확장을 낸 다음 활꼴오금인대의 덮개 아래의 관절주머니로 다시 나왔다가(115쪽 그림 161도 참고) 정강뼈 몸쪽끝에 있는 뒷면의 닿는곳에 도달한다. 오금근은 무릎의 유일한 홑관절 안쪽돌림근육이므로 그 작용은 엉덩관절의 위치와 무관하며 정강뼈고원을 위쪽에서 본 그림에서 쉽게 시각화할 수 있다(그림 255: 오금근을 파란색 화살표로 표시). 오금근은 정강뼈고원의 뒷부분을 뒤가쪽으로 잡아당긴다.

오금근이 무릎관절 뒤에 위치하지만 오금근은 무릎 폄근육이다. 무릎 굽힘 시 넙다리뼈 관절융기에 있는 오금근의 이는곳은 위 앞쪽으로 이동하면서(그림 254) 근육을 신장시키고 그럼으로써 안쪽돌림근육으로서 오금근의 힘을 키워 준다. 반대로 무릎이 굽혀져 있고 가쪽으로 돌아가면 오금근이 수축하면서 이는곳을 아래 뒤쪽으로 잡아당기면서 넙다리뼈 가쪽관절융기가 폄 방향으로 미끄러지게 된다. 따라서 **오금근**은 **무릎의 폄근육이자 안쪽돌림근육**이다.

안쪽돌림근육 전체의 힘은 가쪽돌림근육의 힘(1.8kg)보다 **아주 미미하게 크다**(2kg).

(팔에서 무릎의 상동기관인) 팔꿉과 비교해 보면 팔꿉과 달리 무릎은 굽힘뿐만 아니라 축돌림도 한다는 것이 발가락 뼈대근육 중에 넙다리뼈에 이는곳이 있는 근육, 즉 결과적으로 무릎관절을 '지나는' 근육은 하나도 없는 이유가 될 것이다.

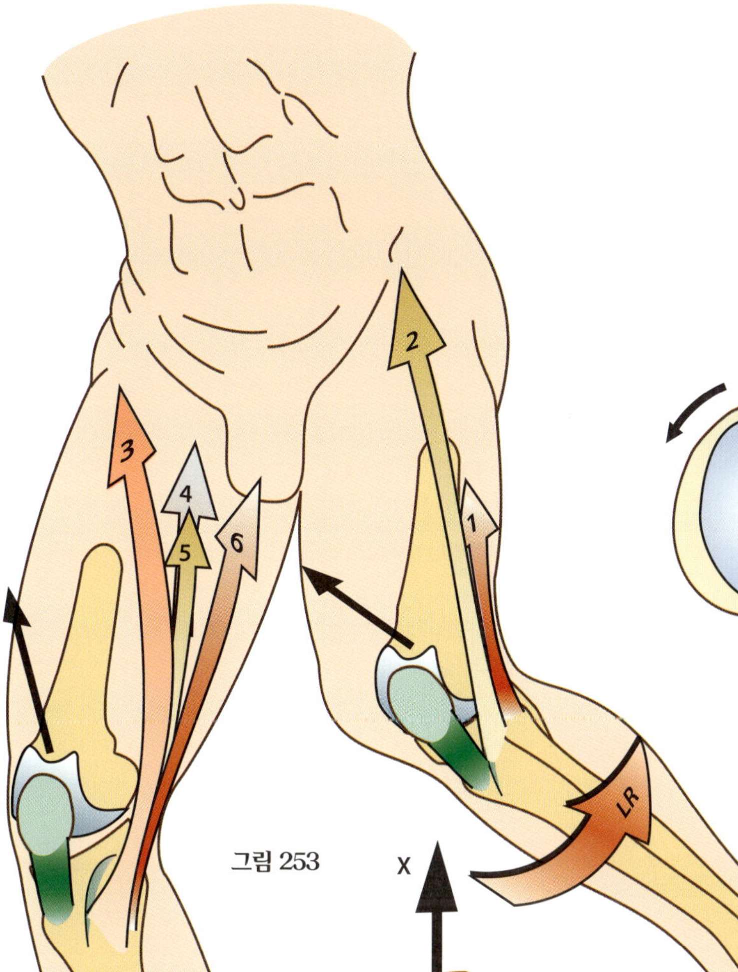

그림 253

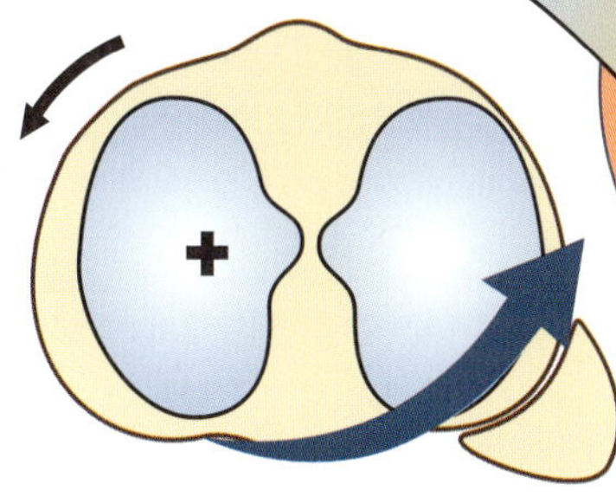
그림 255

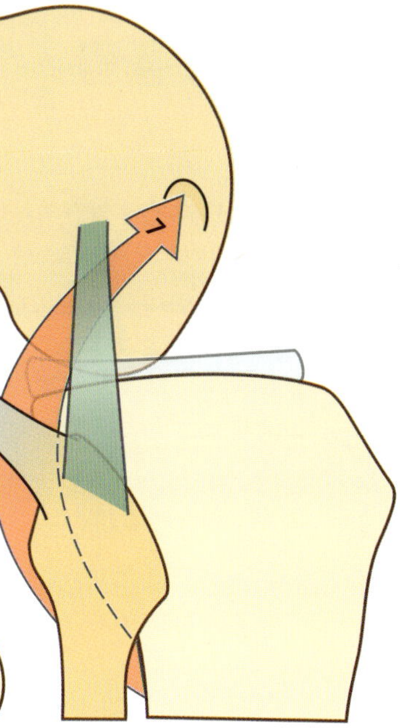
그림 254

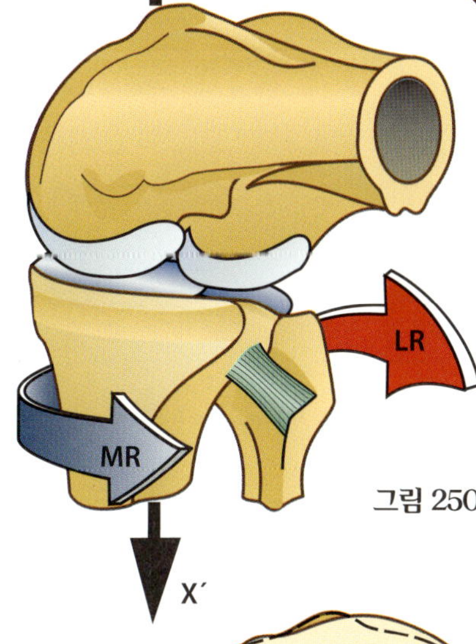

그림 250

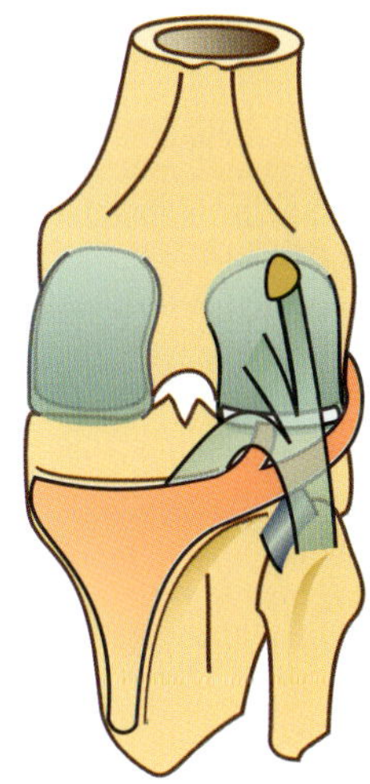
그림 256

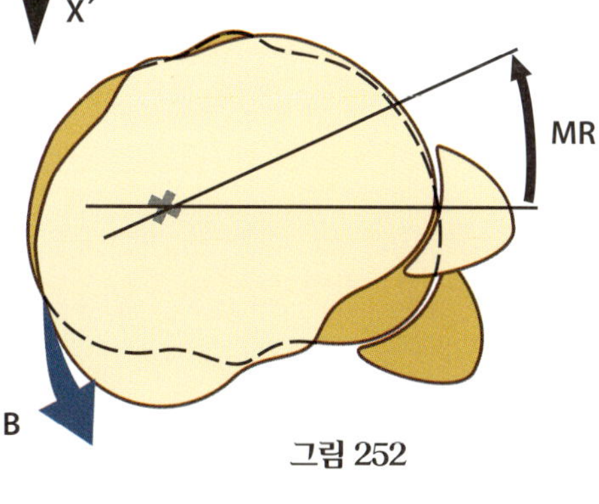

그림 252

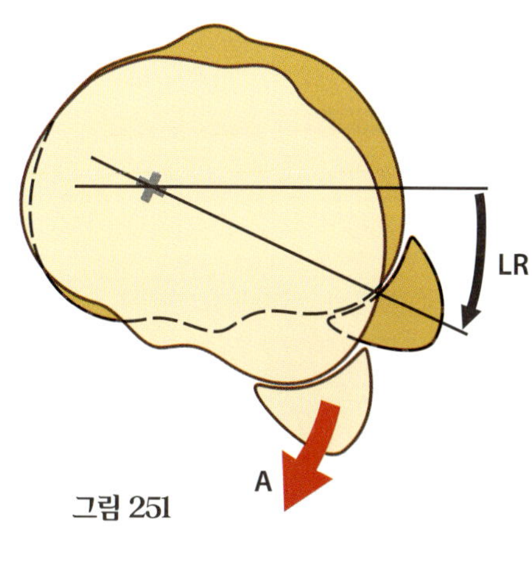

그림 251

무릎의 자동 돌림

무릎 폄의 마지막 단계에서 약간의 종아리와 발의 가쪽돌림이 동반되고 굽힘의 시작에서는 항상 약간의 종아리와 발의 안쪽돌림이 함께 일어난다는 점은 이미 살펴보았다(74쪽). 이 돌림운동은 자동적으로 일어난다. 즉 무릎을 돌리려는 어떤 의식적 욕구 없이도 일어나는 것이다.

이런 **자동 돌림**automatic rotation은 해부학 표본을 사용한 Roud의 실험에서도 다음과 같이 나타난다.

- **무릎 폄**(그림 257: 편 무릎의 위쪽 그림)에서 관상면으로 우선 **두 개의 평행한 수평 핀 2개를** 박는다. 하나는 정강뼈의 몸쪽끝(t)에 다른 하나는 넙다리뼈 먼쪽끝(f)에 박는다.
- **넙다리뼈가 90° 로 굽혀지면**(그림 258: 굽힌 무릎의 위쪽 그림) 두 개의 핀은 더 이상 평행하지 않다. 정강뼈에 대해 넙다리뼈가 돌아가면서 30° 의 각을 이루게 되기 때문이다.
- **넙다리뼈 축을 시상면으로 재배치하면** 이런 점이 분명해진다(그림 259). 이제 정강뼈의 핀은 안쪽에서 가쪽으로 그리고 뒤쪽에서 앞쪽으로 향하게 되는데 이는 넙다리뼈 아래에서 **정강뼈의 안쪽돌림**을 뜻하며 넙다리뼈 축의 정상 위치와 **20° 의 각도를** 이룬다. 따라서 무릎 굽힘은 **20° 의 자동 안쪽돌림**을 동반한다. 여기서 10° 의 차이가 일어나는 것은 생리적 밖굽이 때문에 넙다리뼈 핀이 넙다리뼈몸통 축과 직각이 아니라 80° 의 각도(V)를 이루기 때문이다(69쪽 그림 3 참고).
- 이 실험은 반대로 수행할 수도 있다. 시작 위치가 90° 굽힘이면 핀은 서로 벌어져 있다(그림 258). 반면 완전한 폄에서는 서로 평행이다(그림 257). 이는 **무릎 폄이 자동적으로 가쪽돌림을 동반함을** 보여주는 것이다.

이런 일이 일어나는 것은 무릎 굽힘에서 넙다리뼈 가쪽관절융기가 안쪽관절융기보다 더 멀리 후퇴하면서(그림 260: 정강뼈고원의 위쪽 그림) 정강뼈가 안쪽으로 돌게 만든다. 편 무릎에서는 접점 a와 b가 가로축 Ox에 있다. 굽힘 중에 안쪽관절융기는 a에서 a′으로 후퇴하는 반면(5~6mm), 가쪽관절융기는 b에서 b′으로 후퇴하고(10~12mm), 굽힘 중에 접점 a′과 b′은 Oy에 놓이면서 Ox와 20°의 각 xOy를 이룬다. 정강뼈고원에서 두 관절융기의 가동역 차이가 폄에서 정강뼈의 20° 가쪽돌림을 일으키는 원인인 것이다.

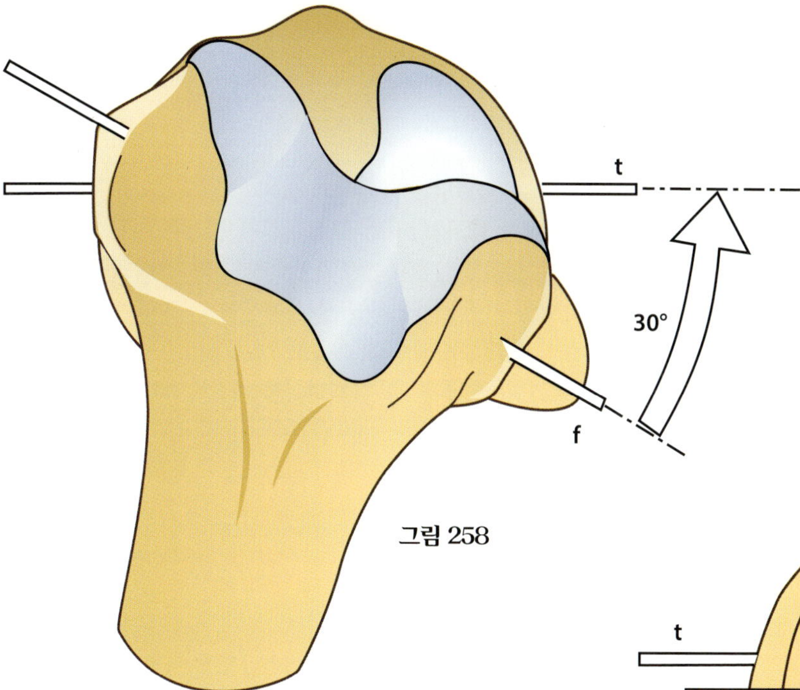

그림 258

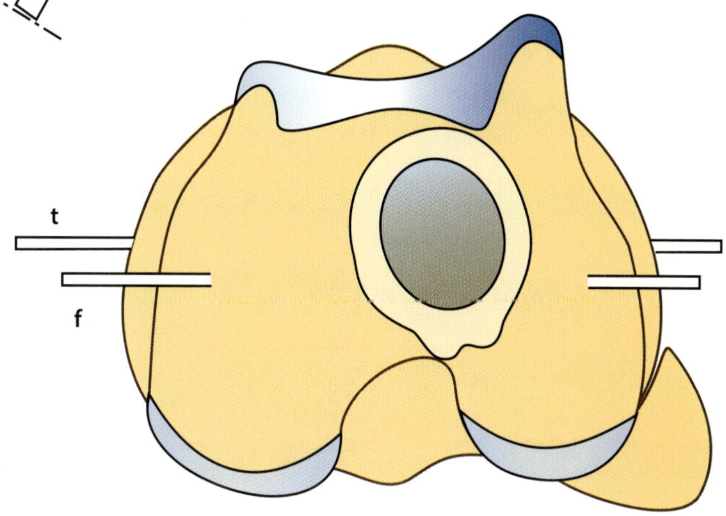

그림 257

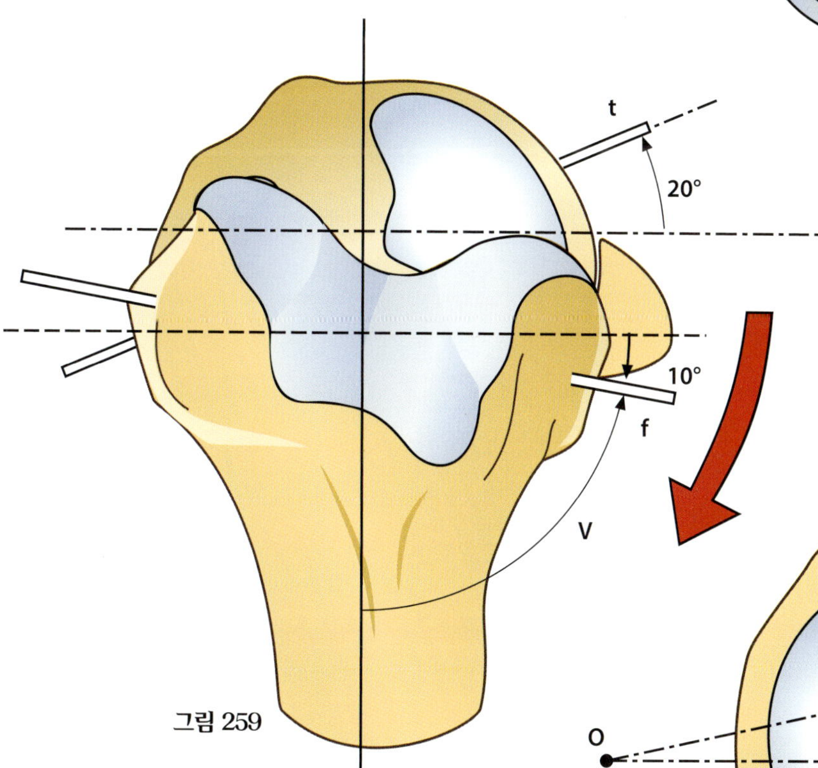

그림 259

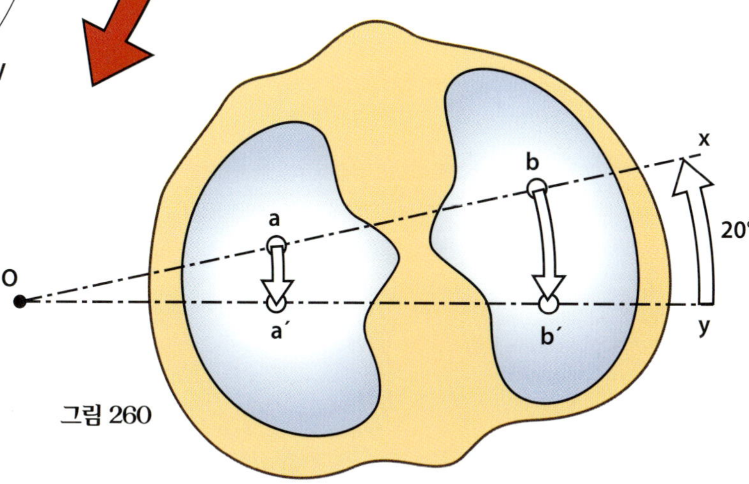

그림 260

무릎의 자동 돌림(계속)

넙다리뼈 관절융기 사이의 후퇴 격차는 **세 가지 인자** 때문이다.

- **넙다리뼈 관절융기 측면상의 길이 불균형**(그림 261, 262). 안쪽 관절면(그림 261)과 가쪽 관절면(그림 262)을 전개해서 측정하면 가쪽관절융기의 뒤쪽 만곡을 펼친 길이(bd′)가 (ac′ = bc′이라고 가정하면) 안쪽관절융기 길이보다 확실히 길다. 이런 관찰 결과는 넙다리뼈 가쪽관절융기가 안쪽관절융기보다 더 먼 거리를 미끄러져 가는 부분적인 이유다.
- **정강뼈 위관절면의 모양.** 안쪽관절융기는 오목한 안쪽 위관절면 속에 들어 있기 때문에 조금만 후퇴한다(그림 263). 반면 가쪽관절융기는 볼록한 가쪽 위관절면의 뒤쪽 경계를 따라 미끄러진다(그림 264).
- **곁인대의 방향.** 넙다리뼈 관절융기가 정강뼈 위관절면에서 후퇴할 때 안쪽곁인대가 가쪽곁인대보다 더 빨리 수축한다(그림 263). 이때 가쪽관절융기는 경사 때문에 더 멀리 후퇴한다.

또한 다음이 초래하는 돌림힘$_{torque}$도 있다.

- 굽힘-안쪽돌림근육, 즉 거위발근육(파란색 화살표)과 오금근(녹색 화살표)의 우세한 작용(그림 265)
- 폄의 마지막에 앞십자인대의 긴장(노란색 화살표)(그림 266): 인대가 관절축의 가쪽에 있기 때문에 이 긴장은 가쪽돌림을 유발한다.

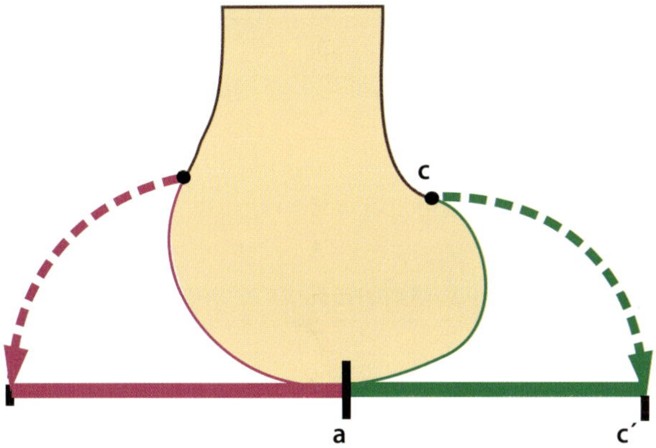

그림 261

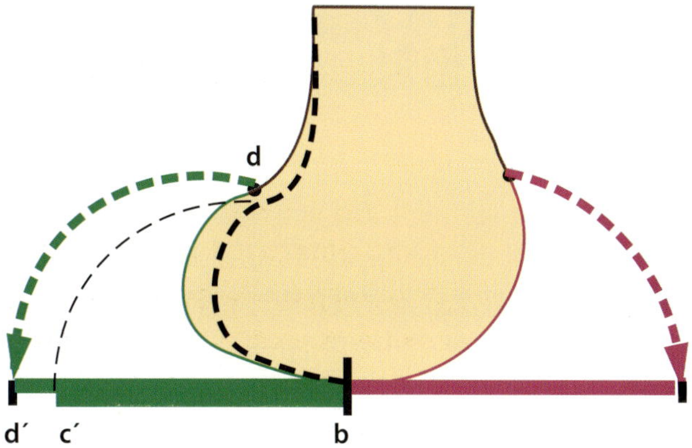

그림 262

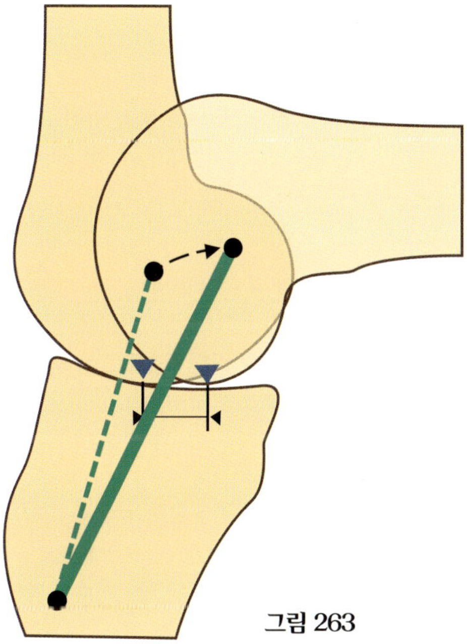
그림 263

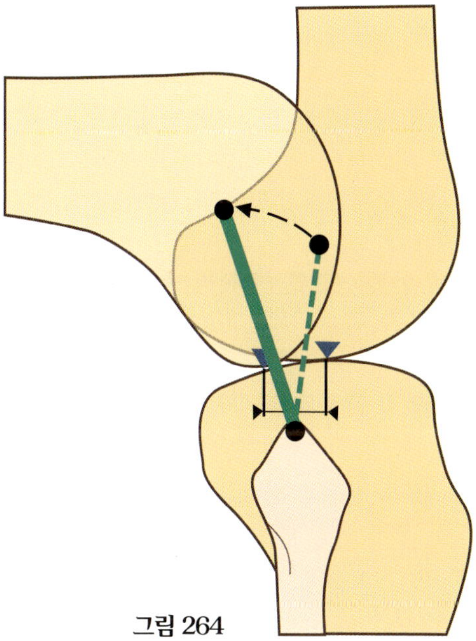
그림 264

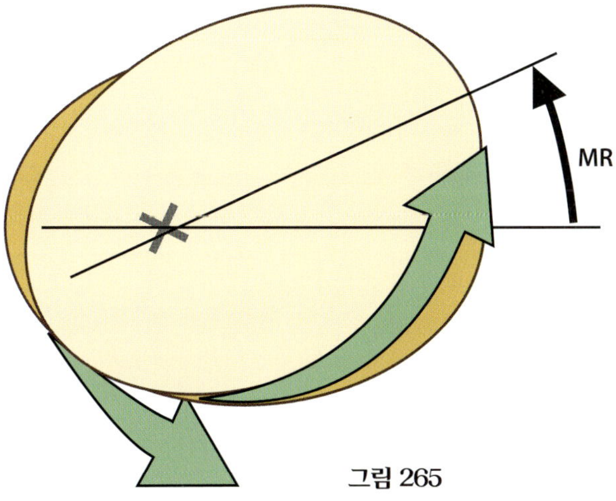

그림 265

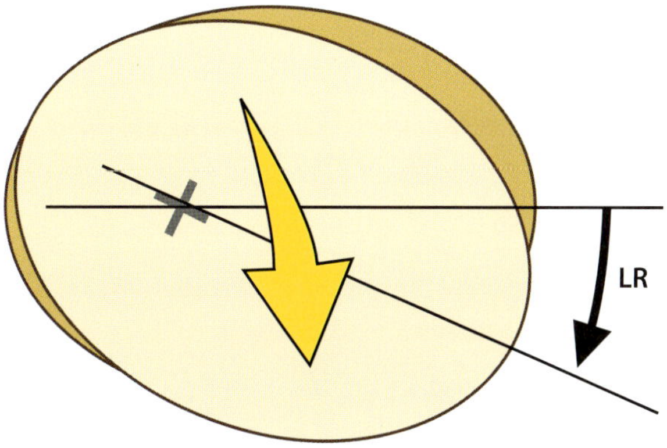

그림 266

무릎의 동적 평형

이 장을 마무리하는 시점에서 보면 느슨하게 맞물린 이 관절의 안정성은 **끝없는 기적**처럼 보인다. 이 때문에 주요한 임상 검사를 기초적인 해부학 구조와 연관 짓는 **개요도**(그림 267)를 제시하고자 노력했다. 각 캡션은 가능한 원인에 해당한다.

이 검사를 선택하고 해석하는 방식은 최신 문헌에 바탕을 두고 있으나 여전히 논쟁의 여지가 있다. 어쨌든 여기에서 제시한 분류는 순전히 잠정적인 분류이다.

- **돌림이 없는 위치에서 앞당김검사**anterior drawer test(1)는 정상적인 대상자에게서도 약하게 양성으로 나올 수 있으며 정상이라고 생각되는 쪽과의 비교가 반드시 필요하다. 분명히 양성(+)이라면 앞십자인대 파열의 징후이다. 강한 양성이 나온다면 안쪽곁인대와 앞십자인대의 복합 파열을 뜻한다. 그러나 뒤십자인대 파열로 인한 뒤쪽 아탈구의 자발 정복spontaneous reduction으로 일어나는 거짓양성에 주의하라!
- **15° 안쪽돌림 위치에서 앞당김검사**(2) 양성은 확실한 앞십자인대 파열 징후이며, 무릎 뒤가쪽 구석의 째짐을 동반할 수도 있다.
- **30° 안쪽돌림 위치에서 앞당김검사**(3) 양성은 두 십자인대의 복합 파열을 뜻한다. 돌출도 발견된다면 가쪽반달 뒤뿔 박리도 의미한다.
- **밖굽이-안쪽돌림-굽힘 위치에서 가쪽 돌출 검사**(4), 즉 MacIntosh의 가쪽 축이동 검사와 Hughston의 Jerk 검사는 앞십자인대 파열의 확실한 증거이다.
- **가쪽돌림 위치에서 앞당김검사**(5)는 중등도 양성(+)일 경우, 무릎 뒤가쪽 구석의 째짐을 의미하며 돌출이 동반된다면 안쪽반달 뒤뿔의 박리도 동시에 의미한다.
- **돌림이 없는 위치에서 뒤당김검사**posterior drawer test(6)는 뒤십자인대 파열의 분명한 징후이다.
- **밖굽이-가쪽돌림-폄 위치에서 가쪽 돌출 검사**(역축이동 검사)(7)와 **밖굽이-가쪽돌림-굽힘 위치에서 가쪽 돌출 검사**는 뒤십자인대 파열을 의미한다.
- **가쪽돌림 위치에서 뒤당김검사**(8)는 뒤가쪽 구석 병터를 의미하며 뒤십자인대 파열을 동반할 수도 그렇지 않을 수도 있다.
- **안쪽돌림 위치에서 뒤당김검사**(9)는 구체적으로 무릎 뒤안쪽 구석 째짐을 동반한 뒤십자인대 파열의 구체적인 징후일 수 있다.
- **폄 위치에서 밖굽이 운동**(10)이 약간의 밖굽이(+)를 유발하면, 이는 안쪽곁인대 파열을 의미한다. 밖굽이가 중등도(++)라면 안쪽 관절융기판의 병터를 의미한다. 밖굽이가 심각하다면(+++) 앞십자인대 파열도 존재한다.
- **약간 굽힌 위치(10~30°)에서 밖굽이 운동**(11)은 가쪽반달 뒤뿔 손상을 동반하는 안쪽곁인대, 안쪽 관절융기판, 무릎 뒤안쪽 구석의 복합 파열을 의미한다.
- **폄 위치에서의 안굽이 운동**(12)이 중등도의 안굽이(+)를 유발하면, 이는 가쪽곁인대 파열을 의미하며, 여기에는 엉덩정강띠 파열이 동반될 수도 되지 않을 수도 있다. 심각한 안굽이는 가쪽 관절융기판과 무릎 뒤가쪽 구석 파열과 관련된다.
- **약간 굽힌 위치(10~30°)에서 안굽이 운동**(13)은 12에서와 동일한 병터를 의미하지만 엉덩정강띠 파열은 없다.
- **젖힘-가쪽돌림-밖굽이 검사**(14)와 엄지발가락 현수 검사big toe suspension test는 가쪽곁인대와 무릎 뒤가쪽 구석의 파열을 의미한다.

무릎의 기전을 이해하기 위해서는 작동하는 무릎이 **동적 평형** 상태에 있다는 점을 깨닫고, 무엇보다 천칭의 두 개의 접시로 나타낸 2항 평형의 개념을 버려야 한다. 오히려 윈드서핑(그림 268)이 **3항 평형**을 묘사하는 더 좋은 비유가 된다.

- 서핑 보드를 떠받치는 바다가 관절면의 작용에 해당한다.
- 바람과 바다에 계속 반응함으로써 보드를 조종하는 서퍼는 관절 주위 근육에 해당한다.
- 바람의 힘을 받는 돛은 인대 복합체에 해당한다.

무릎의 운동은 언제나 이 **세 인자**(관절면, 근육, 인대)**의 균형 잡힌 상호작용**에 의해 결정된다. 이는 **3인자 동적 평형**의 예이다.

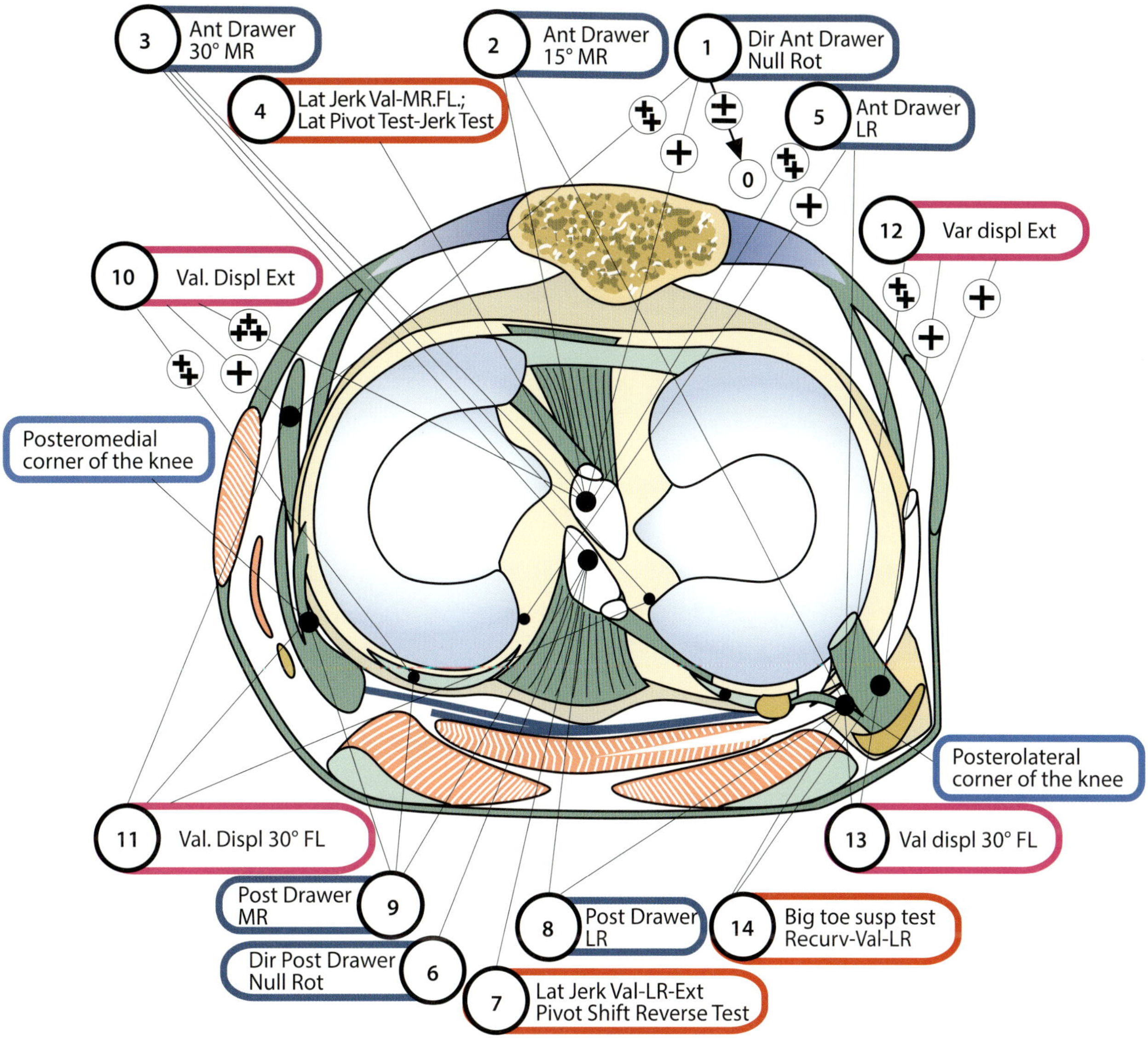
1
Dir Ant Drawer
Null Rot
2
Ant Drawer
15° MR
3
Ant Drawer
30° MR
4
Lat Jerk Val-MR.FL.;
Lat Pivot Test-Jerk Test
5
Ant Drawer
LR
10
Val. Displ Ext
12
Var displ Ext
Posteromedial
corner of the knee
Posterolateral
corner of the knee
11
Val. Displ 30° FL
13
Val displ 30° FL
Post Drawer
MR
9
8
Post Drawer
LR
14
Big toe susp test
Recurv-Val-LR
Dir Post Drawer
Null Rot
6
7
Lat Jerk Val-LR-Ext
Pivot Shift Reverse Test
0

그림 267

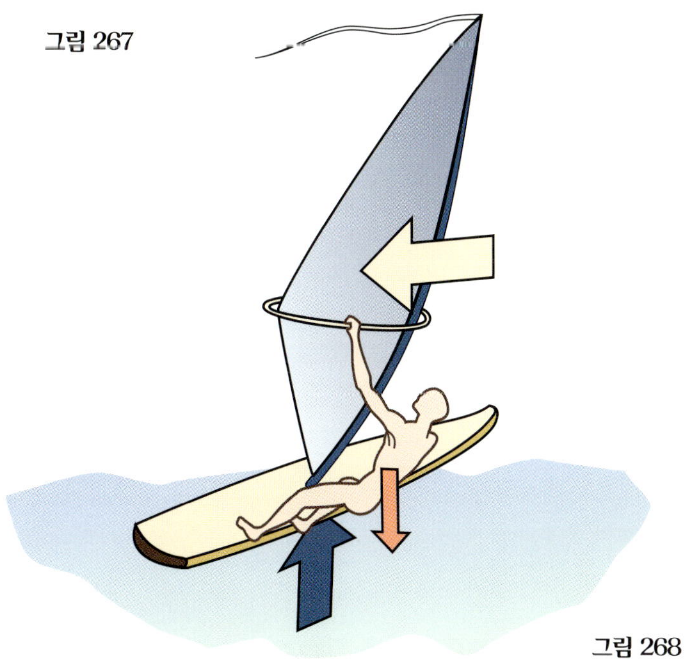

그림 268

Chapter 3

발목

발목관절ankle joint, talocrural joint은 다리의 먼쪽 관절이다. **경첩관절**이기 때문에 자유도는 단지 1이다. 시상면에서 발에 대한 종아리의 운동을 제어한다. 이 운동은 평평하거나 울퉁불퉁한 지면에서 정상적으로 걷기 위해 필수적이다.

발목관절은 한다리지지single-limb support 시 극심한 역학적 부하에 노출되는 단단히 맞물린 관절이다. 한다리지지 시 발목관절은 전체 체중을 받을 뿐 아니라 걷기나 달리기, 도약 중에 발이 지면과 접촉하는 순간의 운동에너지 분산이 만들어 내는 힘까지도 여기에 걸린다. (어깨에 얹힌) 팔과 몸통의 무게까지도 지지한다. 그러므로 장기적으로 신뢰도가 보장되는 전체 발목관절 인공삽입물 제작에 따르는 문제가 어떨지 상상하기는 어렵지 않다.

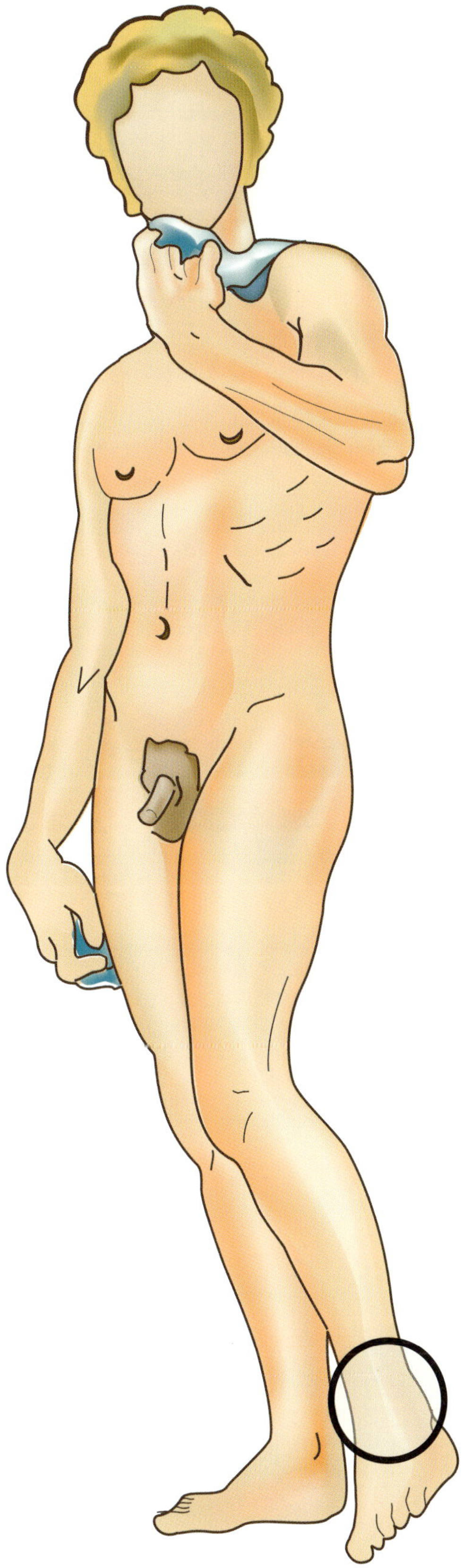

발의 관절복합체

사실 발목관절은 **발뒤부**hindfoot **관절복합체** 중에서 가장 중요한 (Farabeuf의 표현을 빌리자면) **'여왕'**이다. 이 관절복합체는, 무릎의 축돌림 보조를 받아, 자유도 3을 가진 단일의 관절과 동등하게 기능하며 지면의 기복에 대응해 **발바닥 둥근천장**plantar vault**이 어떤 방향으로도 향할** 수 있게 해 준다. 엎침pronation-뒤침supination의 보조로 손이 어떤 방향으로도 향할 수 있게 해 주는 손목의 관절복합체가 있는 팔과도 일정 부분 유사하다. 하지만 손보다는 발의 방향성 범위가 훨씬 더 제한적이다.

이 관절복합체의 **3개의 주축**(그림 1)**은 대체로 발뒤부에서 수렴한다. 발이 기준자세에 있을 때, 이 세 축은 직각으로 교차한다. 도식에서 발목 폄은 Z축의 방향을 바꾸지만 다른 2개의 축은 움직이지 않는다.**

가로축 XX'은 안쪽과 가쪽의 두 복사malleolus를 통과하며 **발목관절축**과 일치한다. 거의 전체가 관상면에 있으며 **시상면**에서 일어나는 발의 **굽힘과 폄**(160쪽 참고) 운동을 제어한다.

종아리의 긴축 Y는 수직이며 가로면에서 일어나는 발의 **모음과 벌림** 운동을 제어한다. 앞서 보았던 것처럼(74쪽) 이 운동은 오로지 굽힌 무릎의 축돌림 때문에 가능하다. 몸쪽 발목뼈 관절에도 약간 의존하지만 항상 제3의 축 주위의 운동을 반드시 동반한다.

발의 긴축 Z는 수평이며 시상면에 있다. 발바닥이 똑바로 아래쪽이나 가쪽 혹은 안쪽을 향하게 해 준다. 팔에 비유하자면 이 운동은 각각 **엎침**, **뒤침**으로 부를 수 있다.

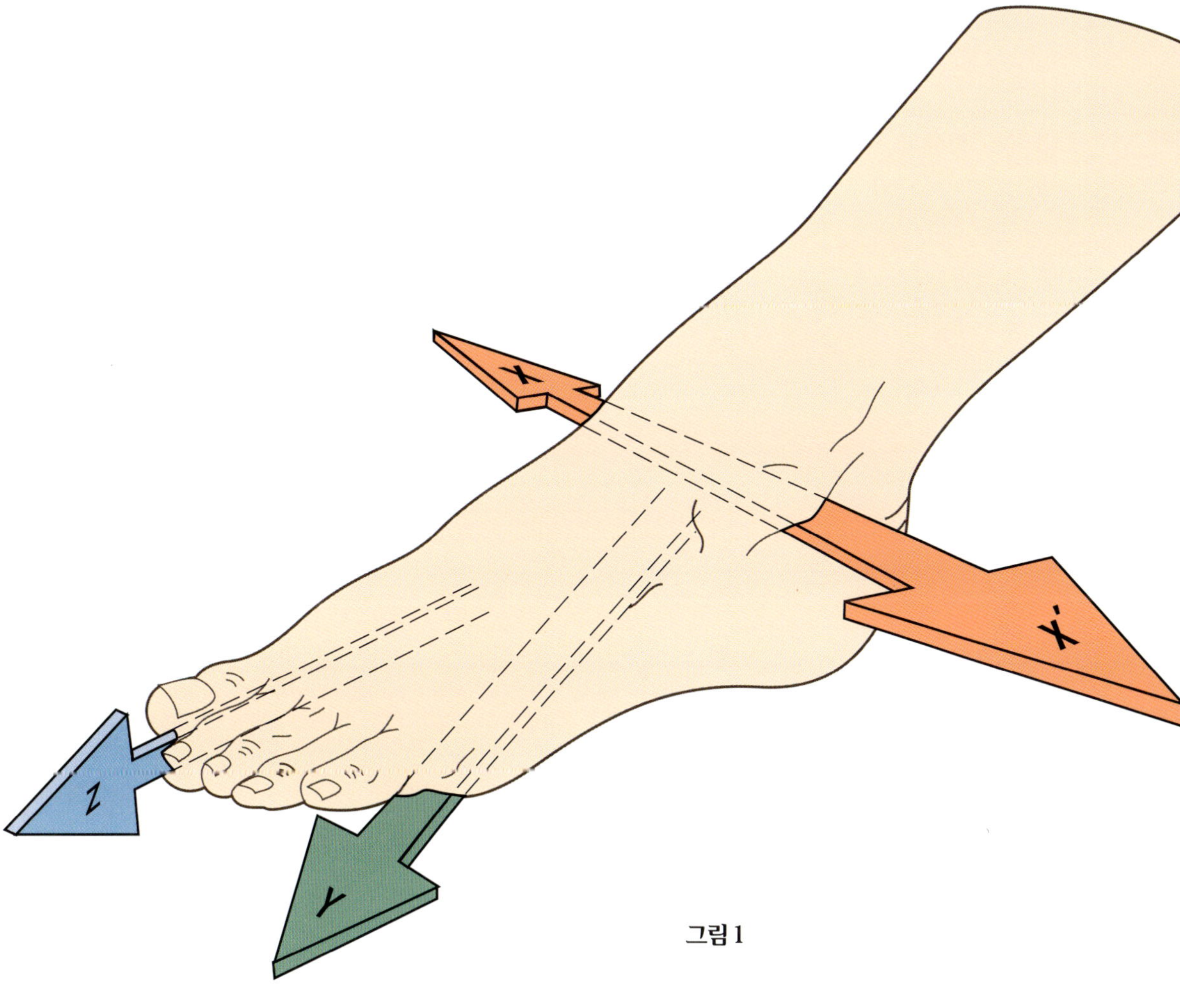

그림 1

굽힘-폄

발바닥이 종아리 축과 직각을 이룰 때(A) **기준자세**(그림 2)가 된다. **발목 굽힘**ankle flexion(B)은 이 자세에서 발등을 종아리 앞면으로 접근시키는 운동으로 정의한다. 발등굽힘(등쪽굽힘dorsiflexion)이라고 잘못 부르기도 하는데 이는 필요하지 않은 용어이다.

반대로 **발목 폄**ankle extension(C)은 발등을 종아리 앞면에서 떨어트리면서 종아리와 일직선에 가깝게 만드는 동작이다. 이 운동은 발바닥굽힘(바닥쪽굽힘plantar flexion)이라고도 부르지만 **이 용어는 부적절하다.** 굽힘이란 팔다리의 일부분을 몸통으로 향해서 제자리로 되돌리는 운동에 해당하기 때문이다. 더욱이 폄근육이 굽힘을 일으킨다고 하면 논리에 어긋난다. 발바닥굽힘이라는 용어는 자기모순이므로 사용을 금지해야 한다.

도식을 보면 폄의 운동범위가 굽힘 운동범위보다 확실히 크다. 이 각도를 측정하려면 발목관절 중심을 기준점으로 사용하기보다는 **발바닥과 종아리 축이 이루는 각도**를 측정하는 편이 더 편리하다(그림 3).

- 이 각이 예각이면(b) 20~30° 범위의 **굽힘**이 된다. 분홍색 구역은 10°의 개인차 범위이다.
- 이 각이 둔각이면(c) 30~50° 범위의 **폄**이 된다. 개인차의 범위(파란색 구역)는 굽힘보다 크다(20°).

극단적인 운동 중에는 발목관절talocrural joint만 관여하는 것이 아니다. **발목뼈 관절**tarsal joints**도 자기 운동범위를 더해 주는데**, 크지는 않지만 무시할 수는 없다.

- **극단적 굽힘**(그림 4) 시 발바닥 둥근천장이 평평해짐에 따라 발목뼈 관절이 몇 도를 더해 준다(+).
- 반대로 **극단적 폄**(그림 5) 시 발바닥 둥근천장이 커지면서 운동범위가 증가한다(+).

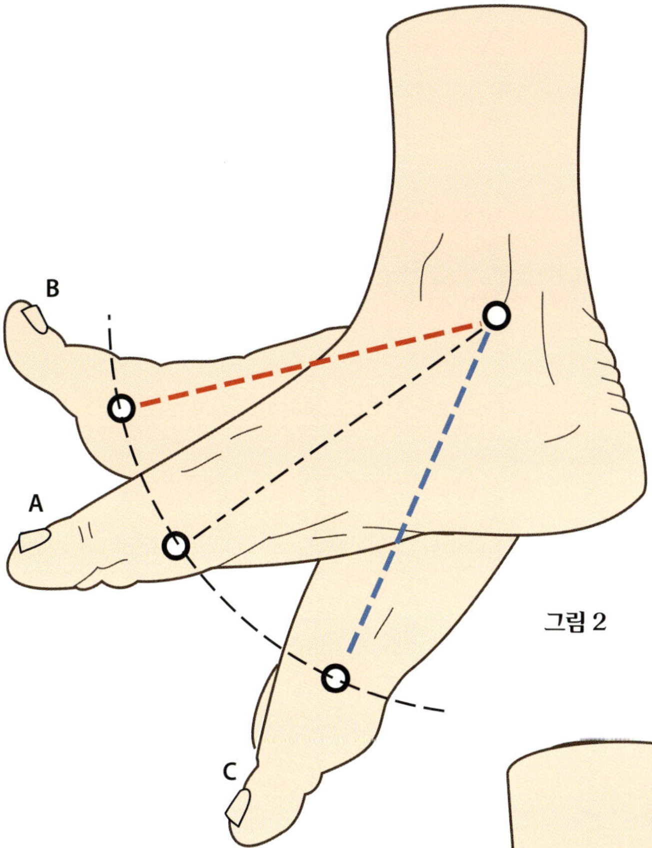

그림 2

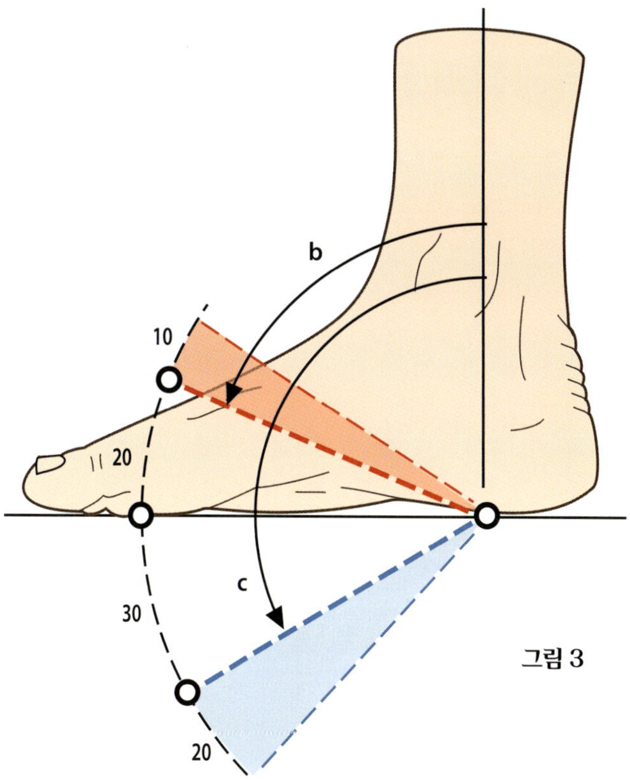

그림 3

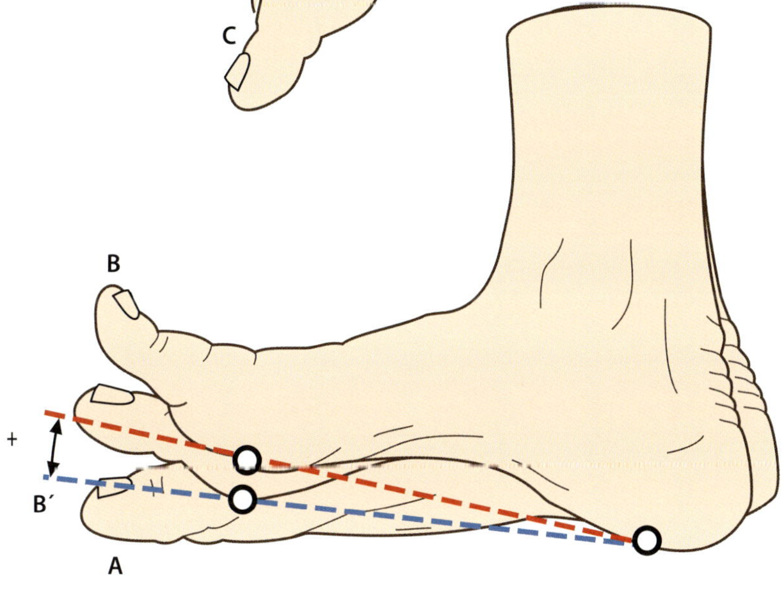

그림 4

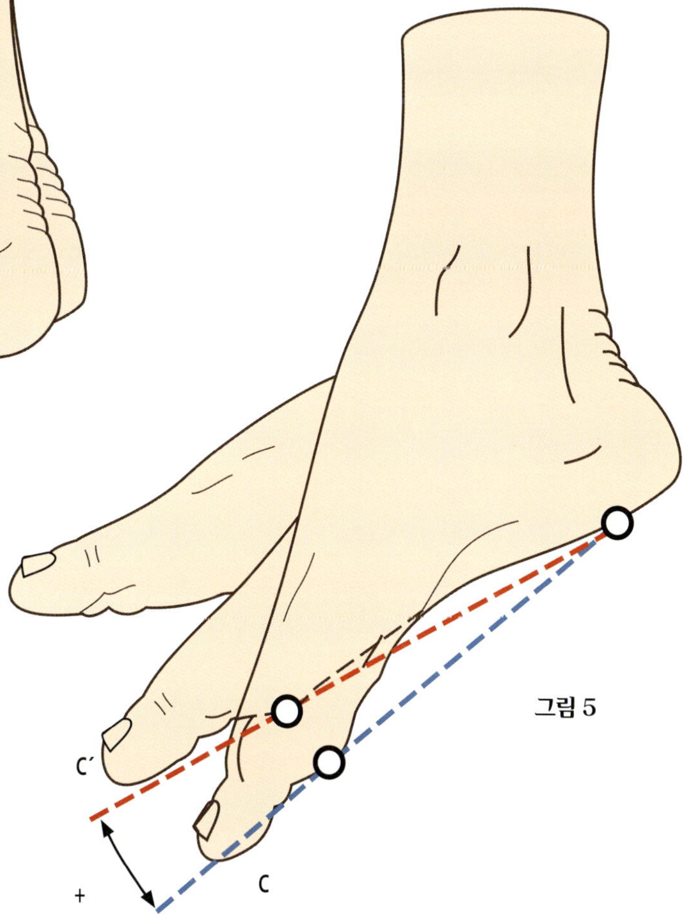

그림 5

발목관절의 관절면

발목을 **역학적 모형**(그림 6)에 비유하면 다음처럼 구성되었다고 설명할 수 있다.

- 목말뼈talus는 아래쪽 부품(A)으로 가로 방향의 긴축 XX′을 가진 볼록한 원통형 면을 떠받친다.
- 정강뼈와 종아리뼈의 먼쪽끝에 해당하는 위쪽 부품(B)은 (그림에서 투명하게 보이는) 단일 구조를 형성하며 아래쪽에 오목한 면이 앞서 설명한 원통의 일부분을 감싸고 있다.

속이 빈 원통의 일부분 속에 끼워진 속이 찬 원통은 위쪽 부품의 양쪽 옆면에 의해 고정되며 공통의 축 XX′을 중심으로 굽힘(파란색 화살표)과 폄(빨간색 화살표) 운동을 수행할 수 있다.

실제 뼈대(그림 7: '분해된' 발목관절의 앞안쪽 그림, 그림 8: '분해된' 발목관절의 뒤가쪽 그림)에서는 원통이 3면, 즉 위면superior surface과 두 개의 옆면cheek으로 구성된 **목말뼈도르래**trochlea of talus에 해당한다.

- **위면**은 순수한 도르래에 해당하는 부위로, 앞뒤로 볼록한 형태이며 축에 위치하는 오목인 도르래 고랑(1)에 의하여 세로 방향으로 나뉜다. 이 고랑을 향해 안쪽 빗면(2)과 가쪽 빗면(3)이 있다. 각 빗면은 도르래의 두 옆면에 위치한다.
- **안쪽 옆면**(7)은 안쪽으로 굽어 있는 앞쪽을 제외하면 거의 평평하고, 뾰족한 능선ridge(11)에 의해 도르래의 안쪽 빗면(2)과 구분된다. 안쪽 옆면은 **안쪽복사**medial malleolus(9)의 가쪽면(8)과 관절을 이루는데, 이 가쪽면은 정강뼈 먼쪽끝의 아래면(10)과 연속하는 관절연골로 덮여 있다.
- **가쪽 옆면**(12)은 가쪽으로 눈에 띄게 굽어 있고(그림 8) 위에서 아래로(165쪽 그림 11), 그리고 앞에서 뒤로(165쪽 그림 9) 오목 들어가 있다. 그 '면'은 앞가쪽으로 약간 비스듬하며, **가쪽복사**lateral malleolus(14)의 안쪽면인 관절면(13)과 접하고 있다(그림 7). 이 면은 **아래정강종아리관절**inferior tibiofibular joint**의 간극**(15)에 의해 정강뼈와 분리되어 있으며, 윤활주름synovial fold(16)이 사이를 채우고 있다(165쪽 참고). 이 윤활주름은 가쪽 빗면과 도르래 가쪽 옆면을 나누는 능선(17)과 접하고 있다. 이 능선의 앞쪽(18)과 뒤쪽(19)은 모따기가 되어 있다chamfered(165쪽 그림 12 참고). 인대결합syndesmosis인 이 관절은 앞정강종아리인대anterior tibiofibular ligament(27)와 뒤정강종아리인대posterior tibiofibular ligament(28)에 의해 고정된다.

목말뼈도르래의 도르래 모양 표면은 **그와 반대로 생긴 정강뼈 먼쪽 아래면과** 일치한다(그림 7, 8). 이 면은 앞에서 뒤로 오목하며(165쪽 그림 12: 시상 단면, 가쪽 그림), 도르래 고랑으로 쏙 들어가는(165쪽 그림 11: 관상 단면, 앞쪽 그림) 무딘 시상 능선(4)을 포함한다. 능선의 양쪽으로는 안쪽 고랑(5)과 가쪽 고랑(6)이 있으며 각각은 도르래의 양쪽 옆면을 수용한다.

정강뼈의 이 관절면은 Destot의 셋째복사Destot's third malleolus라고도 하는 테(20)에 의해 뒤쪽에서 제한된다.

발목관절의 가쪽인대lateral ligament는 그림 7(앞안쪽 그림)에서 볼 수 있다.

- 앞목말종아리인대anterior talofibular ligament(21)
- 발꿈치종아리인대calcaneofibular ligament(22)
- 뒤목말종아리인대posterior talofibular ligament(23)

발목관절의 안쪽인대medial ligament, deltoid ligament는 그림 8(뒤가쪽 그림)에서 볼 수 있다. 깊은 층과 얕은 층, 두 층으로 배열되어 있다.

- 깊은 층의 뒤정강목말인대posterior tibiotalar ligament(24)
- 깊은 층의 앞정강목말인대anterior tibiotalar ligament(25)
- 얕은 층의 세모인대deltoid ligament(26)

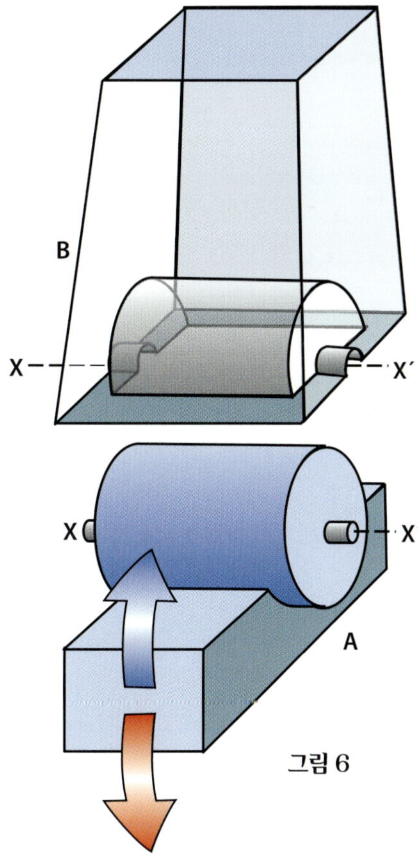
B
X
X′
X
X′
A
그림 6

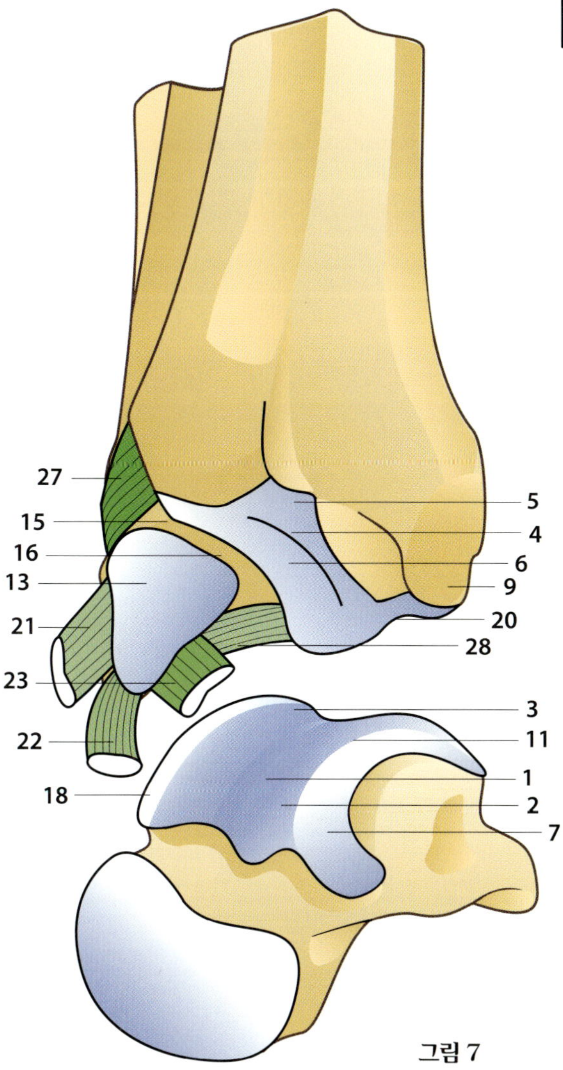
27
15
16
13
21
23
22
18
5
4
6
9
20
28
3
11
1
2
7
그림 7

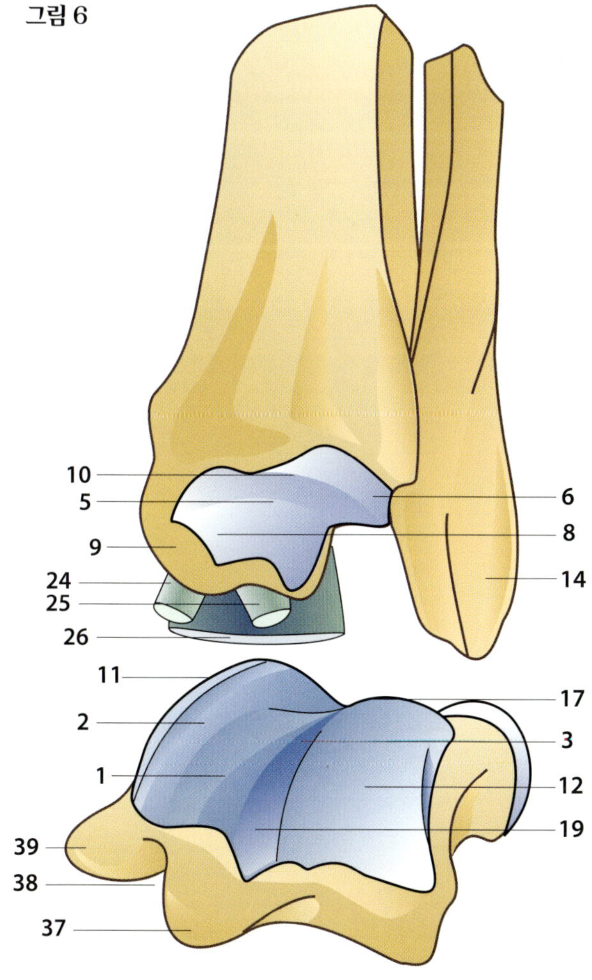
10
5
9
24
25
26
11
2
1
39
38
37
6
8
14
17
3
12
19
그림 8

발목관절의 관절면(계속)

복사를 지나는 발목관절의 가로단면을 **위에서 본 그림**(그림 9)은 목말뼈도르래가 두 복사 사이, 즉 **두복사 집게**bimalleolar pincers에 딱 맞게 들어가는지를 완벽하게 보여준다. 또한 **목말뼈도르래 위면**은 앞쪽(A)이 뒤쪽(P)보다 넓다는 것도 볼 수 있다. 이런 관찰 결과는 역학적으로 매우 중요한데, 이에 관해서는 나중에 입증하겠다.

도르래 모양의 이 위면에는 안쪽 발목관절 간극(5)을 이루는 **안쪽면**medial facet(2)과 가쪽 발목관절 간극(6)을 이루는 **가쪽면**lateral facet(3)이 있다. 이 두 면은 얕은 고랑(1)으로 구분되는데 이 고랑은 엄밀히 봤을 때 시상 방향은 아니고 약간 앞가쪽을 향한다(화살표 Z). 즉 발의 긴축과 같은 방향이다. 반면 목말뼈목neck of talus은 앞안쪽을 향한다(화살표 T). 그 결과 목말뼈는 비틀린 모양을 하고 있다.

목말뼈 안쪽 그림(그림 10)에서 보이는 목말뼈도르래의 **안쪽 옆면**medial cheek(7)은 시상 방향(그림 9)에 있으며 사실상 앞쪽만 빼고는 평평하다. 앞쪽은 안쪽으로 굽어 있다(그림 7). 안쪽복사의 가쪽면에 있는 관절면과 접하고 있으며(그림 9) 정강뼈 먼쪽의 안쪽면을 덮고 있는 연골이 여기까지 이어져서 안쪽복사를 덮고 있다. 이 두 표면이 **이면각**二面角(10)을 이루면서 도르래의 안쪽 빗면과 안쪽 옆면 사이에 있는 **뾰족한 능선**(11)을 수용하고 있다.

눈에 띄게 가쪽으로 휘어 있는(163쪽 그림 8) **가쪽 옆면**lateral cheek(12)은 위에서 아래로(그림 11), 또한 앞에서 뒤로(그림 9) 오목하며, 약간 비스듬하게 앞가쪽으로 기울어진 면 위에 있다(파선). **가쪽복사**(14)의 안쪽면(163쪽 그림 7)의 관절면(13)과 접한다. 이 면은 **정강종아리인대결합**tibiofibular syndesmosis(15)에 의해 정강뼈 관절면과 구분되며 도르래 가쪽 옆면을 가쪽 빗면과 구분해 주는 능선(17)과 접하는 윤활주름(16)(174쪽 참고)이 간극을 채우고 있다. 이 능선의 앞쪽(18)과 뒤쪽(19) 모따기가 되어 있어서chamfered(그림 12) 가운데 부분만 뾰족하다(172쪽 참고).

목말뼈도르래의 양쪽 옆면은 따라서 안쪽복사와 가쪽복사(빨간색 화살표)가 단단히 고정시켜 주고 있다. 정강뼈 먼쪽끝과 두 복사를 아울러서 정강종아리 장붓구멍tibiofibular mortise이라고도 한다. 두 복사는 다음과 같이 대칭의 차이를 보인다.

- 가쪽복사는 안쪽복사보다 크다.
- 가쪽복사는 안쪽복사보다 m만큼 더 멀리(그림 11) 아래로 뻗어 있다.
- 가쪽복사는 안쪽복사보다 더 뒤에(그림 9) 있다. 그 결과 가쪽복사는 XX′ 축에 대해 (20°의 각도로) 약간 비스듬하게 가쪽 뒤를 향한다.

Destot의 셋째복사(그림 12)라는 용어가 정강뼈 먼쪽 뒤쪽 경계(20)를 가리키기도 한다. 이 부위는 앞쪽 경계보다 먼쪽(p)으로 뻗어 있다.

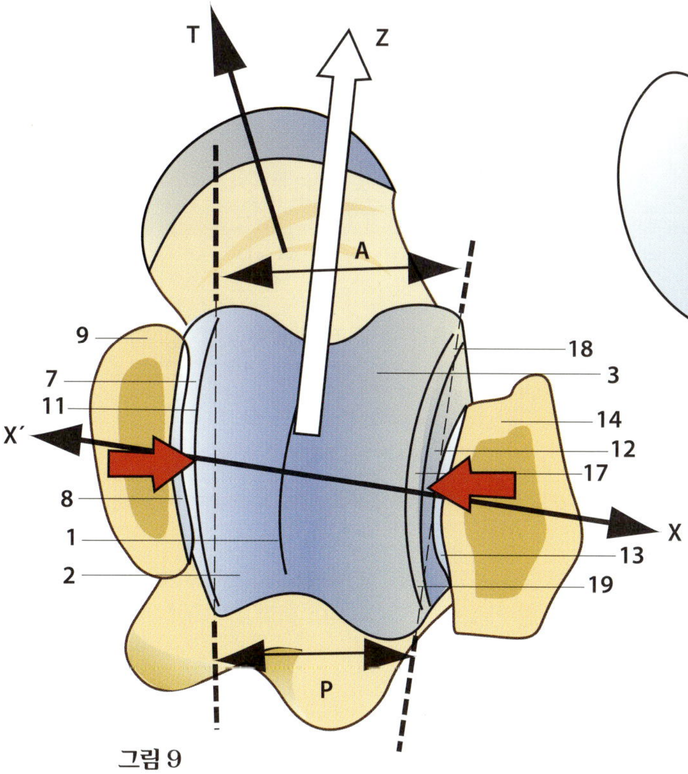

그림 9

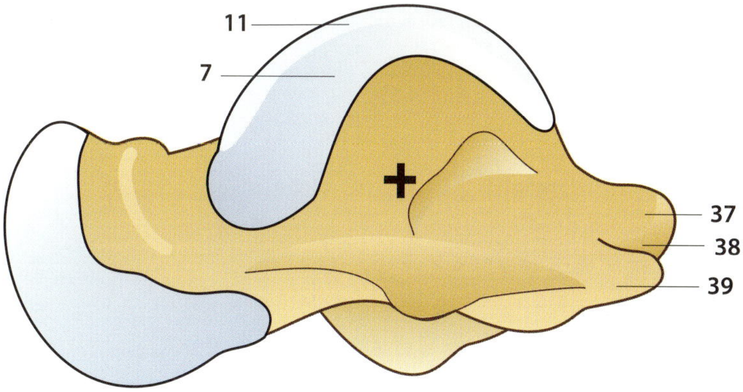

그림 10

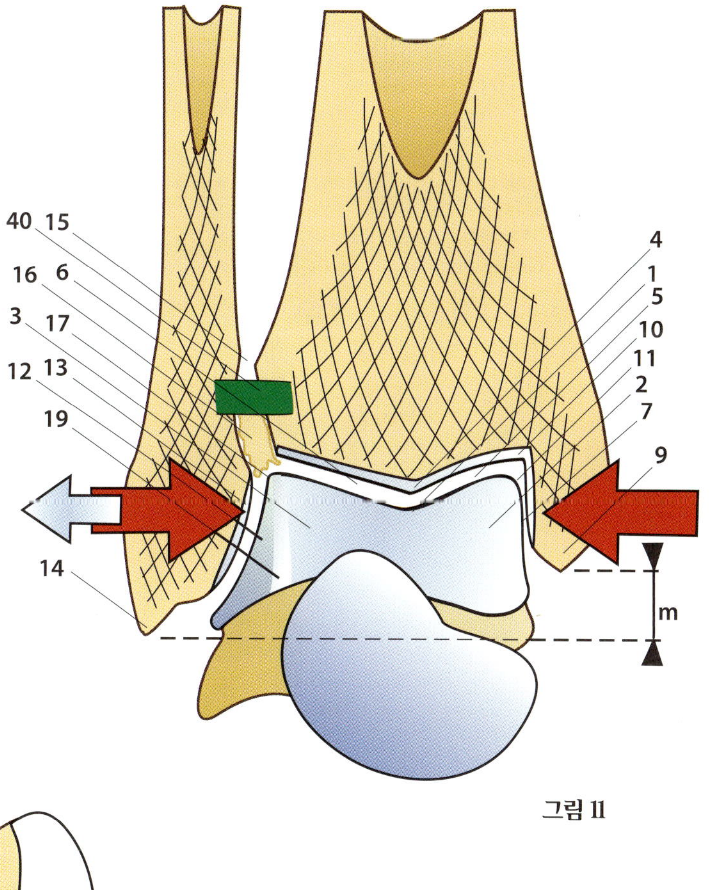

그림 11

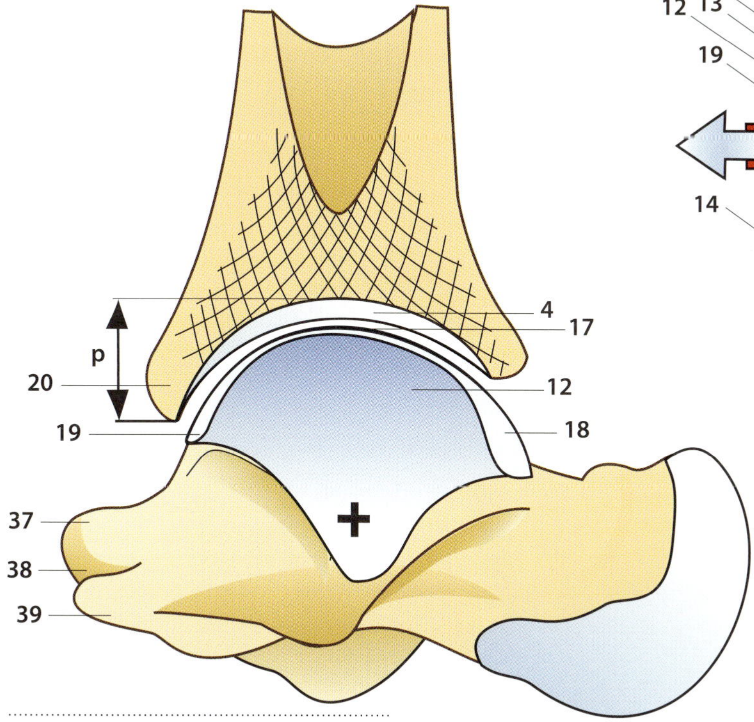

번호는 4개의 그림 모두에서 공통이다.

그림 12

발목관절의 인대

발목관절의 인대는 **가쪽인대**lateral ligament와 **안쪽인대**medial ligament로 된 2개의 주요 인대 조직과 **앞인대**anterior ligament와 **뒤인대**posterior ligament의 두 개의 보조 인대 조직으로 구성된다.

안쪽인대와 가쪽인대는 발목관절 양쪽에서 강력한 부채꼴의 섬유 구조를 형성하고 있는데, 이 구조물의 꼭짓점은 굽힘-폄의 축 XX′ 가까이 있는 각각의 인대에 대응하는 복사에 붙으며, 먼쪽으로는 목말뼈와 발꿈치뼈calcaneus에 닿는다.

가쪽인대(그림 13: 가쪽 그림)는 **3개의 띠**로 되어 있다. 두 개는 목말뼈talus에 붙고 하나는 발꿈치뼈calcaneus에 붙는다.

- **앞목말종아리인대**(21)는 가쪽복사의 앞모서리(14)에 붙고, 아래 앞쪽으로 비스듬히 지나서 목말뼈도르래의 가쪽 옆면과 발목뼈굴tarsal sinus 사이에 있는 목말뼈에 닿는다.
- **발꿈치종아리인대**(22)는 가쪽복사의 꼭짓점 근처에서 일어서 아래 뒤쪽으로 비스듬히 가로질러서 발꿈치뼈의 가쪽면에 닿는다. 그 아래모서리에는 가쪽목말발꿈치인대lateral talocalcaneal ligament(32)가 지나간다.
- **뒤목말종아리인대**(23)는 가쪽복사의 관절면 뒤에 있는 안쪽면에서 일어서(163쪽 그림 7 참고) 안쪽 약간 뒤쪽으로 수평으로 지나면서 목말뼈 가쪽결절lateral tubercle(37)에 닿는다. 위치와 방향 때문에 이 인대는 뒤에서 잘 보인다(그림 14). 작은 뒤목말발꿈치인대posterior talocalcaneal ligament(31)와 연결되어 있다.

가쪽복사에서 두 **정강종아리인대**(그림 14, 15), 즉 앞정강종아리인대(27)와 뒤정강종아리인대(28)가 일어난다. 이것들의 역할에 대해서는 후술한다.

안쪽인대(그림 16: 안쪽 그림)는 깊은 층과 얕은 층으로 나뉜다.

깊은 층은 다시 두 부분으로 되어 있다.

- **앞정강목말인대**(25)는 아래 앞쪽으로 비스듬히 나서 목말뼈 '멍에yoke[2)]'의 안쪽 가지에 붙는다(그림 16에서는 투명 층 밑에 보이고, 그림 15에서는 바로 보인다).
- **뒤정강목말인대**(24)는 아래 뒤쪽으로 비스듬히 나 있으며 목말뼈도르래의 안쪽 옆면에 있는 깊은 오목(165쪽 그림 10)에 닿으며 가장 뒤 섬유들은 안쪽결절medial tubercle(39)까지 뻗어 있다.

넓은 세모꼴의 **얕은 층은 세모인대**(26)를 이룬다. 그림 15(앞쪽 그림)에서 세모인대의 깊은 층 섬유는 절개되고 반전되어 깊은 앞쪽 섬유 다발(25)을 드러내고 있다. 그림 16(뒤쪽 그림)에서는 투명하게 묘사되어 있다. 정강뼈 붙는곳(36)에서부터 부채꼴로 뻗어 나와 발배뼈navicular(33), 바닥쪽발꿈치발배인대plantar calcaneonavicular ligament(용수철인대spring ligament)(34)의 안쪽모서리, 발꿈치뼈의 목말받침돌기sustentaculum tali(35)의 연장선을 따라 닿는다. 따라서 이 인대는 발꿈치종아리인대와 마찬가지로 목말뼈에는 붙지 않는다.

발목의 **앞인대**(그림 15: 위쪽 그림)와 **뒤인대**(그림 14: 뒤쪽 그림)는 관절주머니의 국소적 비후에 불과하다.

- **앞인대**(29)는 먼쪽 정강뼈 앞쪽 가장자리에서부터 비스듬하게 나와서 목말뼈 '멍에'의 뒤가쪽 가지까지 뻗는다(그림 13).
- **뒤인대**(30)는 정강뼈와 종아리뼈에서 시작해서 목말뼈뒤돌기posterior process of talus의 안쪽결절로 닿는곳으로 모이는 섬유들로 구성된다(39). 이 목말뼈 안쪽결절은 가쪽결절(37)과 함께 긴엄지굽힘근힘줄고랑groove for tendon of flexor hallucis longus(38)을 이룬다. 이 고랑이 앞쪽으로 뻗어 발꿈치뼈의 목말받침돌기의 아래면(41)으로 이어지는 것을 볼 수 있다.

2) 목말뼈 '멍에(yoke)'란 목말뼈목의 위면에 가로로 생긴 Y자 모양 능선을 가리킨다. 한 가지는 안쪽으로, 다른 한 가지는 분기해서 각각 뒤가쪽과 앞가쪽으로 뻗는다. 189쪽 그림 19에서 볼 수 있다.

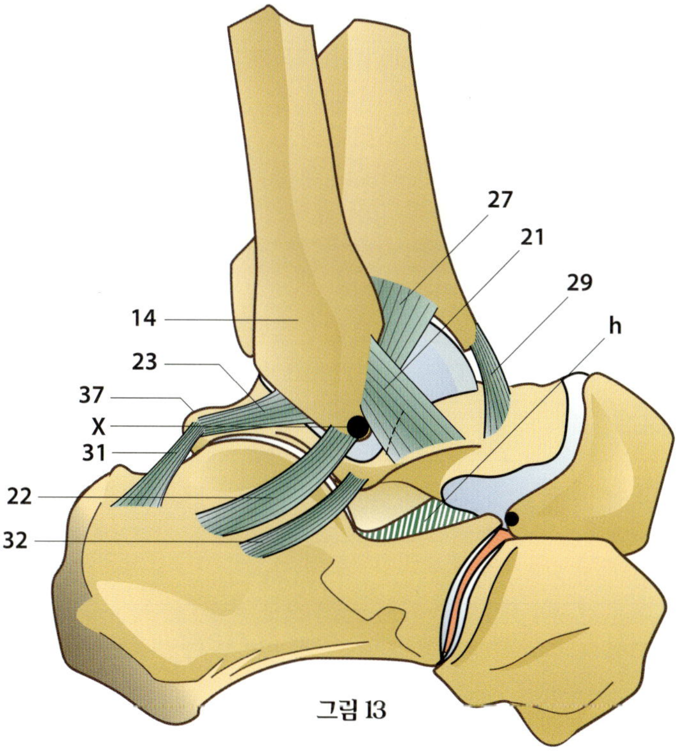

그림 13

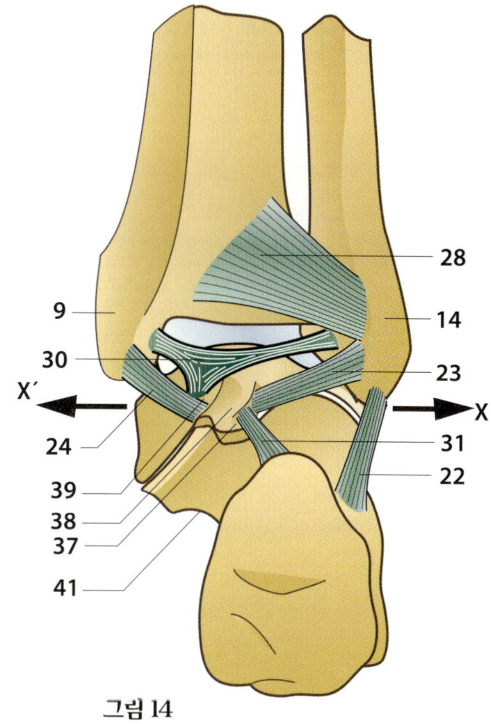

그림 14

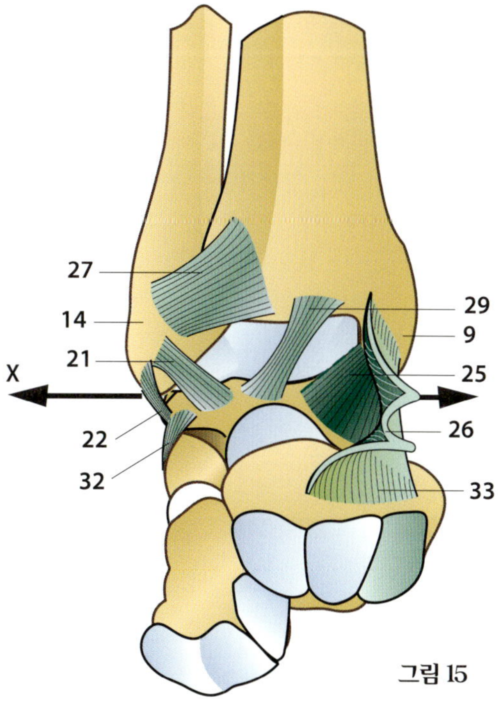

그림 15

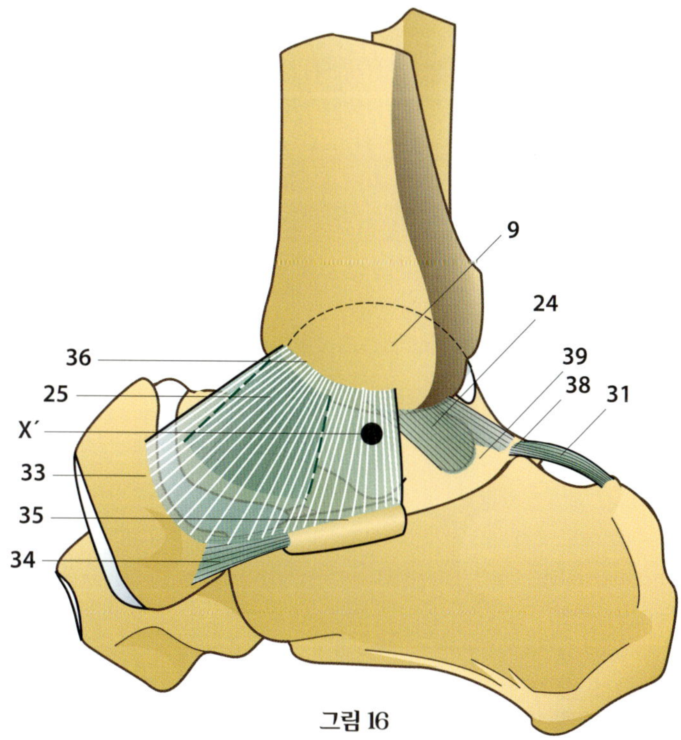

그림 16

이 4개의 그림은 모두 Rouvière에게서 영감을 받았다. 번호는 모두 165쪽과 공통이다.

발목관절의 앞뒤 안정성과 굽힘-폄 제한 인자

굽힘-폄의 운동범위는 무엇보다 **관절면**의 호 전체 길이가 결정한다(그림 17: 측면상 도해). 정강뼈 면은 중심에서 70° 각을 이루는 원호의 길이와 동일하며 목말뼈도르래 면은 중심에서 140~150°를 이루는 원호의 길이와 같다. 따라서 단순한 뺄셈을 해보면 **굽힘-폄의 총 운동범위**는 70~80°라는 추론이 가능하다. 목말뼈도르래의 호 길이가 앞쪽보다는 뒤쪽에서 크기 때문에 굽힘보다 폄의 범위가 더 크다는 결론이 나온다.

굽힘 제한(그림 18)은 다음 인자에 의한다.

- **뼈 인자:** 극도의 굽힘에서 목말뼈목의 위면은 정강뼈 면의 앞쪽 모서리와 충돌한다(1). 굽힘이 계속된다면 목말뼈목이 부러질 수도 있다. 관절주머니 앞부분은 굽힘근육(화살표)의 수축 덕분에 위로 끌어올려져서(2) 두 뼈 사이에 끼지 않는다. 윤활집synovial sheath과 붙는 섬유가 있기 때문이다.
- **관절주머니-인대 인자:** 관절주머니의 뒷부분은 곁인대의 뒤쪽 섬유(4)를 따라 신장된다(3).
- **근육 인자:** 장딴지세갈래근triceps surae(5)의 긴장이 만드는 저항은 위 인자들에 앞서 일어난다. 근육의 구축은 조기에 굽힘을 제약하므로 발목은 '**발꿈치들린휜발**talipes equinus[3)]' 위치에서 고정되기까지 한다. 이런 변형은 발꿈치힘줄calcaneal tendon 연장으로 치료할 수 있다.

폄 제한(그림 19)도 동일한 인자에 의한다.

- **뼈 인자:** 목말뼈 결절(특히 가쪽결절)이 정강뼈 먼쪽의 뒤쪽 모서리와 접한다(1). 드물기는 하지만 발목 젖힘 때문에 목말뼈 가쪽결절의 골절이 일어나기도 하는데, 그보다는 가쪽결절이 목말뼈에서 해부학적으로 분리되어 **발세모뼈**os trigonum를 형성하는 경우가 흔하다. 관절주머니는 굽힘 때 작용하는 것과 동일한 기전으로 찝힘에서 벗어난다(2).
- **관절주머니-인대 인자:** 관절주머니의 앞부분은 곁인대의 앞쪽 섬유(4)와 함께 신장된다(3).
- **근육 인자:** 굽힘근육의 긴장이 만드는 저항(5)이 우선 폄을 제약한다. 굽힘근육의 긴장 항진은 이른바 '**발끝들린휜발**talipes calcaneus'(발꿈치로 걷기 때문에 이런 이름이 붙었다)이라는 발목의 영구적 굽힘 위치를 만든다.

발목관절의 앞뒤 안정성과 관절면 적합성(그림 20)을 보장하는 것은 중력(1, 빨간색 화살표)이다. 중력은 목말뼈를 먼쪽 정강뼈 관절면으로 강하게 눌러 주고, 먼쪽 정강뼈 관절면의 앞쪽 모서리(2)와 뒤쪽 모서리(3)는 뼈 멈춤장치를 형성하면서 발이 지면과 강하게 충돌할 때 목말뼈도르래가 앞쪽으로, 그리고 더 흔하게는 뒤쪽으로 탈출하지 못하게 막아 준다. 곁인대(4)는 관절 적합성에 수동적 역할만 하며 (그림에서는 보이지 않는) 근육의 보조를 받는다. 이 근육들은 건강한 관절에서 모두 **능동적으로 적합성을 높여 준다.**

굽힘-폄 운동이 역학적 인자에 의한 범위를 넘어서면 관절 구성 요소 중 하나가 반드시 망가진다. 따라서 **젖힘**은 다소간의 관절주머니-인대 완전 파열을 동반하는 **뒤쪽 탈구**(그림 21) 또는 뒤쪽 아탈구로 이어지는 **정강뼈 뒤쪽 모서리의 골절**(그림 22)을 일으킬 수 있다. 이런 손상은 적절한 수술적 정복整復 이후에도 모서리 뼛조각의 호 길이가 정강뼈 관절면 호 길이의 1/3을 넘으면 재발하기 쉽다. 정복불능irreducibility이라는 용어를 쓰는 것도 이런 이유다. 이 경우 나사로 고정할 필요가 생긴다.

마찬가지로, **과다굽힘**hyperflexion은 **앞쪽 탈구**(그림 23)나 **앞쪽 모서리의 골절**(그림 24)을 유발할 수 있다.

가쪽인대 염좌의 경우, 앞띠anterior band(그림 25)가 가장 먼저 영향을 받는다. 처음에는 경미한 염좌로 '삐는' 정도에 불과하지만 **심한 염좌**에서는 파열된다. 이렇게 되면 **앞당김운동**이 임상적으로, 보다 정확히는 방사선영상으로 나타난다. 목말뼈가 앞쪽으로 탈출하고 목말뼈도르래와 정강뼈 장붓구멍 천장이 형성하는 원의 두 호는 더 이상 동심원이 아니게 된다. 원호의 중심끼리 4~5mm 이상 떨어지게 되면 **가쪽인대의 앞띠 파열이 일어난 것이다.**

3) 'equinus'라는 용어는 라틴어 'equus(말)'에서 왔다. 'talipes equinus(발꿈치들린휜발)'은 말처럼 발가락으로 걷기 때문이다.

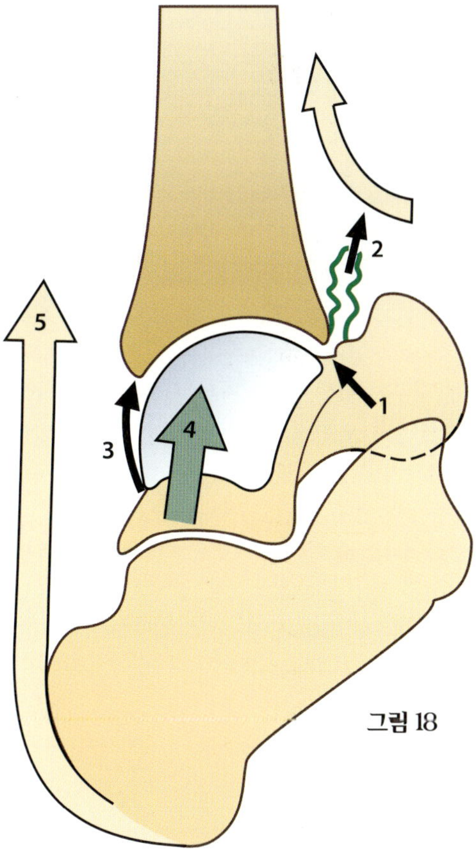

그림 18

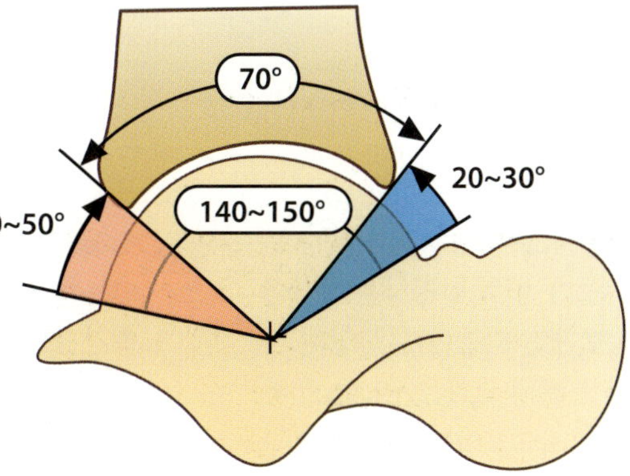

그림 17

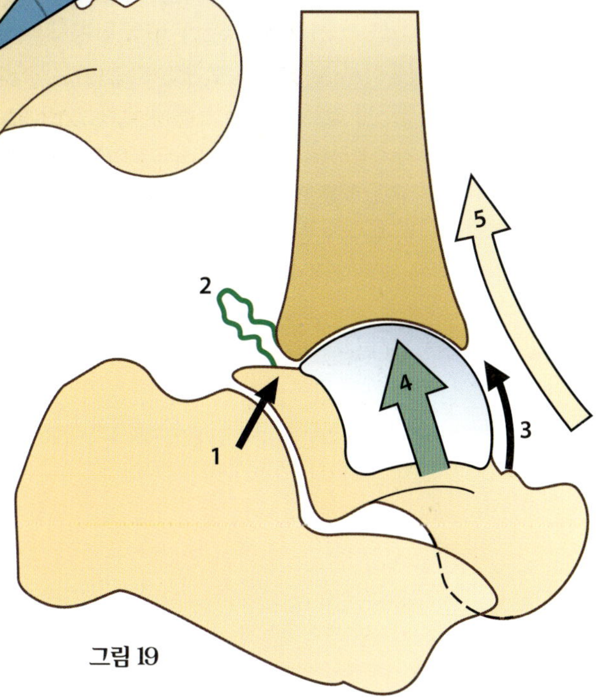

그림 19

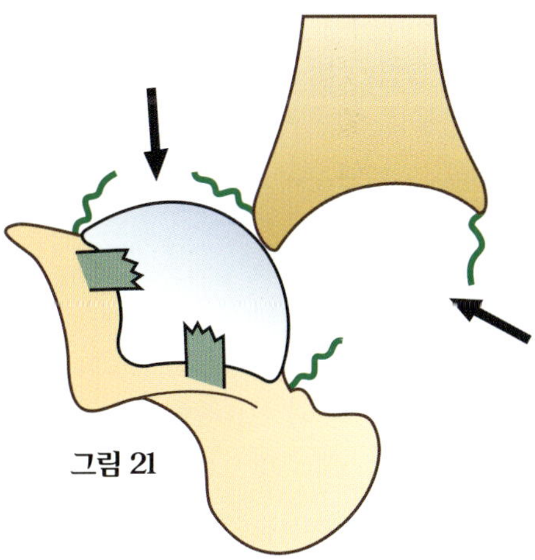

그림 21

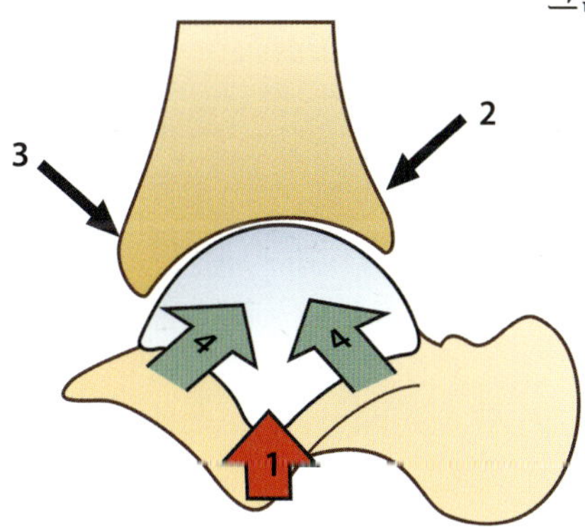

그림 20

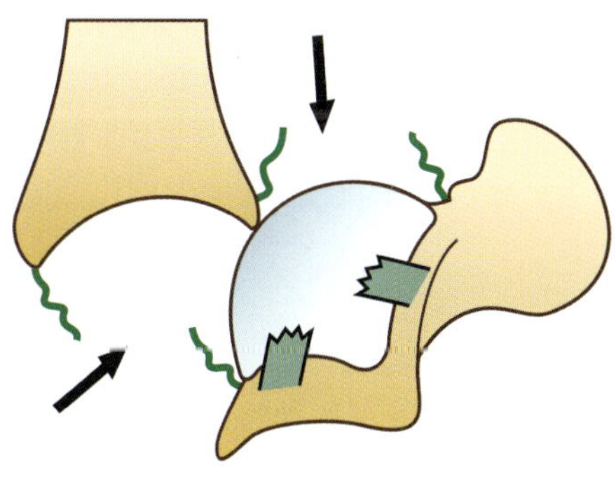

그림 23

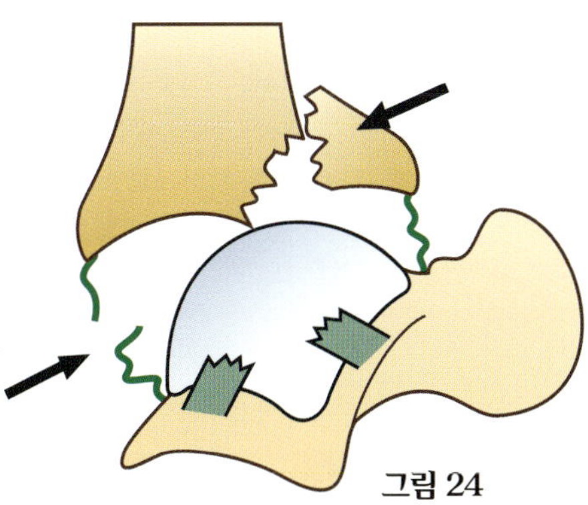

그림 24

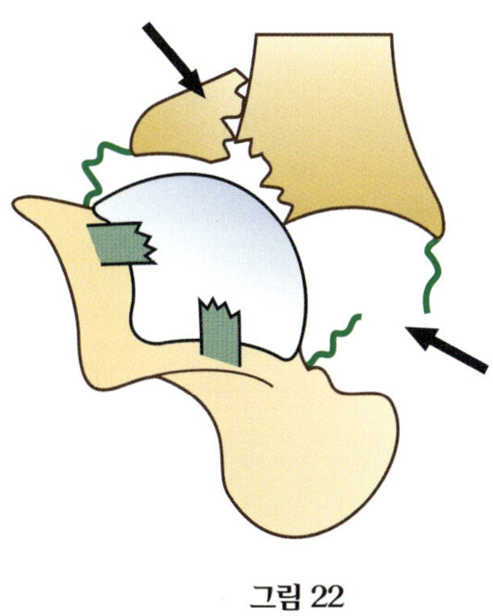

그림 22

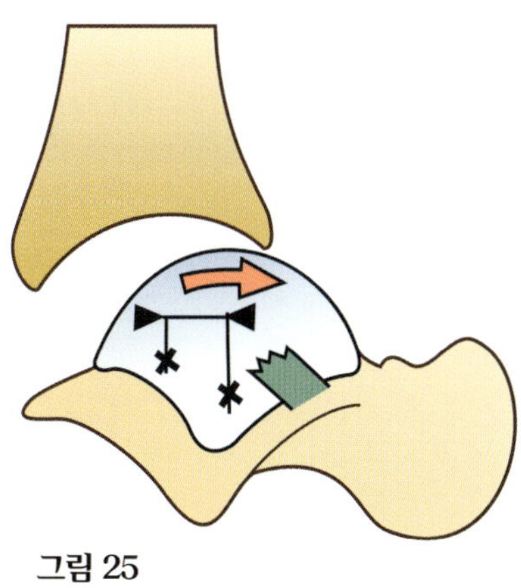

그림 25

발목관절의 가로 안정성

자유도 1인 관절로서 발목관절은 그 구조 덕분에 공간의 나머지 두 축에서 어떤 움직임도 할 수 없게 되어 있다. **이런 안정성은 장부와 장붓구멍처럼 관절면들이 서로 단단히 맞물린 덕분이다.** 목말뼈 장부는 정강종아리 장붓구멍 안에 단단히 붙잡혀 있다(그림 26). **두복사 집게**의 두 팔은 가쪽복사(A)와 안쪽복사(B) 사이의 거리가 일정한 경우, 양쪽으로 목말뼈를 안정적으로 움직이지 못하게 붙잡고 있다. 이런 조건은 두 복사와 정강종아리인대(1)가 온전한 경우에만 성립한다. 더불어 강한 가쪽인대(2)와 안쪽인대(3)는 목말뼈가 긴축을 중심으로 어떠한 좌우 흔들림도 일어나지 못하게 막는다.

발을 강하게 벌리면 목말뼈의 가쪽 옆면이 가쪽복사를 누르면서(그림 33: 화살표 1) 다음과 같은 결과가 일어날 수 있다.

- 정강종아리인대(1)가 파열되면서 **두복사 집게가 망가질** 수 있다(그림 27). 그 결과 정강종아리관절의 분리diastasis of tibiofibular joint가 일어난다. 목말뼈는 더 이상 제자리에 있지 못하고 양옆으로 움직일 수 있게 된다. 이른바 '목말뼈 흔들림'이 일어난다. 또한 긴축을 중심으로 흔들릴 수도 있다('목말뼈 기울임')(그림 28). 이 운동은 안쪽인대 염좌로 더욱 촉진된다(3). (도해에서는 인대가 약간만 신장된, 즉 경미한 염좌의 경우를 보여준다.) 끝으로 목말뼈는 그 수직축을 중심으로 돌 수 있다(화살표 Abd)(그림 33). 그러면서 도르래 면의 뒤쪽 부분은 정강뼈 먼쪽의 뒤쪽 모서리에서 분리된다(화살표 2).
- 발 벌림이 계속 진행되면(그림 32), 안쪽인대가 파열되면서(3), 정강종아리관절의 분리를 일으키는 심각한 염좌가 일어난다(1).
- 또는 정강종아리인대(1) 위에 있는 가쪽복사(A)와 동시에 안쪽복사(B)가 골절된다(그림 30). 이것이 Dupuytren **골절** '고위high' 유형이다. 때로 종아리뼈 골절은 훨씬 높이 있는 종아리뼈 목neck of fibula에서 일어난다. 이것은 Maisonneuve **골절**이다(그림에서는 나타나지 않음).
- 정강종아리인대, 특히 앞정강종아리인대가 손상에 대해 남아있는 일이 빈번하다(그림 29). 그러면 안쪽복사(B) 골절은 아래정강종아리관절 바로 위 또는 관절 높이에서 가쪽복사 골절을 동반한다. Dupuytren **골절 '저위low' 유형**이다. 이 질환의 한 파생형(그림 31)으로 안쪽복사 골절이 아닌 안쪽인대의 파열(3)이 일어나는 경우가 있다. 이런 '저위' Dupuytren 골절은 **정강뼈 먼쪽 뒤모서리의 골절이 흔히 동반되며,** 이 골절에서는 안쪽복사의 뼛조각과 연결된 제3의 뼛조각이 박리된다.
- 이런 벌림 관련 두복사 탈구 외에도 **두복사 모음 골절**bimalleolar adduction fracture(그림 34)도 있다. 발을 모으는 과정에서 목말뼈(그림 33)가 수직축을 중심으로 돌아가고(화살표 Add), 목말뼈 도르래 안쪽 옆면이 안쪽복사를 골절시킨다(B)(그림 34). 그 사이에 목말뼈 회전으로 인해 가쪽복사(A)는 먼쪽 정강뼈 붙는곳에서 골절된다.
- 그러나 대개의 경우 모음이나 발의 안쪽들림은 골절보다는 **가쪽인대의 염좌**를 일으킨다. 다행히도 대부분의 경우 염좌는 인대 파열이 아닌 신장만 일어나는 경미한 수준이기 때문에 수술이 없이도 나을 수 있다. 반면 **심각한 염좌의 경우,** 가쪽인대가 파열되면서 발목관절 불안정성이 초래된다. (필요하다면 국소마취를 실시한 상태의) 발목관절의 강제 안쪽들림 상태에서 발목관절의 앞뒤 방사선영상을 보면(그림 35) **목말뼈 기울임**이 나타난다. 발목관절의 관절면을 지나는 두 개의 선이 더 이상 평행하지 않고 가쪽이 10~12° 벌어져 있다. 발목이 비정상적으로 느슨한 경우도 실제로 있는데 이럴 경우 정상으로 간주되는 발목관절의 방사선영상과 비교하는 것을 권한다. 심한 염좌는 대개 외과적 중재가 필요하다.
- 발목관절의 안정성과 온전한 기능 회복을 위해서는 이러한 **두복사 집게의 모든 병터에 세심한 외과적 교정이 필요하다**는 것은 더 말할 필요가 없을 것이다.

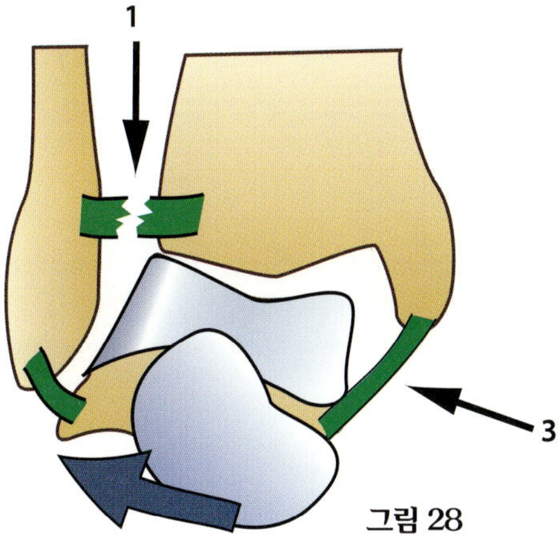

그림 28

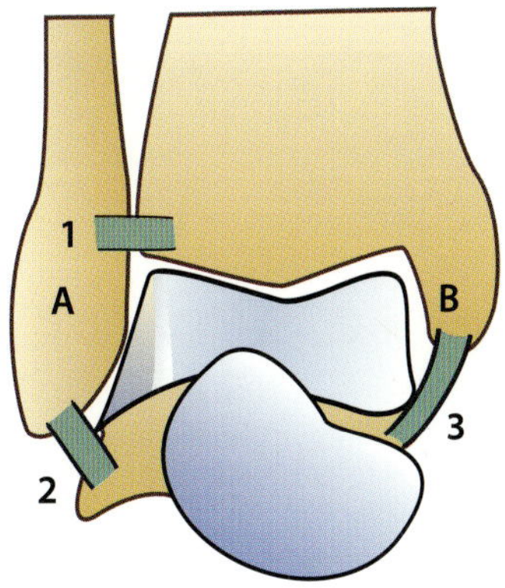

그림 26

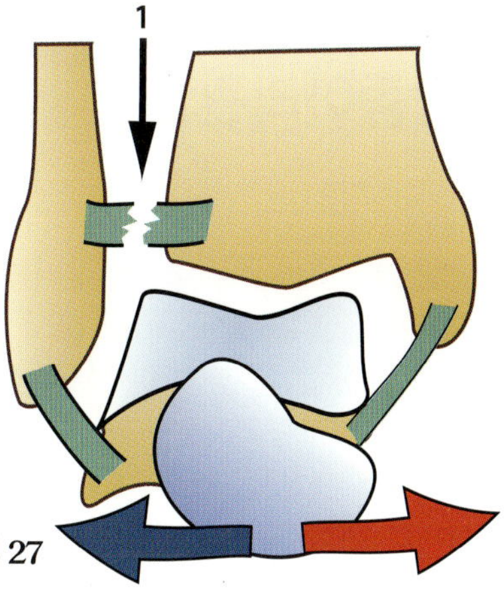

그림 27

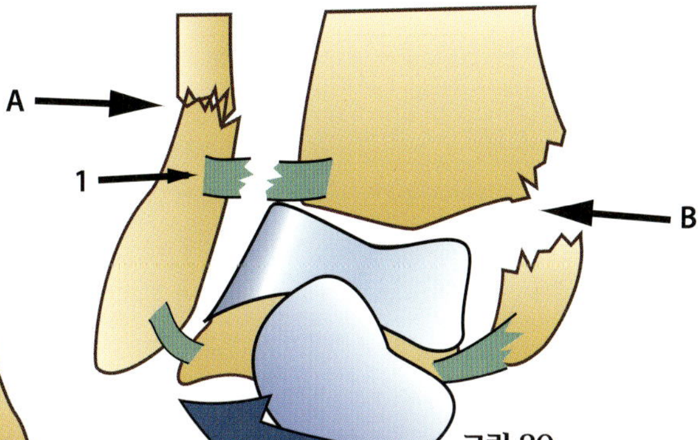

그림 30

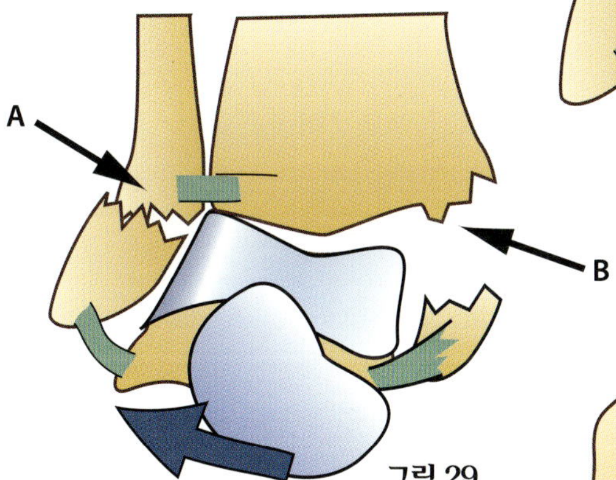

그림 29

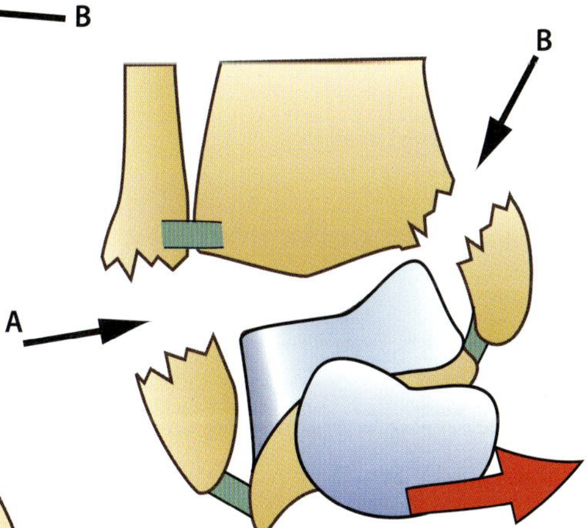

그림 34

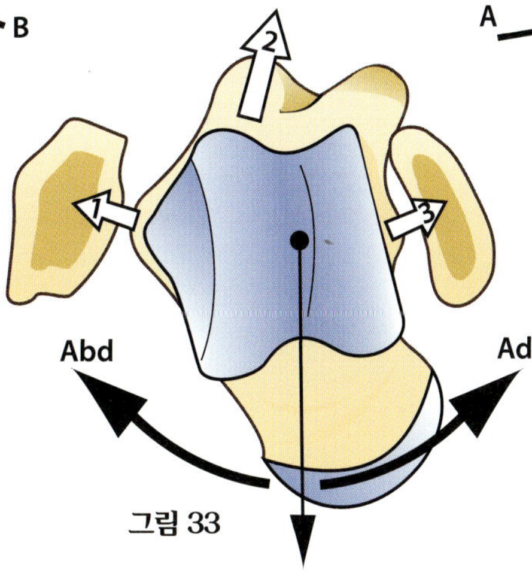

그림 33

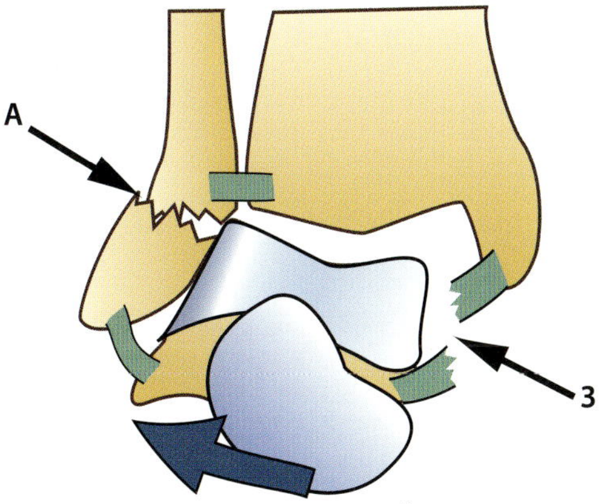

그림 31

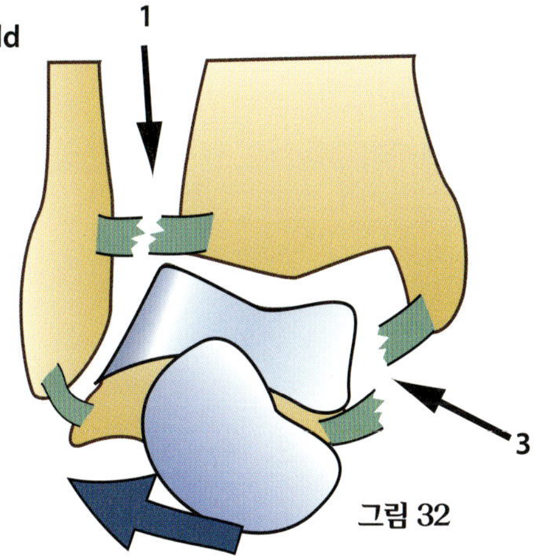

그림 32

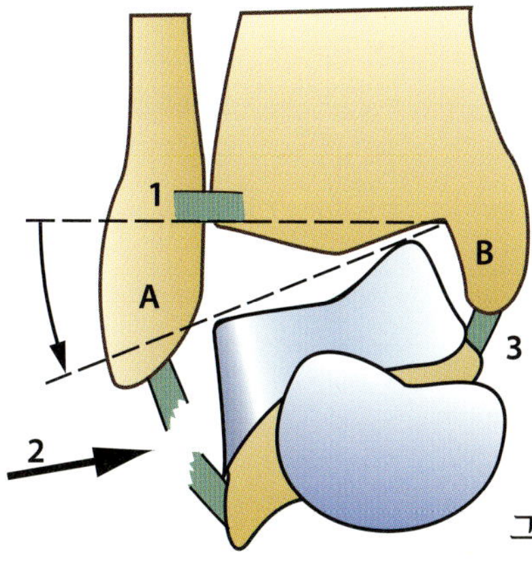

그림 35

정강종아리관절

정강뼈는 위 · 아래 두 부분에서 종아리뼈와 관절을 이룬다. 위정강종아리관절superior tibiofibular joint(그림 36~38)과 아래정강종아리관절inferior tibiofibular joint(그림 39~41)이 그것이다. 다음 쪽에서 보듯, 이 관절들은 역학적으로 서로 연결되어 있을 뿐만 아니라 발목관절과도 연결되어 있기 때문에 발목관절과 연계시켜 이 관절들을 연구하는 것이 논리적이다.

위정강종아리관절은 앞종아리뼈머리인대anterior ligament of fibular head(1)와 넙다리두갈래근 힘줄(3)의 앞쪽 확장(2)을 절제한 다음 종아리뼈를 돌리면 잘 드러난다(그림 36: 가쪽 그림). 그러면 관절은 뒤종아리뼈머리인대posterior ligament of fibular head(4)가 형성하는 경첩을 중심으로 열린다. 이 관절은 두 개의 편평한 혹은 약간 볼록한 타원형의 관절면을 가지는 **평면관절**plane joint이다.

- **종아리관절면**fibular articular facet(5)은 정강뼈고원의 뒤가쪽 경계에 있고 비스듬하게 뒤쪽, 아래쪽, 가쪽을 향하고 있다(흰색 화살표).
- **종아리뼈머리관절면**articular facet of head of fibula(6)은 종아리뼈머리 윗면에 있고, 그 방향은 종아리관절면과 반대이다(흰색 화살표). 종아리뼈머리관절면 위로 종아리뼈머리끝apex of head of fibula(7)이 쏙 나오고 있으며, 넙다리두갈래근 힘줄(3)이 이곳에 닿는다. 무릎의 가쪽곁인대(8)는 넙다리두갈래근과 종아리뼈머리관절면 사이에 붙는다.

그림 37(열리지 않은 위정강종아리관절의 가쪽 그림)은 종아리뼈머리가 얼마나 뒤쪽에 있는지 분명히 보여준다. 또한 짧은 사각형 형태의 앞종아리뼈머리인대(1)와 정강뼈 가쪽관절융기에 닿기 위해 뻗어 있는 넙다리두갈래근의 두꺼운 힘줄 확장(2)도 보인다.

그림 38(뒤쪽 그림)은 오금근(9)이 뒤종아리뼈머리인대(4) 위를 지나면서 위정강종아리관절과 긴밀한 관계를 형성하는 모습을 보여준다.

아래정강종아리관절(그림 39: 그림 36처럼 관절을 열어 놓은 그림)은 관절연골이 없기 때문에 윤활관절synovial joint이 아닌 **인대결합**이다. 정강뼈의 관절면인 **종아리패임**fibular notch은 거칠고 **오목한 면**(1)이며 정강뼈의 가쪽 경계에 있는 분기로 경계가 형성되고, 종아리뼈 면(2)과 이어진다. 종아리뼈 면은 볼록할 수도, 평평할 수도, 심지어 오목할 수도 있으며 가쪽인대 뒤띠posterior band(4)의 붙는곳 옆에 있는 종아리뼈의 가쪽복사관절면articular facet of lateral malleolus 위에 자리 잡고 있다.

앞정강종아리인대(5)는 두껍고 진주처럼 흰색이며 비스듬하게 아래 가쪽으로 나 있다(그림 40: 앞쪽 그림). 아래모서리는 발목 장붓구멍의 가쪽 모서리로 파고든다. 그래서 발목 굽힘 중에는 목말뼈도르래의 가쪽 능선의 앞부분을 비스듬하게 만든다(양쪽 화살표). 그러면 목말뼈도르래 표면은 평평해진다.

두껍고 넓은 **뒤정강종아리인대**(6)(그림 41: 뒤쪽 그림)는 안쪽복사를 향해서 길게 나 있다. 마찬가지로 발목 폄 중에 목말뼈도르래 표면의 가쪽 능선 뒷부분을 모따기를 한다.

정강종아리인대 외에도 정강뼈와 종아리뼈는 정강뼈의 뼈사이모서리interosseous border(녹색 파선)와 종아리뼈의 뼈사이모서리 사이에 뻗어 있는 **종아리뼈사이막**interosseous membrane of leg이 결합시키고 있다(그림 39). 종아리의 칸compartment을 보여주는 도해에서도 볼 수 있다(210쪽).

아래정강종아리관절에서는 두 뼈가 직접 접촉하는 것이 아니라 **섬유지방조직**fibroadipose tissue에 의해 떨어져 있으며, 이 간극은 발목관절에 중심을 두고 찍은 방사선영상에 잘 나타난다(그림 42). 보통은 종아리뼈 음영(c)이 정강뼈의 앞쪽 결절(a)과 겹치지만 그 사이 거리(8mm)는 뒤쪽 결절(b)과의 거리(2mm)보다 크다. 거리 cb가 ac보다 크면, **정강종아리관절의 분리**diastasis of tibiofibular joint가 일어난 것이다. 앞뒤 방사선영상을 보면 가쪽복사가 안쪽복사보다 더 아래로(먼쪽으로) 뻗어 있는 것이 분명하게 보인다.

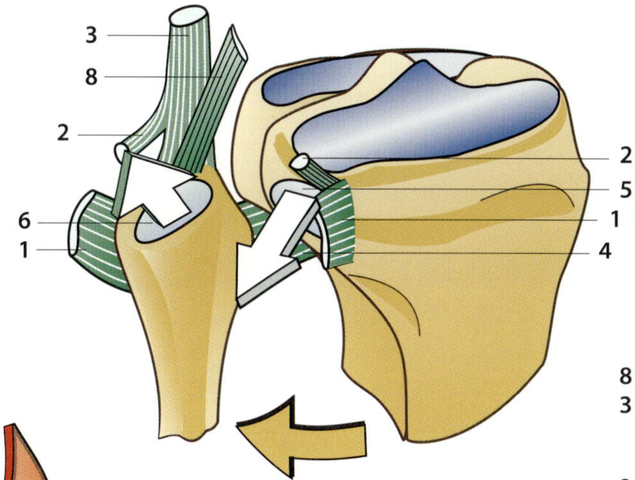

그림 36

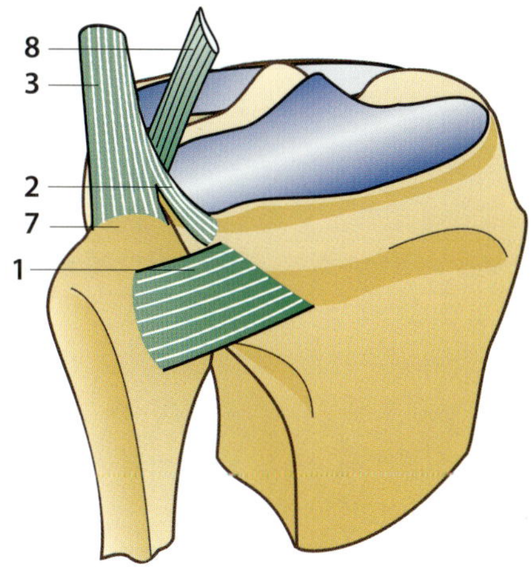

그림 37

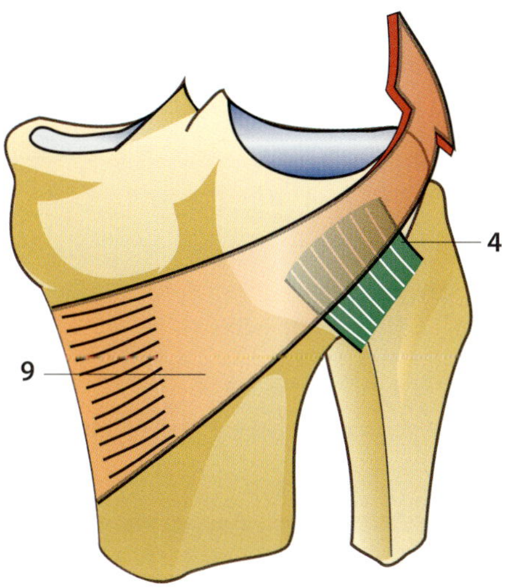

그림 38

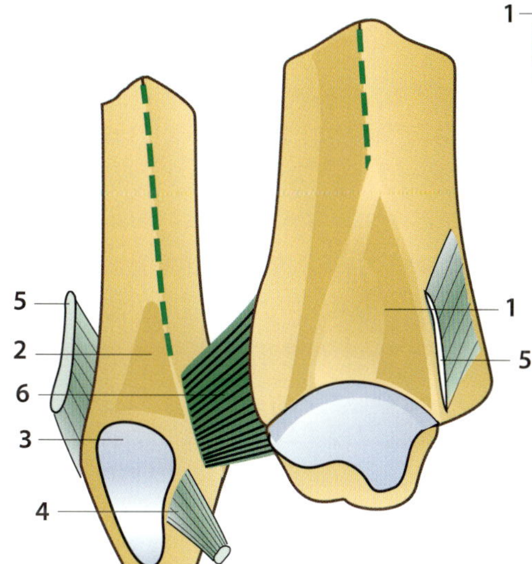

그림 39

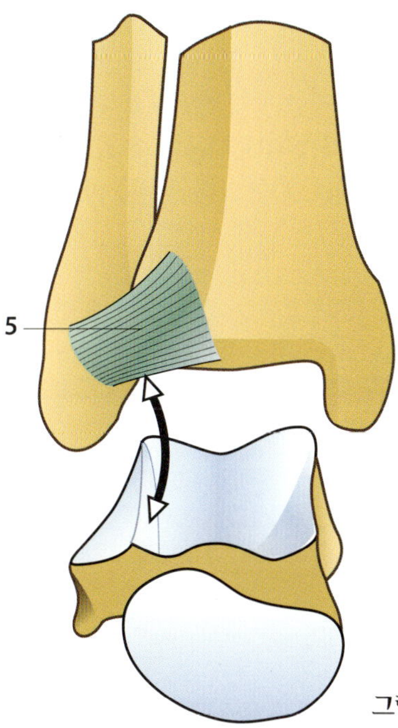

그림 40

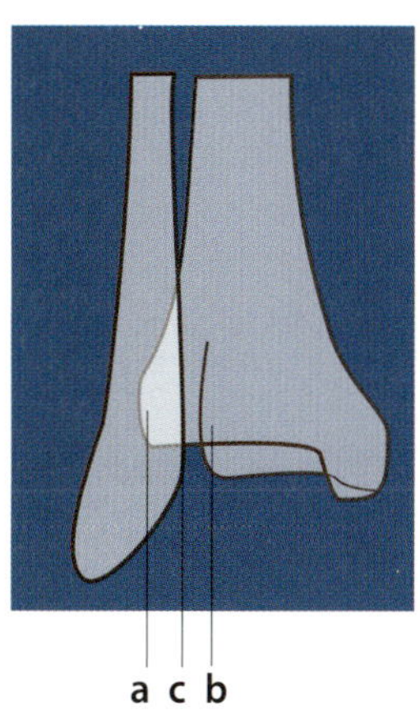

그림 42

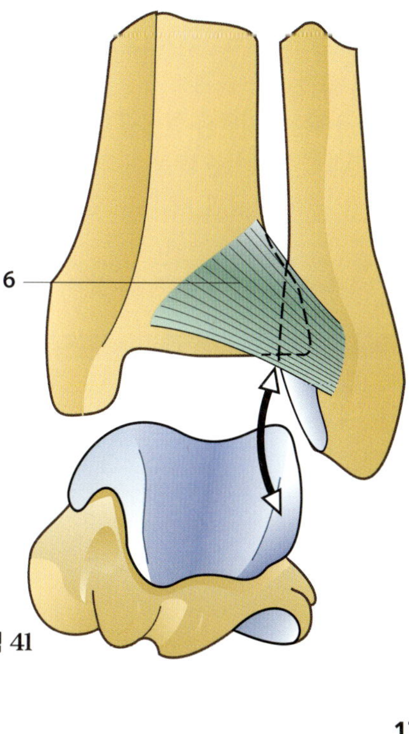

그림 41

정강종아리관절의 생리학

발목관절의 굽힘과 폄은 두 개의 역학적으로 연결된 정강종아리관절의 작용을 자동적으로 일으킨다.

아래정강종아리관절이 가장 먼저 동원된다. 그 작용 방식은 Pol Le Coeur(1938)가 이미 잘 밝혀 놓았으며 무엇보다 **목말뼈도르래의 모양**(그림 43: 위쪽 그림)에 기인하고 있다. **목말뼈도르래의 안쪽 옆면과 정강뼈(T)**는 시상면에 있고, **목말뼈도르래 가쪽 옆면과 종아리뼈(P)**는 앞가쪽으로 비스듬히 생긴 면에 있다. 그 결과 목말뼈도르래의 폭은 앞쪽(bb′)보다 뒤쪽(aa′)이 5mm(e) 작다. 따라서 목말뼈도르래의 양쪽 옆면을 동시에 강하게 붙잡으려면 **복사 사이 거리**는 반드시 일정한 한도(e) 내에서만 **변해야** 한다. 이 한도는 가쪽복사가 안쪽복사에 가까워지는 폄에서 최소가 되고(그림 44: 아래쪽 그림), 그 반대인 굽힘에서 최대가 된다(그림 45). 해부 표본에서는 두 복사를 강하게 양옆에서 누르기만 해도 발목관절을 펼 수 있다.

해부 표본(그림 44, 45)을 보면 이런 두 복사의 벌어짐과 접근 운동은 뒤정강종아리인대(2)가 경첩 역할을 하는 가쪽복사의 축돌림을 수반한다는 것이 명백하다. 이 축돌림은 가쪽복사에 수평으로 핀을 박아 보면 쉽게 확인할 수 있다. 폄 시 위치(nn′)(그림 44)와 굽힘 시 위치(mm′)(그림 45) 사이에는 안쪽돌림 방향으로 30°에 해당하는 차이가 있다. 동시에 앞정강종아리인대(1)가 기울기 변화로 인해 신장된다(그림 50). 가쪽복사의 안쪽돌림이 살아 있는 대상자에게서는 두드러지지 않지만 그래도 일어나기는 한다는 점을 주의하라. 게다가 관절 내부에 위치한 **윤활주름**(f)은 다음과 같이 변위한다. 폄 과정에서 두복사가 근접할 때는 먼쪽으로(1)(그림 46), 굽힘 과정에서는 몸쪽으로(2) 변위한다(그림 47).

끝으로 **종아리뼈는 수직으로 움직인다**(그림 48, 49: 종아리뼈는 사각형 자로 표현되어 있다). 먼쪽과 가쪽으로 비스듬히 나 있는 뼈사이막 섬유(명확한 설명을 위해 하나의 섬유만 표현)에 의해 정강뼈에 붙는 종아리뼈는 정강뼈와 멀어질 때는 약간 위쪽으로 당겨지고(그림 49), 정강뼈에 가까워질 때는 아래쪽으로 밀려난다(그림 48).

요약하면, **발목을 굽힐 때** 다음 현상이 나타난다(그림 50: 정면 그림).

- 가쪽복사는 안쪽복사로부터 멀어진다(화살표 1).
- 동시에 가쪽복사는 약간 위쪽으로 끌어올려진다(화살표 3). 그 사이 정강종아리인대 섬유와 뼈사이막 섬유는 더 수평에 가까워진다(xx′).
- 끝으로 가쪽복사는 가쪽으로 돌아간다(화살표 2).

발목을 펼 때 다음 현상(굽힐 때와는 반대의 현상)이 나타난다(그림 51: 정면 그림).

- 두 복사는 Pol Le Coeur가 증명했듯이 능동적으로 서로 가까워진다(화살표 1). 정강뼈와 종아리뼈에 닿는 뒤정강근tibialis posterior의 수축이 두복사 집게를 조이게 한다(그림 52: 뒤정강근의 수축을 나타내는 화살표가 있는 오른쪽 종아리의 먼쪽 일부 단면). 따라서 목말뼈도르래는 발목관절이 굽힘이나 폄이 얼마가 되더라도 제자리에 단단히 고정되어 있다.
- 가쪽복사(화살표 2)는 인대가 좀 더 수직인 yy′이 되면서 아래쪽으로 끌려 내려간다.
- 가쪽복사는 안쪽으로 살짝 돌아간다(화살표 3).

가쪽복사의 이런 운동의 결과로 **위정강종아리관절**이 동원된다.

- 발목 굽힘 시(그림 49) 종아리뼈머리관절면은 위쪽으로 미끄러지고(분홍색 화살표), 관절 간극은 넓어지며(빨간색 화살표), 종아리뼈는 가쪽돌림이 된다(노란색 화살표).
- 발목 폄 시(그림 48)에서는 반대 현상이 나타난다. 즉, 종아리뼈머리관절면은 아래쪽으로 변위하고, 관절 간극은 좁아지며, 종아리뼈는 안쪽돌림이 된다.

이런 변위는 작지만 무시할 정도는 아니며, 진화 과정에서 정강종아리관절이 아직 유합하지 않았다는 사실이야말로 이런 현상의 가장 중요한 증거다. 만약 어떤 기능적 활동도 없었다면 두 뼈는 결국 유합되어 버렸을 것이다.

따라서 정강종아리관절과 인대, 뒤정강근 덕분에 두복사 집게는 지속적으로 목말뼈도르래의 폭과 만곡 변화에 대응할 수 있고, 결과적으로 **발목관절의 가로 안정성을 확보**할 수 있다. 정강종아리관절의 분리 치료에 나사를 더 이상 쓰지 않는 것도 이런 적응성을 저해하지 않기 위해서이다.

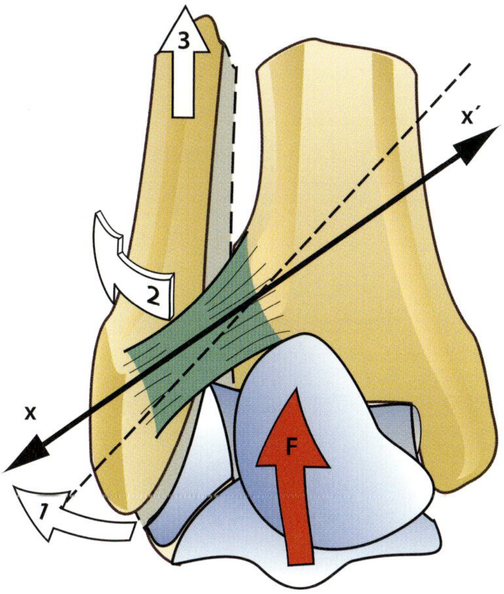

그림 50

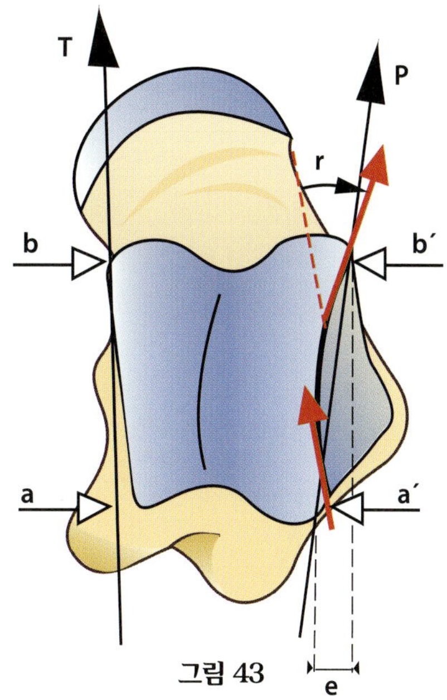

그림 43

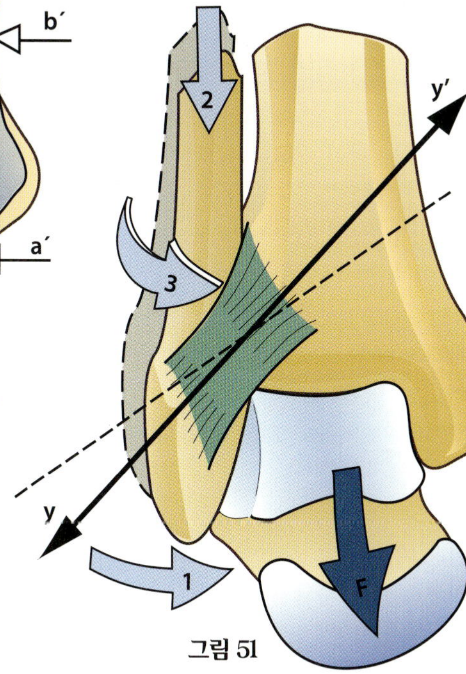

그림 51

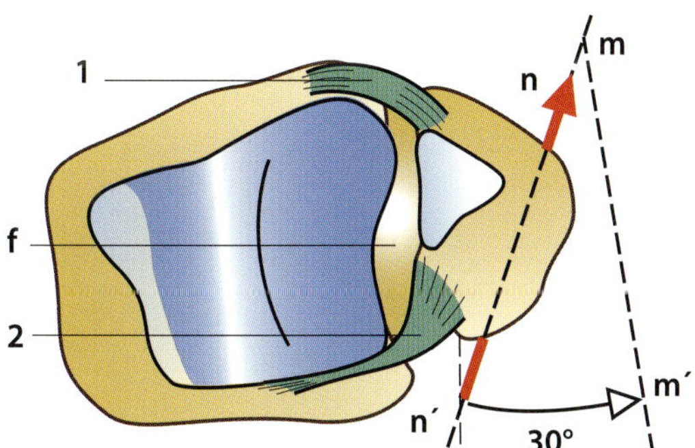

그림 44

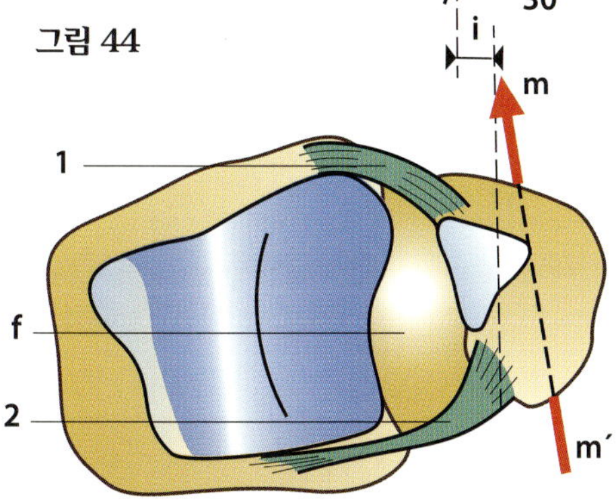

그림 45

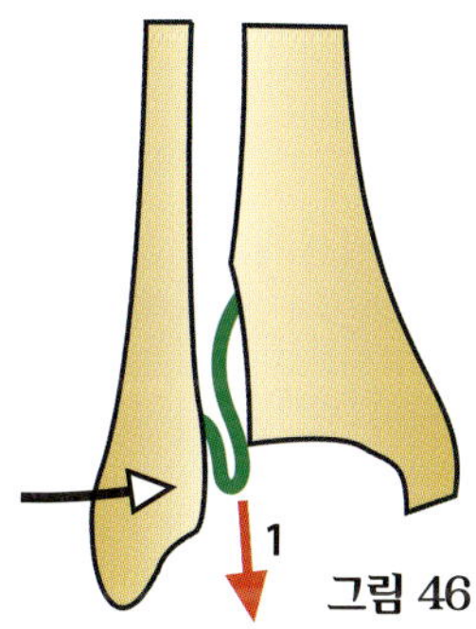

그림 46

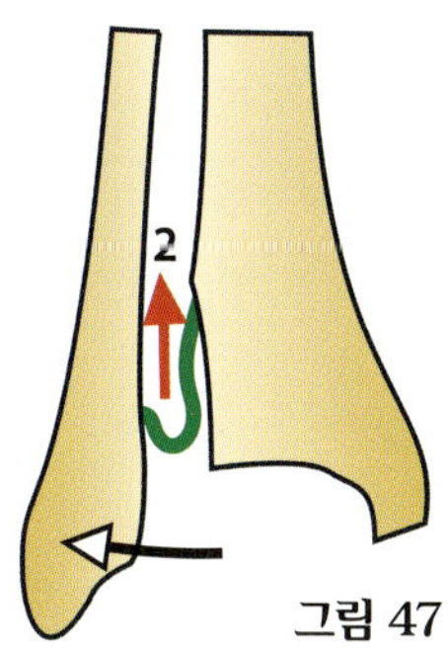

그림 47

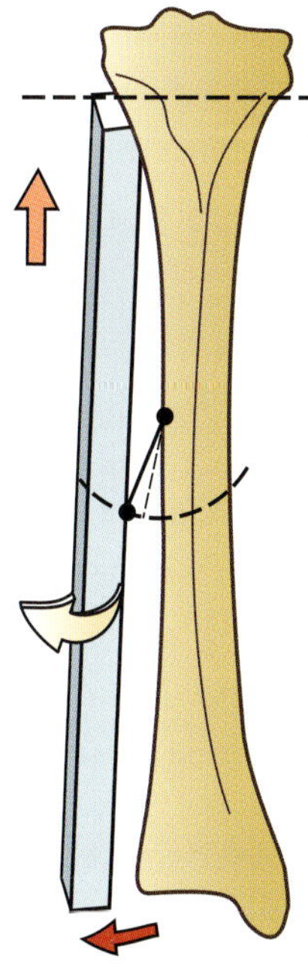

그림 49

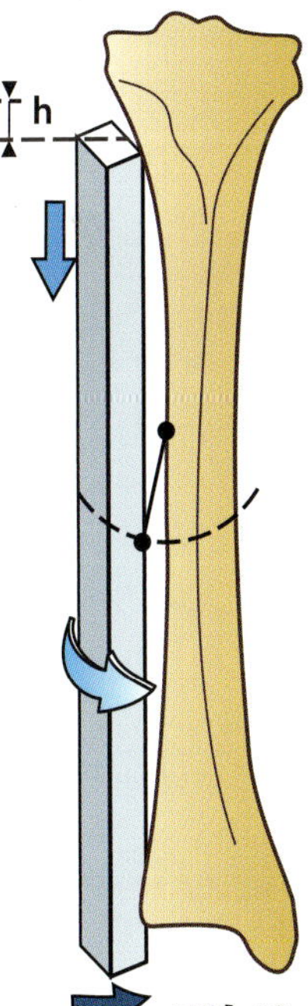

그림 48

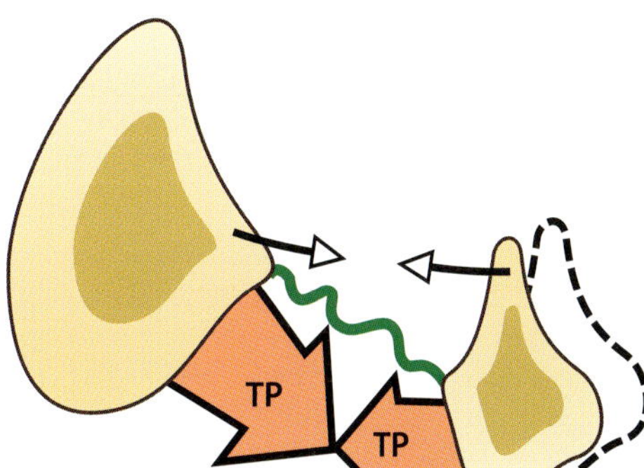

그림 52

왜 종아리는 두 개의 뼈로 이루어져 있을까?

제1권에서 우리는 다음 질문을 했다. "왜 아래팔은 두 개의 뼈로 이루어져 있을까?" 그리고 엎침-뒤침을 설명함으로써 그에 대한 답을 제시하려고 했다(제1권 136쪽 참고). 종아리에 대해서도 똑같은 질문을 하지만 그 답은 다르다. 종아리의 축돌림은 굽힌 상태의 무릎관절에서 일어나기 때문이다. **종아리에 두 개의 뼈가 있다는 것은 무슨 의미가 있을까?**

잠정적인 설명으로 (1938년 학위논문으로 발표된) **Pol Le Coeur의 연구**가 있다. 이 연구에서 그는 발목관절의 독특한 기능을 설명하고 있다. 발목관절은 '가변 구조' 관절이라는 것이다.

뒤쪽보다 앞쪽이 넓고 가쪽 옆면이 곡선으로 비스듬한 측면상을 띤 **목말뼈도르래**(그림 53: 목말뼈의 위쪽 그림)의 특이한 모양이 어떤 결과를 가져오는지는 이미 살펴보았다. 폄에서 완전한 굽힘까지 정강뼈 먼쪽 관절면은 서로 다른 두 구역에서 목말뼈도르래의 위면과 접한다(그림 54).

- **폄 시(E)**(파란색 윤곽) 목말뼈도르래의 좁은 뒷부분이 정강뼈와 접한다. 접촉 범위는 최소이다.
- **굽힘 시(F)**(빨간색 윤곽) 정강뼈는 목말뼈도르래의 가장 넓은 부분과 접하며, 접촉 범위는 최대가 된다.

이 두 개의 관절면(그림 55)을 따로 그려보면 앞쪽 접촉면이 뒤쪽 접촉면보다 분명히 더 크다는 점을 확실히 알 수 있다. 이 둘을 겹쳐 보면 더 명백하게 드러난다(그림 56). 앞쪽 관절면이 모든 부분에서 뒤쪽 관절면보다 더 길다.

이렇게 배치된 결과, 걷는 중에 목말뼈에 가해지는 스트레스는 떠받치는 다리를 앞으로 내딛어서 지면에 접하는 **굽힘 단계에서 최대가 되고**, 이때 장딴지세갈래근이 수축하며 보행에 추진력을 가한다. 반대로 **폄 단계에서는 부하가 감소하며** 안정성이 덜 필요해진다. 두 뼈의 접촉이 최소가 되는 위치도 바로 이 위치이다.

목말뼈도르래의 폭이 계속 변화함에 따라 **두 복사의 거리도 그에 맞추어 계속 달라져야 한다.** 정강종아리 장붓구멍의 분리 덕분에 가능한 일이다. 하지만 이렇게 되려면 두 개의 뼈로 구성되어야 한다. 종아리에 두 개의 뼈가 있는 이유가 바로 이것이다!

여전히 해결해야 할 치명적 문제가 하나 남아 있다. **두 복사의 거리를 지속적으로 조정**하는 문제다. 목말뼈도르래와 두복사 집게의 두 극단적 위치를 나타낸 역학적 모형(그림 57)에서 볼 수 있듯이 이 거리는 굽힘 F에서는 커지고 폄 E에서는 작아진다. (천재의 손길이라고 할 만한) 이 미세 조정 기계장치는 뒤정강근(1)이 전담하고 있다(그림 58: 종아리의 뒤쪽 그림). 뒤정강근은 발목관절을 펴고 정강뼈와 종아리뼈에서 함께 일어난다. 따라서 발목 폄 때에는 이 근육이 발목 폄과 두 복사의 접근을 **동시에** 일으키면서 목말뼈도르래의 좁아진 폭을 수용한다. 정도는 작지만 이 작용을 할 때 긴엄지굽힘근 flexor hallucis longus(2)도 도와준다. 따라서 폄에서 두복사 집게의 적응은 능동적이며 근육 때문에 나타나는 것이다.

반대로 굽힘 때의 적응은 수동적이다. 즉 두 복사의 거리는 목말뼈도르래의 점진적인 폭 확장에 따라 강제적으로 커지며, 그러다가 인대와 위에서 언급한 근육들이 발목 굽힘에 대항하면서 목말뼈도르래의 속도가 줄어든다.

목말뼈 가쪽 옆면의 휘어진 측면상 덕분에 종아리뼈 관절면에 가해지는 압력이 항상 그 표면에 대해 수직을 유지할 수 있고 그 덕분에 긴축에 대한 **종아리뼈의 자동 돌림**automatic rotation of fibula이 일어난다는 점도 분명하다.

팔다리 가운데 부분에 이렇게 2개의 뼈가 나타난 것은 4억 년 전으로 거슬러 올라간다(그림 59: 지느러미(a)가 다리(b, c)로 변형). 데본기 중기였던 그 시절, 우리의 먼 조상인 이름 모를 총기류 crossopterygian 어류인 유스테놉테론Eusthenopteron(그림 60)의 지느러미가 다리로 진화하여 오늘날 도마뱀이나 악어와 비슷한 네발짐승이 된 후 바다를 떠났다. 지느러미의 점진적 재조직의 결과 몸쪽 부분에는 하나의 지느러미살 h가 남고(그림 59), 중간 부분에는 두 개의 지느러미살이 나란히 발달했다. (이것이 나중에 팔의 노뼈radius r과 자뼈ulna u, 종아리의 정강뼈와 종아리뼈가 된다.) 그리고 이어서 손목뼈carpal bones와 발목뼈tarsal bones, 그리고 손가락과 발가락에 해당하는 다섯 개의 지느러미살이 형성되면서 모든 척추동물의 원형이 만들어졌다.

이처럼 사지의 중간 부분에 형성된 두 개의 뼈가 보존되었다는 것은, 미래에 생겨날 기능에 관한 전조가 아닐까 하는 철학적인 의문을 제시한다.

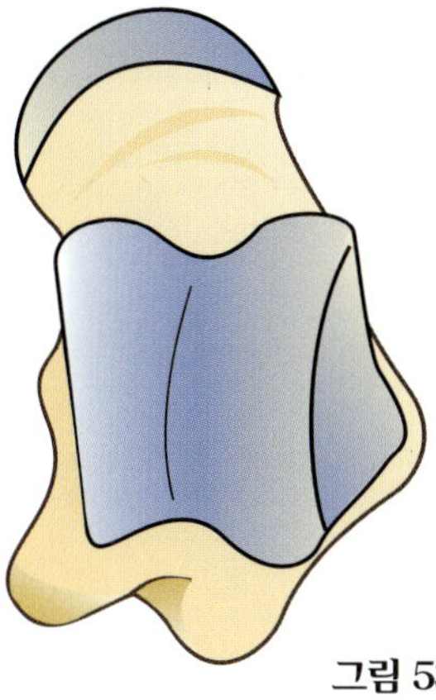

그림 53

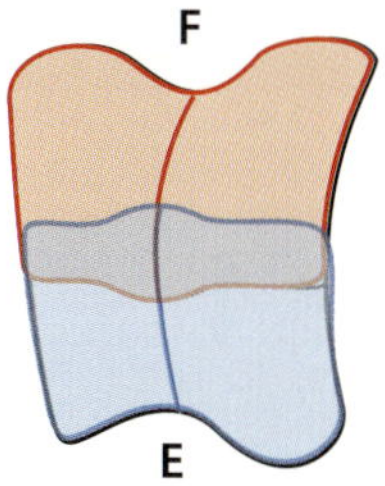

그림 54

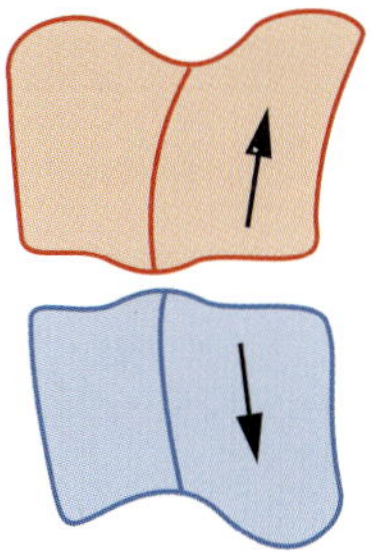

그림 55

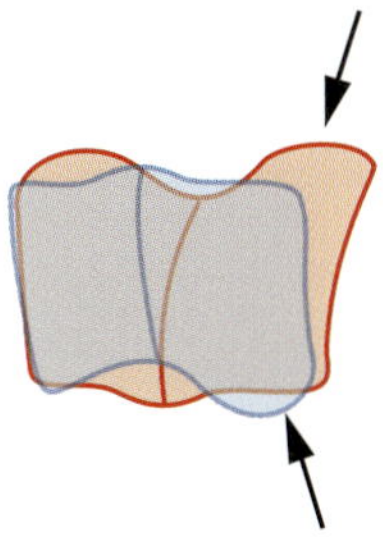

그림 56

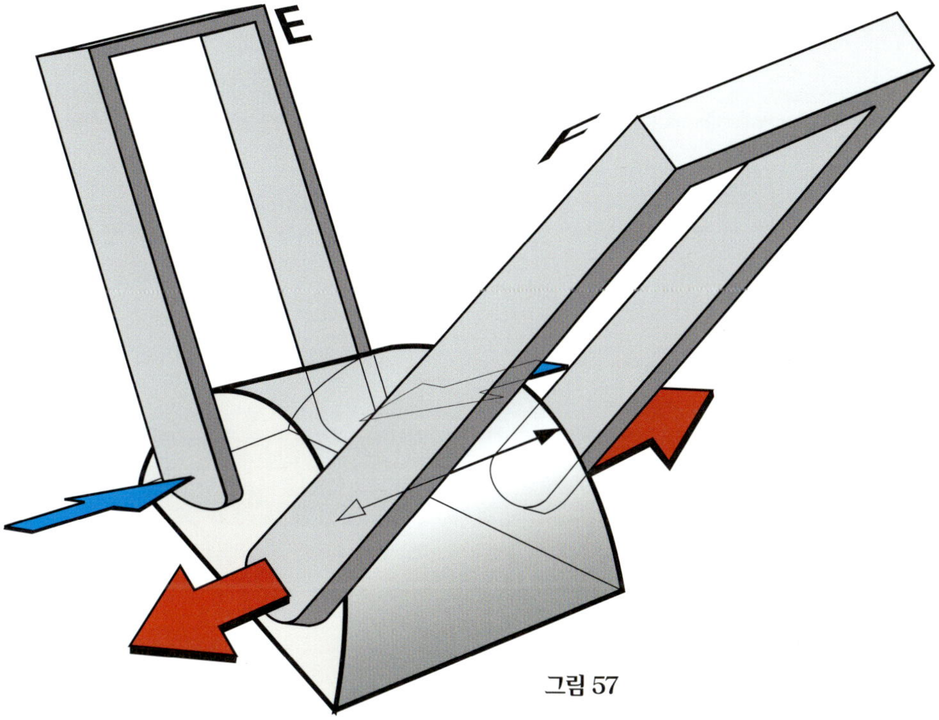

그림 57

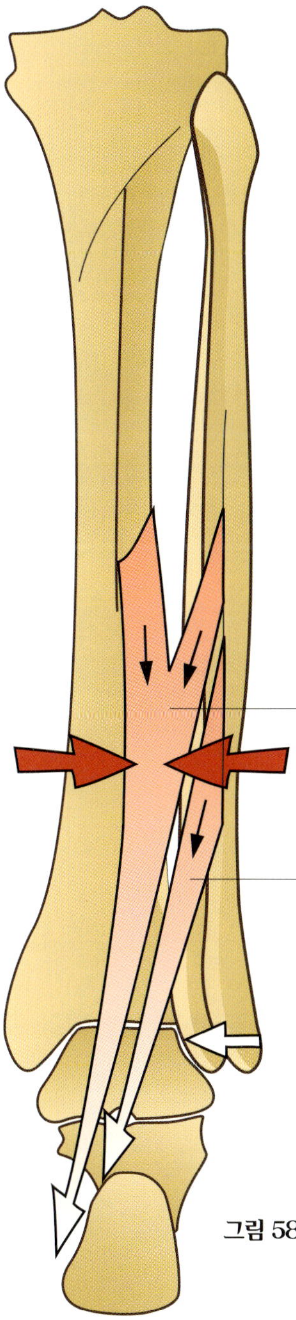

그림 58

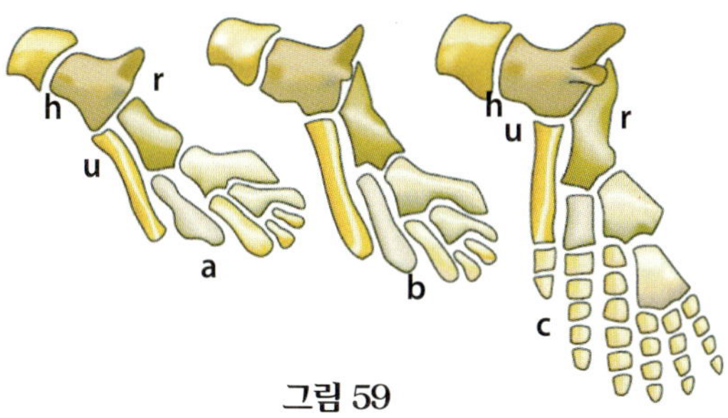

그림 59

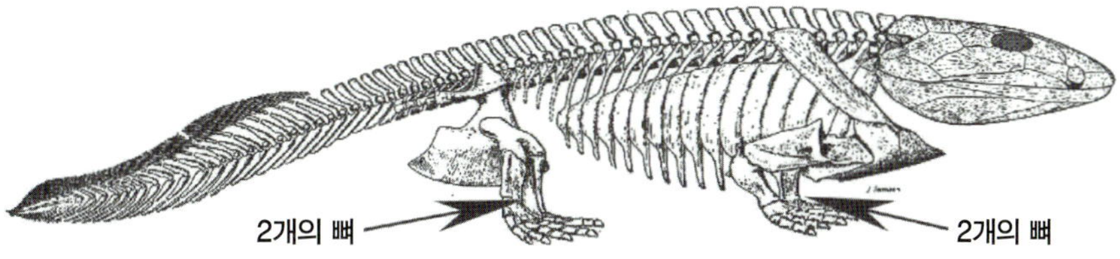

그림 60

Chapter 4

발

발관절joints of foot은 많고 복잡하다. 이것들은 발목뼈끼리 또는 발허리뼈metatarsals와 관절을 이룬다.

- 목말밑관절subtalar joint
- 가로발목뼈관절transverse tarsal joint
- 발목발허리관절tarsometatarsal joint
- 입방발배관절cuboideonavicular joint과 쐐기발배관절cuneonavicular joint

이 관절들은 두 가지 역할이 있다.

- 발목관절은 시상면에서 발의 방향을 담당하기 때문에, 시상면에 대해 발의 방향을 결정함으로써 종아리의 위치나 지면의 기울기와 무관하게 발바닥이 지면을 올바르게 바라보게 해준다.
- **발바닥 둥근천장의 모양과 만곡 정도를 변화시켜** 발이 아무리 울퉁불퉁한 지면에도 적응할 수 있게 하고 지면과 체중을 지지하는 다리 사이에서 완충기로 작용함으로써 걸음에 탄성과 유연성을 준다.

따라서 이 관절들은 필수적인 역할을 한다. 반면 발허리발가락관절metatarsophalangeal joints이나 발가락뼈사이관절interphalangeal joints of foot 등 발가락 관련 관절은 대응되는 손의 관절들보다는 훨씬 덜 중요하다. 그렇지만 이 관절들 중 하나인 엄지발가락의 발허리발가락관절은 보행에서 핵심적인 역할을 한다.

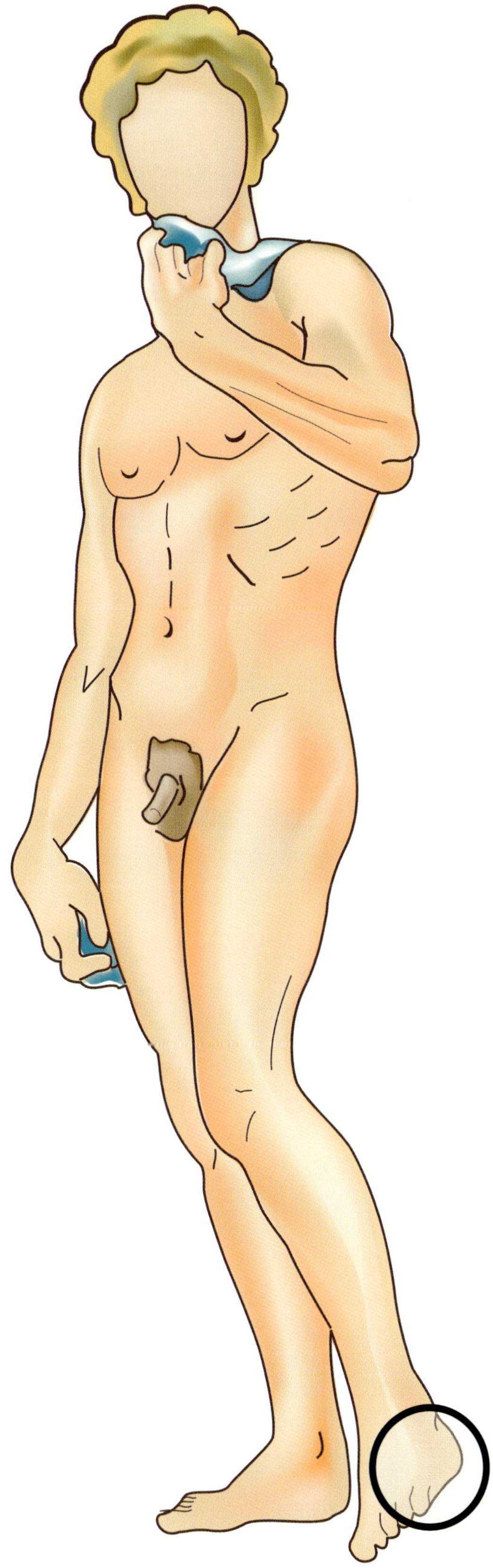

발의 축돌림 운동과 가로 운동

발목에서 일어나는 굽힘과 폄 운동 외에도 발은 **종아리 수직축**(Y축, 159쪽) 및 **발 자체의 수평 긴축**(Z축)을 중심으로도 움직일 수 있다.

수직축 Y(그림 1)를 중심으로는 모음-벌림 운동이 일어난다.

- **모음**(그림 2)은 발끝이 안쪽으로 향하면서 몸의 대칭면에 가까워지는 것이다.
- **벌림**(그림 3)은 발끝이 가쪽으로 향하면서 몸의 대칭면에서 멀어지는 것이다.

발에서만 일어나는 **모음-벌림 운동의 총 운동범위**는 35~40° 정도다(Roud). 그러나 수평면에서 발의 이런 운동은 무릎을 굽힌 상태에서 종아리의 가쪽돌림-안쪽돌림이나 무릎을 편 상태에서 다리 전체를 돌릴 때도 일어날 수 있다. 이런 운동의 운동범위는 훨씬 커서 발레리나의 움직임에서 보듯이 각 방향으로 최대 90°까지 이를 수 있다.

발은 **긴축** Z를 중심으로 돌게 되고, 그러면 발바닥은 다음 방향을 바라본다.

- 안쪽으로(그림 4) 바라보면 팔과 마찬가지로 이 운동을 **뒤침**supination으로 정의한다.
- 가쪽으로(그림 5) 바라보는 운동은 **엎침**pronation이라고 한다.

뒤침의 운동범위는 52°(Biesalski et Mayer, 1916)로 고작 25~30°에 불과한 **엎침**의 운동범위를 훨씬 뛰어넘는다.

이런 벌림-모음과 엎침-뒤침 운동은 방금 정의했듯이 순수하게 발관절 차원에서는 사실 일어나지 않는다. 실제로는 이 관절들이 한 면에서의 어떤 운동이든 다른 두 면의 운동을 동반하도록 만들어져 있음을 곧 보게 될 것이다. 따라서 모음은 필연적으로 뒤침과 약간의 폄을 동반한다(그림 2, 4). 이런 운동의 3요소는 이른바 **안쪽들림**inversion **자세**를 특징짓는다. 폄 요소가 발목에서 그에 상응하는 굽힘으로 상쇄되면 발은 **안굽이 자세**varus position가 된다. 끝으로 무릎에서의 가쪽돌림이 모음을 상쇄하면 그 결과로 나타나는 운동은 겉보기에는 순수한 형태의 뒤침이 된다.

반대로(그림 3, 5) 벌림은 필연적으로 엎침과 굽힘을 동반해서 결과적으로 소위 **가쪽들림**eversion **자세**를 만든다. 굽힘이 발목관절에서 그에 상응하는 폄으로 상쇄되면(도해에서는 폄이 과보상되어 있다) 발은 **밖굽이 자세**valgus position가 된다. 이와 더불어 무릎관절의 안쪽돌림이 벌림을 상쇄하면 결과적으로 겉보기에는 순수한 형태의 엎침이 나타나게 된다.

따라서 발 이외의 관절에서 일어나는 상쇄 운동을 제외하면 모음은 결코 엎침과 동반되지 않으며, 반대로 벌림과 뒤침은 절대 함께 일어나지 않는다. **그러므로 발관절의 구조 자체 때문에 불가능한 운동의 조합이 있는 것이다.**

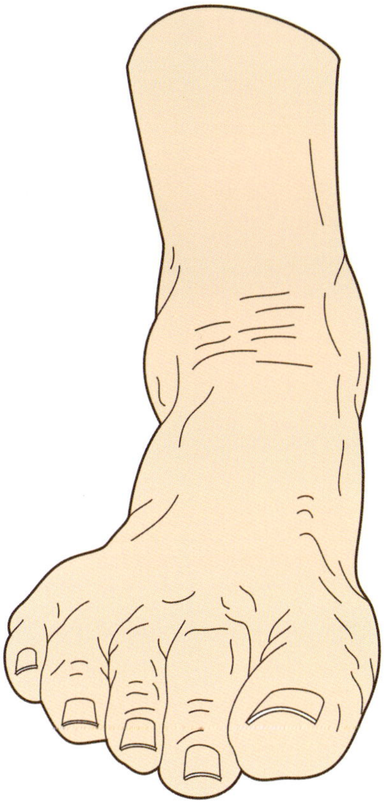

그림 1

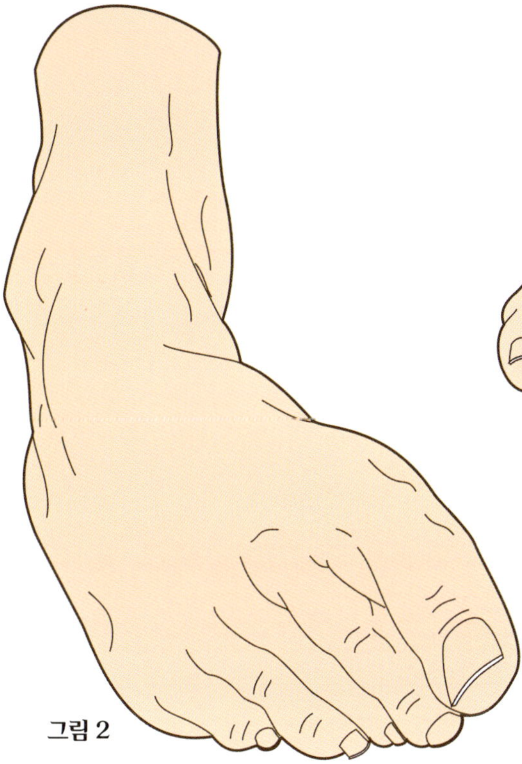

그림 2

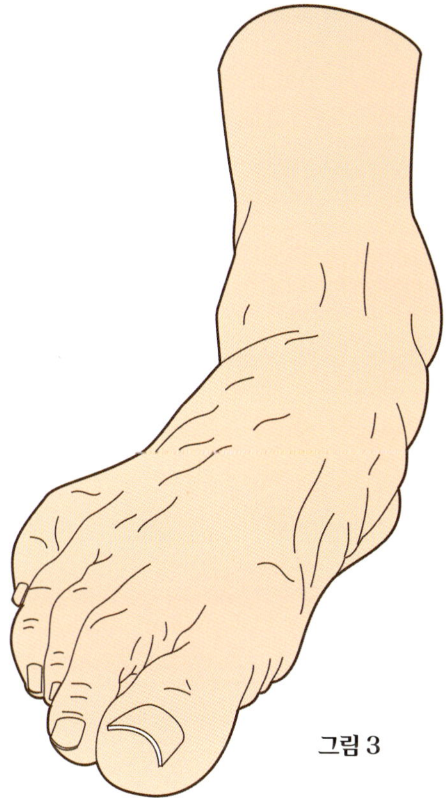

그림 3

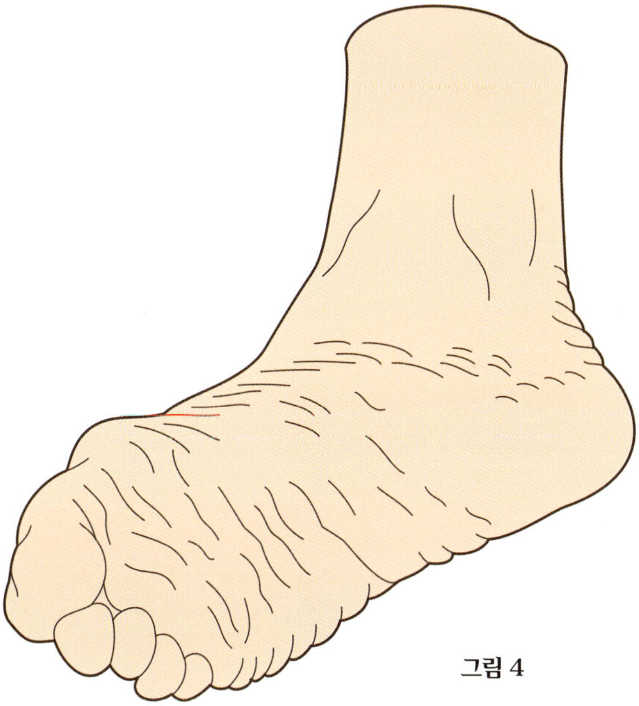

그림 4

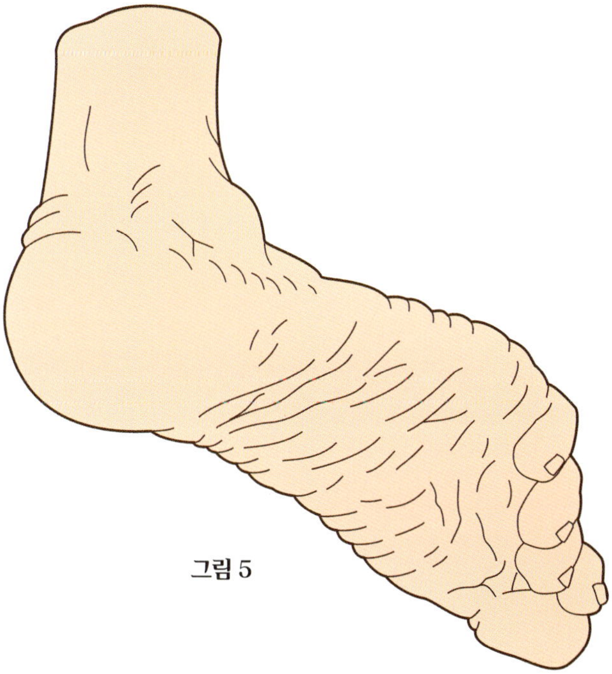

그림 5

목말밑관절의 관절면

목말뼈(A)의 아랫면(그림 6: 목말뼈는 발꿈치뼈에서 분리되어 경첩 축 xx′을 중심으로 돌려져 있다)은 발꿈치뼈(B)의 윗면과 관절을 이루고 있다. 이 두 뼈가 두 개의 관절면에서 접하면서 목말밑관절을 이룬다.

- 목말뼈의 **뒤발꿈치관절면**posterior calcaneal articular facet(a)은 (Destot의 받침대라고도 하는) 발꿈치뼈의 큰 **뒤목말관절면**posterior talar articular surface(a′)과 접하고 있다. 이 두 관절면은 인대와 관절주머니에 의해 결합되고, 해부학적으로 독립된 관절을 형성하고 있다.
- 목말뼈목과 목말뼈머리head of talus 아랫면의 **작은 관절면** b는 (비스듬히 뻗어 있고 발꿈치뼈의 앞돌기anterior process와 목말받침돌기sustentaculum tali에 의해 지지되어 있는) 발꿈치뼈의 **앞쪽 관절면** b′에 얹혀 있다. 목말뼈와 발꿈치뼈의 이 두 관절면은 해부학적으로 보다 넓은 관절의 일부를 형성한다. 이는 발배뼈의 뒤쪽 관절면(d′), 목말뼈머리의 발배관절면navicular articular surface(d)과 함께 **가로발목뼈관절의 안쪽부분**을 형성한다.

이 관절들의 기능을 살펴보기에 앞서, 반드시 이 **관절면들의 모양**을 이해해야 한다. 이 관절들은 **평면관절** 유형에 속한다.

- 발꿈치뼈의 **뒤목말관절면**(a′)은 대략 타원형이며 긴축은 앞가쪽으로 비스듬히 뻗어 있다. 긴축을 따라 볼록하며(그림 7: 가쪽 그림, 그림 8: 안쪽 그림), 짧은 축으로는 똑바르거나 약간 오목하다. 비스듬한 축이 뒤에서 앞으로, 가쪽에서 안쪽으로, 그리고 약간 위쪽에서 아래쪽으로 나 있는 원통의 일부분이라고 비유할 수 있을 것이다(f).
- 그에 대응하는 목말뼈의 **뒤발꿈치관절면**(a) 또한 비슷한 반지름과 축을 가진 원통 모양을 하고 있다. 다만 목말뼈 원통은 **오목한 원통 부분**(그림 7)인 것에 반해, 발꿈치뼈의 원통은 **볼록한 원통 부분**이다.
- 전체적으로 **목말뼈머리는 타원형**이며 주변부 표면은 비스듬히 깎인 모양으로 중심이 g인 구의 표면(빨간색 파선)에 깍은 관절면 모양이라고 볼 수 있다(그림 6B). 따라서 발꿈치뼈의 **앞목말관절면**(b′)은 두 방향으로 오목한 반면, 맞은편의 목말뼈 관절면은 그에 상응하게 두 방향으로 볼록하다. 발꿈치뼈 앞목말관절면(b′)은 흔히 중간 부분이 잘록해서 신발 밑창을 닮았다(그림 6). 심지어는 두 관절면으로 분할된 경우도 이따금 있다(그림 7, 8). 하나(e′)는 목말받침돌기sustentaculum tali에 얹혀 있고, 다른 하나(b′)는 발꿈치뼈 앞돌기에 얹혀 있는 식이다. 발꿈치뼈의 안정성은 후자의 관절면 면적에 비례하는 것으로 밝혀졌다. 목말뼈도 두 개의 분리된 관절면(b, e)이 있을 수 있다. 발꿈치뼈의 앞쪽 관절면은 입방관절면articular surface for cuboid(h)을 품고 있다.

발꿈치뼈의 관절면 b′ + e′은 그 자체가 발배뼈의 뒤쪽 관절면 d′과 바닥쪽발꿈치발배인대plantar calcaneonavicular ligament의 윗면 c′을 포함하는 더 큰 오목한 구면의 일부분이다. **세모인대**(5)와 관절주머니와 함께, 이 면들은 목말뼈머리가 들어가는 구형 확spherical socket을 형성한다. 목말뼈머리(그림 6A)에는 그에 대응하는 관절면이 있다. 이 관절면의 대부분인 발배관절면(d)은 발배뼈로 들어가고, 이 발배관절면(d)과 앞발꿈치관절면anterior facet for calcaneus(b) 사이에 세모꼴 영역(c)이 있다. 이 세모꼴의 밑변은 안쪽에 위치하며 바닥쪽발꿈치발배인대 c′과 대응한다.

동일한 관절 내에 서로 다른 유형의 관절면, 즉 구형과 원통형 관절면이 이루는 이런 조합(그림 6C)은 이 관절의 아주 특별한 생체역학적 성격을 보여준다. 이런 관절면에서 관절면이 완벽하게 일치하는 위치는 단 하나, 즉 힘이 전부 그대로 전달되는 체중 지지 위치뿐이다. 다른 위치에서는 일치하지 않는 관절면에 대한 상당한 정도의 필수 불가결한 역학적 유격이 존재하게 된다. 이러한 관절면의 불일치는 역학적인 면에서는 크게 중요하지 않은데, 하중의 전달이 존재하지 않기 때문이다. 정확하게 딱 맞아떨어져야 하는 공업역학에 비하면 **어설픈 역학**이라고 부를 만한 사례 중 하나다.

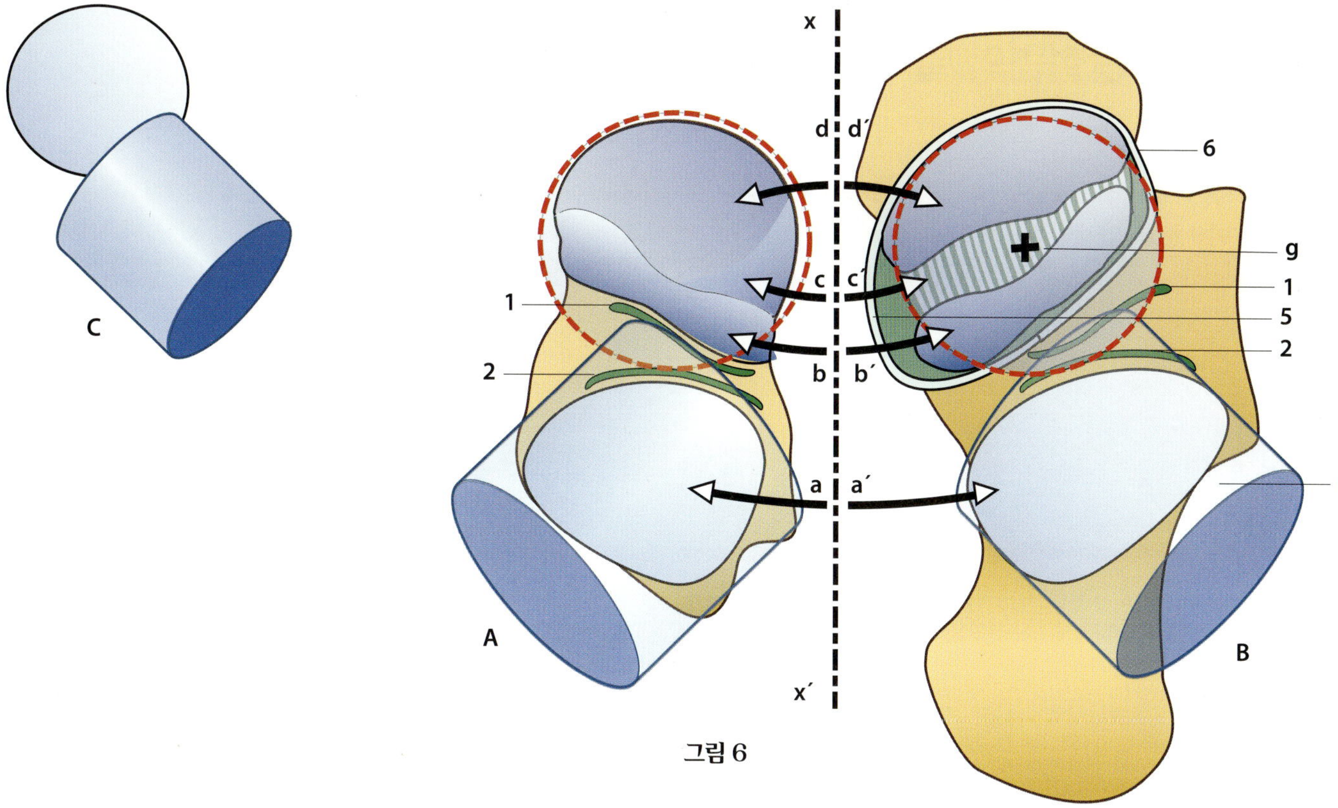

그림 6

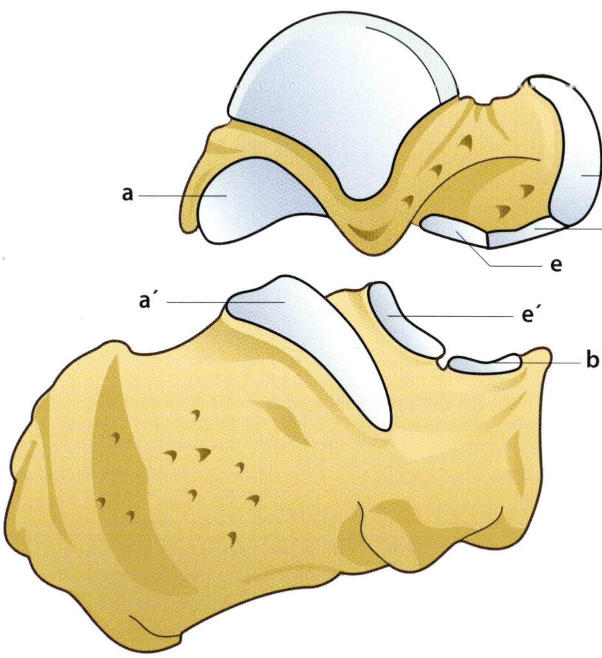

그림 7

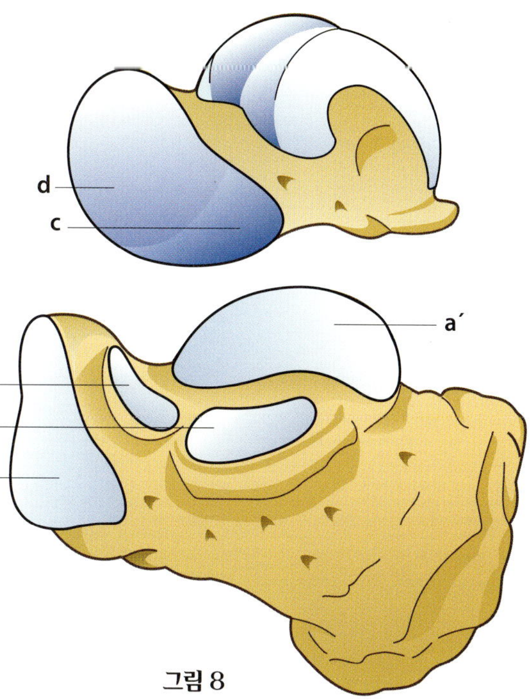

그림 8

목말밑관절의 관절면의 일치와 불일치

182쪽에서 제시한 관절의 설명을 보면 관절면의 배치와 모양의 상응에 관해서는 이해할 수 있지만 독특한 작동 방식을 파악할 수는 없다. 이를 위해서는 목말밑관절의 앞쪽 관절면을 더 자세히 설명해야 한다. 여기서는 관절을 돌림축 XX′을 중심으로 열어서 책을 펼쳐 놓듯이 보여주고 있다(그림 9: 발꿈치뼈를 따라서 목말뼈의 아랫면을 뒤집어 놓은 그림, 그림 10: 발꿈치뼈의 윗면).

목말뼈목의 아랫면(그림 9)에서는 **중간발꿈치관절면**middle facet for calcaneus(b)이 목말받침돌기 근처에서 **발꿈치뼈 윗면**(그림 10)의 중간목말관절면middle talar articular surface(b′)에 대응하고 있다. **목말뼈머리**(그림 9)는 발배관절면(e)과 바닥쪽발꿈치발배인대관절면facet for plantar calcaneonavicular ligament(d)도 포함하고 있다. 반면 이 관절면 가쪽의 연골로 덮인 부분은 **3면**으로 나뉜다.(안쪽에서부터 가쪽으로 c1, c2, c3이다.) 이 면들은 발꿈치뼈의 앞돌기에 대응되는데 앞돌기는 다시 두 개의 면으로 나뉜다.(안쪽에서부터 가쪽으로 c′1, c′2이다.) 게다가 목말밑관절의 뒤쪽 관절면 2개가 보인다. 즉, 발꿈치뼈의 뒤목말관절면(a′)과 목말뼈몸통body of talus의 뒤발꿈치관절면(a)이다.

목말밑관절의 관절면이 일치하는 단 하나의 위치는 중간 위치뿐이다. 이 위치에서는 발이 목말뼈 바로 아래에 있으며 어떠한 안쪽들림이나 가쪽들림이 없다. (편평발flat foot도 오목발talipes cavus도 아닌) 정상적 발이 수평면에 두 다리가 양쪽으로 대칭적으로 몸을 떠받치고 있을 때 취하는 위치가 바로 이것이다. 목말밑관절 뒷부분의 관절면들은 완벽하게 일치한다. 목말뼈목의 중간발꿈치관절면(b)이 목말받침돌기의 중간목말관절면에 안착하고, 목말뼈 중간 부분의 관절면 c2는 발꿈치뼈 앞돌기의 수평 관절면 c1에 얹힌다. 이렇게 관절면들이 인대가 아닌 중력으로 적합하게 되는 기립 위치는 관절면의 일치 덕분에 **안정적이며** 장기간 유지할 수 있다. **다른 모든 위치들은 불안정하며 다소간 심각한 불일치로 이어진다.**

가쪽들림 중에는 발꿈치뼈의 앞쪽 끝(그림 11: 오른쪽의 위쪽 그림, 목말뼈는 파란색이며 투명하게 표시)이 가쪽으로 전위하면서 '눕게' 된다(그림 12: 앞쪽 그림). 이 운동 중에는 **두 관절면** b와 b′이 접촉을 유지하면서 **축**pivot을 형성하는 한편, 목말밑관절의 관절면 a는 발꿈치뼈의 뒤목말관절면 a′의 아래 앞쪽으로 미끄러지다가 발목뼈굴tarsal sinus의 바닥과 부딪힌다. 그리고 목말뼈 뒤쪽 관절면의 뒤위면posterosuperior surface이 '노출'된다(그림 11). 앞쪽에서는 **목말뼈의 작은 관절면** c3이 발꿈치뼈의 비스듬한 관절면 c′2를 따라 미끄러진다(그림 12). 이 때문에 두 관절면 c2와 c′2에 '**가쪽들림 관절면**'이라는 이름이 붙은 것이다.

안쪽들림 중에는 발꿈치뼈가 반대 방향으로 전위하면서 앞쪽 끝이 안쪽으로 움직이고(그림 13), 가쪽면은 '납작하게 눕는' 모양에 가까워진다(그림 14). **축과 같은 이 두 개의 관절면은 서로 접한다.** 그 사이 목말밑관절의 목말뼈 큰 관절면은 발꿈치뼈의 뒤목말관절면(a′)을 '타고 오르면서' 아래 앞쪽 부분을 노출한다(그림 13). 그리고 앞쪽에서는 목말뼈의 안쪽들림 관절면 c1이 발꿈치뼈의 앞돌기의 수평 관절면 c′1에 안착한다(그림 14).

따라서 이 두 위치는 **관절면이 서로 불일치하기 때문에 불안정하며** 순전히 인대가 지지해 주어야 한다. **이 위치는 짧은 시간만 유지할 수 있으며** 지지를 받지 못한다.

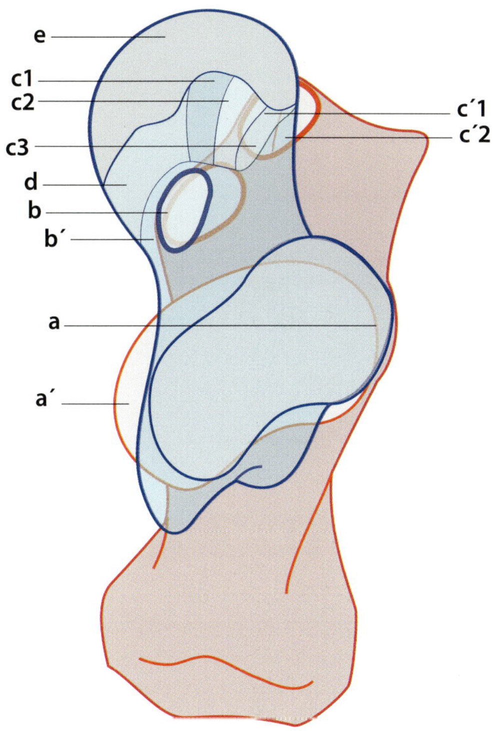

그림 11

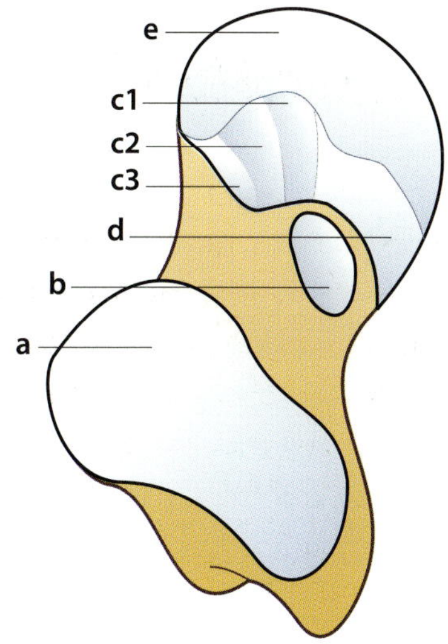

그림 9

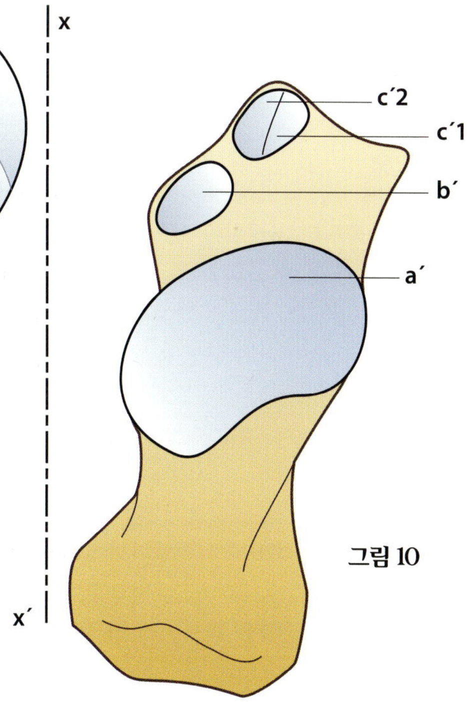

그림 10

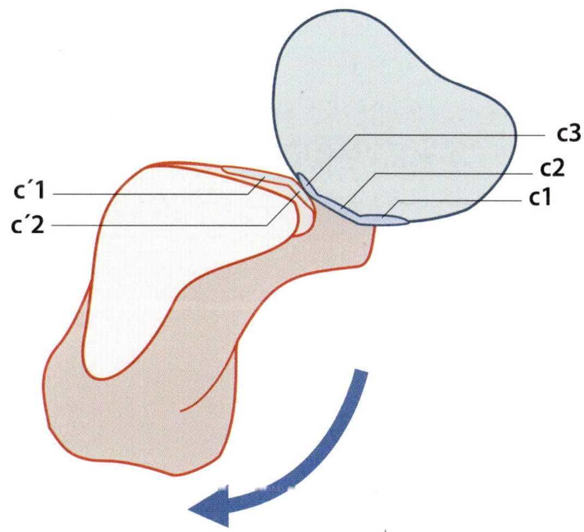

그림 12

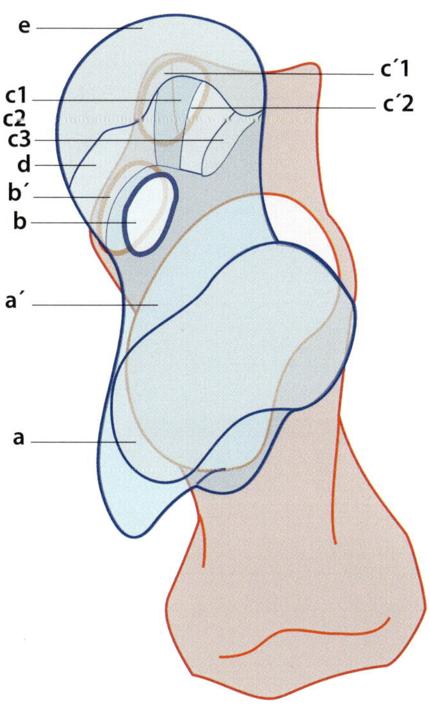

그림 13

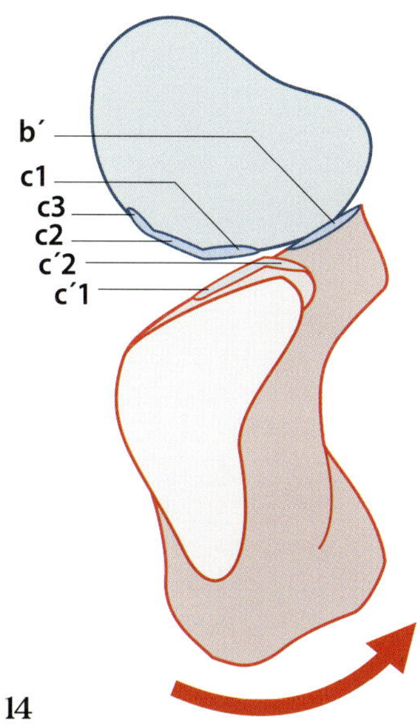

그림 14

목말뼈: 특이한 뼈

몸쪽 발목뼈에 있는 목말뼈는 세 가지 면에서 특이한 뼈다.

첫째, 몸쪽 발목뼈의 꼭짓점에 있으며 발 전체로 체중과 다른 부하를 **분배하는** 작용을 한다(그림 15).

목말뼈의 위쪽 관절면, 즉 **목말뼈도르래**는 체중(화살표 1)과 두복사 집게가 전달하는 부하를 받으며 이 부하를 세 방향으로 전달한다.

- **뒤쪽으로는**(화살표 2) 목말밑관절의 뒤쪽 관절면을 통해 발꿈치뼈융기calcaneal tuberosity로
- **앞안쪽으로는**(화살표 3) 목말발배관절talonavicular joint을 통해 안쪽세로발바닥활medial longitudinal arch of foot 방향으로
- **앞가쪽으로는**(화살표 4) 목말밑관절 앞부분을 통해 가쪽세로발바닥활lateral longitudinal arch of foot 방향으로.

목말뼈는 **압박력의 영향을 받으며** 역학적으로 중요한 역할을 수행한다.

둘째, 근육 붙는곳이 전혀 없지만(그림 16) 종아리 근육들이 발로 이어지는 도중에 목말뼈를 사방에서 둘러싸고 있다. '**우리**cage **속 뼈**'라는 별명이 붙은 것도 이 때문이다. 힘줄이라는 우리 안에 갇혀 있기 때문이다. 총 13개에 이르는 이 근육들은 다음과 같다.

- 4개의 긴발가락폄근 힘줄tendon of extensor digitorum longus(1)
- 셋째종아리근fibularis tertius(없는 경우도 흔함)(2)
- 짧은종아리근fibularis brevis(3)
- 긴종아리근fibularis longus(4)
- 발꿈치힘줄calcaneal tendon, 즉 장딴지세갈래근 닿는곳의 힘줄(5)
- 뒤정강근tibialis posterior(6)
- 긴엄지굽힘근flexor hallucis longus(7)
- 긴발가락굽힘근flexor digitorum longus(8)
- 긴엄지폄근extensor hallucis longus(9)
- 앞정강근tibialis anterior(10).

셋째, 목말뼈는 **전체가 관절면과 인대 닿는곳으로 덮여 있다**(그림 17: 가쪽 그림, 그림 18: 안쪽 그림). **중계 뼈**relay bone라는 이름도 그래서 붙었다. 이 인대들은 다음과 같다.

- 뼈사이목말발꿈치인대talocalcaneal interosseous ligament(1)
- 가쪽목말발꿈치인대lateral talocalcaneal ligament(2)
- 뒤목말발꿈치인대posterior talocalcaneal ligament(3)
- 발목관절의 가쪽인대 앞띠(4)
- 발목관절의 안쪽인대 앞띠의 깊은 섬유(5)
- 발목관절의 안쪽인대 뒤띠(6)
- 발목관절의 가쪽인대 뒤띠(7)
- 발목관절의 앞쪽 관절주머니와 그 비후한 붙는곳(8)
- 발목관절의 뒤쪽 관절주머니와 그 비후한 붙는곳(9)
- 목말발배인대talonavicular ligament(10)

목말뼈에는 어떤 근육 붙는곳도 없기 때문에 인대 붙는곳에서 나온 혈관 및 직접 연결된 소수의 혈관을 통해서만 영양 공급을 받는다. 동맥을 통한 이런 공급은 정상적 상태에서는 딱 필요한 정도이다. 그러나 목말뼈목 골절, 특히 목말뼈몸통의 탈구와 동반된 골절 후에는 혈액을 통한 공급이 복구 가능한 선을 넘어서 손상될 수 있고, 그 결과 **목말뼈목의 거짓관절증**pseudoarthrosis of neck of talus이 발생하거나 심한 경우 **목말뼈몸통의 무균괴사**aseptic necrosis of body of talus로 이어질 수 있다.

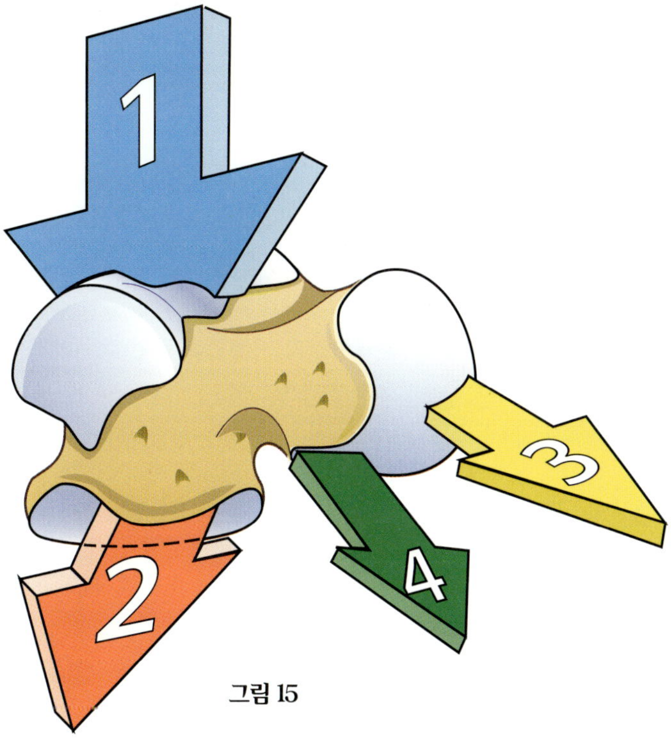

그림 15

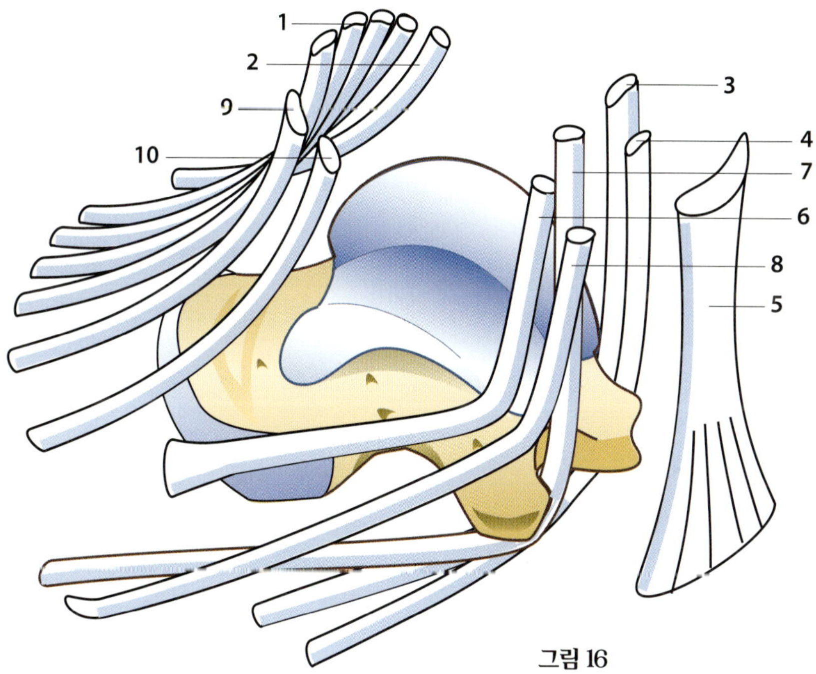

그림 16

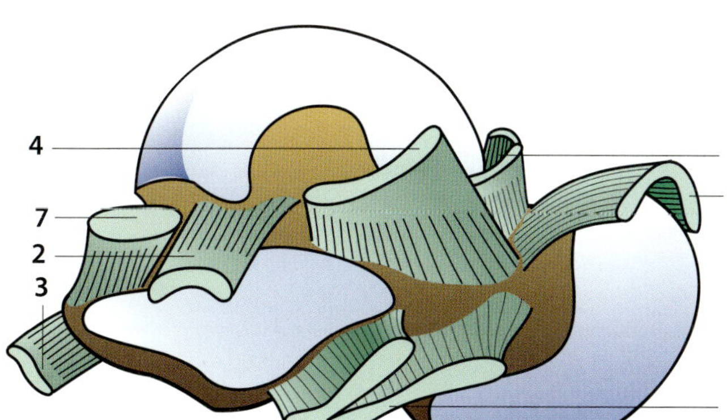

그림 17

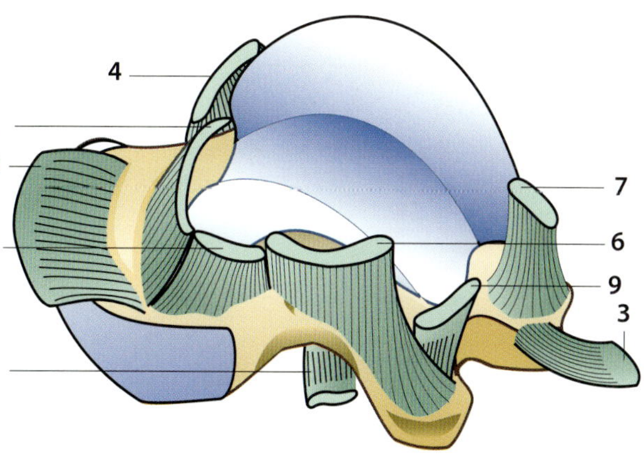

그림 18

목말밑관절의 인대

목말뼈와 발꿈치뼈는 짧고 강력한 인대로 결합되어 있다. 걷기, 달리기, 도약을 할 때 이 두 뼈에 **상당한 스트레스**가 가해지기 때문이다.

주된 인대는 **뼈사이목말발꿈치인대**(그림 19, 앞가쪽 그림)이다. 이 인대는 발목뼈굴을 채우고 있는 **두 개의 두꺼운 사각형의 띠**로 되어 있다. 발목뼈굴은 목말뼈목의 아래가쪽$_{\text{inferolateral}}$ 면과 발꿈치뼈 앞쪽 절반의 윗면 사이에 있는 상당히 넓은 뼈 사이 고랑이다.

- **앞띠**(1)는 발꿈치뼈 앞돌기의 바로 위에 있는 발목뼈굴의 바닥을 이루는 발굼치뼈고랑$_{\text{calcaneal sulcus}}$에 붙는다. 이 치밀하고 진주처럼 흰색을 띠는 섬유는 비스듬히 위쪽, 앞쪽, 가쪽으로 뻗어 (목말뼈머리 연골로 덮인 면의 바로 뒤에서 목말뼈목의 아랫면에 위치하여 발목뼈굴의 천장을 이루는) 목말뼈고랑$_{\text{sulcus tali}}$에 붙는다.
- **뒤띠**(2)는 앞띠의 뒤쪽에서 (목말뼈 뒤쪽 관절면의 바로 앞에 있는) 발목뼈굴의 바닥에 닿는다. 이 두꺼운 섬유는 비스듬히 위쪽, 뒤쪽, 가쪽으로 뻗어 (목말뼈 뒤쪽 관절면 바로 앞에 있는) 발목뼈굴의 천장에 닿는다(183쪽 그림 6A 참고).

두 띠의 이런 배치는 인대가 탄성이 있다는 가정 하에 목말뼈를 발꿈치뼈에서 분리해 보면 명백하게 드러난다(그림 20: 인대를 쭉 늘인 앞가쪽 그림).

그보다 덜 중요한 두 개의 인대 또한 목말뼈를 발꿈치뼈와 묶어 주고 있다(그림 19, 20).

- 가쪽목말발꿈치인대(3)는 목말뼈의 가쪽결절에서 일어나 비스듬히 아래 뒤쪽으로 발목관절의 가쪽인대 중간띠와 평행하게 이어지다가 발꿈치뼈 가쪽면에 닿는다.
- 뒤목말발꿈치인대(4)는 가느다란 섬유띠로 목말뼈 가쪽결절에서 발꿈치뼈 윗면까지 이어진다.

뼈사이목말발꿈치인대는 목말밑관절의 **정역학과 동역학에서 가장 중요하다.** 실제로 목말뼈도르래를 발꿈치뼈 관절면 위에 겹쳐 놓은 도식(그림 21: 4개의 발목뼈를 위쪽에서 본 그림)에 나타나듯 이 인대는 중심 위치를 차지하고 있다. 정강뼈와 종아리뼈가 목말뼈도르래로 전달하는 체중이 발꿈치뼈의 뒤목말관절면과 발꿈치뼈 앞쪽 관절면, 즉 앞안쪽 관절면 b′1과 앞가쪽 관절면 b′2를 통해 분산되는 모습이 명백하게 나타난다. (투명한 목말뼈도르래를 투시해 보이는 두 개의 녹색 선으로 보이는) 뼈사이목말발꿈치인대가 정확히 종아리 축의 연장선상에 있어서(원 안의 십자) 이 인대가 **발의 늘임뿐만 아니라 비틀림에서도 작용할 수 있다는** 점도 분명하다.

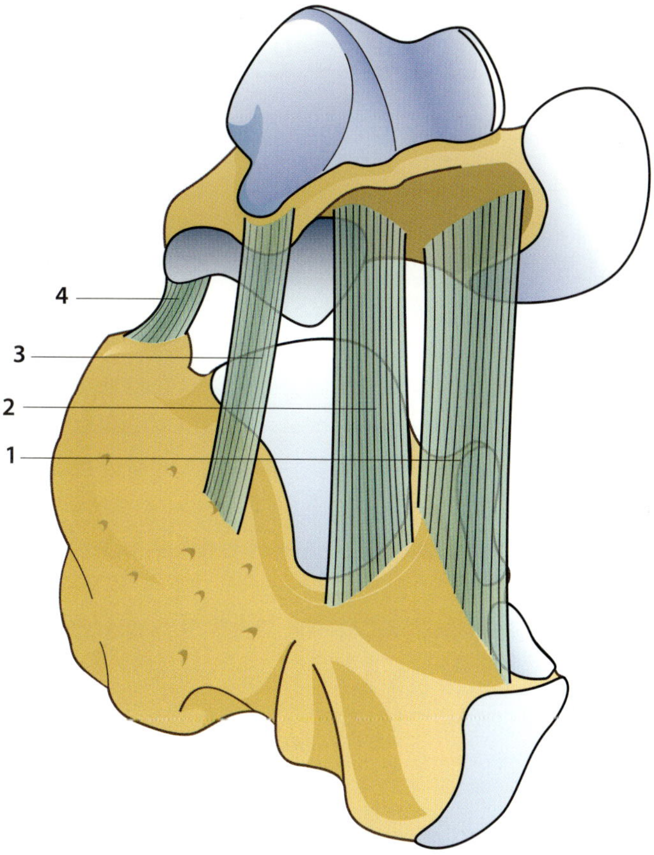

그림 20

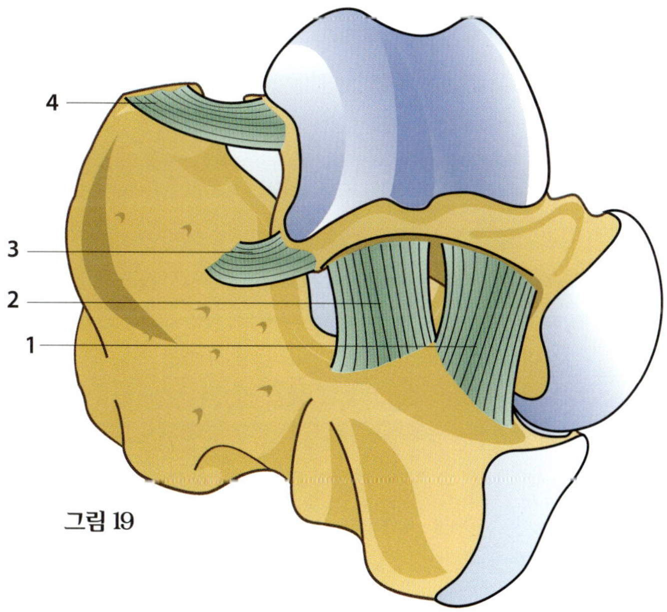

그림 19

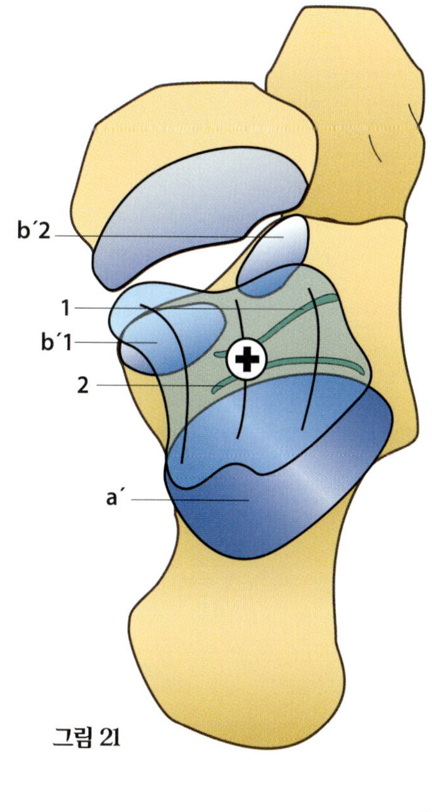

그림 21

가로발목뼈관절과 그 인대

가로발목뼈관절을 앞에서 열고 발배뼈와 입방뼈cuboid를 먼쪽으로 전위하면(그림 22: Rouvière에 따름) 뒤쪽으로 오목한 **목말발배관절**이 안쪽에 있고(183쪽 그림 6B), 약간 앞쪽으로 오목한 **발꿈치입방관절**calcaneocuboid joint이 가쪽으로 있는 것이 보인다. 위에서 보면 관절 간극은 가로면에서 옆으로 기울이고 길게 늘인 S처럼 생겼다.

발꿈치뼈 앞쪽 관절면(e)은 복잡한 모양이다. 가로로 보면 위쪽 부분이 오목하고 아래쪽은 볼록하다. 따라서 위에서 아래로 가면서 처음에는 오목하다가 볼록해진다. 이에 대응되는 **입방뼈의 뒤쪽 관절면**(e′)은 반대의 모양이지만 대개는(그림 27: 발배뼈-입방뼈 쌍의 뒤쪽 그림) 관절면(e′2)으로부터 길게 뻗어서 발배뼈 위에 놓이는데, 이때 발배뼈의 가쪽 끝은 입방뼈 위에 놓이게 된다. 두 뼈는 **두 평평한 관절면 h와 h′**에서 접하고 **세 개의 인대**가 두 뼈를 단단히 묶어 준다. 등쪽입방발배인대dorsal cuboideonavicular ligament(5), 바닥쪽입방발배인대plantar cuboideonavicular ligament(6), 그리고 짧고 매우 두꺼운 뼈사이인대interosseous ligament(7)다. (여기에서는 인위적으로 두 뼈를 분리해 놓았다.)

가로발목뼈관절에는 다섯 개의 인대가 있다.

- 용수철인대spring ligament라고도 하는 **바닥쪽발꿈치발배인대**(c′)는 발꿈치뼈와 발배뼈를 결합시키고(그림 23) 관절면을 만들어 준다(183쪽 참고). 안쪽모서리(8)는 세모인대의 기저가 붙는 곳이 된다(167쪽 그림 16).
- **목말발배인대**talonavicular ligament(9)는 목말뼈목의 발등면에서 발배뼈의 발등면까지 이어져 있다(그림 22, 26).
- **두갈래인대**bifurcate ligament(그림 23, 26)는 중간에 위치하고 있어 가로발목뼈관절의 쐐기돌이 된다. 이 인대는 발꿈치뼈의 앞쪽 모서리에 가까운 앞돌기에서 함께 일어나는(10) **두 개의 띠**로 되어 있다. 안쪽 띠인 **발꿈치발배인대**calcaneonavicular ligament(11)는 수직면에 있으며 발배뼈의 가쪽면에 닿으며 아래모서리는 이따금 바닥쪽발꿈치발배인대와 섞이면서 관절을 두 개의 윤활공간synovial cavity으로 나눈다. 가쪽 띠인 **발꿈치입방인대**calcaneocuboid ligament(12)는 안쪽 띠보다 덜 두꺼우며 수평으로 나 있고 입방뼈의 발등면에 닿는다. 그러므로 이 두 띠는 위쪽과 가쪽으로 열린 직각을 이룬다(그림 25: 도식화한 앞쪽 그림).
- **등쪽발꿈치입방인대**dorsal calcaneocuboid ligament(13)는 발꿈치입방관절 위가쪽 면에 걸쳐 펼쳐진 얇은 띠이다(그림 23, 26).
- **바닥쪽발꿈치입방인대**는 치밀한 진주처럼 흰색을 띠는 인대로 발목뼈의 발바닥면을 덮고 있으며 두 개의 층으로 이루어져 있다.
  - **깊은 층**[4](14)은 긴종아리근(FL)힘줄고랑groove for tendon of fibularis longus의 바로 뒤쪽에서 발꿈치뼈결절calcaneal tubercle과 입방뼈의 발바닥면을 결합시키고 있다(그림 24: 바닥 쪽 그림. 얕은 층은 절개하여 뒤집었다). [또한, 뒤정강근(TP)이 발배뼈거친면tuberosity of navicular에 닿는곳이 있음을 주목하라(그림 22~24, 27).]
  - **얕은 층**[5](15)은 뒤쪽에서 발꿈치뼈 뒤쪽 결절과 발꿈치뼈결절 사이의 발바닥면에 붙으며, 앞쪽으로는 긴종아리근힘줄고랑groove for tendon of fibularis longus의 앞에서 입방뼈의 발바닥면에 붙는다. 먼쪽 **확장**(16)은 4개의 발허리뼈바닥base of metatarsals에 닿는다. 따라서 입방뼈의 고랑은 섬유-뼈 통로(17)로 변화하며, 긴종아리근(FL) 힘줄이 가쪽에서 안쪽으로 이 통로를 가로지른다(그림 24, 26). 안쪽면으로는 긴엄지굽힘근(FHL) 힘줄이 발꿈치뼈 목말받침돌기와 바닥쪽발꿈치발배인대 아래로 지난다.

  몸쪽 발목뼈를 한가운데 옆으로 2개로 절단하면(그림 28: 2개의 절단면 방향), 안쪽 그림(그림 29: 단면의 가쪽부분)은 입방뼈에서 나오는 긴종아리근(FL) 힘줄과 목말발꿈치인대talocalcaneal ligament의 앞띠(1)와 뒤띠(2)를 보여준다. 크기가 큰 바닥쪽발꿈치입방인대는 깊은 섬유띠(14)와 얕은 섬유띠(15)로 되어 있으며 발바닥 둥근천장 유지에 필수적인 구조물의 하나다(219쪽 그림 100 참고).

---

4) 일반적으로는 이 깊은 층을 '바닥쪽발꿈치입방인대(plantar calcaneocuboid ligament)[짧은발바닥인대(short plantar ligament)]'라고 한다. — 옮긴이 주

5) 일반적으로는 이 얕은 층을 '긴발바닥인대(long plantar ligament)'라고 한다. — 옮긴이 주

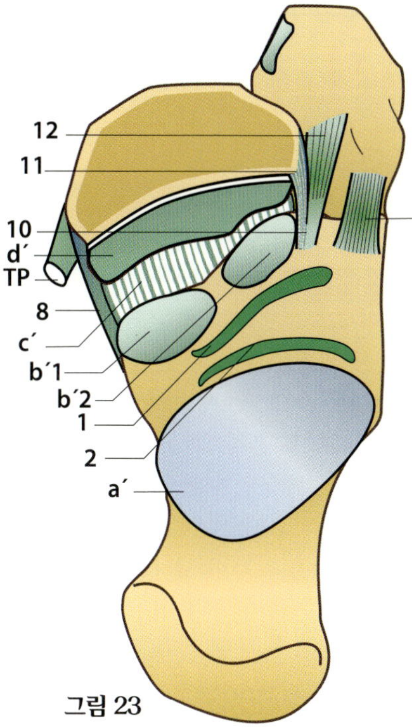

그림 23

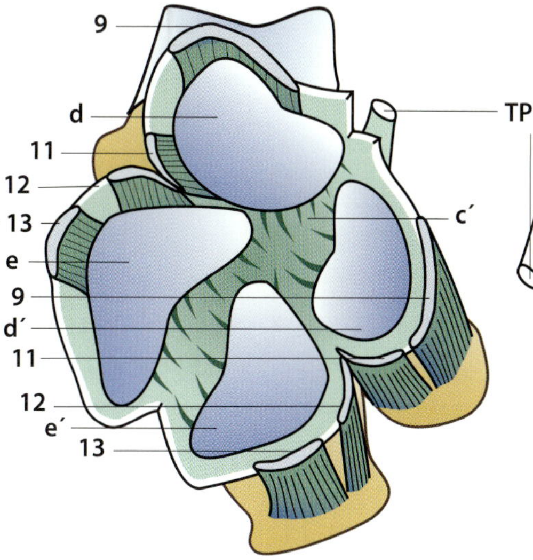

그림 22

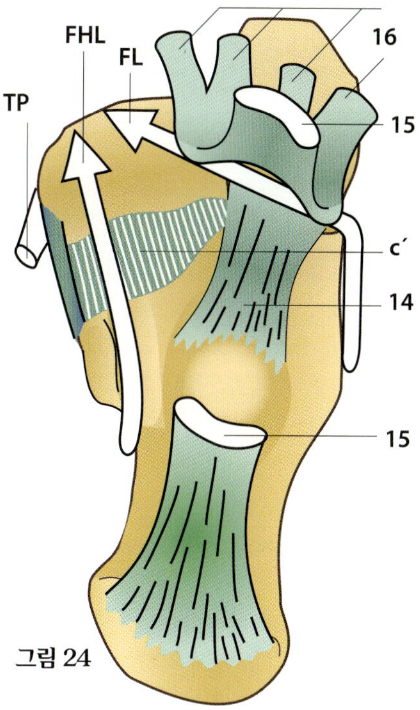

그림 24

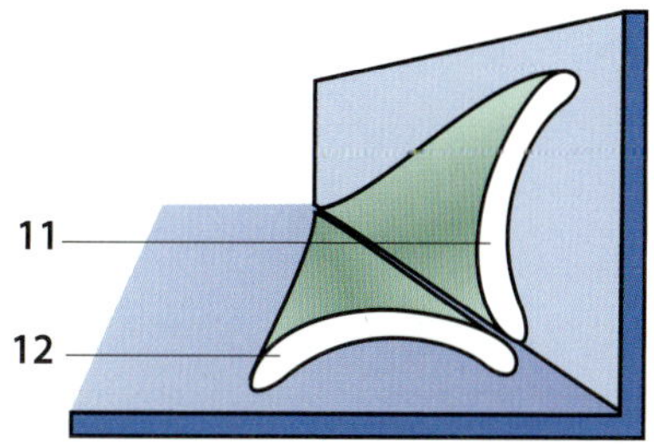

그림 25

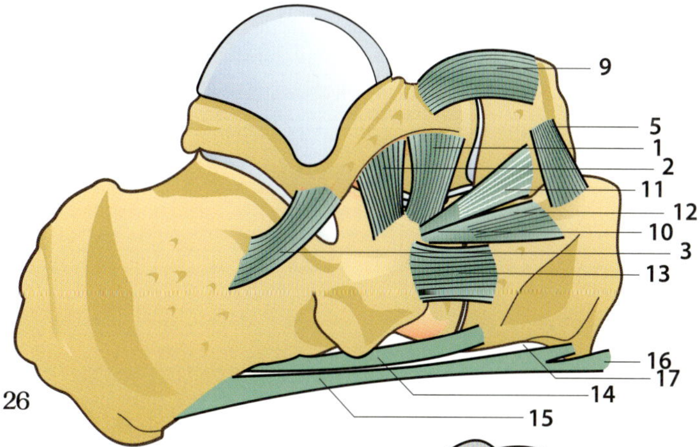

그림 26

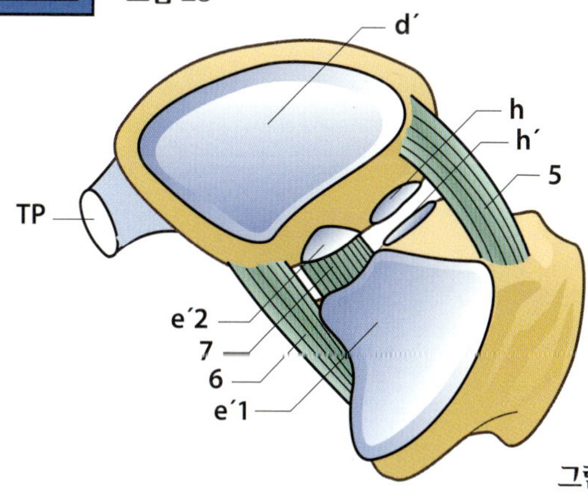

그림 27

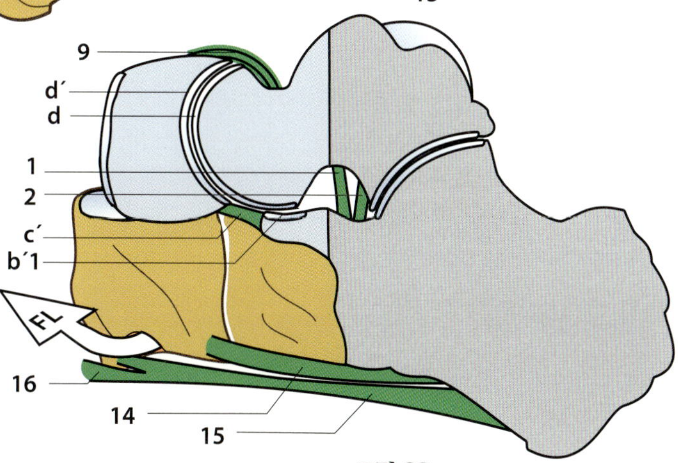

그림 29

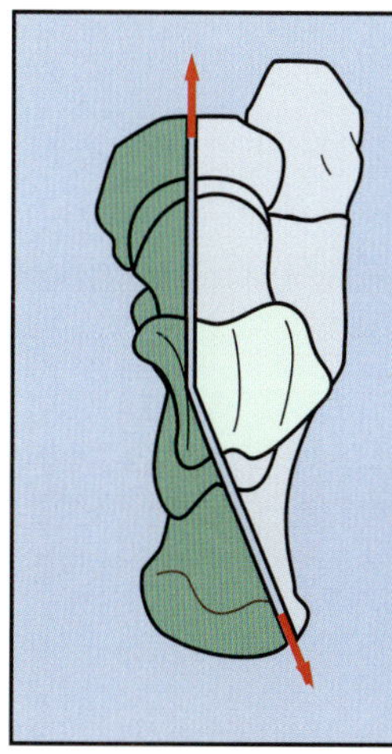
그림 28

목말밑관절의 운동

목말밑관절의 관절면들은 각각 떼어놓고 보면 대강 기하학적 표면에 비유할 수 있다. 목말뼈의 뒤쪽 관절면은 원통의 일부분으로, 목말뼈머리는 구의 일부분으로 보인다. 하지만 이 관절은 반드시 평면관절로 간주해야 한다. 2개의 구면과 2개의 원통면이 동일한 역학적 단위 속에서 서로에 대해 미끄러지면서도 상호작용하는 두 면 사이에서 틈이 생기지 않게, 즉 마주보는 표면 사이에 얼마간 상당한 **접촉 상실**이 일어나지 않게 하기란 기하학적으로 불가능하기 때문이다. 이러한 관절면의 기능은 그 구조 자체로 인하여 발생하는 '역학적 유격'을 포함한다. 따라서 엉덩관절처럼 아주 딱 맞물려 있어서 관절면이 기하학적이고 일치하며 최소한의 유격만이 존재하는 관절과는 전혀 다르다.

반면 목말밑관절의 관절면들이 체중을 전달하기 위해 최대의 접촉면을 필요로 하는 중간 위치에서 서로 정확히 일치한다면 접촉면이 줄어들고 스트레스가 훨씬 작아지거나 사실상 없어지는 극단적 위치에서는 불일치할 수밖에 없다.

중간 위치에서 출발하는(그림 30: 투시한 발꿈치뼈-목말뼈의 앞쪽 그림) (고정되어 있다고 가정한) 목말뼈에 대한 발꿈치뼈의 운동은 **공간적으로 3개의 평면에서** 동시에 일어난다. 발 안쪽들림(181쪽 그림 2)에서 발꿈치뼈의 앞쪽 끝은 **3가지 기본 운동**을 한다(그림 31: 초기 위치는 파란색 파선으로 표시).

- 발의 약간 폄으로 이어지는 약간의 내려감(t)
- 발의 모음에 따른 안쪽 전위(v)
- 발의 뒤침에 따라 발꿈치뼈가 가쪽면으로 반듯이 눕는 듯하면서 일어나는 돌림(r).

발의 가쪽들림에서는 정확히 반대의 기본 운동의 조합이 일어나는 모습을 볼 수 있다.

Farabeuf는 이 복잡한 운동을 완벽하게 기술했다. '목말뼈 아래에서 발꿈치뼈는 상하로 흔들리고$_{\text{pitch}}$, 방향을 바꾸고$_{\text{turn}}$, 회전한다$_{\text{roll}}$.' 배의 움직임에 비유한 이 설명은 완벽하게 들어맞는다(그림 34). 안정적인 위치(a)에서 시작한 배가 파도에 노출되면

- 뱃머리가 파도에 잠기면서 **상하로 흔들린다**$_{\text{pitch}}$(b).
- 뱃머리가 한쪽으로 움직이면서 **방향전환을 한다**$_{\text{turn}}$(c).
- 한쪽 옆으로 **기운다**$_{\text{roll}}$(d).

상하 요동, 방향전환, 회전의 세 축을 따라 일어나는 이런 기본 움직임은 배가 파도에 대해 비스듬히 '빠졌다 나오면서' 자동적으로 조합된다(e).

기하학적으로 세 축에서 일어나는 기본 운동을 결합한 운동은 이 세 축에 비스듬한 단일한 축에서 일어나는 하나의 운동으로 축약할 수 있다고 알려져 있다. 여기에서는 평행육면체의 형태로 도식화된 발꿈치뼈의 경우(그림 32), 이 축 mn은 위에서 아래로, 안쪽에서 가쪽으로, 앞에서 뒤로 비스듬하다. 이 축 mn을 중심으로 일어나는 돌림(그림 33)은 위에서 설명한 운동과 정확히 같은 결과를 낸다. Henke가 밝혀낸 이 축은 목말뼈목의 위안쪽 면으로 들어가 발목뼈굴을 지나 발꿈치뼈융기가쪽돌기$_{\text{lateral process of calcaneal tuberosity}}$로 나온다(198쪽 및 권말의 '발의 모형' 참고). 나중에 보게 되겠지만 **Henke의 축**$_{\text{Henke's axis}}$은 목말밑관절뿐만 아니라 가로발목뼈관절의 축이기도 하다. 또한 이 축은 **발목관절 아래 몸쪽 발목뼈의 모든 운동을 조절한다.**

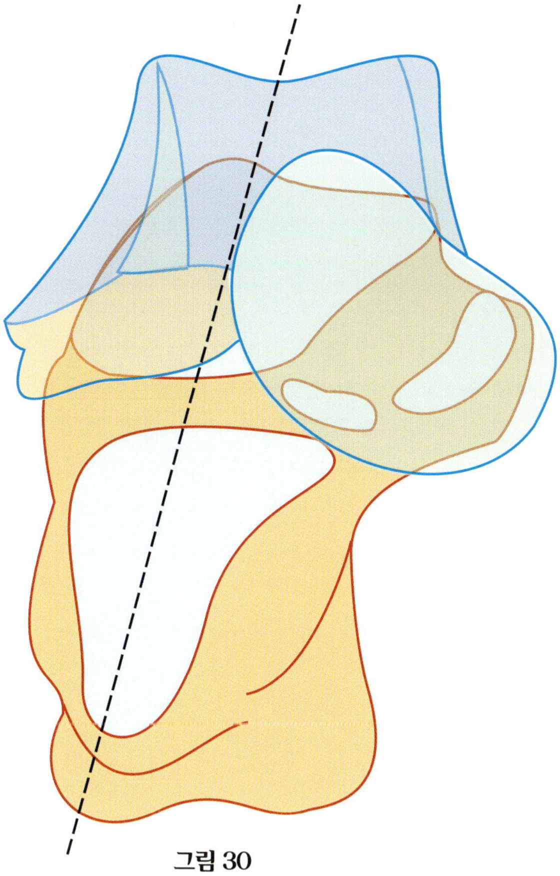

그림 30

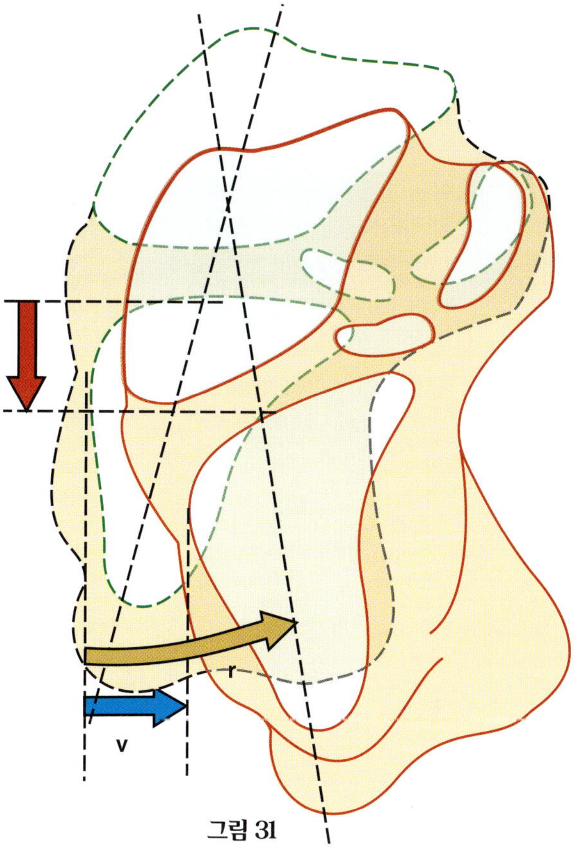

그림 31

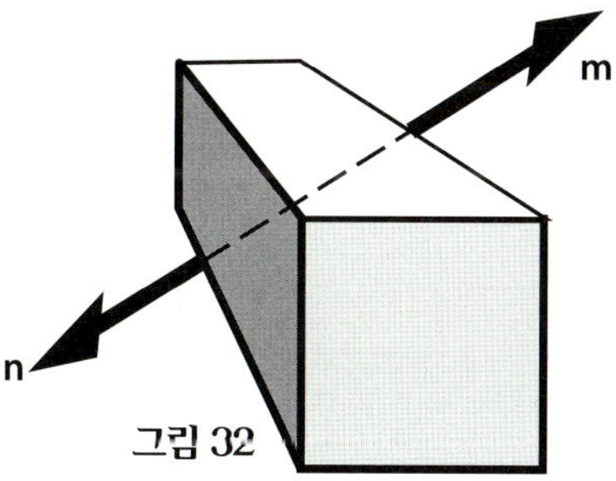

그림 32

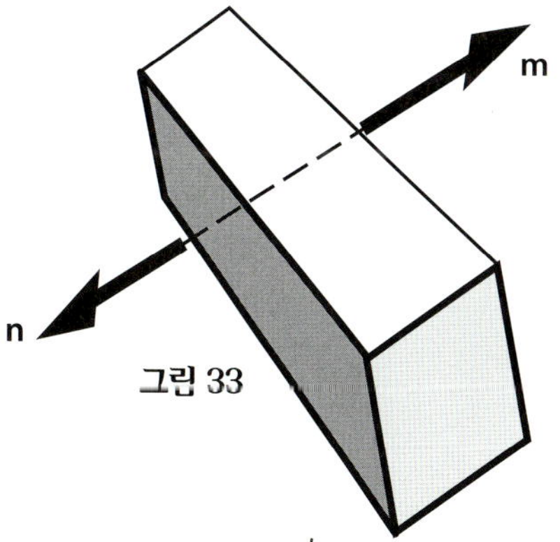

그림 33

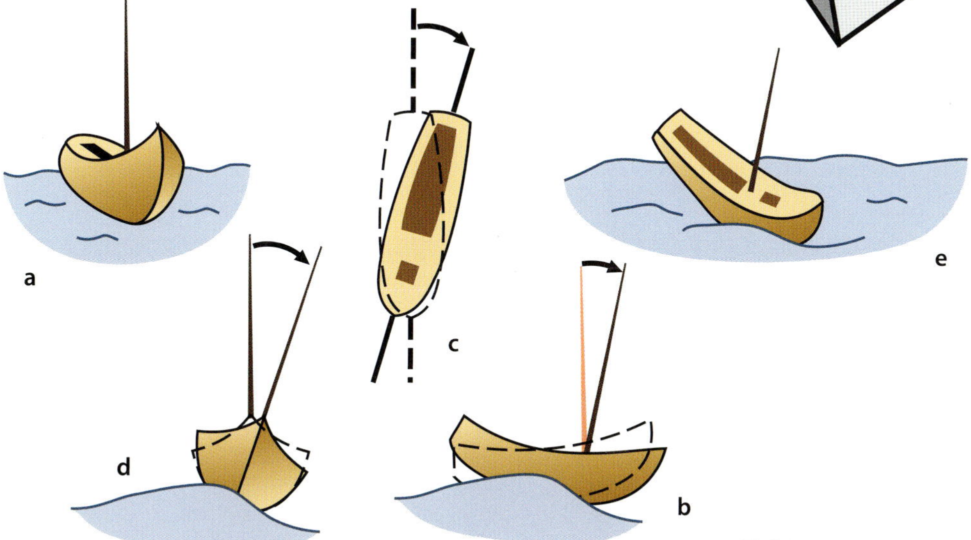

그림 34

목말밑관절과 가로발목뼈관절의 운동

몸쪽 발목뼈의 상대적 운동은 해부학 표본을 사용해 안쪽들림과 가쪽들림 시킨 위치에서 X선 촬영을 해 보면 쉽게 분석할 수 있다. 각각의 뼈를 금속 핀으로 고정시키고, 목말뼈(파란색)는 a, 발꿈치뼈(빨간색)는 b, 발배뼈(녹색)는 c, 입방뼈(오렌지색)는 d로 이름 붙이면 전위 각도를 측정할 수 있다.

목말뼈를 고정한 상태에서 **수직 방향으로 찍은 위쪽 방사선영상**을 보면 가쪽들림(그림 35)에서 안쪽들림(그림 36)으로의 변화는 다음과 같은 각도 전위를 동반한다.

- **발배뼈**(c)(그림 36)는 목말뼈머리에 대해 안쪽으로 미끄러지면서 5° 돈다.
- **입방뼈**(d)는 발배뼈를 따라서 역시 5° 돌며 발꿈치뼈와 발배뼈에 대해 안쪽으로 미끄러진다.
- **발꿈치뼈**(b)는 약간 앞쪽으로 움직이며 목말뼈에 대해 역시 5° 돈다.

이 3가지 기본 돌림은 동일한 방향, 즉 **모음** 방향으로 일어난다.

목말뼈가 여전히 고정된 상태라고 가정한 **앞뒤 방사선영상**은 **가쪽들림**(그림 37)**에서 안쪽들림**(그림 38)**으로 넘어가는 과정에서** 다음과 같은 전위를 보여준다.

- **발배뼈**(c)는 25° 돌며 목말뼈에 대해 안쪽으로 살짝 튀어나온다.
- **입방뼈**(d)는 발꿈치뼈의 음영 뒤에 안쪽으로 완전히 사라져 버리고 18° 돈다.
- **발꿈치뼈**(b)는 목말뼈 아래에서 안쪽으로 미끄러지며 20° 돈다.

이 3가지 기본 돌림은 같은 방향, 즉 **뒤침** 방향으로 일어나며, 발배뼈는 발꿈치뼈보다, 그리고 특히 입방뼈보다 더 많이 돈다.

끝으로 **가쪽들림**(그림 39)**에서 안쪽들림**(그림 40)**으로 넘어가는 과정에서 찍은 옆면 방사선영상**에서는 다음과 같은 전위가 나타난다.

- **발배뼈**(c)는 문자 그대로 목말뼈머리 아래로 미끄러지며 45° 돌면서 앞면이 아래쪽을 향한다.
- **입방뼈**(d) 역시 발꿈치뼈와 목말뼈에 대해 동시에 아래쪽으로 미끄러진다. 목말뼈에 대한 입방뼈의 이런 하강은 목말뼈에 대한 발배뼈의 하강보다 확실히 더 크다. 동시에 입방뼈는 12° 돈다.
- **발꿈치뼈**(b)는 목말뼈에 대해 앞쪽으로 움직인다. 목말뼈의 뒤모서리는 발꿈치뼈의 뒤목말관절면 밖으로 분명히 삐져나온다. 동시에 발배뼈처럼 폄 방향으로 10° 돈다.

이들 3가지 기본 운동은 동일한 방향, 즉 **폄** 방향으로 일어난다.

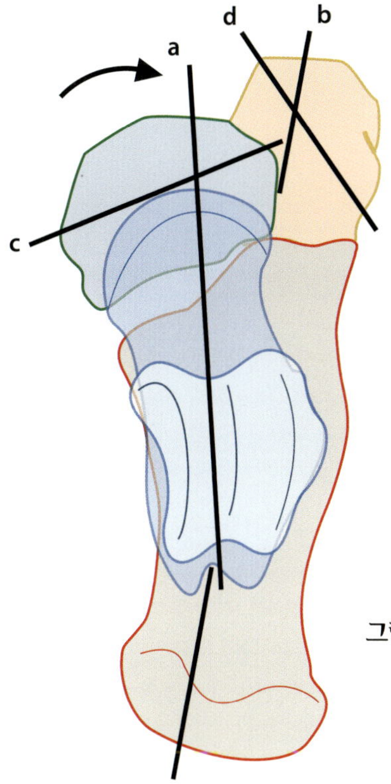

그림 35

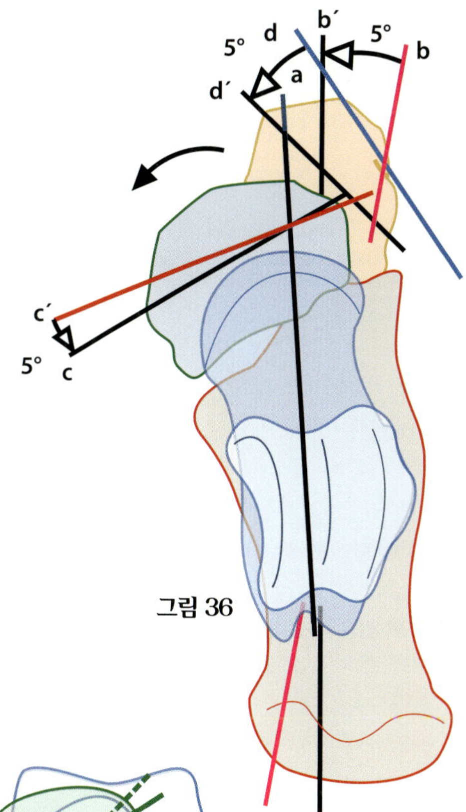

그림 36

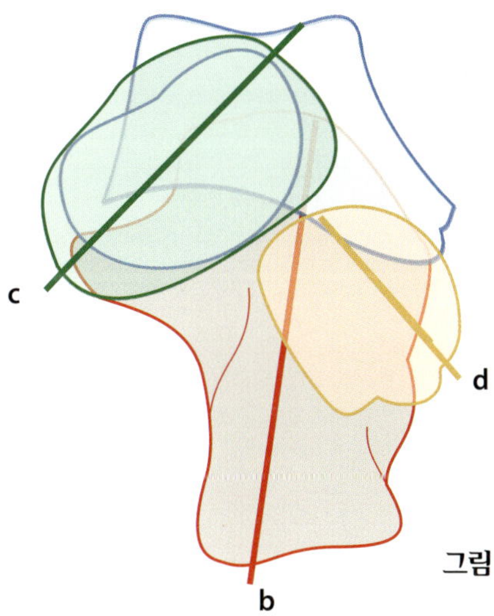

그림 37

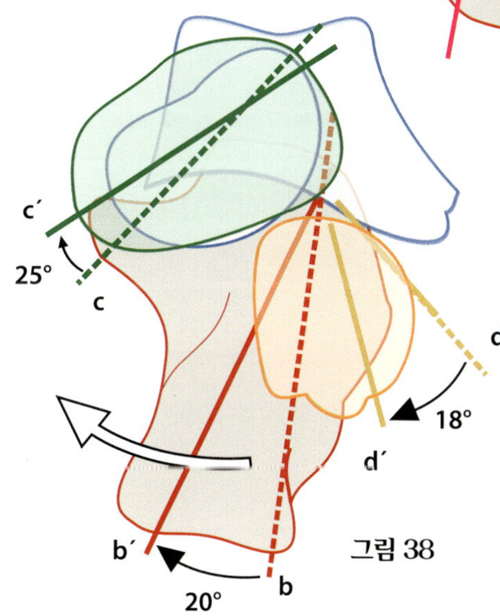

그림 38

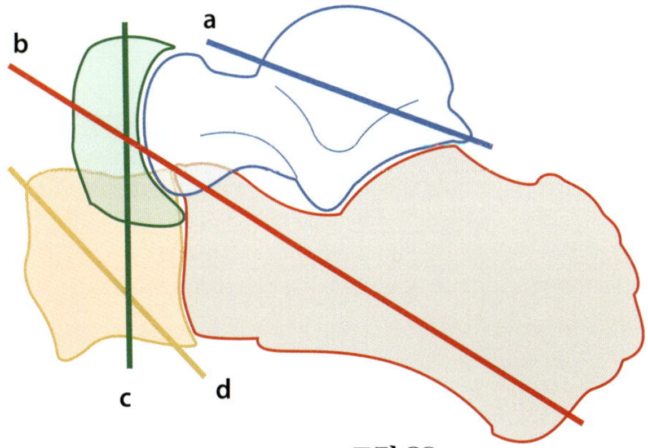

그림 39

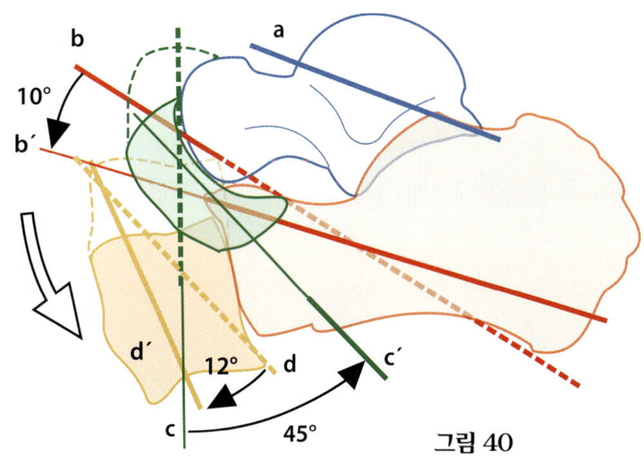

그림 40

가로발목뼈관절의 운동

이 운동은 관절면의 모양과 인대의 배치에 따라 달라진다.

대체적으로(그림 41: 목말뼈와 발꿈치뼈를 앞쪽에서 본 그림), 관절면은 비스듬히 위에서 아래로, 안쪽에서 가쪽으로 나 있으며 수평면에 대해 45°를 이루는 축 xx′을 따라 형성되며 대략적으로 발배뼈-입방뼈 쌍(화살표 S, 화살표C)의 위쪽, 가쪽, 그리고 안쪽 운동에서 **경첩** 역할을 한다고 보면 된다. 긴축이 yy′으로 달걀 모양을 하고 있으며 수평면과 45°를 이루는(목말뼈머리가 '도는' 각도와 같다) 목말뼈머리 관절면은 이 운동 방향으로 길게 늘어져 있다.

발배뼈는 뒤정강근(TP)(힘줄이 발배뼈거친면$_{\text{tuberosity of navicular}}$에 닿는다)의 견인에 의해 **목말뼈머리에 대해** 안쪽(그림 42)과 아래쪽(그림 43)으로 **전위한다.** 목말발배인대(a)의 긴장이 이런 운동을 제지한다. 쐐기뼈$_{\text{cuneiform bone}}$와 안쪽 3개의 발허리뼈를 통한 발배뼈의 이런 방향 전환은 **모음을 일으키고 안쪽세로발바닥활을 오목하게 만들어 준다**(230쪽 참고).

동시에 발배뼈는 발꿈치뼈에 대해 가쪽들림 자세로 이동하고(그림 44: 목말뼈를 제거하고 위쪽 그림), 용수철인대(b), 세모인대의 아래모서리(c), 두갈래인대의 안쪽 띠(발꿈치발배인대)(d)가 팽팽해진다.

발 안쪽들림(그림 45) 중에는 뒤정강근(TP, 그림에서는 보이지 않음)의 수축으로 발배뼈가 발꿈치뼈에 가까워지고(파란색 화살표), 목말뼈는 발꿈치뼈 뒤목말관절면 위에 올라타게 만든다(빨간색 화살표). 그러면서 위에서 말한 인대들은 이완된다.

발꿈치뼈의 앞쪽 관절면이 발배뼈까지 곧장 뻗어 있지 않은 이유가 이렇게 설명된다. 뼈로 되어서 단단하게 지지되는 관절면이 발꿈치뼈에 대한 발배뼈의 이런 운동을 할 수 없게 만들 것이기 때문이다. 반면 용수철인대(b)의 유연한 관절면은 안쪽세로발바닥활의 탄성과 오목함에 필수적이다(230쪽 참고).

발꿈치뼈에 대한 입방뼈의 운동은 두 가지 인자 때문에 위쪽으로는 극히 제한된다(그림 46: 안쪽 그림).

- 발꿈치뼈의 **앞돌기에 부리처럼 튀어나온 부분**(검은색 화살표)이 관절의 윗면에서 운동을 방해한다.
- 강력한 **바닥쪽발꿈치입방인대**(f)의 긴장은 관절이 아래의 틈(a)을 벌리지 못하게 곧바로 정지시킨다.

반면(그림 47), 입방뼈는 발꿈치뼈의 입방관절면의 볼록한 면에 대해서 쉽게 하강한다. 이 운동을 제지하는 것은 **두갈래인대의 가쪽띠(발꿈치입방인대)**(l)**의 긴장**이다.

가로면(그림 48: AB 수준에서 그림 41의 수평 단면)에서는 입방뼈가 안쪽으로 더 쉽게 미끄러지고 오로지 **등쪽발꿈치입방인대**(g)의 긴장으로 제지될 뿐이다. 대체적으로 입방뼈의 운동은 아래쪽과 안쪽으로 우세하게 일어난다.

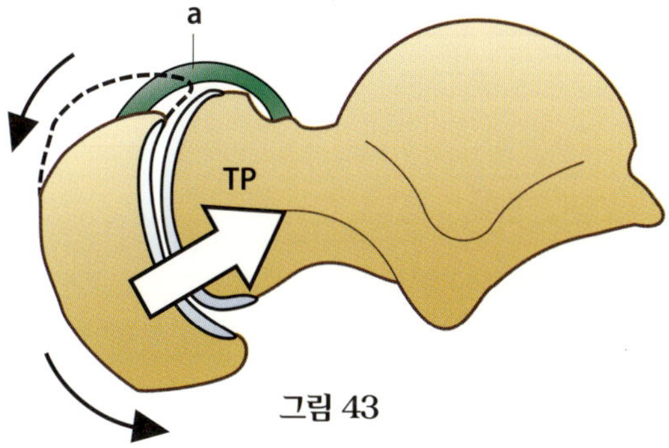

그림 43

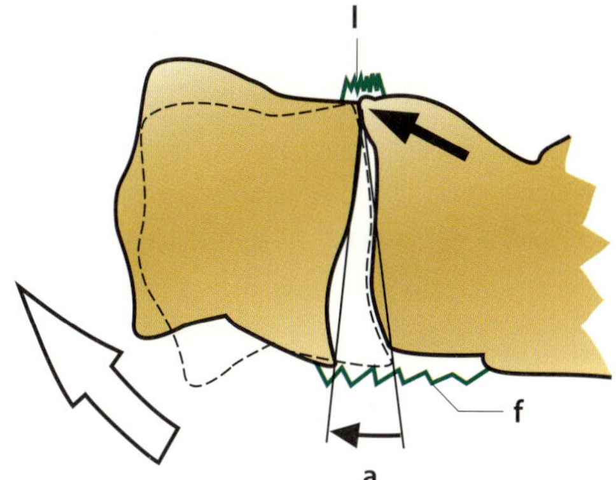

그림 46

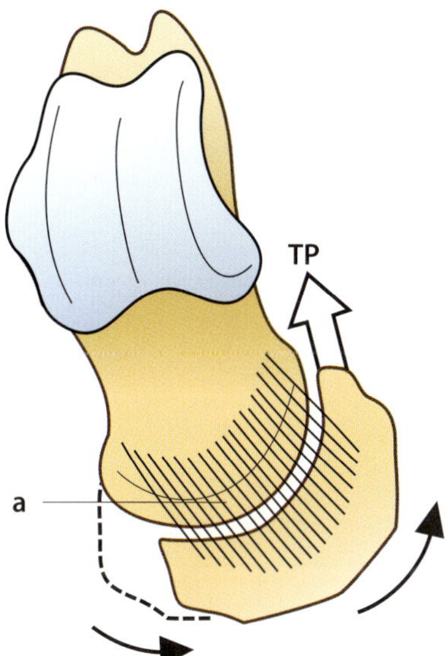

그림 42

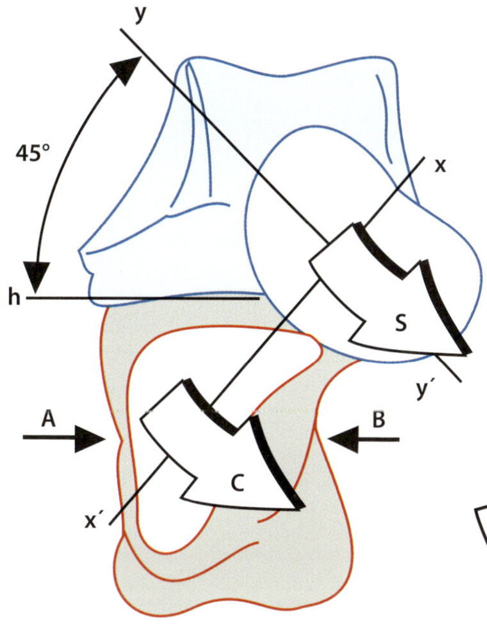

그림 41

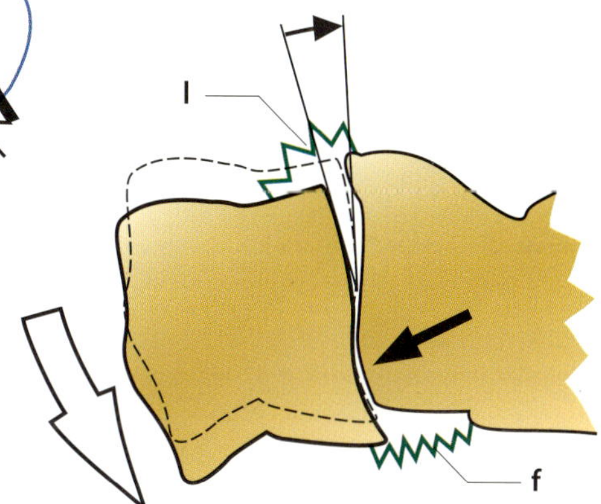

그림 47

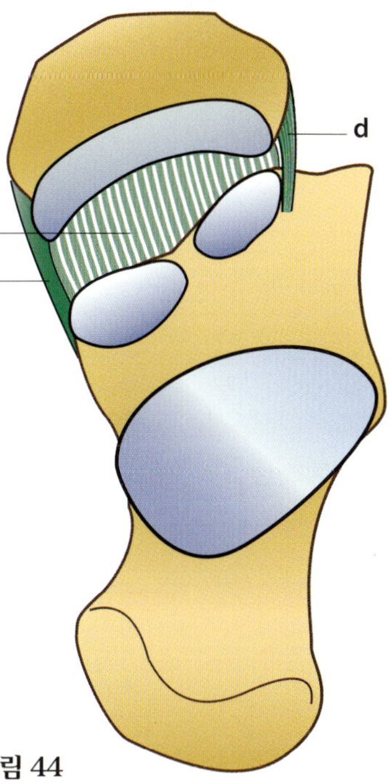

그림 44

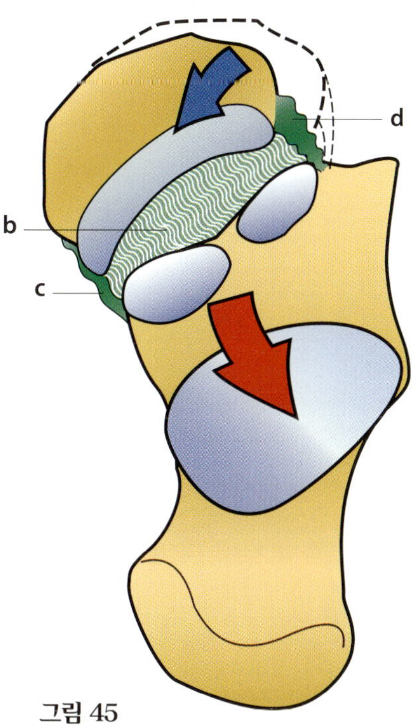

그림 45

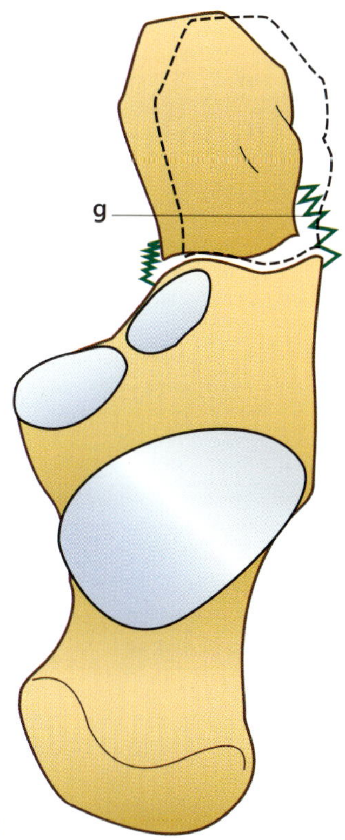

그림 48

몸쪽발목뼈사이관절의 전체적 기능

몸쪽 발목뼈의 해부학 표본을 조사하고 조작하다 보면 이 관절들이 모두 불가분의 기능적 단위를 이루고 있다는 점이 분명해진다. **발 뒤부의 관절복합체**는 발바닥 둥근천장 전체의 방향과 모양을 상황에 맞게 바꾸는 임무를 맡고 있는 것이다.

목말밑관절과 가로발목뼈관절은 역학적으로 연결되어 있으며 **Henke의 축** mn을 중심으로 자유도 1인 사실상의 단일한 관절을 형성한다(권말의 '발의 모형'도 참조).

다음 쪽의 도식은 몸쪽 발목뼈를 이루는 4개의 뼈를 2개의 시점에서 보여준다. **앞가쪽** 그림(그림 49, 51)과 **앞쪽** 그림(그림 50, 52)이다. 각각의 그림에서 수직면 상으로 **안쪽들림** I(그림 49, 50)와 **가쪽들림** E(그림 51, 52)에 해당하는 그림이 나란히 배치되어 있다. 결과적으로 고정되어 있다고 가정한 목말뼈에 대한 발배뼈-입방뼈 쌍의 방향 변화를 제대로 살펴볼 수 있다.

안쪽들림 운동(그림 49, 50)

- 뒤정강근이 발배뼈(Nav)를 끌어당기면서 목말뼈머리(d)의 위가쪽 부분을 노출시킨다.
- 발배뼈는 입방발배인대의 도움을 받아 입방뼈(Cub)를 끌고 간다.
- 그러면 입방뼈는 발꿈치뼈(Calc)를 끌어당기고, 발꿈치뼈는 목말뼈(Tal) 아래에서 앞으로 푹 떨어진다.
- 발목뼈굴은 최대로 벌어지고(그림 49), 뼈사이인대의 두 띠(1, 2)는 팽팽해진다.
- 발꿈치뼈의 뒤목말관절면(a′)은 앞아래쪽이 노출되는 데 반하여 목말발꿈치관절talocalcaneal joint은 위뒤쪽이 틈을 벌린다.

요약

- 발배뼈-입방뼈 쌍(그림 50)이 안쪽으로 끌려가면서(빨간색 화살표 Add) 발앞부forefoot가 앞안쪽으로 움직인다(그림 49: 빨간색 화살표).
- 동시에 발배뼈-입방뼈 쌍은 두갈래인대를 지나는 앞뒤축을 중심으로 돌아간다. 두갈래인대는 신장-비틀림의 스트레스에 능동적으로 저항한다. 이 돌림은 발배뼈의 하강과 돌림 결합, 그리고 입방뼈의 하강 때문에 일어나며 발의 뒤침(빨간색 화살표)을 일으킨다. **가쪽세로발바닥활이 꺼지면서** 발바닥이 안쪽을 바라보게 되는 것이다. 입방뼈의 다섯째발허리뼈fifth metatarsal bone 관절면 Vm은 아래 앞쪽을 향한다. **안쪽세로발바닥활의 상승**으로 발배뼈의 안쪽쐐기뼈medial cuneiform 관절면 Ic는 똑바로 앞쪽을 향한다.

가쪽들림 운동(그림 51, 52)

- 다섯째발허리뼈거친면tuberosity of fifth metatarsal bone에 닿는 짧은종아리근은 입방뼈를 가쪽과 뒤쪽으로 끌어당긴다.
- 입방뼈는 발배뼈를 끌고 가면서 목말뼈머리(d)의 위안쪽 부분을 노출시킨다.
- 발꿈치뼈는 목말뼈 아래 뒤쪽으로 살짝 떨어진다.
- 발목뼈굴은 닫히는데(그림 51) 발목뼈굴 바닥에 목말뼈가 부딪혀 이 운동이 제지된다.
- 발꿈치뼈의 뒤목말관절면(a′)의 뒤 위쪽 부분이 노출된다.

요약

- 발배뼈-입방뼈 쌍(그림 52)은 가쪽으로 당겨지고(파란색 화살표 Abd), 그럼으로써 발앞부는 앞쪽과 가쪽을 향한다(그림 51: 파란색 화살표).
- 동시에 발배뼈의 하강과 입방뼈의 벌림의 결과로 발배뼈-입방뼈 쌍은 **엎침** 방향으로 돈다(파란색 화살표). 이제 입방뼈의 다섯째발허리뼈 관절면 Vm은 앞가쪽을 향한다.
  입방뼈의 다섯째발허리뼈fifth metatarsal bone 관절면 Vm은 아래 앞쪽을 향한다.

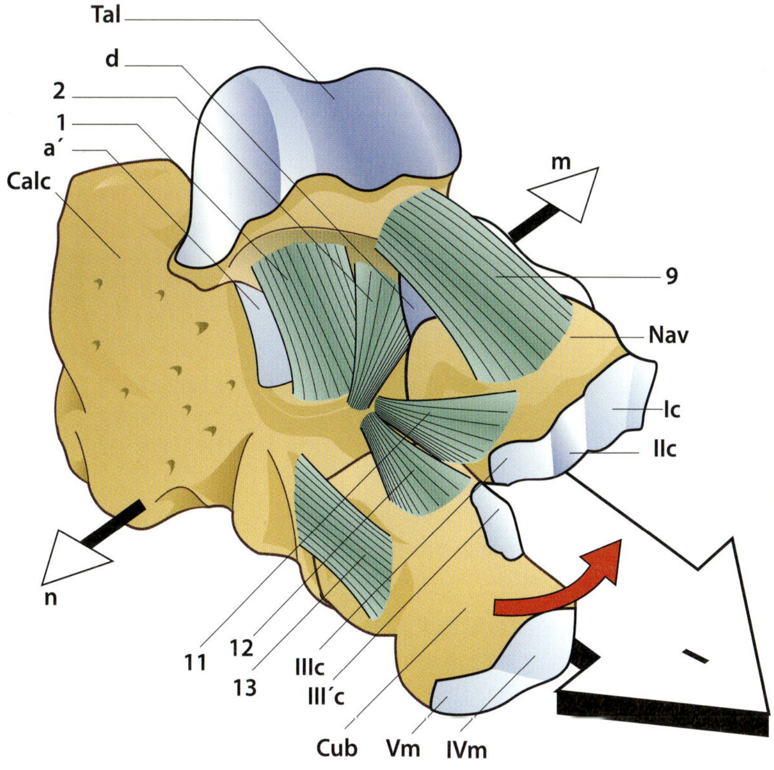

그림 49

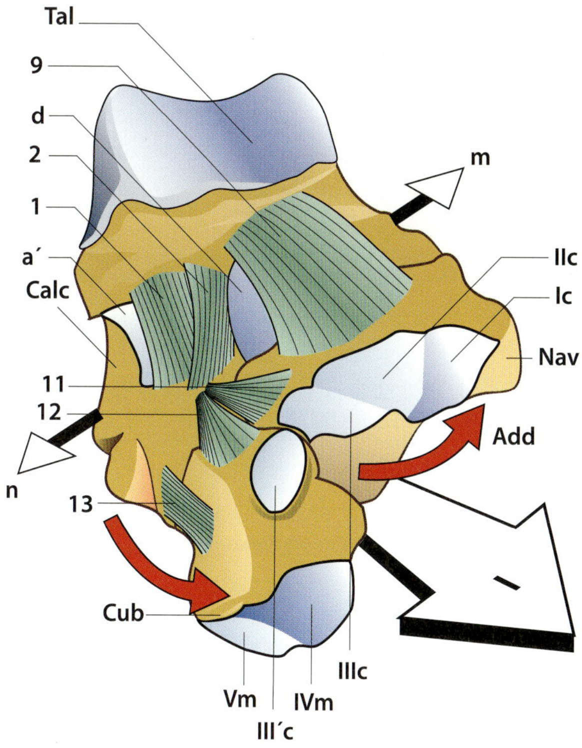

그림 50

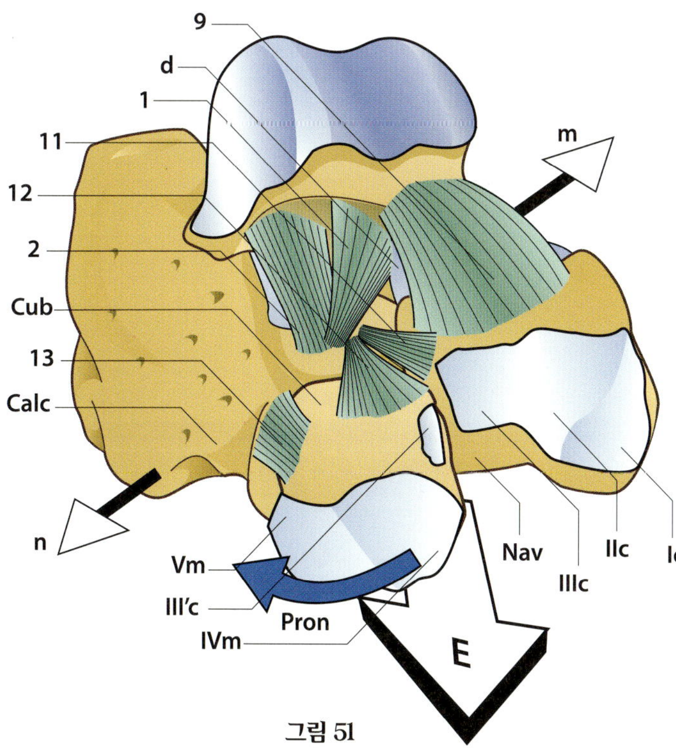

그림 51

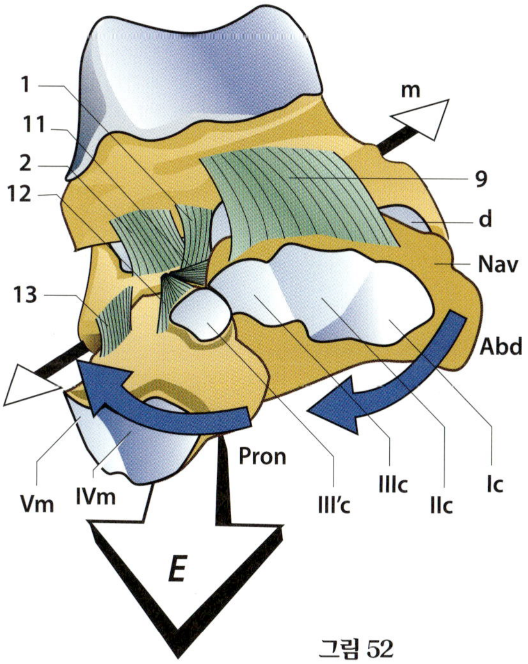

그림 52

발뒤부의 부등속 카르단 조인트[6)]

우리가 방금 정의한 **Henke의 축**은 쉽게 생각하듯이 고정불변이 아니다. 사실 이 축은 **움직이는 축**이다. 즉, 운동 중에 공간 속을 움직인다. 안쪽들림-가쪽들림 운동 중에 몸쪽 발목뼈의 연속적인 방사선영상을 연구해 보면 이런 결론을 이끌어 낼 수 있다. 방사선영상 한 쌍에서 돌림의 순간 중심instantaneous center of rotation을 겹쳐 보면 일치하지 않는다. 이런 관찰 결과는 Henke의 축(그림 53)이 **시작 위치**(1)에서 **끝 위치**(2)에 걸쳐 변화하며, 그 중간 단계에서는 왜곡된 평면을 그리면서 움직인다는 가설을 확인해 준다. 이에 대해 컴퓨터를 사용해서 수학적으로 증명해야 한다.

발뒤부에는 **연속하는 두 개의 평행하지 않은 축**, 즉 **발목관절 축**과 **Henke의 축**이 있다. 방금 보았듯, 후자는 목말밑관절과 가로발목뼈관절의 공통 축이다. 그러므로 카르단 조인트를 발뒤부의 관절복합체에 대한 역학적 모형으로 사용할 수 있다.

공업역학에서 카르단 조인트(그림 54)는 서로 직각으로 교차하는 2개의 축이 있고 두 개의 회전 샤프트가 있는 조인트로 정의한다. 이런 축이음은 두 샤프트가 예를 들어 45°와 같이 일정한 한도 내의 각을 이룬다면 한 샤프트에서 다른 샤프트로 회전 운동을 전달한다. 전륜구동 차에서는 카르단 조인트가 동력을 받는 두 바퀴를 연결하는 차축과 구동축 사이에 들어간다. 또한 샤프트의 위치와 무관하게 작동하는 짝힘은 동일하기 때문에 등속 조인트(等速 joint)라고도 한다.

생체역학에서는 이런 유형의 관절이 3개 있다.

- 복장빗장관절sternoclavicular joint: 안장관절saddle joint
- 손목관절radiocarpal joint: 타원관절condylar joint 유형의 관절복합체
- 큰마름손허리관절trapeziometacarpal joint: 또 다른 안장관절(제1권에서 자세히 기술함).

발뒤부와 관련해서 중요한 차이점은 발뒤부가 부등속不等速 카르단 조인트라는 것이다. 이것이 뜻하는 바는 일정하지 않다는 것이다. 즉, **축이** 공간에서 직각으로 교차하는 것이 아니라 **비스듬하게 교차한다**는 것이다. 시연을 위해 이런 부등속 카르단 조인트의 역학적 모형(그림 55)을 발목관절 그림 위에 겹쳐 놓았다. 이를 통해 다음을 알 수 있다.

- 정강뼈 A와 발앞부 뼈대 B
- 앞안쪽으로 약간 비스듬하게 뻗은 발목관절talocrural joint의 가로축 XX′
- 뒤에서 앞으로, 아래에서 위로, 가쪽에서 안쪽으로 비스듬하게 뻗은 Henke의 축 YY′
- 중간 부품 C는 뼈로 된 부분은 없으나 일그러진 사면체 모양으로 마주보는 두 변에 카르단 조인트의 두 축이 있다.

이 두 축이 직각이 아니기 때문에 발뒤부 관절복합체의 운동에 **우선적인 방향이 생긴다.** 두 축과 관련해서 조직된 근육들(220쪽 참고)은 단 두 가지 형태의 운동만 일으킬 수 있다. 다른 형태의 운동은 역학적으로 불가능하다.

- **안쪽들림**(그림 56)은 발을 펴고 발바닥을 안쪽으로 향하게 한다.
- **가쪽들림**(그림 57)은 종아리에 대해 발을 굽히게 하고 발바닥을 가쪽으로 향하게 한다.

이 부등속 카르단 조인트의 기전을 이해하는 것이 발 근육의 작용과 발바닥의 방향, 발의 정역학과 동역학의 기초다.

6) '카르단 조인트(cardan joint)'는 이를 고안한 지롤라모 카르다노(Girolamo Cardano, 1501~1576)의 이름을 따라서 명명되었다. 수직 관계인 두 개의 축으로 이루어진 이 조인트는 전후좌우로 흔들리는 배 위에서 나침반을 고정시켜 줌으로써, 항해에서 매우 유용하게 활용되었다. 영미권에서는 이를 '유니버설 조인트(universal joint)'라고 부르는데, 이는 잘못된 것으로 프랑스어권에서 이는 오히려 볼 조인트를 의미하는 표현에 가깝기 때문이다.

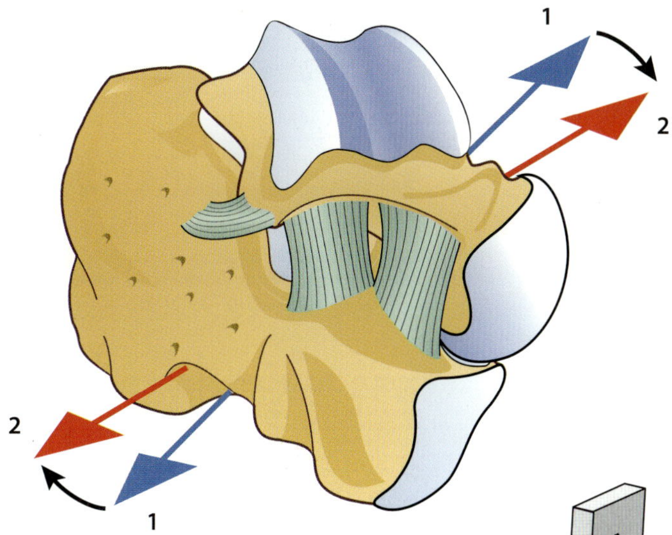

그림 53

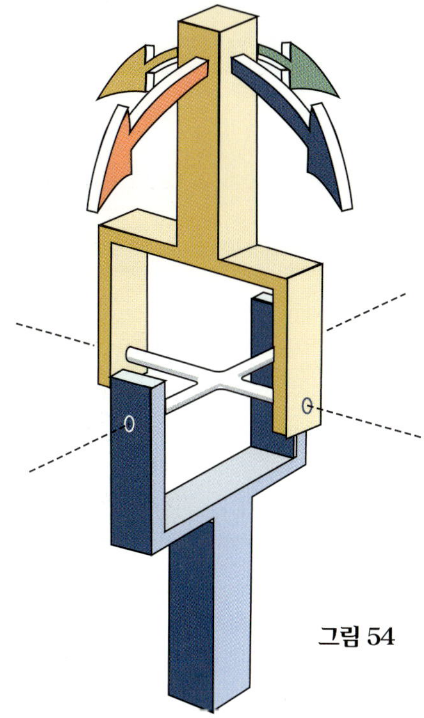

그림 54

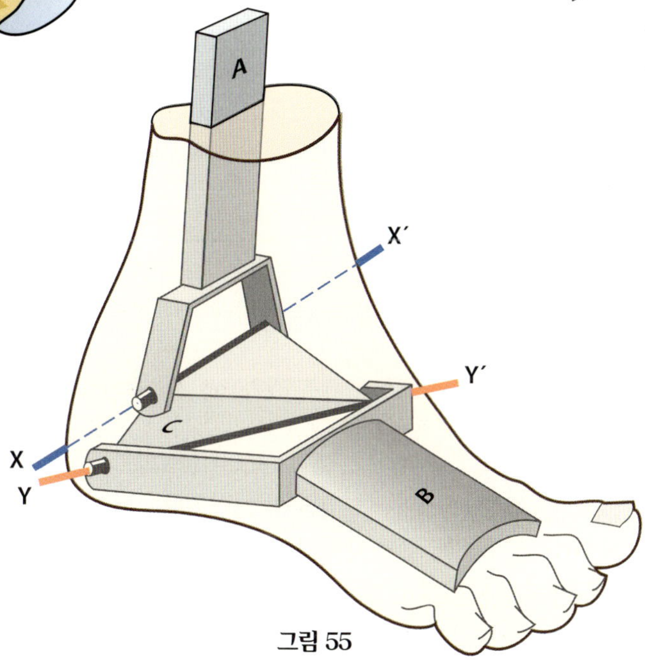

그림 55

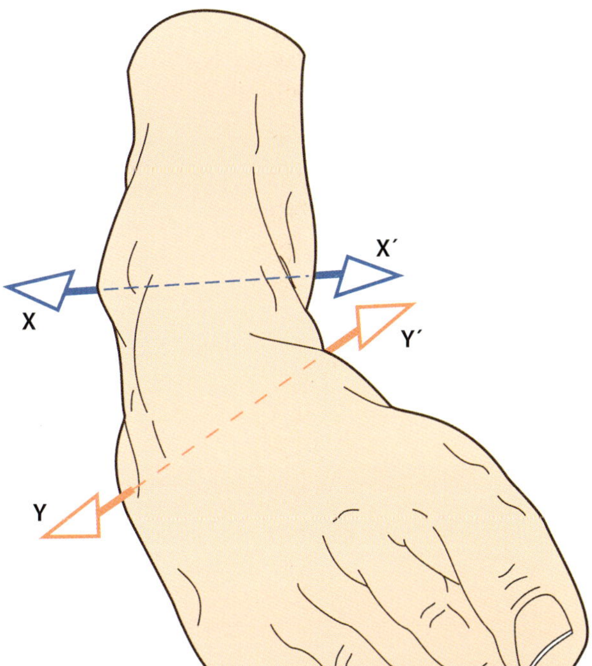

그림 56

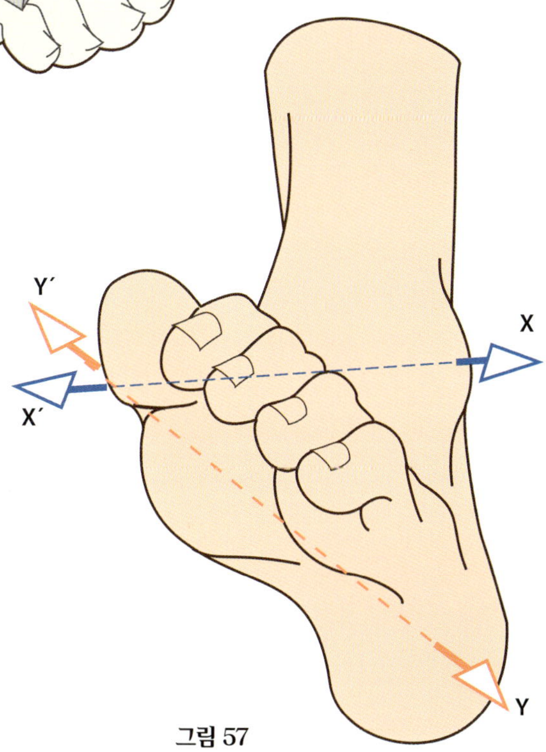

그림 57

안쪽들림과 가쪽들림의 인대 연쇄

발의 안쪽들림과 가쪽들림 운동은 다음 두 종류의 저항 인자의 제한을 받는다.

- 뼈의 충돌
- 발뒤부의 인대 연쇄

안쪽들림 운동 제한 인자

앞서 보았듯이 안쪽들림 중에는 발꿈치뼈가 아래 안쪽으로 주저앉으면서 목말뼈가 발꿈치뼈 뒤목말관절면의 윗부분으로 올라가서 뼈의 저항을 받지 않게 된다. 한편 발배뼈가 뼈의 제지를 받지 않은 채 아래 안쪽으로 미끄러지면서 뒤목말관절면의 앞 아래쪽 부분과 함께 목말뼈머리도 노출된다.

따라서 안쪽들림은 안쪽복사를 제외한 어떤 뼈 옆면의 제약도 받지 않는다. 안쪽복사가 목말뼈도르래를 제자리에 붙잡아 둘 뿐이다.

따라서 안쪽들림을 제한하는 것은 일련의 인대들뿐이다. 이 인대들이 팽팽해지면서 두 개의 긴장선$_{\text{line of tension}}$을 만든다(그림 58).

- **제1긴장선**은 가쪽복사에서 시작한다. 발목관절의 가쪽인대(1)의 앞띠를 따라 이어진다. 두 갈래로 나뉘어 발꿈치뼈와 입방뼈에 도달하는 과정에서 다음 인대를 지난다. 뼈사이인대(2, 3), 두갈래인대의 가쪽 발꿈치입방인대(7), 등쪽발꿈치입방인대(6), **바닥쪽발꿈치입방인대**(그림에는 보이지 않음), 두갈래인대의 발꿈치발배인대(8). 그리고 끝으로 목말뼈에서 목말발배인대(5)를 통해 발배뼈로 펼쳐진다.
- **제2긴장선**은 안쪽복사에서 시작해 발목관절 안쪽인대의 뒤띠(그림에는 보이지 않음)를 따라가다가 뒤목말발꿈치인대(그림에는 보이지 않음)에 이른다.

따라서 안쪽들림에서는 목말뼈가 두 개의 인대가 들어오고 세 개의 인대가 나가는 중계소 역할을 한다.

가쪽들림 운동 제한 인자

가쪽들림에서(그림 59) 목말뼈 아랫면의 주된 뒤발꿈치관절면은 발꿈치뼈 뒤목말관절면의 경사를 따라 미끄러져 내려가다가 결국 발목뼈굴 바닥 높이에서 발꿈치뼈의 윗면과 부딪힌다. 목말뼈의 가쪽옆면은 가쪽으로 당겨지면서 가쪽복사와 충돌하는데, 이때 이 운동이 제지되지 않으면 골절의 위험이 있다. **따라서 가쪽들림 제한에서는 뼈와 뼈의 접촉이 지배적인 역할을 한다.**

가쪽들림을 제한하는 인대 연쇄 역시 다음 두 가지 긴장선을 만든다.

- **제1긴장선**은 안쪽복사에서 시작하며 발목관절 안쪽인대의 앞띠의 2개의 층을 통해 이어진다.
  - 얕은 층은 세모인대(9)로 안쪽복사를 발배뼈와 발꿈치뼈에 직접 이어주고 있다. 발배뼈와 발꿈치뼈는 용수철인대(11)가 결합시키고 있다.
  - 깊은 층(10)은 앞정강목말인대(그림에는 보이지 않음)를 통해 안쪽복사와 목말뼈를 이어주고 있으며 뼈사이인대(12)를 통해 안쪽복사와 발꿈치뼈를 이어준다.
  - 발꿈치뼈까지 펼쳐진다. 발꿈치뼈는 두갈래인대에 의해 입방뼈와 발배뼈로 연결된다. 두갈래인대는 두 갈래로 나뉘어 하나는 입방뼈(7), 다른 하나는 발배뼈(8)와 이어진다. 안쪽들림과 가쪽들림 모두에서 이 인대가 세 뼈를 단단히 붙잡아주고 있다는 점은 분명하다.
  - 바닥쪽발꿈치입방인대(그림에는 보이지 않음)를 통해 발바닥을 따라 펼쳐져 있다.
- **제2긴장선**은 가쪽복사에서 시작한다.
  - 발목관절 가쪽인대의 뒤띠(그림에는 보이지 않음)를 통해 목말뼈까지 펼쳐지고, 그 다음에는 가쪽목말발꿈치인대(13)를 통해 발꿈치뼈까지 이어진다.
  - 또한 발목관절 가쪽인대의 중간띠를 통해 발꿈치뼈까지 직접 뻗친다(4).

결론적으로 목말뼈 중계소는 **두 개의 인대를 받고 두 개의 인대를 내보낸다.**

대략적인 결론을 내자면 **안쪽들림은 인대**, 특히 발목관절 가쪽인대의 앞띠를 **찢으면서** 종종 염좌를 일으키는 반면 **가쪽들림은 가쪽복사부터 시작해 두 복사의 골절을 일으킨다.**

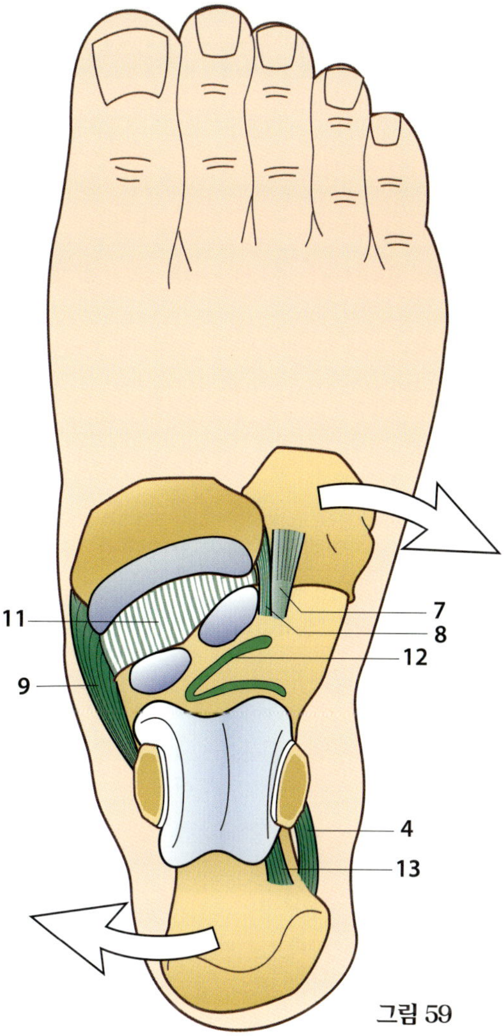

그림 59

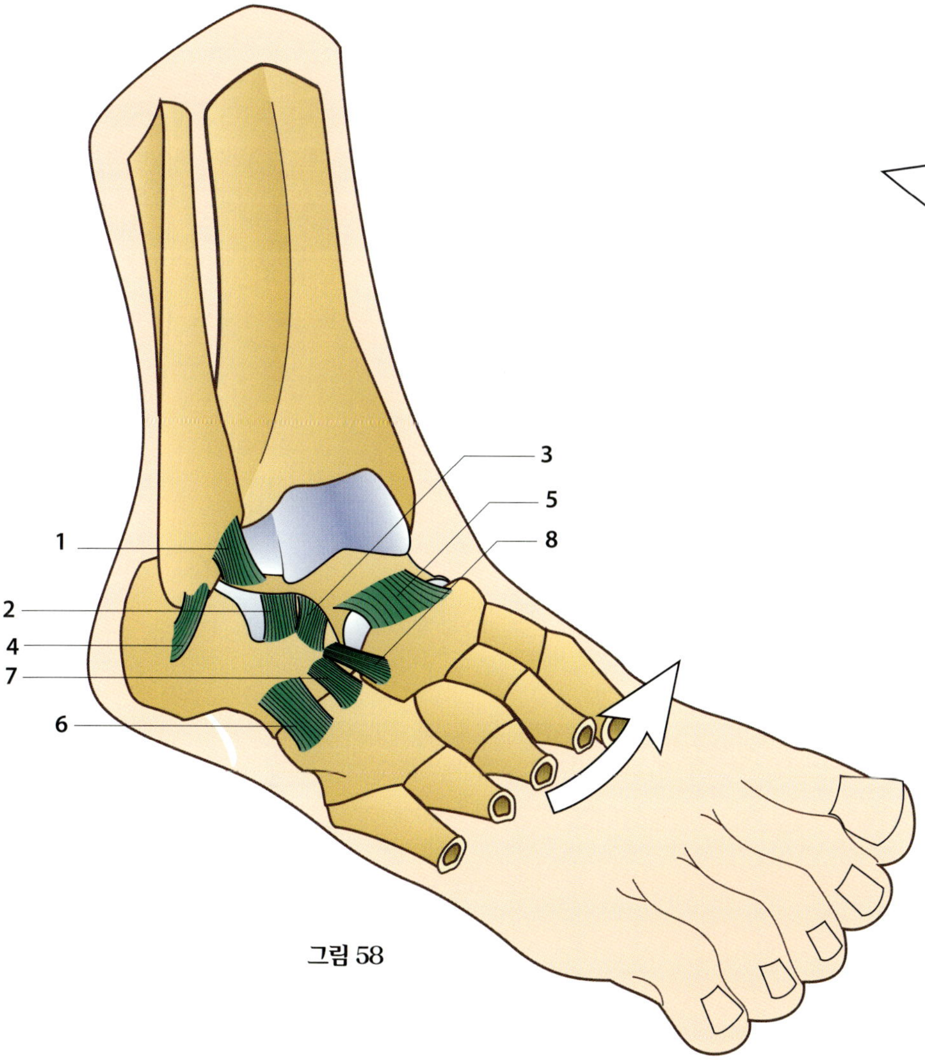

그림 58

쐐기발배관절, 쐐기사이관절, 발목발허리관절

이 관절들은 모두 작은 범위의 미끄럼과 벌어짐 운동을 하는 **평면관절**이다.

발배뼈-입방뼈 쌍(그림 60: 정면 그림)에서 **안쪽 · 중간 · 가쪽쐐기뼈**medial, intermediate and lateral cuneiforms(C1, C2, C3)와 각각 관절을 이루는 **발배뼈의 3개의 관절면**(Ic, IIc, IIIc), 그리고 **다섯째발허리뼈**(Vm), **넷째발허리뼈**(IVm), **가쪽쐐기뼈**(III'c)와 각각 관절을 이루는 **입방뼈의 3개의 관절면**을 구분할 수 있다. 또 입방뼈는 입방발배관절cuboideonavicular joint(화살표)에서 발배뼈의 가쪽 끝을 지지한다.

앞가쪽을 벌린 그림(그림 61)은 인위적으로 들어 올린 안쪽 · 중간 · 가쪽쐐기뼈가 어떻게 발배뼈-입방뼈 쌍과 관절면을 이루는지 보여준다. 양방향 화살표는 가쪽쐐기뼈가 어떻게 입방뼈의 한 관절면(III'c)에 얹혀 있는지 보여준다. 이 관절면(III'c)은 발배뼈와의 관절면 바로 있으며 쐐기입방관절cuneocuboid joint을 이룬다.

쐐기사이관절intercuneiform joints(그림 62: 쐐기발배관절, 쐐기사이관절, 발목발허리관절 일부를 위쪽 그림)은 관절면과 뼈사이인대가 있다. 안쪽쐐기뼈(C1)와 중간쐐기뼈(C2) 사이의 인대(19)는 절개되어 있고, 중간쐐기뼈(C2)와 가쪽쐐기뼈(C3) 사이의 인대(20)는 그대로 있다.

발목발허리관절(그림 64: 위쪽 그림)은 몸쪽 안쪽에서는 3개의 쐐기뼈, 몸쪽 가쪽에서는 입방뼈(Cub), 먼쪽에서는 5개의 발허리뼈(M1, M2, M3, M4, M5)의 바닥으로 이루어져 있다. 단단하게 연속적으로 맞물린 평면관절로 되어 있다. 열린 관절의 발등쪽 그림(그림 63: Rouvière에 따름)은 여러 발목뼈 관절면과 그에 대응되는 발허리뼈 관절면을 보여준다.

3개의 관절면이 있는 둘째발허리뼈(M2)의 바닥은 가쪽쐐기뼈(C3)의 안쪽 관절면(IImC3), 중간쐐기뼈(C2)의 앞쪽 관절면(IImC2), 안쪽쐐기뼈(C1)의 가쪽 관절면(IImC1)이 형성하는 쐐기뼈 장붓구멍cuneiform mortise에 쏙 들어가 있다. 발목발허리관절은 관절을 위에서 절개하고 첫째발허리뼈를 축을 중심으로 돌리고(화살표 1), 셋째발허리뼈를 가쪽으로 당기면(화살표 2) 잘 보이는 **강력한 인대**로 결합되어 있다. 이 인대들은 다음과 같다.

- 안쪽으로는 **강한 두갈래인대**(18). C1의 가쪽면에서 출발해 둘째발허리뼈바닥base of second metatarsal 안쪽면에 이른다. 발중간부midfoot 관절분리절단disarticulation에서 핵심적인 인대다.
- 가쪽으로는 C2와 M2 사이(21), C3과 M3 사이(22)에 있는 곧은섬유straight fiber를 포함하는 인대 조직, 그리고 C3과 M2 사이(23), C2와 M3 사이(24)에 있는 교차섬유crossed fiber로 구성된 인대 조직.

발목발허리관절의 견고함은 각각의 발허리뼈바닥에서 대응되는 발목뼈, 그리고 인접한 발허리뼈바닥까지 뻗친 수많은 인대(그림 64: 발등쪽 그림, 그림 65: 발바닥쪽 그림)에 달려 있다. 특히 발등면(그림 64)에서는 인대가 둘째발허리뼈바닥에서 출발해 주변 모든 뼈들로 뻗어 나간다. 발바닥면(그림 65)에서는 인대가 안쪽쐐기뼈에서 출발해 처음 3개의 발허리뼈에 도달한다. 첫째발허리뼈바닥base of first metatarsal 발바닥면에는 발바닥고랑plantar groove(흰색 화살표, 25)을 뻗고 있는 긴종아리근(FL) 힘줄이 닿는다. 짧은종아리근(FB) 힘줄은 다섯째발허리뼈거친면에 닿는다. 2개의 도식에서는 **발목발허리관절의 관절 간극**이 빨간색 파선으로 그려져 있다.

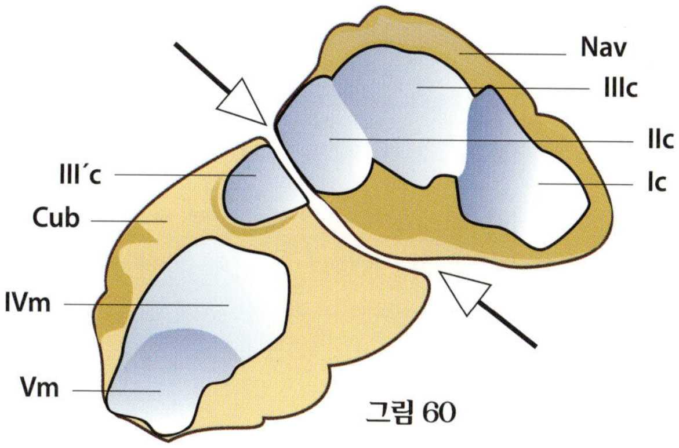

그림 60

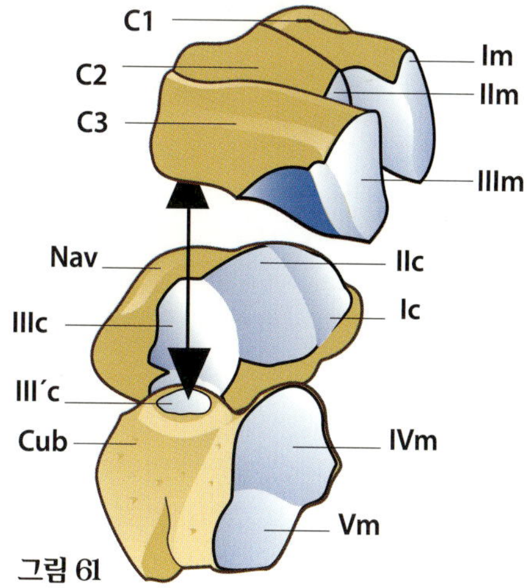

그림 61

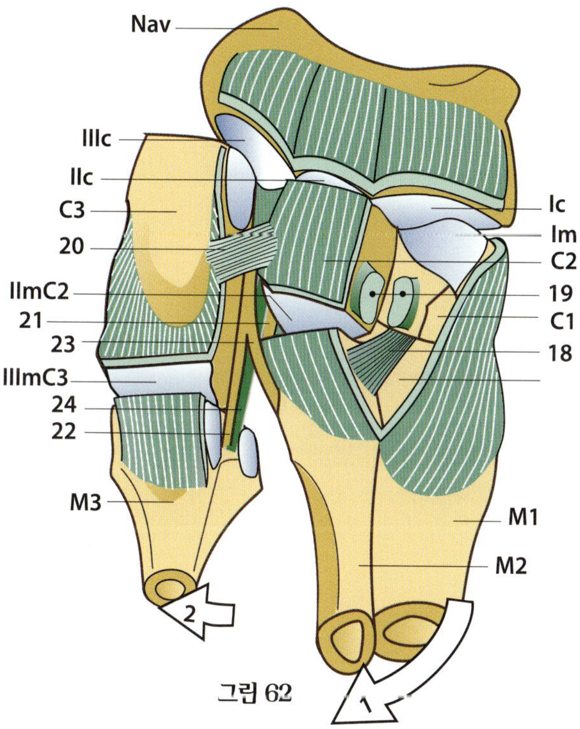

그림 62

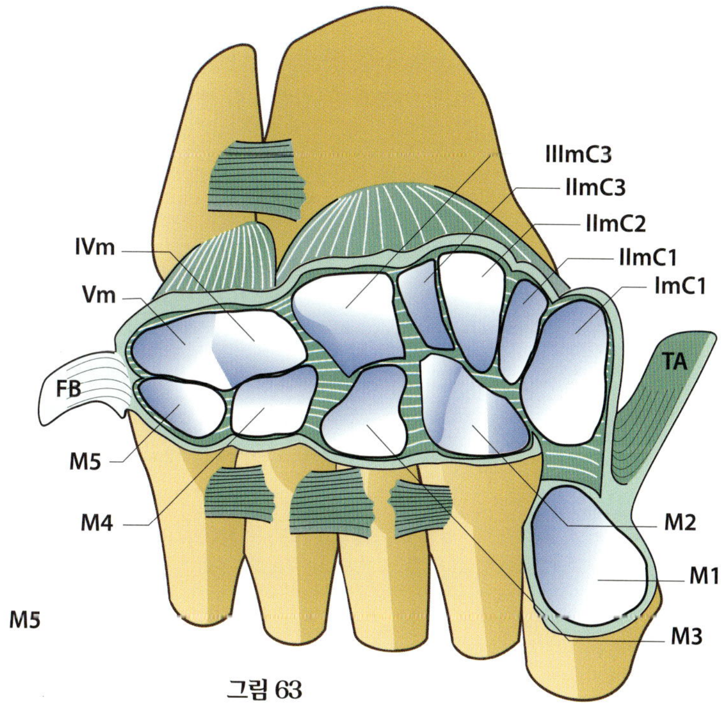

그림 63

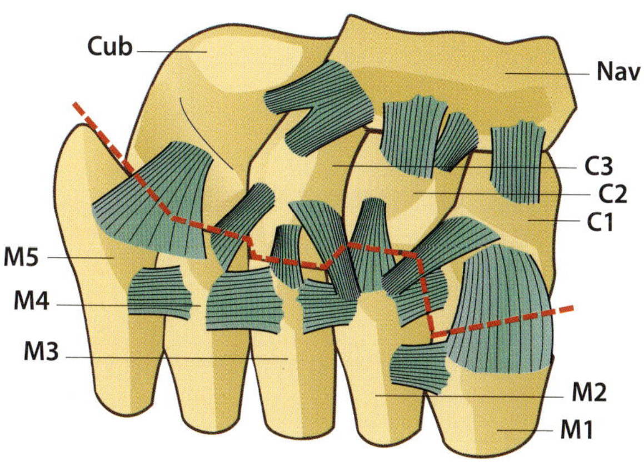

그림 64

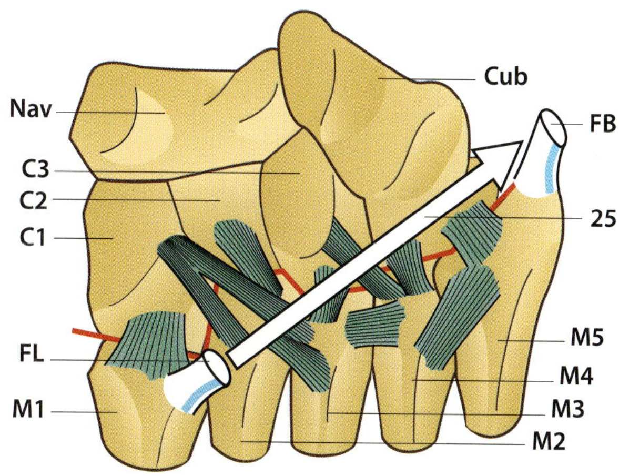

그림 65

먼쪽발목뼈사이관절과 발목발허리관절의 운동

쐐기사이관절(그림 66: 관상 단면)은 약간의 수직 운동이 일어나게 하며 가로발바닥활transverse arch of foot의 만곡을 변형시킨다(241쪽 참고). 가쪽쐐기뼈(C3)는 입방뼈(Cub)에 얹혀 있는데, 입방뼈의 안쪽 1/3(진한 색깔)이 쐐기뼈 아치를 떠받치고 있다. **발의 긴축**(그림 67: 시상 단면)을 따라서 발배뼈에 대해 쐐기뼈가 약간 전위되어 있는데 그 덕분에 안쪽세로활의 만곡에 변화가 생긴다(236쪽 참고).

발목발허리관절의 운동(그림 68: 위쪽 그림)은 (해부학 교과서에 아주 잘 묘사되어 있는) 관절 간극의 모양과 관절면의 방향에서 추론할 수 있다.

- **전체적으로** 발목발허리관절의 간극은 안쪽에서 가쪽으로, 위에서 아래로, 앞에서 뒤로 비스듬하다. 안쪽 끝은 가쪽 끝보다 2cm 앞쪽에 있다. 이 발허리뼈 굽힘-폄 축의 **전체적인 기울기**는 Henke의 축과 마찬가지로 **가쪽들림-안쪽들림 운동**에 일정한 역할을 한다(권말의 '발의 역학적 모형' 참고).
- 쐐기뼈가 돌출한 정도는 등비수열을 따른다. 가쪽쐐기뼈(C3)는 입방뼈보다(Cub) 2mm 돌출해 있다. 가쪽쐐기뼈는 중간쐐기뼈(C2)보다 4mm 돌출해 있다. 안쪽쐐기뼈(Cm)는 중간쐐기뼈보다 8mm 돌출해 있다.

이렇게 형성된 **쐐기뼈 장붓구멍**은 둘째발허리뼈바닥을 형성하고, 둘째발허리뼈는 발허리뼈 중에서 가장 가동성이 적어서 **발바닥 등근천장의 용마루**가 된다(240쪽 참고).

- 발목발허리관절 간극 양쪽의 두 끝부분은 **서로 반대 방향으로 비스듬하다.** 즉 M1과 C1 사이의 간극은 앞가쪽 방향으로 비스듬하며, 그 연장선은 다섯째발허리뼈(M5)의 중앙을 지난다. 반대로 M5와 Cub 사이의 간극은 앞안쪽 방향으로 비스듬하며, 그 연장선은 첫째발허리뼈머리head of M1 부근을 지난다.

그러므로 (가장 가동성이 있는) 양쪽 끝의 발허리뼈 두 개의 굽힘-폄 축은 긴축에 수직이 아니라 **비스듬하다.** 그 결과 이 **양쪽 끝의 발허리뼈는 시상면에서 운동하지 않는다.** 원뿔면 위에서 운동한다. 굽힘에서는 동시에 발의 축을 향해 운동한다(그림 70: 양쪽 끝 발허리뼈를 포함한 발목발허리관절을 도식화한 위가쪽 그림).

- 첫째발허리뼈머리의 운동 aa′은 굽힘 성분 F와 15° 벌림 성분 Abd를 포함하고 있다(Fick에 따름).
- 이와 대칭적으로 다섯째발허리뼈머리head of M5의 운동 bb′은 굽힘 성분 F와 동반되는 모음 성분 Add로 구성된다.

따라서 이들 발허리뼈머리는 아래로 움직이는 동시에 발의 축을 향해 움직인다. 그럼으로써 먼쪽가로발바닥활distal transverse arch of foot의 만곡이 커지고(그림 70) 곡선 a′b′(빨간색 파선)을 따라 먼쪽가로활이 옴폭 들어가게 된다. 반대로 발허리뼈를 펴면 이어서 먼쪽가로활은 평평해진다(권말의 '발의 역학적 모형' 참고).

양쪽 끝의 발허리뼈 두 개가 서로 가까워지는 이 운동은 또한 관절면의 가로축 xx′과 yy′의 도움도 받는다(그림 69: 입방뼈와 쐐기뼈의 앞쪽 관절면 그림). 운동은 두꺼운 양방향 화살표로 표현되어 있다. 먼쪽가로활의 공간이 커지고 평평해지는 이 운동을 도식적으로 나타내면 그림 71과 같다.

따라서 먼쪽가로활의 만곡의 변화는 발목발허리관절에서 일어나는 운동의 직접적 결과이다.

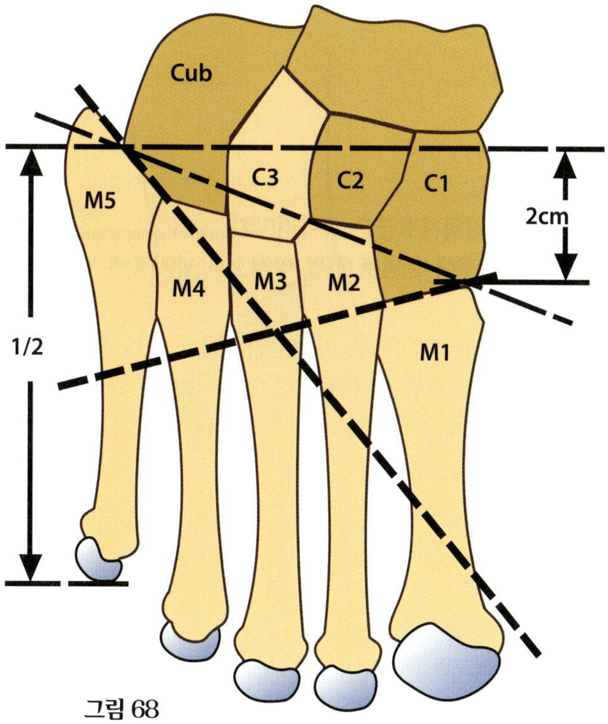

그림 68

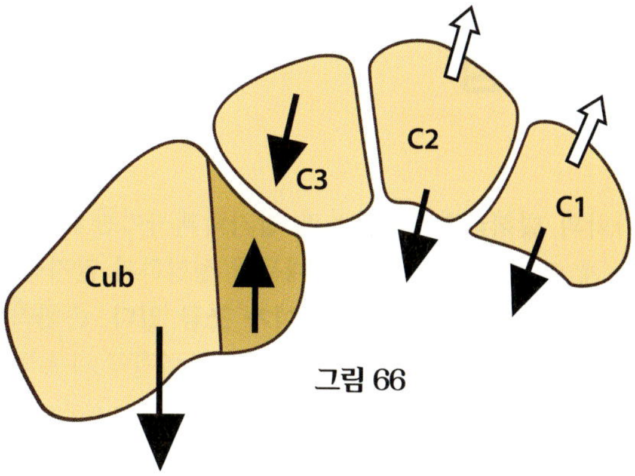

그림 66

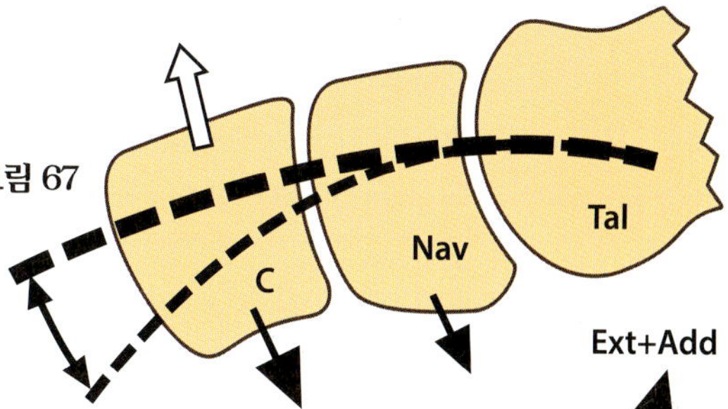

그림 67

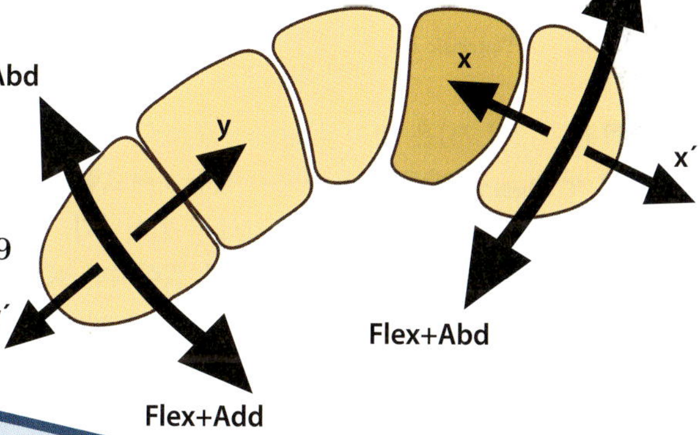

그림 69

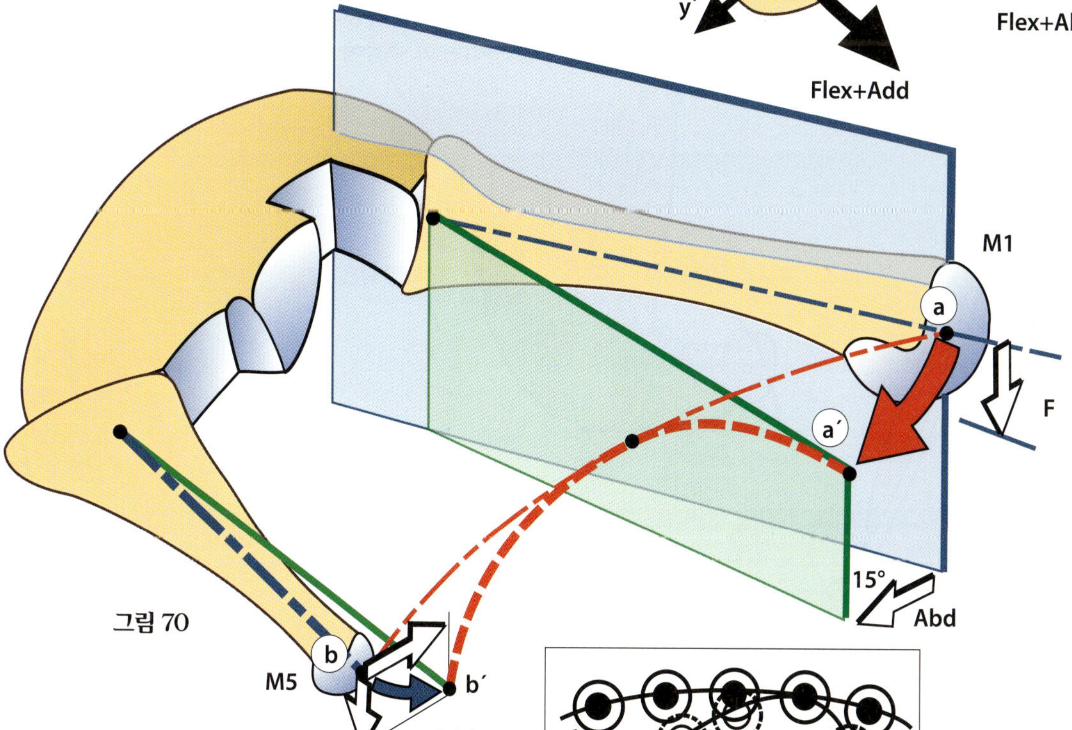

그림 70

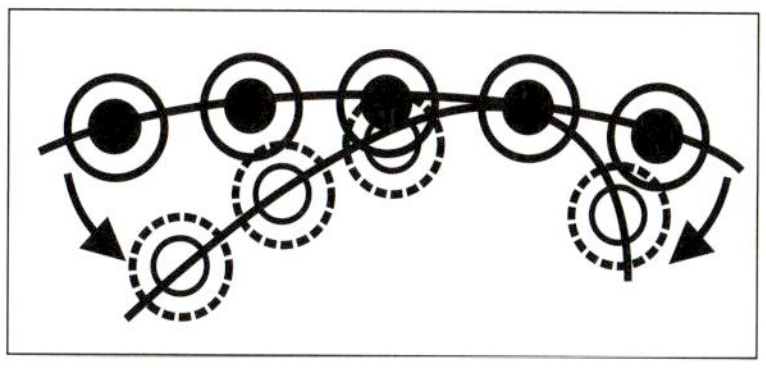
그림 71

종아리의 칸

손과 손가락의 외인근육을 포함하고 있는 아래팔과 마찬가지로 종아리는 발과 발가락의 외인근육을 포함하고 있다.

오른쪽 종아리의 위쪽 1/3 단면과(그림 77) 중간 부분 단면(그림 79)의 아랫부분을 보면 정강뼈(T)와 종아리뼈(F)를 근육들이 감싸고 있는 모습이 잘 보인다. 두 뼈 사이에는 **종아리뼈사이막**(1)이 마치 중앙 격벽처럼 있고 종아리는 **얕은근막**superficial fascia(2)에 싸여 있는데, 이는 신축성이 없는 조직으로 하나로 이어지면서 마치 케이스와 같은 형태를 이룬다. 안쪽으로는 얕은근막이 정강뼈의 안쪽면을 직접 감싸고 있고, 그렇기 때문에 정강뼈는 피부 바로 아래에 있게 된다. 반면 가쪽으로는 종아리뼈가 깊이 있고 **2개의 섬유성 사이막**fibrous septum, 즉 **뒤종아리근육사이막**posterior intermuscular septum of leg(3) **앞종아리근육사이막**anterior intermuscular septum of leg(4)에 연결되어 있다.

그 결과 종아리에는 **3개의 공간**과 **4개의 근막 칸**이 있다(그림 78: 뒤가쪽 그림, 정강뼈는 종아리뼈보다 높은 수준에서 절단되어 있다).

- **종아리앞칸**(화살표 1)은 뼈사이막과 앞종아리근육사이막에 싸여 있고 발목 굽힘근육과 발가락 폄근육을 포함하고 있다.
- **종아리가쪽칸**lateral compartment of leg(화살표 2)은 두 개의 근육사이막이 경계를 이루고 종아리근이 속을 채우고 있다.
- 종아리의 뒤에는 **종아리뒤칸**posterior compartment of leg이 있다. 이 칸은 정강뼈의 안쪽모서리와 종아리뼈의 뒤가쪽모서리 사이에 뻗어 있는 깊은근막(5)에 의해 다시 두 부분으로 나뉜다.
  - 정강뼈와 뼈사이막 사이에 있는 **깊은부분**(화살표 3)은 발가락 굽힘근육과 몇몇 발목 폄근육을 포함하고 있다.
  - 깊은근막과 얕은근막 사이에 있는 **얕은부분**(화살표 4)에는 강력한 발목 폄근육, 즉 장딴지세갈래근이 있다.

종아리앞칸(그림 80: 종아리 앞쪽 그림)에는 안쪽에서 가쪽으로 4개의 근육이 있다.

- **앞정강근**(6)은 정강뼈, 뼈사이막의 안쪽 1/2(1), 얕은근막의 깊은면 위쪽 1/4 지점(7)에서 인다. 칸의 안쪽 절반을 차지하는 두툼한 힘살에서 강한 먼쪽 힘줄(TA)이 일고, 이 힘줄은 **아래폄근지지띠**의 **위갈래**(8)와 **아래갈래**(9)가 발목관절 앞쪽에서 붙잡고 있다.
- **긴엄지폄근**(10)은 앞정강근보다 약간 먼쪽에 있고 종아리뼈의 안쪽면과 뼈사이막에서 인다. 먼쪽 힘줄(EHL)은 앞정강근과 평행하게 나 있고 아래폄근지지띠의 두 갈래보다 깊이 지나간다.
- **긴발가락폄근**(11)은 긴엄지폄근보다 몸쪽 가쪽에서 종아리뼈, 뼈사이막, 깊은근막의 깊은면 위쪽 1/4 지점에서 일어난다(12). 먼쪽 힘줄(EDL)은 앞서 언급한 두 근육의 가쪽으로 나 있고 아래폄근지지띠의 가쪽부분보다 깊이 지나간다.
- (없는 경우가 흔한) **셋째종아리근**(13)은 종아리뼈의 가쪽면 아래 1/2 지점에서 일고, 비교적 가느다란 힘줄(FT)은 아래폄근지지띠의 가쪽부분보다 깊이 나 있다.

앞정강동맥anterior tibial artery(14)(그림 77, 79)은 동반정맥과 함께 정강뼈와 종아리뼈, 뼈사이막의 위모서리가 이루는 타원형의 구멍을 통과하여 종아리앞칸 깊이 지난다. 옆에는 깊은종아리신경deep fibular nerve(15)이 있다.

종아리가쪽칸(그림 81: 종아리의 가쪽 그림)은 2개의 종아리근을 포함하고 있다.

- **긴종아리근**(16)은 몸쪽 종아리뼈의 가쪽면(17), 뒤종아리근육사이막(3), 앞종아리근육사이막(4)과 깊은근막의 위쪽 1/4 지점의 깊은면에서 인다. 힘줄(18)은 가쪽복사의 뒤모서리를 향해 내려간다.
- **짧은종아리근**(19)은 긴종아리근의 먼쪽에서 종아리뼈의 가쪽면과 두 근육사이막을 포괄하는 구역(20)에서 일어난다. 힘줄(21)은 긴종아리근의 앞쪽을 따라 내려가다가 가쪽복사의 뒤모서리에 있는 **뼈섬유고랑**osteofibrous groove로 들어가고 발목의 위치와 무관하게 붙잡아 둔다. 이곳에서 나오자마자 입방뼈의 가쪽모서리로 방향을 튼다.

종아리동맥fibular artery(22)은 **종아리신경**fibular nerve(23)을 동반하고 뒤종아리근육사이막을 가로질러 종아리가쪽칸의 위쪽으로 들어간다. 이는 앞종아리근육사이막(24)을 가로지르는 가지를 하나 내는데(24), 이는 앞정강동맥과 문합을 이룬다. 그 이후에는 종아리가쪽칸 내에서 하행하다가 종아리 중간 부분에서 앞종아리근육사이막(25)을 관통하여 다시 앞정강동맥과 합류한다.

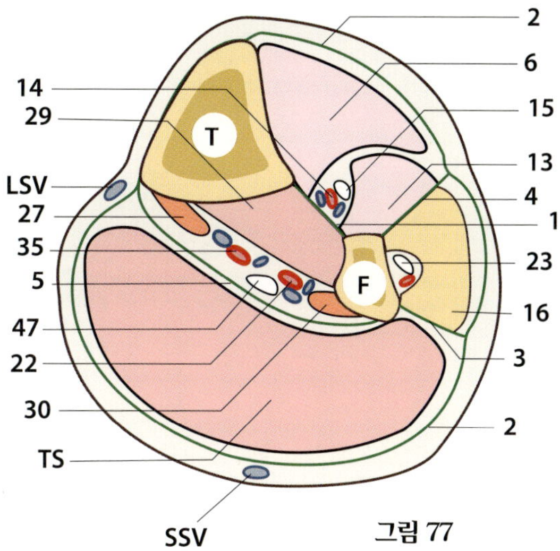

그림 77

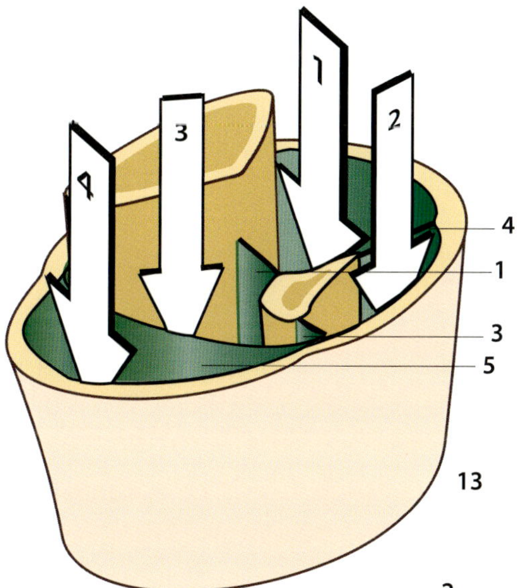

그림 78

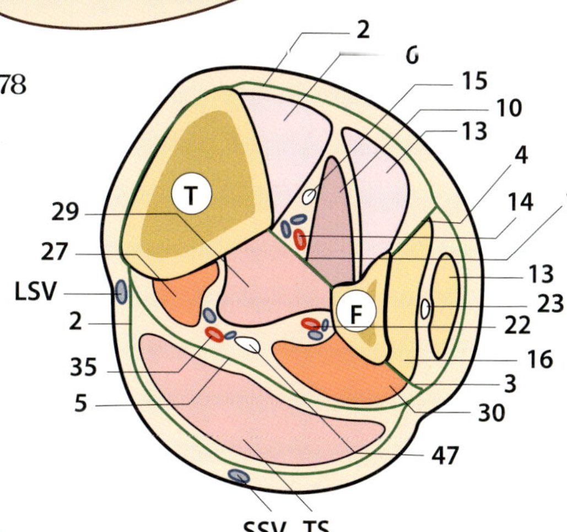

그림 79

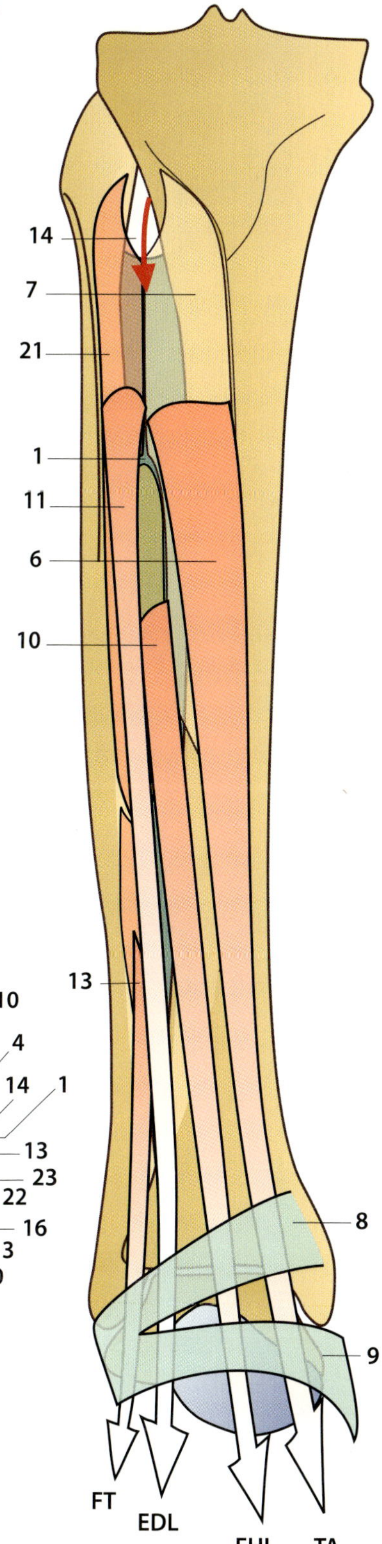

그림 80

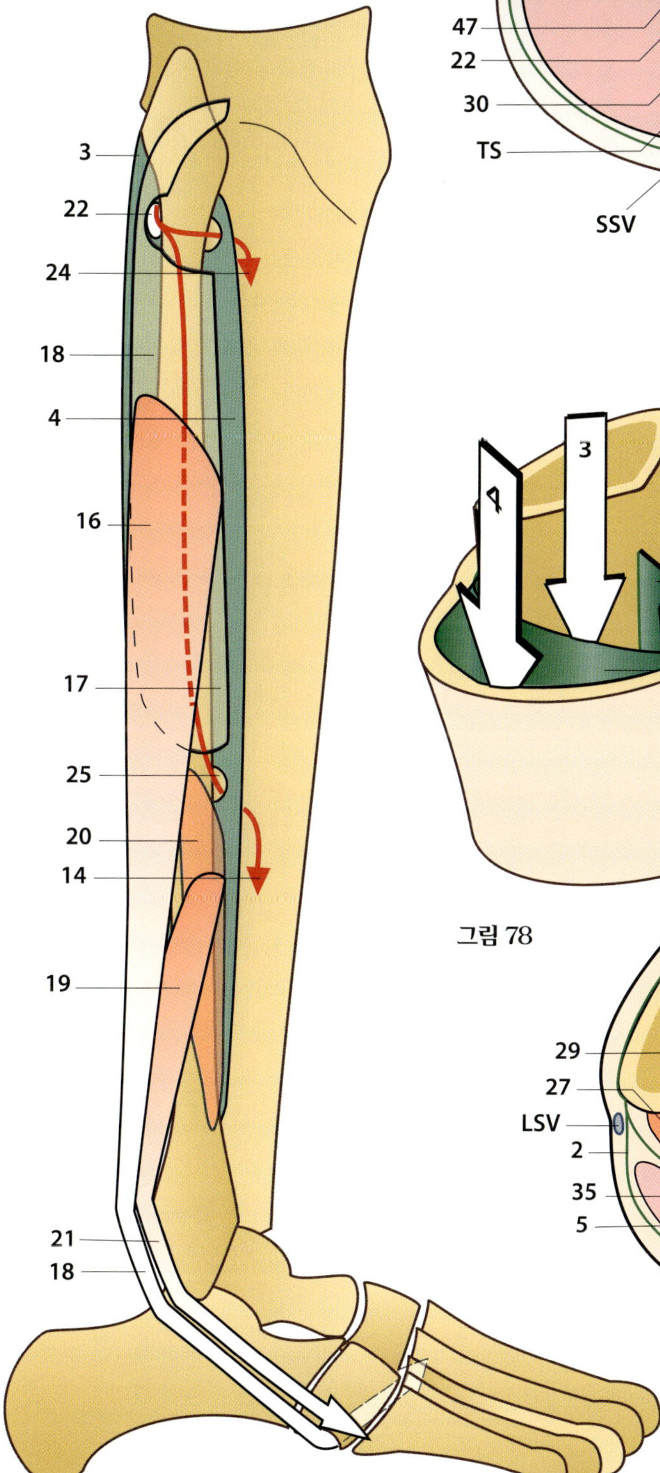

그림 81

종아리의 칸(계속)

뒤쪽 공간에는 두 개의 칸이 있다.

종아리뒤칸 깊은부분(그림 82, 장딴지세갈래근을 제거한 뒤쪽 그림)에는 4개의 근육이 있다.

- **오금근**(26)은 사실 무릎 근육이며 위가쪽으로 비스듬히 나서 곧바로 칸 밖으로 나간다.
- **긴발가락굽힘근**(27)은 가장 안쪽 근육으로 정강뼈 뒷면의 안쪽면의 넓은 영역에 걸쳐 일어나며 섬유성 호(28)를 가로질러 종아리뼈에서도 일어난다. 아래로 내려가는 도중에 힘줄(FDL)이 목말뼈의 뒤쪽 모서리를 가로지른 다음 목말받침돌기의 아래를 지난다.
- **뒤정강근**(29)은 앞서 보았듯이(177쪽 그림 58 참고) 뼈사이막과 정강뼈와 종아리뼈에서 인다. 힘줄(TP)은 긴발가락굽힘근(흰색 화살표)이 만드는 호 아래를 지나서 안쪽복사의 뒤모서리를 휘돌아서 발앞부 방향으로 나아가기 위해 방향을 바꾼다.
- **긴엄지굽힘근**(30)은 뒤정강근의 먼쪽에 있는 종아리뼈에서 일어나며 힘줄(FHL)은 목말뼈의 뒷면에 있는 안쪽결절과 가쪽결절 사이의 고랑을 지나서 목말받침돌기의 아래로 타고 지나서 발앞부로 간다.

종아리뒤칸 얕은부분(그림 83, 84)은 기본적으로 장딴지세갈래근을 품고 있으며 깊은 층과 얕은 층의 2개 층으로 되어 있다.

깊은 층(그림 83)에는 2개의 근육이 있다.

- **가자미근**soleus(31)은 매우 넓은 근육으로 장딴지근의 깊은 곳과 종아리뼈머리에 있는 2개의 선(33)에 붙어 있는 강한 널힘줄(32)에서 일어난다. 이들 2개의 이는곳의 사이에 섬유성 아치(34)가 있다. 그 아래를 뒤정강동맥posterior tibial artery이 정강신경tibial nerve(47)(211쪽 그림 77, 79)을 동반해서 깊은부분으로 들어가 뒤정강동맥(35)과 종아리동맥(22)으로 분기한다. 가자미근의 힘살은 널힘줄이 되어 발꿈치힘줄(36)의 일부를 형성한다(224쪽 참고).
- **장딴지빗근**plantaris(37)은 넙다리뼈 가쪽 관절융기판과 종자뼈에서 이는 날씬한 근육으로 (종아리 길이만큼) 가늘고 아주 긴 힘줄(38)이 가자미근과 발꿈치힘줄의 안쪽모서리를 따라 나 있고, 발꿈치뼈에 함께 닿는다는 점에서 특이하다. 이 근육은 약한 발목 폄근육이고, 없는 경우도 흔하지만 이식transplantation에 쓰기 좋다는 점에서 중요한 가치가 있다.

얕은 층(그림 84)에는 두 갈래 근육인 **장딴지근**이 있다. 이 근육은 무릎 위에서 일기 때문에 두관절근육이다. 두 갈래는 따로 일어나지만 중간에서 합쳐져서 널힘줄성 발꿈치힘줄에서 끝난다(224쪽 참고).

- **안쪽갈래**(39)는 넙다리뼈 안쪽 관절융기판과 안쪽관절융기 위에 붙은 긴 힘줄 띠(40)에서 일어난다. 근육섬유와 힘줄 띠는 (그림에는 보이지 않는) 윤활주머니가 사이에 끼어 있는 반막근(41)과 반힘줄근(42)의 힘줄 가쪽으로 나 있다.
- **가쪽갈래**(43)는 안쪽갈래와 비슷한 방식으로 넙다리뼈 가쪽관절융기 위에 이는곳이 있다. 근육섬유와 힘줄 띠(44)는 넙다리두갈래근(45)을 안쪽을 따라 있다.

손상 이후에 흔히 나타나는 **구획증후군**compartment syndrome을 이해하기 위해서는 이 칸들을 시각화할 수 있어야 한다. 손상으로 정맥혈 복귀venous return에 장애가 일어나면 칸 안에 있는 **근육에서 부종을 일으킬** 수 있다. 이로 인해 칸 내부의 압력을 증가시켜 악순환이 일어나면 정맥 정체venous stasis가 악화되고 결국 부종이 악화된다. 칸 내부의 압력 증가는 동맥혈 공급을 중단시켜 다리의 먼쪽끝의 생명력을 위협하고, 심한 경우 칸에 포함된 신경의 허혈을 일으켜 신경전도의 지속적 장애, 그리고 궁극적으로 신경 손상이 일어날 위험이 있다. **구획증후군은** 유일한 치료법인 얕은근막 절개를 시작하기 위해 **최대한 빨리 진단해야** 한다. 이 치료법은 칸 내부의 압력을 줄임으로써 악순환을 끊는다.

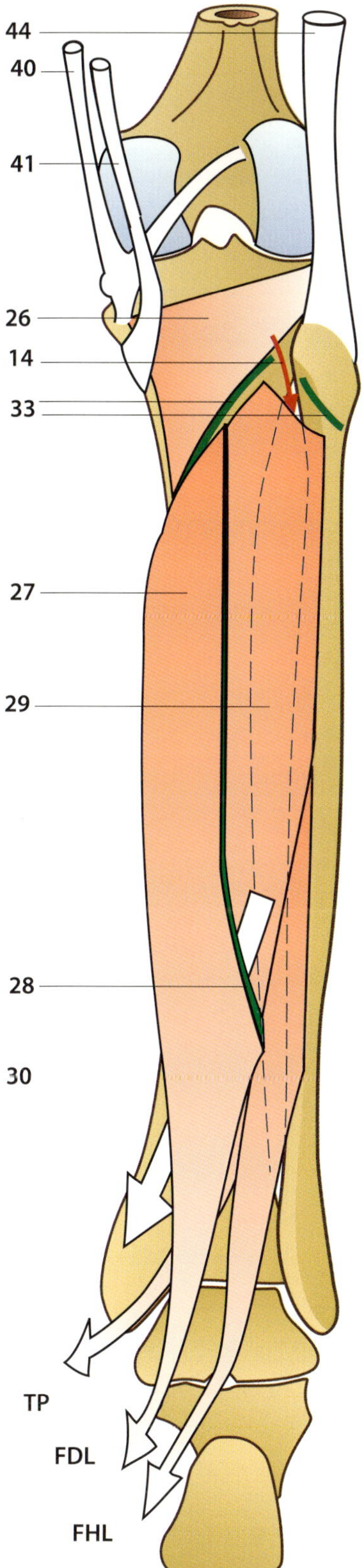

그림 82

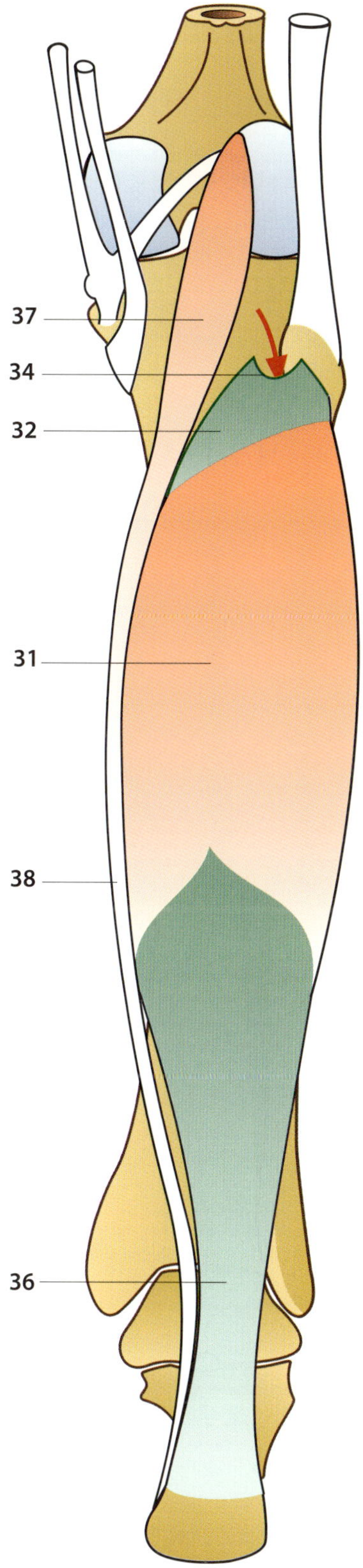

그림 83

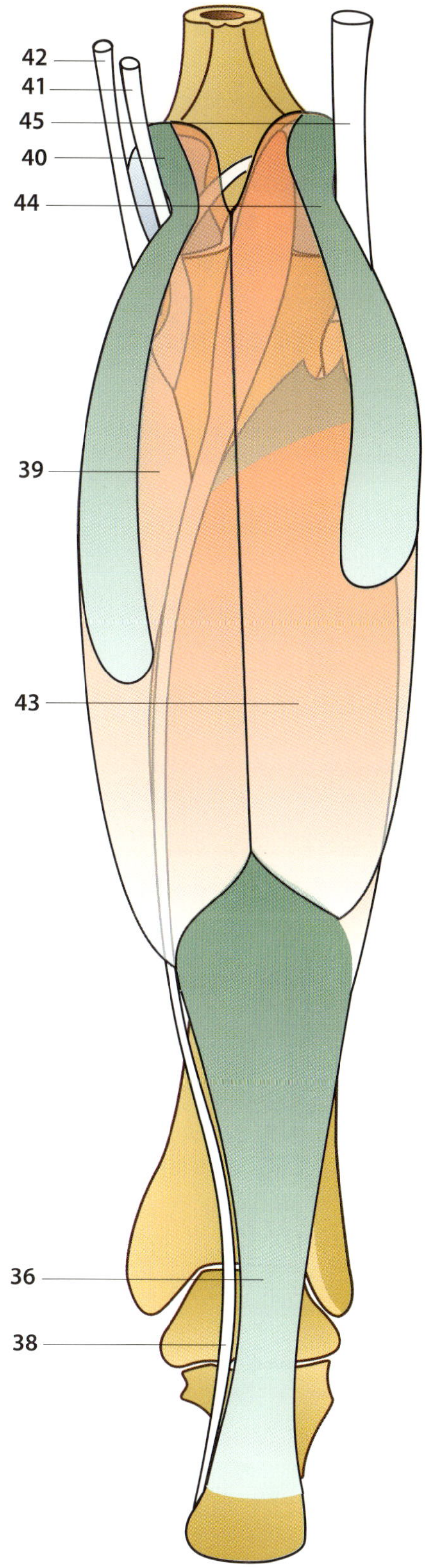

그림 84

뼈사이근과 벌레근

손과 마찬가지로 **뼈사이근**interosseous은 **등쪽뼈사이근**dorsal interossei과 **바닥쪽뼈사이근**plantar interossei으로 구분되지만 발에서는 배치가 약간 다르다(그림 85: 관상 단면). 발의 **4개의 등쪽뼈사이근**(1)은 (손에서 셋째손허리뼈로 수렴하는 것과 달리) 둘째발허리뼈로 수렴하고 둘째발가락(첫째 및 둘째 뼈사이근) 또는 다음 발가락, 즉 셋째 뼈사이근은 셋째발가락, 넷째 뼈사이근은 넷째발가락에 닿는다(흰색 화살표)(그림 92). **3개의 바닥쪽뼈사이근**(2)은 마지막 3개의 발허리뼈의 안쪽면에서 일고 각각에 해당하는 발가락에 닿는다(그림 93).

발의 **뼈사이근이 닿는 방식**(그림 86: 폄 구조의 발등쪽 그림, 그림 88: 발가락 근육의 가쪽 그림)은 손의 뼈사이근이 닿는 방식과 유사하다.

- 첫마디뼈바닥base of proximal phalanx의 옆쪽 부분에 닿고(3)
- 힘줄 슬립tendinous slip(4)을 통해 폄근널힘줄의 옆쪽 띠(5)에 닿는다. 손가락폄근이 손가락뼈에 닿는 방식과 마찬가지로 긴발가락폄근(EDL) 힘줄은 3개의 발가락뼈에 닿는다. 섬유 일부는 첫마디뼈의 (바닥이 아닌) 옆쪽에 닿고(6), 옆쪽 띠(5)는 끝마디뼈바닥base of distal phalanx에 닿는다.
- 발허리발가락관절의 몸쪽(그림 87: 발등쪽 그림)에서는 둘째 · 셋째 · 넷째발가락의 긴발가락폄근 힘줄이 그 경계에서 짧은발가락폄근(EDB)의 가느다란 힘줄을 받아들인다.

또한 단면 그림(그림 85)은 발등쪽에 있는 긴발가락폄근(EDL) 힘줄, 긴엄지폄근(EHL) 힘줄, 짧은발가락폄근(EDB) 힘줄을 보여준다.

손과 마찬가지로 긴발가락굽힘근(19) 힘줄에서 일어나는 **4개의 벌레근**lumbrical(22)(그림 85, 87, 90)이 있다(발의 긴발가락굽힘근은 손의 깊은손가락굽힘근flexor digitorum profundus의 상동부분이다). 벌레근의 각 힘줄은 안쪽으로 향하고(217쪽 그림 97), 뼈사이근처럼 첫마디뼈바닥(8)과 폄근널힘줄의 옆쪽 띠(9)에서 끝난다.

긴발가락굽힘근(19) 힘줄(그림 88, 217쪽 그림 97)은 손의 깊은손가락굽힘근처럼 발허리발가락관절의 섬유연골판(10)을 따라 나 있고 이어서 짧은발가락굽힘근flexor digitorum brevis(24) 힘줄을 '관통'하여 끝마디뼈바닥에 닿는다. 발의 내인근육인 발바닥네모근quadratus plantae은 따라서 손의 얕은손가락굽힘근flexor digitorum superficialis에 대응된다. 표재성이며 긴발가락굽힘근이 관통한 다음 중간마디뼈middle phalanx의 옆쪽 모서리에 닿는다. 긴발가락굽힘근은 중간마디뼈에 대해 끝마디뼈를 굽힌다(그림 90). 발바닥네모근은 첫마디뼈에 대해 중간마디뼈를 굽힌다. (손에서와 마찬가지로) 뼈사이근과 벌레근(그림 89)은 첫마디뼈를 굽히며 중간마디뼈와 끝마디뼈를 편다. 또한 발가락 안정화에 중요한 역할을 한다. 이것들은 또한 발가락의 안정화에 필수적인 역할을 하는데, 첫마디뼈를 굽힘으로써 발목을 굽힐 때 발생하는 발가락 폄근육의 움직임에 대한 단단한 지지점이 되어 준다. 따라서 뼈사이근과 벌레근의 작용이 불완전하면 발가락의 **갈퀴발 변형**claw foot deformity을 일으킨다(그림 91). 뼈사이근이 안정화시키지 못하는 첫마디뼈를 폄근이 끌어당기면서 젖힘이 일어나고 발허리뼈머리의 발등쪽 면으로 미끄러지기 때문이다. 이런 변형은 발허리발가락관절의 축(+) 위쪽에 있는 **뼈사이근의 등쪽 탈구**dorsal luxation of the interossei에 의해 고정화된다. 더욱이 중간마디뼈와 끝마디뼈는 굽힘근의 상대적 단축 때문에 굽혀지고, 몸쪽발가락뼈사이관절proximal interphalangeal joints of foot이 폄근 확장의 가쪽 띠 사이에서 탈구되면서(화살표) 폄근의 작용이 반전되고, 발가락의 이런 변형이 굳어진다.

따라서 손과 마찬가지로 발가락의 위치는 여러 다른 근육들이 이루는 균형에 의지한다. 따라서 Duchenne de Boulogne이 언급한 것처럼 짧은발가락폄근(EDB)만이 진정한 발가락폄근이라는 점이 분명하다. 긴발가락폄근(EDL)은 **실제로는 발목 굽힘근육이었지만** 발허리뼈에 직접 닿는 '이점'이 있었을 것이다(Duchenne에 따름).

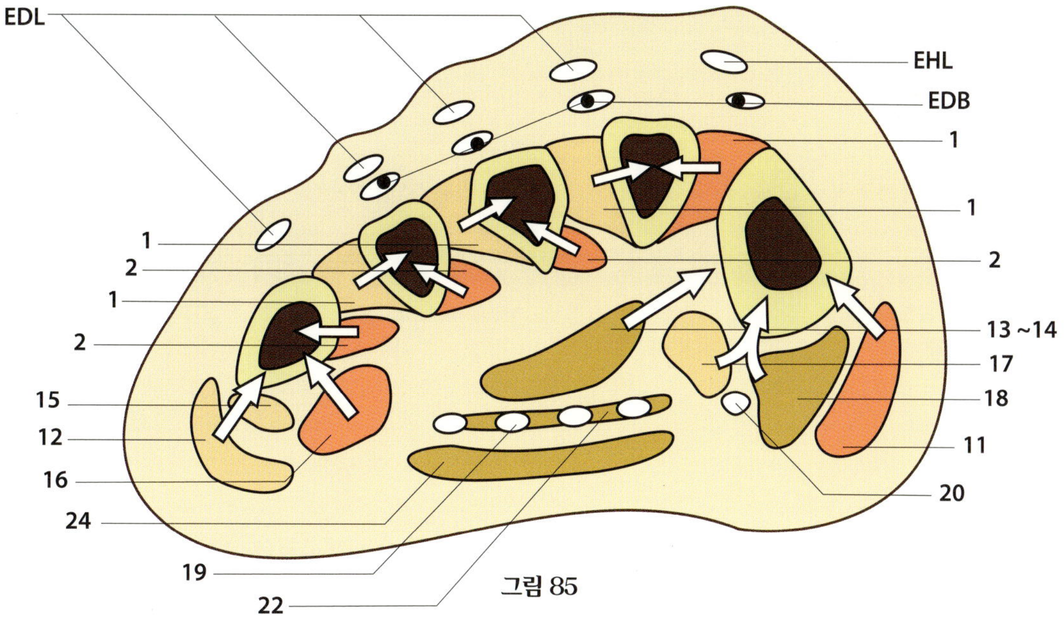

그림 85

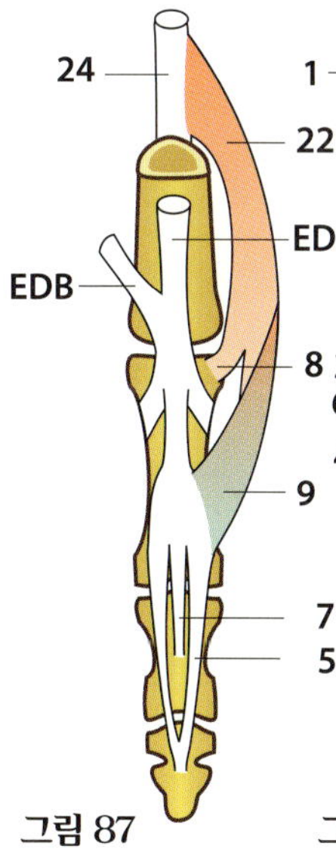

그림 87

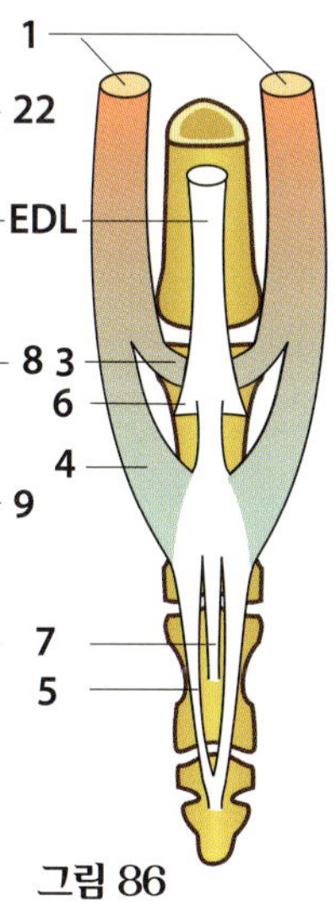

그림 86

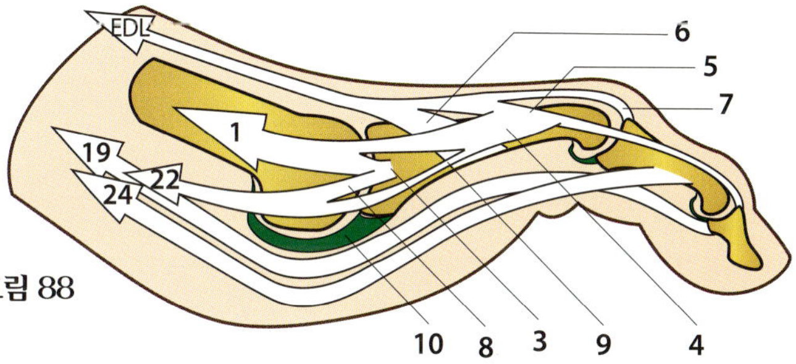

그림 88

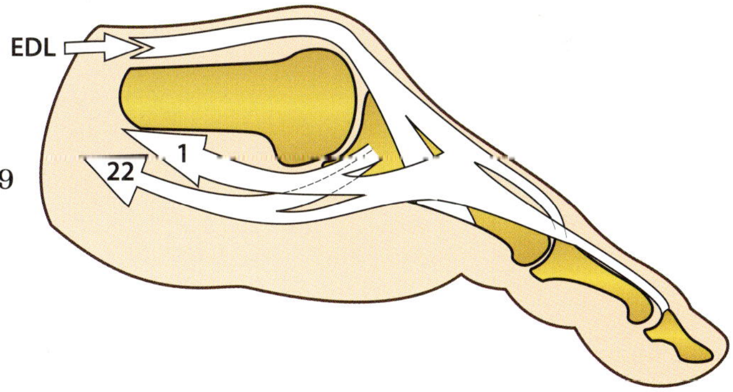

그림 89

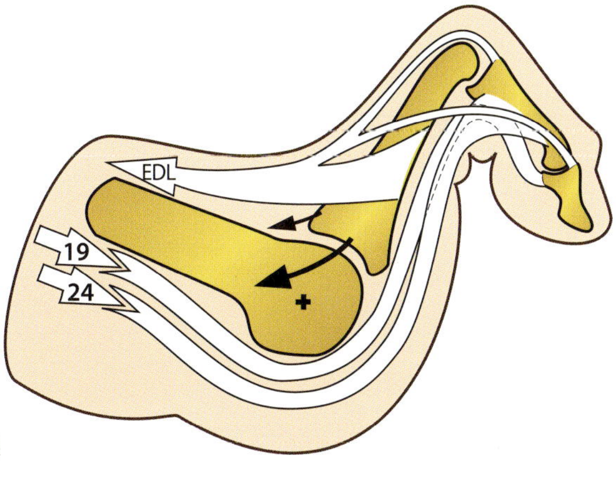

그림 91

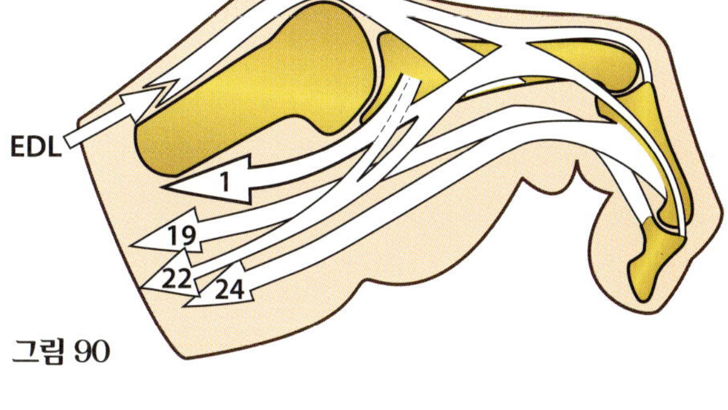

그림 90

발바닥의 근육

발바닥 근육은 깊은 층부터 얕은 층까지 3개의 층으로 구성되어 있다.

깊은 층

깊은 층은 **등쪽뼈사이근**(1)과 **바닥쪽뼈사이근**(2)으로 되어 있으며 근육은 새끼발가락부터 엄지발가락까지 다음과 같이 붙는다.

- **등쪽뼈사이근**(1)(그림 92: 아래쪽 그림)은 발가락의 굽힘-폄근육이면서 또한 둘째발허리뼈와 둘째발가락을 따라 난 발의 축에 대해 발가락을 벌린다. 엄지발가락은 **엄지벌림근**abductor hallucis(11)이 벌리는데, 이 근육은 발꿈치뼈융기안쪽돌기medial process of calcaneal tuberosity에서 일어난다. 새끼발가락은 **새끼벌림근**abductor digiti minimi(12)이 벌린다. 이 두 근육은 등쪽뼈사이근과 동등하다.
- **바닥쪽뼈사이근**plantar interossei(2)(그림 93: 아래쪽 그림)은 마지막 세 발가락을 둘째발가락 쪽으로 끌어당긴다. 엄지발가락은 두 갈래로 이루어진 **엄지모음근**adductor hallucis에 의해 발의 축으로 가까이 끌어당겨진다.
  - **엄지모음근 빗갈래**oblique head(13)는 먼쪽 발목뼈에서 인다.
  - **엄지모음근 가로갈래**transverse head(14)는 셋째 · 넷째 · 다섯째발허리발가락관절의 바닥쪽인대plantar ligament와 깊은가로발허리인대deep transverse metatarsal ligament에 붙어 있다. 이 근육은 엄지발가락의 첫마디뼈를 직접 안쪽으로 잡아당겨 먼쪽가로활을 지지하는 역할을 한다(241쪽 그림 28 참고).
- **새끼발가락의 근육**(그림 94: 아래쪽 그림)은 3개이며 발바닥 가쪽 칸에 속한다.
  - **새끼맞섬근**opponens digiti minimi(15)은 그중에 가장 깊은 근육이고, 먼쪽 발목뼈에서부터 다섯째발허리뼈에 걸쳐 뻗어 있다. 손에서 새끼맞섬근과 비슷한 작용을 하지만 효율은 떨어진다. 발바닥 둥근천장과 먼쪽가로활을 오목하게 만든다.
  - 나머지 두 근육은 모두 첫마디뼈바닥의 가쪽결절에 닿는다. 먼쪽 발목뼈에서 이는 **짧은새끼굽힘근**flexor digiti minimi brevis(16)과 발꿈치뼈융기가쪽돌기와 다섯째발허리뼈거친면(그림 95)에서 이는 **새끼벌림근**(12)은 가쪽세로활을 지지하는 데 일조한다(239쪽 그림 18 참고).
- **엄지발가락의 근육**(그림 94)은 3개이며 (엄지벌림근을 제외하고) 발바닥 안쪽 칸에 속한다. 첫마디뼈바닥의 옆쪽 결절과 엄지발가락의 발허리발가락관절과 관련된 2개의 종자뼈에 닿는다. 그래서 종자뼈근sesamoid muscle이라고도 불린다.
  - 안쪽으로는 종자뼈 하나와 첫마디뼈에 **짧은엄지굽힘근** flexor hallucis brevis muscle 안쪽갈래(17)와 **엄지벌림근**(11)이 닿고, 엄지벌림근은 발꿈치뼈융기안쪽돌기에서 일어서(그림 95) 안쪽세로활을 지지해 준다(237쪽, 그림 7 참고).
  - 가쪽으로는 종자뼈 하나와 첫마디뼈에 **엄지모음근의 두 갈래**(13, 14)와 **짧은엄지굽힘근 가쪽갈래**(18)가 닿는다. 짧은엄지굽힘근은 먼쪽 발목뼈에서 인다.

종자뼈근은 **엄지발가락의 강력한 굽힘근육**이다. 엄지발가락의 안정화에 필수적이며 이것들이 없으면 엄지폄근의 불균형한 작용 때문에 갈퀴발가락 변형이 일어난다. 보행의 마지막 단계에서 아주 크게 작용한다(247쪽 그림 50 참고).

중간 층

중간 층은 **긴 굽힘근**으로 되어 있다(그림 96). 긴발가락굽힘근(19)은 목말받침돌기 아래 긴엄지굽힘근힘줄고랑 출구에서 긴엄지굽힘근(20)과 교차한다. 곧 두 근육은 힘줄 사이 문합(21)을 이룬 후 긴발가락굽힘근 힘줄은 4개로 나뉘어서 가쪽 4개의 발가락으로 향한다. **벌레근**(22)은 첫째벌레근(22')을 제외하고는 인접한 2개의 긴발가락굽힘근 힘줄에서 일어난다(그림 97). 긴발가락굽힘근의 힘줄은 짧은발가락굽힘근 힘줄을 관통한 다음 끝마디뼈에 닿는다. 이 힘줄이 비스듬하게 당기는 힘은 발꿈치뼈융기의 두 돌기 사이에서 새끼발가락의 긴발가락굽힘근 힘줄 가쪽모서리까지 발의 축을 따라 나 있는 평탄한 근육으로 상쇄된다. 이 근육이 바로 **발바닥네모근**(23)으로 이 근육의 동시수축이 힘줄의 기울기를 줄여 준다.

긴엄지굽힘근(20)은 2개의 종자뼈 사이를 따라 나 있고(그림 94, 96), 엄지발가락의 끝마디뼈에 닿아서 강하게 굽혀 준다.

얕은 층

얕은 층(그림 95)은 긴발가락굽힘근을 따라서 발바닥 중간 칸에 속하는 하나의 근육으로 되어 있다. 바로 **짧은발가락굽힘근**(24)이다. 이 근육은 발꿈치뼈융기의 두 결절에서 일어서 가쪽 네 발가락에 닿는다. 손의 얕은손가락굽힘근에 해당한다. 관통된 힘줄(그림 97)은 중간마디뼈에 닿아서 이것들을 굽힌다.

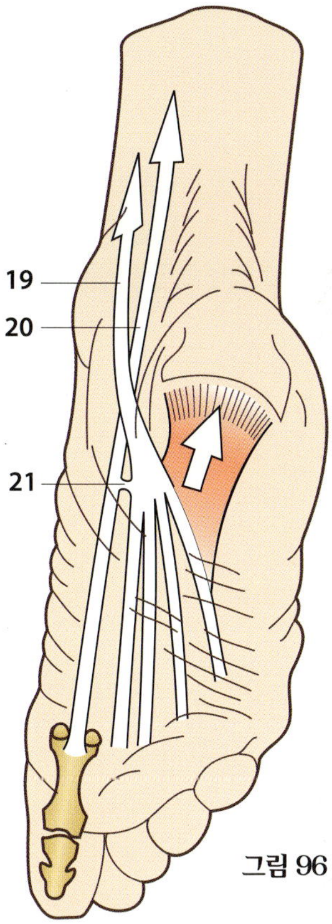

그림 96

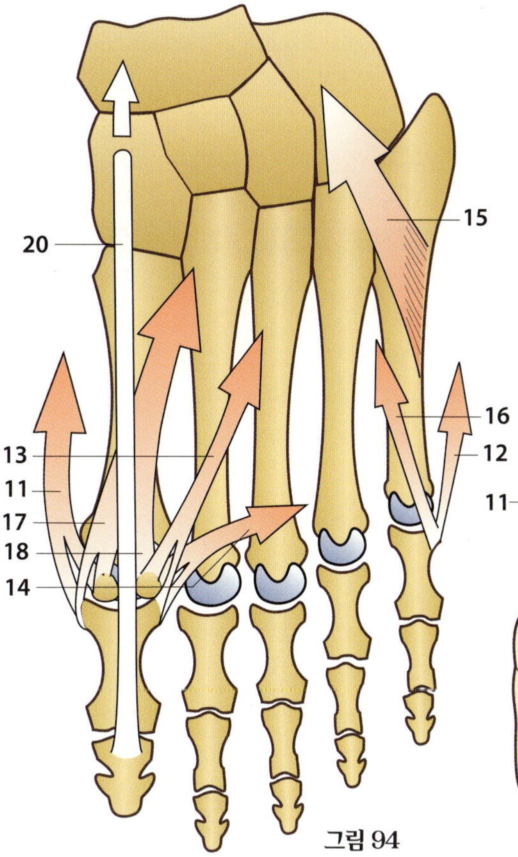

그림 94

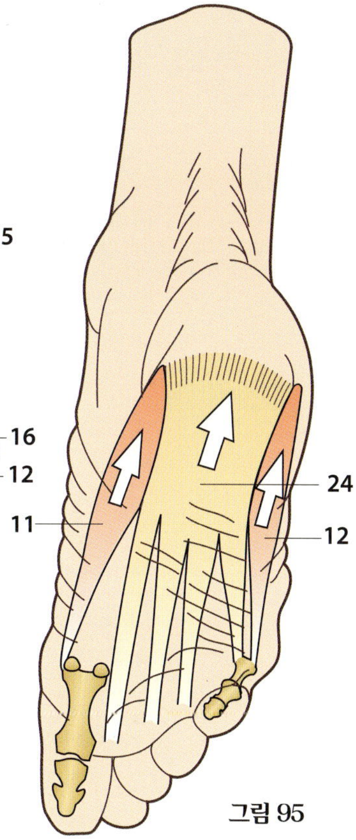

그림 95

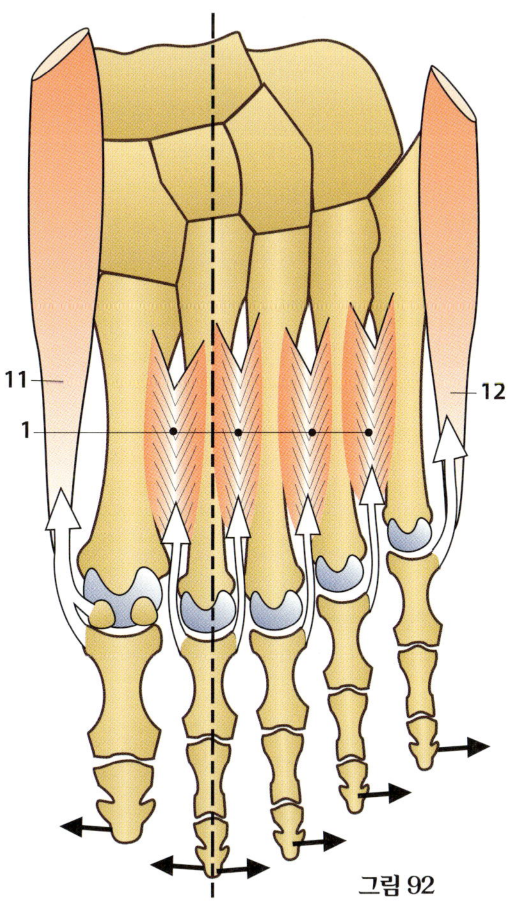

그림 92

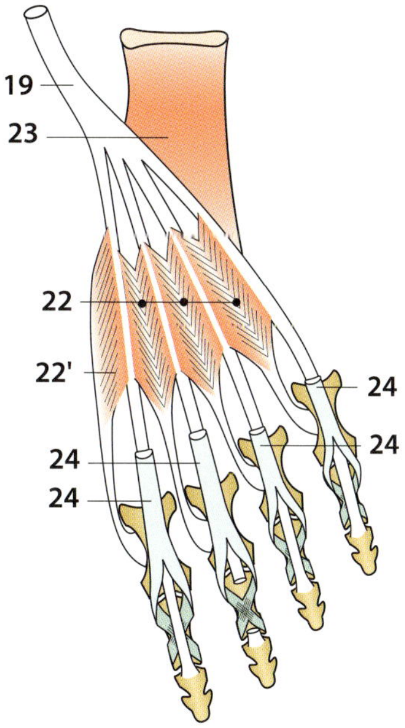

그림 97

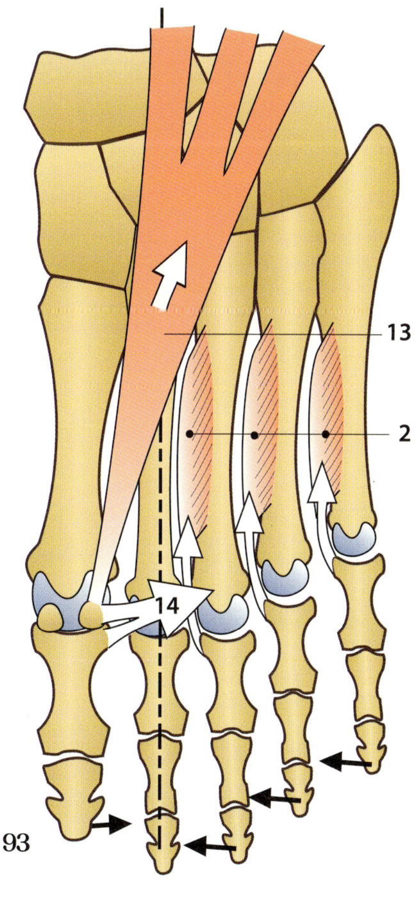

그림 93

발등과 발바닥의 힘줄 고랑

발목의 아래폄근지지띠(그림 98)는 발목 앞면의 공간에서 4개의 발등쪽 힘줄을 발목뼈에 대해 단단히 붙잡아 둠으로써 발목 굽힘 각도와 무관하게 **도르래**pulley의 역할을 한다. 발꿈치뼈 앞돌기의 윗면에 있는 발목뼈굴 바닥에서 시작해 곧장 두 갈래로 나뉜다.

- **아래갈래**(a)는 발의 안쪽모서리를 향해 펼쳐진다.
- **위갈래**(b)는 안쪽복사 부근의 정강뼈 능선에서 끝난다.
- 안쪽에서 위갈래는 **앞정강근**(1) 힘줄에 의해 둘로 나뉘며 앞정강근 힘줄의 윤활집은 위갈래의 위쪽 경계로부터 손가락 두 개 정도의 폭 위쪽까지 이른다(s).
- 가쪽에서 위갈래는 아래갈래와 겹치며 그 섬유들은 발목뼈굴에서 시작하고 끝나는데, 또한 **두 개의 고리**를 형성한다.
- **안쪽 고리**는 **긴엄지폄근**(2) 힘줄을 포함하고, 긴엄지폄근 힘줄은 몸쪽에서 아래폄근지지띠의 위갈래를 살짝 넘어서는 윤활집에 에워싸여 있다.
- (그림에는 보이지 않는) **가쪽 고리**는 **긴발가락폄근**(3)과 **셋째종아리근**(4)의 힘줄을 포함하며, 이것들은 긴엄지폄근의 윤활집보다 더 몸쪽으로 뻗은 온윤활집common synovial sheath으로 감싸여 있다.

나머지 힘줄들은 모두 **복사 뒤 고랑**을 지난다.

가쪽복사 뒤 고랑(그림 99: 가쪽 그림)에는 아래폄근지지띠 가쪽 줄기에서 일어나, 짧은종아리근(6)(앞 위)과 긴종아리근(7)(뒤 아래)의 평행한 힘줄 2개를 포함하는 뼈섬유고랑(5)이 들어 있다. 이것들은 가쪽복사 끝에서 날카롭게 굽혀져 종아리근도르래fibular trochlea(10)가 지탱하는 2개의 뼈섬유고랑(8, 9) 속에서 발꿈치뼈 가쪽면에 계속 붙어 있다. 이 지점에서 온윤활집은 2개로 나뉜다. 짧은종아리근은 다섯째발허리뼈거친면(11)과 넷째발허리뼈바닥base of fourth metatarsal에 닿는다. 이 힘줄의 짧은 부분(12)은 긴종아리근 힘줄을 보여주기 위해 절제되어 있다. 여기서 긴종아리근 힘줄은 방향을 바꾸어 입방뼈의 아랫면의 긴종아리근힘줄고랑(13)으로 들어간다. 발바닥(그림 100: 발뼈의 아래쪽 그림)에서 다시 보이는데(14), 여기에서는 윤활집 안에 감싸여서 앞쪽과 안쪽으로 비스듬히 방향을 튼 다음 발목뼈와 바닥쪽발꿈치입방인대(15, 깊은 층이 보임)가 형성하는 또 다른 뼈연골고랑으로 들어간다. 이 고랑은 발꿈치뼈(16)에서 입방뼈에 이르고, 모든 발허리뼈바닥과 뒤정강근 힘줄의 종말 확장(17)으로 되어 있다. 긴종아리근 힘줄은 주로 첫째발허리뼈바닥(18)에 닿지만 몇 가닥은 둘째발허리뼈와 안쪽쐐기뼈로도 뻗는다. 힘줄은 발바닥고랑으로 들어가면서 거의 항상 종자뼈(32)와 연결되는데 종자뼈 덕분에 반전할 수 있다.

따라서 발목뼈의 발바닥면에는 **3개의 섬유성 집단**이 깔려 있다(그림 100).

- 바닥쪽발꿈치입방인대의 **세로섬유**는 두 층으로 조직되어 있다(15, 도식에는 깊은 층만 보인다).
- 긴종아리근(7) 힘줄의 섬유는 **앞쪽과 안쪽으로 비스듬히 나 있다**(14).
- 뒤정강근 힘줄의 확장(21)은 가장 가쪽 발허리뼈 2개를 제외한 발목뼈와 발허리뼈를 향해 **앞쪽과 가쪽으로 비스듬히 나 있다.**

안쪽복사 뒤 고랑(그림 101)에는 **3개의 힘줄**이 아래폄근지지띠에서 파생된 개별 고랑과 힘줄집에 들어 있다. 이 힘줄들은 앞에서 뒤로, 안쪽에서 가쪽으로 다음과 같이 배치되어 있다.

- **뒤정강근**(19)은 안쪽복사에 가까우며, 안쪽복사 끝에서 살짝 굽어져 고랑(20) 속으로 들어가고, 발배뼈거친면(21)에 닿으면서 수많은 발바닥 확장을 내보낸다.
- **긴발가락굽힘근**(22)은 뒤정강근을 따라가다가 목말받침돌기의 안쪽모서리(23)를 따라가고(그림 103도 참고), 이어서 긴엄지굽힘근 힘줄의 깊은면(24)을 가로지른다.
- **긴엄지굽힘근**(25)은 목말뼈의 안쪽결절과 가쪽결절(26) 사이를 지나고(167쪽 그림 14: 38 참고), 이어서 목말받침돌기 아래(27)를 지난다(그림 103도 참고). 방향을 두 번 바꾼 셈이다.

그림 99와 101에서 화살표 A와 화살표 B로 표시한 A 수준과 B 수준에서 오른쪽 발의 두 관상 단면(앞쪽 면)은 복사 뒤 고랑에서 이 힘줄들과 윤활집의 배치를 잘 보여준다. 단면 A(그림 102)는 두 복사를 가로지른 그림이고, 단면 B(그림 103)는 더 앞쪽에서 목말받침돌기와 종아리근도르래를 지난다. 엄지벌림근(28), 새끼벌림근(31), 발바닥네모근(29), 짧은발가락굽힘근(30)도 보인다.

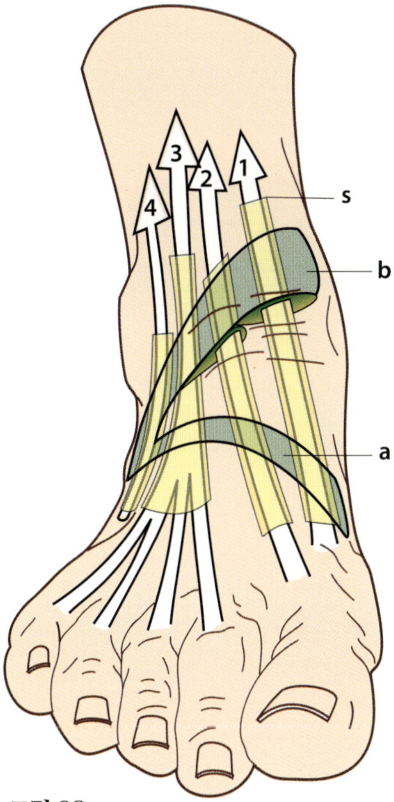

그림 98

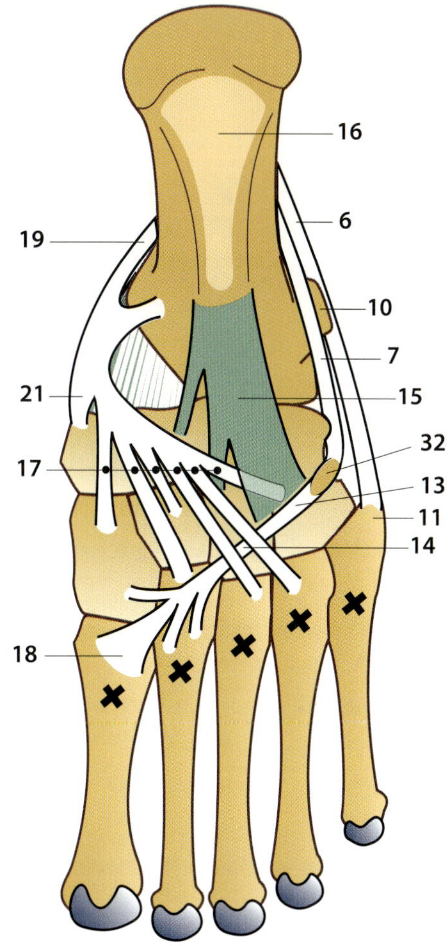

그림 100

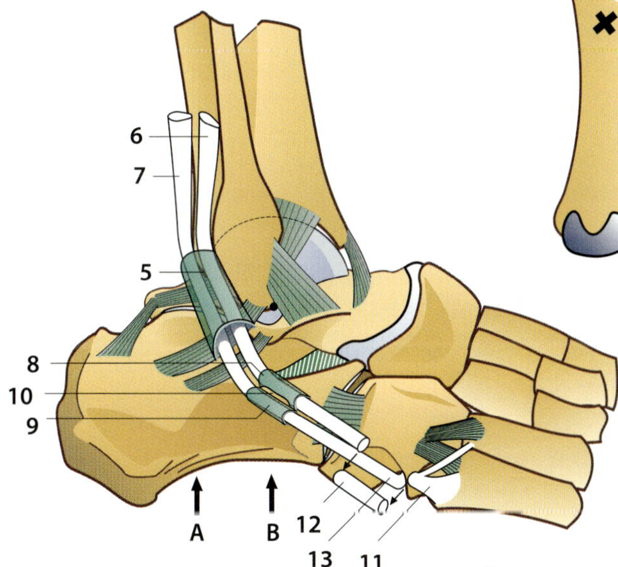

그림 99

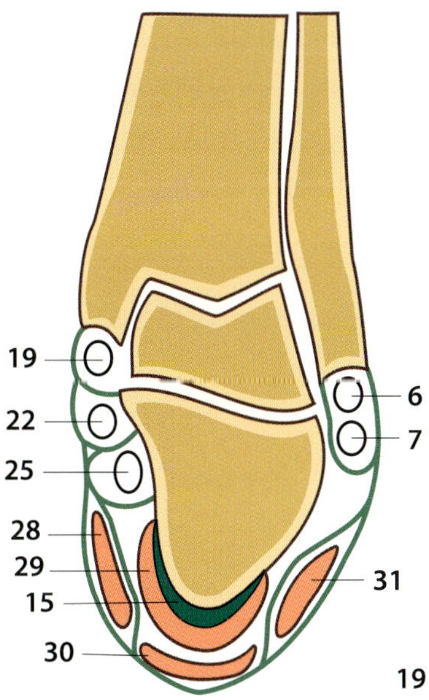

그림 102

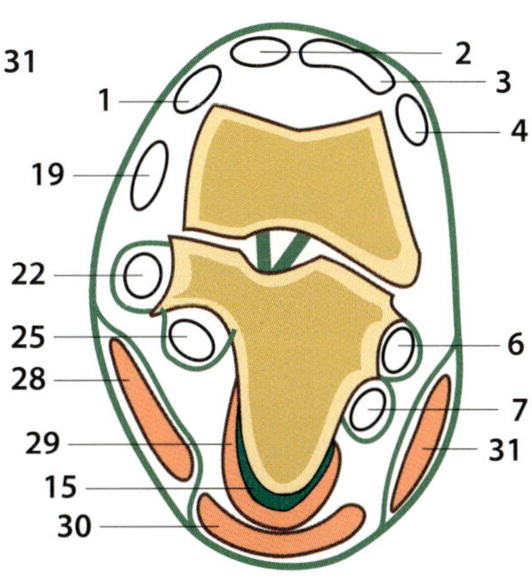

그림 103

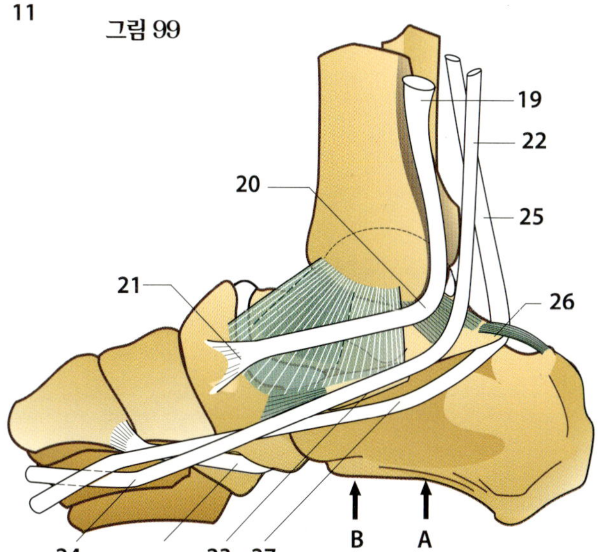

그림 101

발목의 굽힘근육

발과 발뒤부는 발목 굽힘근육과 폄근육이 움직인다. 발목 굽힘근육과 폄근육은 앞서 부등속 카르단 조인트(201쪽 그림 55)에서 나타난 것처럼 **몸쪽 발목뼈의 관절복합체의 축**을 사용한다. [축 XX′과 ZZ′이 직각으로 교차하는 Ombredanne의 기존 도식(그림 105)은 폐기해야 한다고 생각한다. 사실과 맞지 않기 때문이다.] 정의상 부등속 카르단 조인트의 축 XX′과 UU′은 직각 교차가 아니며, 따라서 근육의 불균일한 배치에 의해 강화되는 운동 **방향의 편향**을 초래한다. 이 2개의 축은 **10개의 근육과 13개의 힘줄**을 포함하는 **사분면**을 만든다(그림 104).

가로축 XX′ 앞에 있는 모든 근육은 **발목 굽힘근육**이지만 Henke의 축 UU′과의 관계에 따라 다시 **2개의 그룹**으로 나눌 수 있다.

- 이 축 안쪽에 있는 두 개의 근육, 즉 **긴엄지폄근**(EHL)과 **앞정강근**(TA)은 모음근육이자 동시에 뒤침근육$_{\text{supinator}}$이며 이 축과의 거리에 비례해서 크게 작용한다. 따라서 앞정강근은 긴엄지폄근보다 강한 모음-뒤침근육이다.
- 이 축의 가쪽에 있는 두 개의 근육, 즉 **긴발가락폄근**(EDL)과 **셋째종아리근**(FT)은 벌림근육이자 엎침근육$_{\text{pronator}}$이다. 앞서 설명한 것과 같은 이유로 셋째종아리근은 긴발가락폄근보다 강한 벌림-엎침근육이다.

모음-뒤침 또는 벌림-엎침 요소가 없는 **순수한 발목 굽힘**을 달성하려면 이들 2개의 근육 무리가 반드시 동시에 **대항근-협동근**으로서 균형 상태에서 수축해야만 한다. (이 작용은 권말의 '발의 역학적 모형'으로 재현할 수 있다.)

4개의 발목 굽힘근육 중 2개는 발목뼈와 발허리뼈에 직접 닿는다.

- **앞정강근**(TA)(그림 106)은 안쪽쐐기뼈와 첫째발허리뼈에 닿는다.
- (90%의 확률로 존재하는) **셋째종아리근**(FT)(그림 107)은 다섯째 발허리뼈바닥$_{\text{base of fifth metatarsal}}$에 닿는다.

따라서 발에 대한 이것들의 작용은 직접적이며 다른 근육의 보조가 필요 없다.

다른 2개의 발목 굽힘근육, 즉 **긴발가락폄근**(EDL)과 **긴엄지폄근**(EHL)은 그렇지 않다. 이것들은 발가락을 통해 발에 작용한다. 발가락이 뼈사이근(Ix)에 의해 곧거나 굽힌 위치에서 안정화되면(그림 107) 긴발가락폄근은 발목을 굽히지만, 뼈사이근의 기능부전이 있으면 발목 굽힘은 발가락의 갈퀴 변형을 수반한다(그림 111). 마찬가지로(그림 106) 종자뼈근(S)에 의한 엄지발가락의 안정화는 긴발가락폄근이 발목관절을 굽힐 수 있게 해 준다. 종자뼈근이 기능부전이라면 발목 굽힘은 엄지발가락의 갈퀴 변형을 동반한다(그림 109).

종아리앞칸 근육이 마비되거나 기능부전이 일어나면(비교적 빈번하다) 발끝을 들어 올릴 수 없게 되면서(그림 108) **발꿈치들린휜발**$_{\text{talipes equinus}}$이 된다. ('equus'는 라틴어로 '말'이라는 뜻이다. 말은 발끝으로 걷는다.) 따라서 이 환자는 걷는 동안 발가락을 땅에서 완전히 떼려면 종아리 전체를 들어 올려야만 한다. 이것이 발처짐걸음$_{\text{steppage gait}}$이다(그림 109). 경우에 따라서는 긴발가락폄근의 힘이 일부 남아 있어서(그림 110), 발은 처지더라도 가쪽으로 치우칠 수 있다. 이를 발꿈치가쪽들린휜발$_{\text{talipes equinovalgus}}$이라 한다.

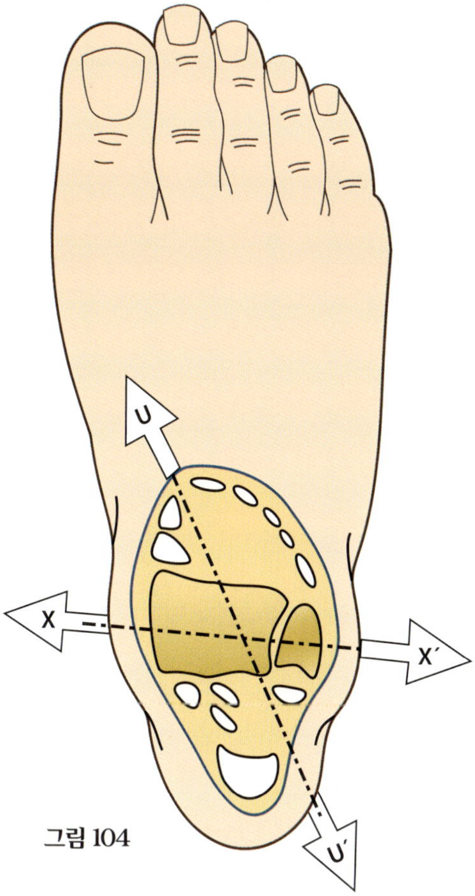

그림 104

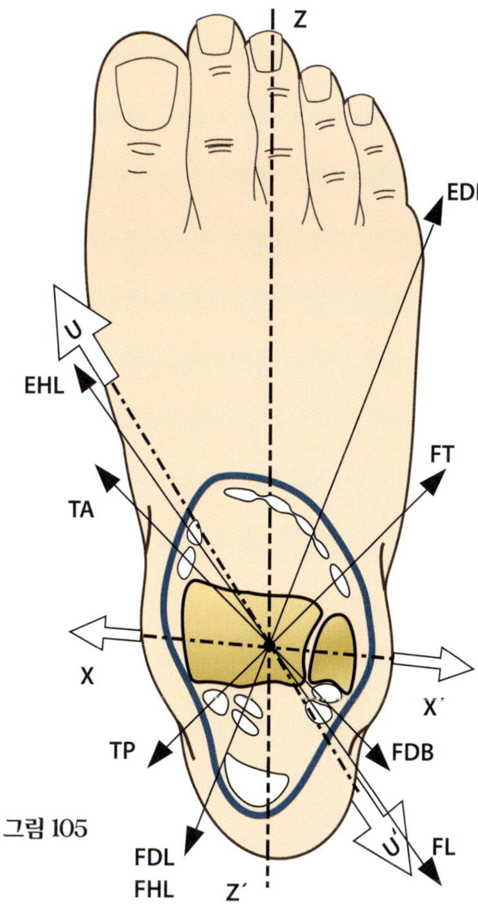

그림 105

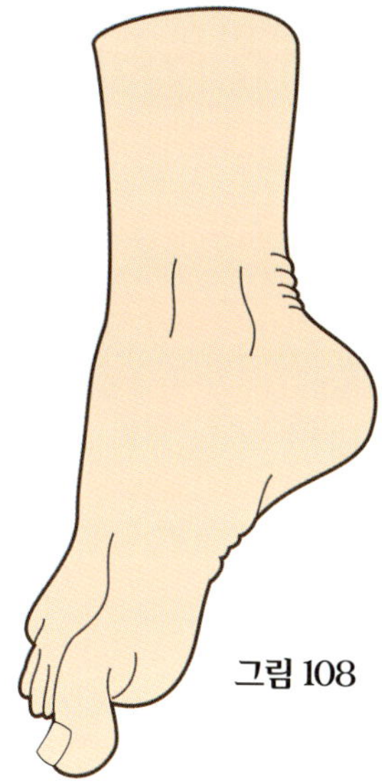
그림 108

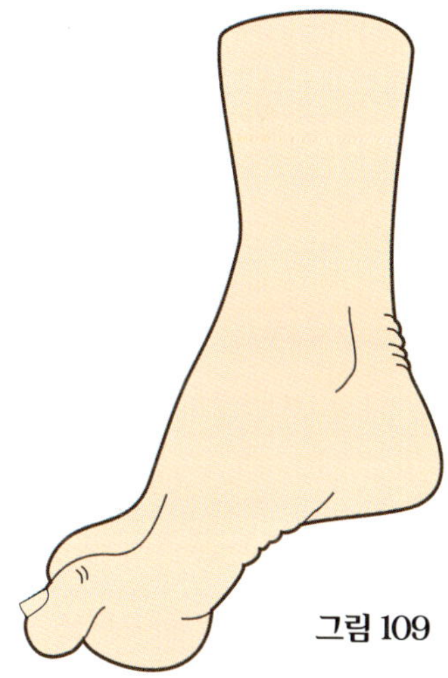
그림 109

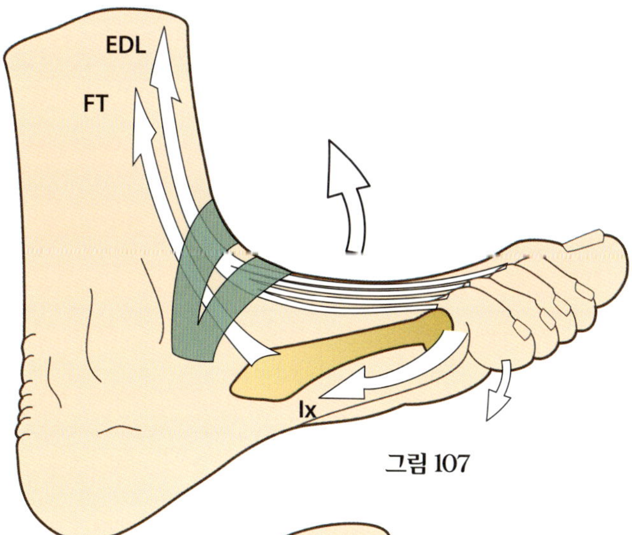

그림 107

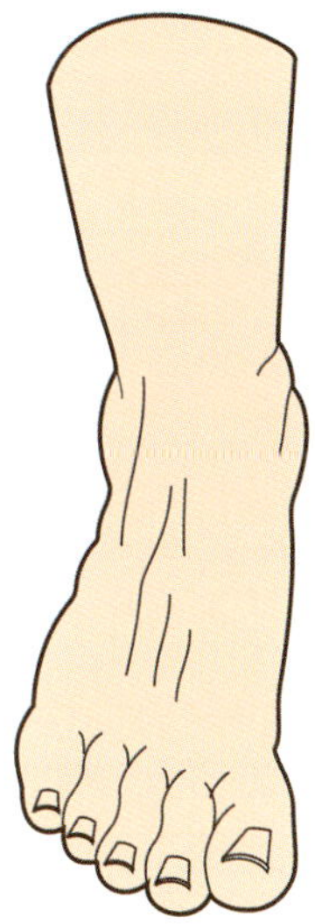
그림 110

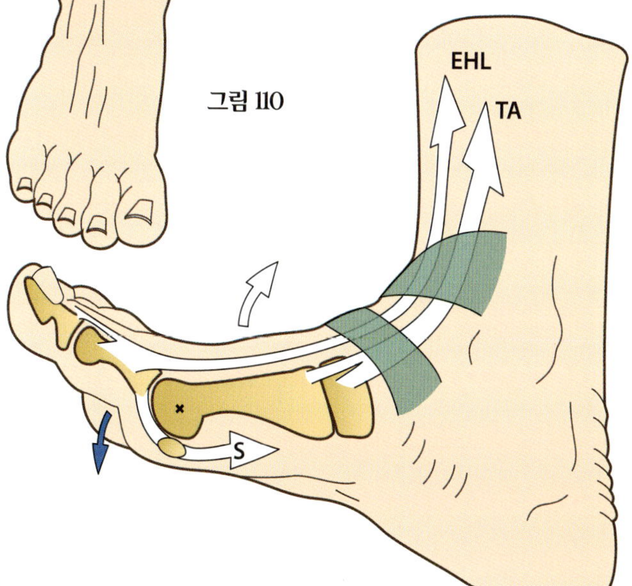

그림 106

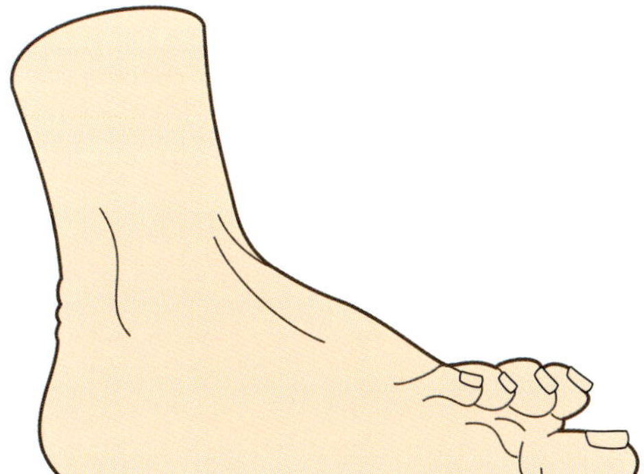
그림 111

장딴지세갈래근

발목 폄근육은 모두 굽힘-폄 축 XX′의 뒤쪽에 있다(221쪽 그림 105). 이론적으로는 **발목관절에는** (기능적으로 미미한 장딴지빗근은 제외하고) **6개의 폄근육**이 있다. 하지만 실제로는 장딴지세갈래근만이 효력이 있다. 사실 큰볼기근과 넙다리네갈래근에 이어 인체에서 가장 강한 근육 중 하나이기도 하다. 장딴지세갈래근이 축에 현저히 가깝게 위치한다는 점 또한 이를 주된 폄근육으로 작용하게 한다.

이름에서 드러나듯 장딴지세갈래근은 3개의 힘살로 되어 있고(그림 112: 뒤쪽 그림) 이것들은 온힘줄, 즉 **아킬레스힘줄**Achilles tendon이라고도 하는 **발꿈치힘줄**(1)로 모여서 발꿈치뼈융기에 닿는다(224쪽 참고).

세 개의 근육 중 정강뼈, 종아리뼈, 그리고 (그림에는 투명하게 보이는) 근육의 정강뼈와 종아리뼈 붙는곳을 결합시키는 섬유띠인 가자미근 아치soleal arch(3)에서 이는 **가자미근**(2)만이 홑관절근육이다. 이 근육은 깊은 곳에 자리 잡고 있고 발꿈치힘줄 양쪽에 있는 종아리의 먼쪽 말단에서만 표면으로 올라온다.

다른 두 근육은 두관절근육이다. 바로 장딴지근의 두 갈래다. **가쪽갈래**(4)는 넙다리뼈 가쪽관절융기와 가쪽 관절융기판에서 일고 보통 종자뼈가 들어 있다. 마찬가지로 **안쪽갈래**(5)는 넙다리뼈 안쪽관절융기와 안쪽 관절융기판에서 인다. 이 두 힘살은 중앙으로 수렴해서 마름모꼴의 다리오금popliteal fossa(10)의 아래쪽 V 모양을 이룬다. 양쪽으로 넓적다리뒤근육의 힘줄이 제자리에 붙잡아 두고 있다. 이 힘줄은 위에서 분기해 다리오금의 위쪽 뒤집어진 V 모양을 형성한다. 즉, 가쪽으로는 **넙다리두갈래근**(6), 안쪽으로는 **거위발근육**(7)이다. 넓적다리뒤근육 힘줄 위로 장딴지근이 미끄러질 때 **사이에 끼어 있는 2개의 윤활주머니**가 이 미끄러짐을 용이하게 한다. 윤활주머니 하나는 반힘줄근과 장딴지근 안쪽갈래 사이(8)에 (항상) 존재하고 다른 관절주머니는 넙다리두갈래근과 장딴지근 가쪽갈래(9)에 있을 수도 있고 없을 수도 있다. 이 윤활주머니는 베이커낭종Baker cyst을 일으킨다. 장딴지근과 가자미근은 (224쪽에서 설명할) 발꿈치힘줄을 일으키는 복합 널힘줄에서 끝난다.

장딴지세갈래근의 세 구성 요소가 수축하는 동안 가동역(그림 113: 가쪽 그림)은 분명히 다르다. 가자미근의 가동역(Cs)은 44mm, 장딴지근의 가동역(Cg)은 39mm이다. 두관절근육인 장딴지근의 효율이 무릎 굽힘 각도에 직결된다는 사실 때문이다(그림 114: 무릎 굽힘의 가쪽 그림). 극도의 굽힘과 폄 사이에서 장딴지근의 이는곳의 이동은 상대적인 연장 또는 단축(e)을 일으키며 이는 가동역(Cg)과 같거나 더 크다. 따라서 무릎을 펴져 있을 때에는(그림 115) 수동적으로 신장된 장딴지근은 최대의 힘을 낼 수 있다. 이렇게 하면 넙다리네갈래근의 힘 중 일부가 발목으로 전달되기 때문이다. 반면 무릎을 굽혀져 있을 때에는(그림 117) 장딴지근이 완전히 느슨해져 e가 Cg보다 커지고 따라서 효율을 완전히 상실한다. 그러면 가자미근만이 유일하게 유효한 근육이 되는데 걷기, 타기, 도약 같은 활동을 할 때 무릎 폄이 필수적 요소가 아니라고 하면 이 근육 자체의 힘만으로는 불충분하다. 그럼에도 장딴지근이 무릎 굽힘근육은 아니라는 점에 주의하라.

기어오르기(그림 116), 달리기(그림 118, 119)와 같이 발목 폄과 무릎 폄을 결합한 모든 운동은 장딴지근을 활성화한다. 장딴지세갈래근은 발목 굽힘, 무릎 폄 위치에서 출발해(그림 118) 걸음주기gait cycle의 마지막 단계에서 발목을 펴고 **추진력**을 제공하기 위해 수축할 때 **최대의 효율**을 발휘한다(그림 119).

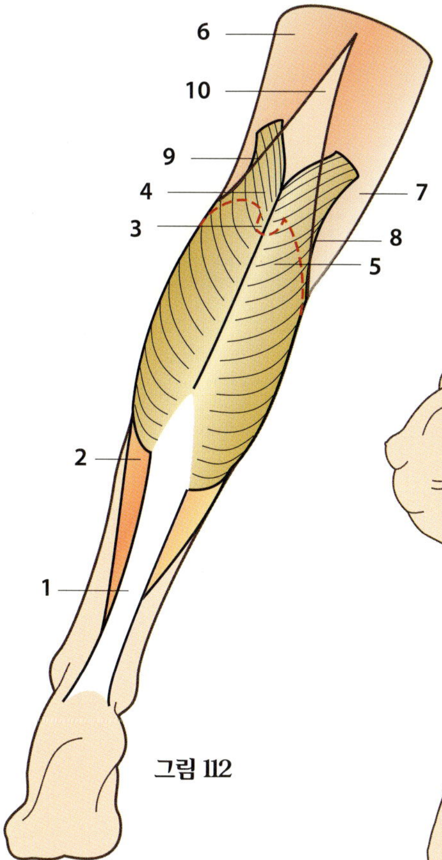

그림 112

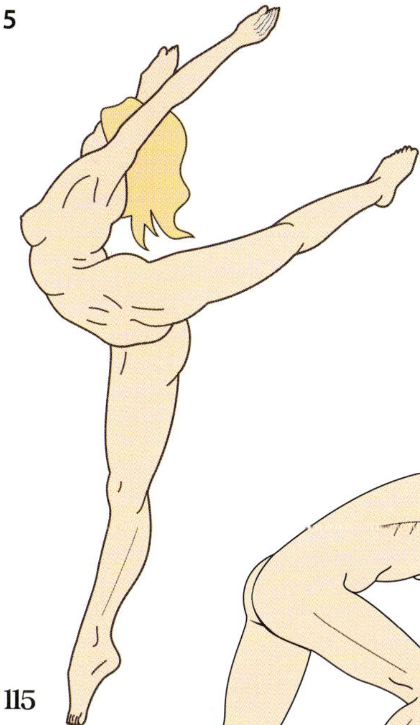
그림 115

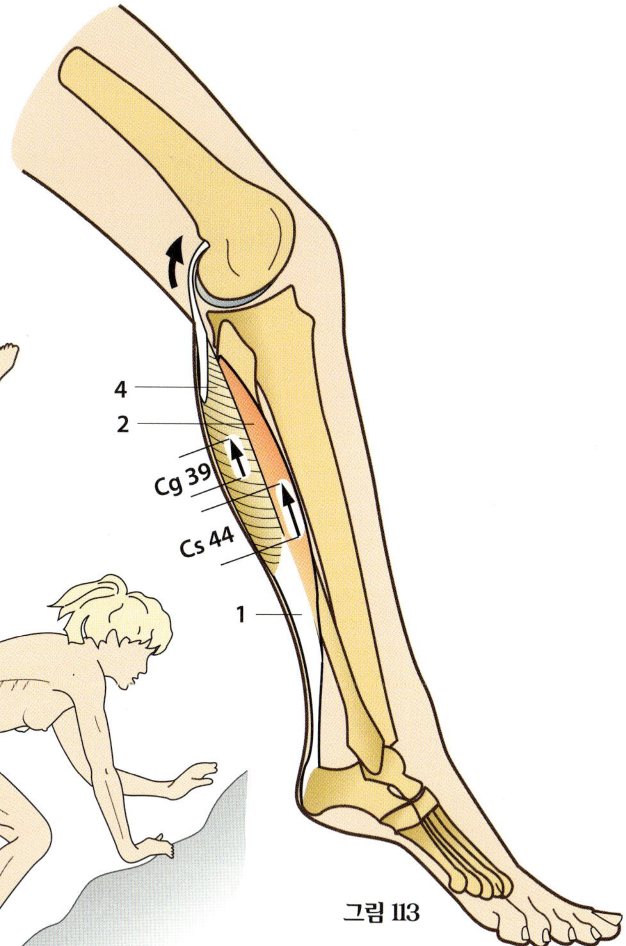

그림 113

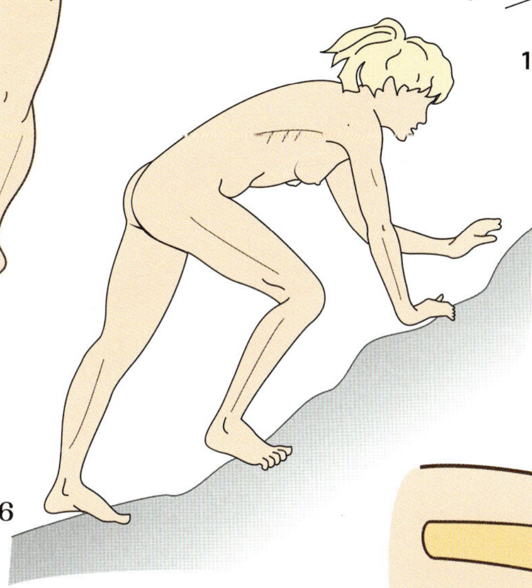
그림 116

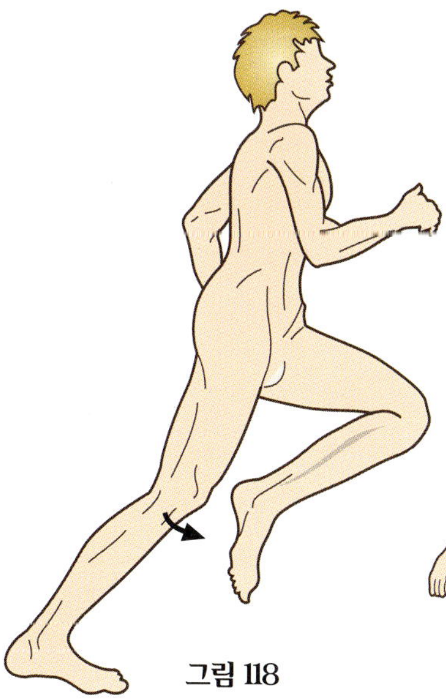
그림 118

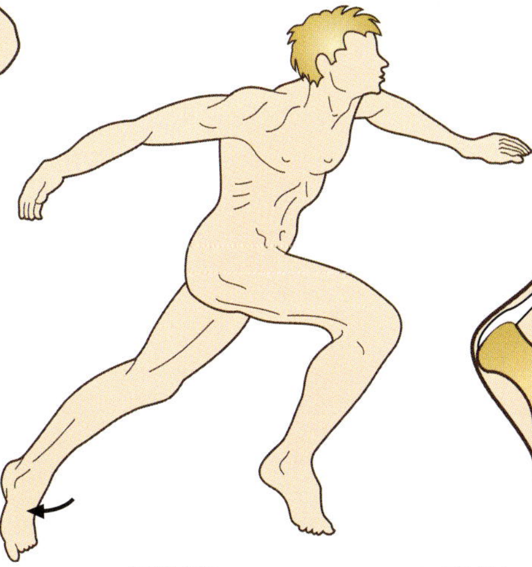
그림 119

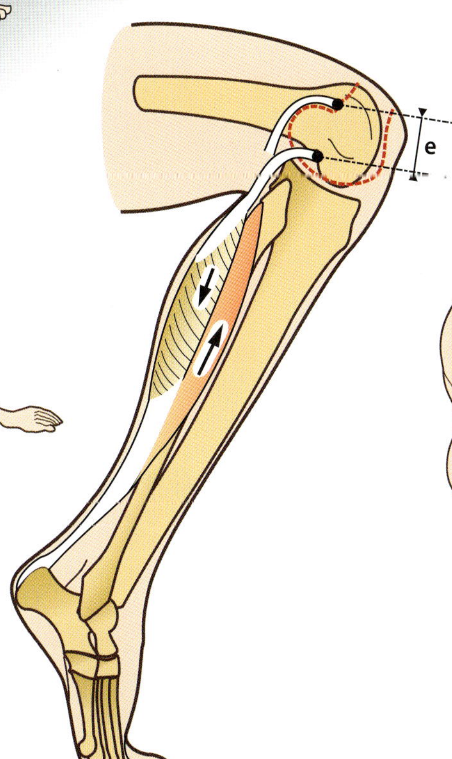

그림 114

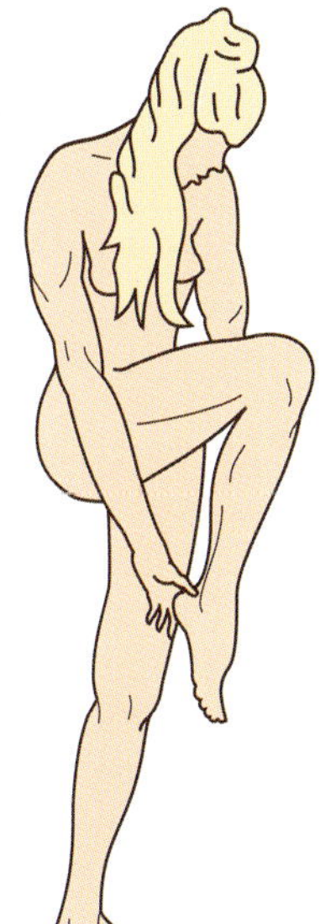
그림 117

장딴지세갈래근(계속)

장딴지세갈래근의 널힘줄 체계는 아주 복잡하다(그림 120: 정강뼈를 제거한 앞쪽 그림, 앞쪽에서 근육의 깊은부분을 보여줌). 이 체계는 **널힘줄 이는곳**과 **발꿈치힘줄**을 형성하는 **널힘줄 닿는곳**으로 구성된다.

이는곳에는 **3개의 널힘줄**이 있다.

- 장딴지근의 **안쪽갈래 널힘줄**(1)과 **가쪽갈래 널힘줄**(2)은 넙다리뼈 관절융기 바로 위에 붙으며 이는곳의 옆쪽 경계를 이룬다.
- **가자미근의 두꺼운 널힘줄 층**(3)은 정강뼈와 종아리뼈, 가자미근 아치에서 일며 아래쪽 부분은 편자 모양으로 깊이 박혀서 안쪽 경계(4)와 가쪽 경계(5)를 이룬다.

닿는곳은 **2개의 널힘줄**로 되어 있다.

- **공통의 끝나는 두꺼운 널힘줄 층**(6)은 가자미근과 평행하게 나 있고 발꿈치힘줄(7)이 된 다음 발꿈치뼈에 닿는다(8).
- **시상층**$_{\text{sagittal sheet}}$(9)은 전자와 직각을 이루고 그 앞면에 고정된다. 편자 모양 패임을 지난 다음 가자미근 붙는곳의 뒷면 뒤에서 위로 올라가면서 가늘어진다는 특징이 있다.

따라서 앞에서 뒤로 **연속된 3개의 널힘줄 층**이 생긴다.

- 장딴지근 널힘줄 층
- 공통의 끝나는 부분 층
- 가자미근 힘줄 층. 시상층의 관점에서 이는 시상층의 뒷면에 얽혀 있는 형태이다.

장딴지세갈래근의 근육섬유는 널힘줄 체계에 대해 다음과 같이 배치되어 있다.

- 장딴지근의 안쪽갈래의 근육섬유(10, 빨간색)와 가쪽갈래의 근육섬유(11, 녹색)(그림 121: 가자미근 층의 안쪽 절반을 제거한 안쪽 투시도)는 텐트 모양(∧)의 넙다리뼈 위관절융기 윗면과 이는곳 힘줄 앞면에서 직접 일어나 아래 앞쪽으로 그리고 종아리 축을 향해 가다가 끝나는 층의 앞면으로 닿는다.
- **가자미근의 근육섬유**(그림 122: 위 그림과 동일하지만 가자미근 층은 그대로 있는 그림)는 두 층으로 되어 있다.
  - **앞층**(12)은 섬유(진한 빨간색)가 끝나는 층의 앞면으로 닿고(그림에서는 안쪽 섬유만 보임) 일부는 안쪽모서리와 가쪽모서리에 닿는다.
  - **뒤층**(13)은 섬유(진한 파란색)가 시상층의 양쪽 면에 닿는다.

이 도식은 또한 발꿈치힘줄의 나선 구조(14)(빨간색과 파란색 섬유)를 묘사하고 있다. 이 구조 덕분에 탄성이 생긴다.

발꿈치힘줄의 힘은 발꿈치뼈의 지레팔 AO에 아주 큰 각도로 발꿈치뼈 뒤 끝에 작용한다(그림 123). 이 힘 AT(녹색 벡터)를 분해하면 지레팔에 수직인 **유효 성분** T1(빨간색 벡터)이 구심 성분 T2보다 크다는 점이 드러난다. 따라서 근육은 큰 역학적 이점을 얻고 작용한다.

유효 성분 T1은 발목 굽힘-폄 각도와 무관하게 항상 T2를 능가한다. 발꿈치뼈 뒷면의 아랫부분(k)에 힘줄이 닿고 윗부분에서는 윤활주머니가 분리시키는 방식 때문이다(그림 124). 따라서 근육 당김은 닿는 점 k가 아니라 발꿈치힘줄과 발꿈치뼈 뒷면 사이의 접점 a에 생긴다. 발목을 굽힌 상태 I(그림 124)에서 이 점은 발꿈치뼈 뒷면에서 비교적 위쪽으로 멀리 생긴다. 발목을 편 상태 II(그림 124)에서는 발꿈치힘줄이 '풀리면서' 발꿈치뼈 뒷면에서 멀어지고 접점 a′은 발꿈치뼈에서 '내려간다.' 한편 지레팔 a′O의 방향은 대략 수평을 유지하고 발꿈치힘줄의 방향과 일정한 각도를 유지한다. 발꿈치힘줄이 이런 식으로 닿으면 발꿈치뼈 뒷면이 제공하는 도르래의 일부분 위로 힘줄이 **'풀릴'** 수 있게 되고, 그럼으로써 폄 시 효율을 증가시킬 수 있다. 위팔세갈래근$_{\text{triceps brachii}}$의 팔꿈치머리$_{\text{olecranon}}$ 닿는곳과 동일한 방식이다(제1권 참고).

장딴지세갈래근이 최대로 수축하면(그림 125) 폄은 **모음-뒤침 운동**을 수반하고, 이 운동은 발바닥이 뒤안쪽으로 **향하게 만든다**(빨간색 화살표 Add+Sup). 모음-뒤침의 이런 종말 요소는 장딴지세갈래근이 목말밑관절을 통해서 발목관절에 작용하기 때문이다(그림 126). 그럼으로써 이 두 관절이 순서대로 동원된다(그림 127). 우선 발목관절이 가로축 XX′ 중심으로 30°로 펴지고, 그 다음으로 목말밑관절을 펴면서 발꿈치뼈를 Henke의 축 mn을 중심으로 기울이면 발이 13°(Ad) 모이고 12°(Su) 뒤치게 된다(Biesalski et Mayer, 1916).

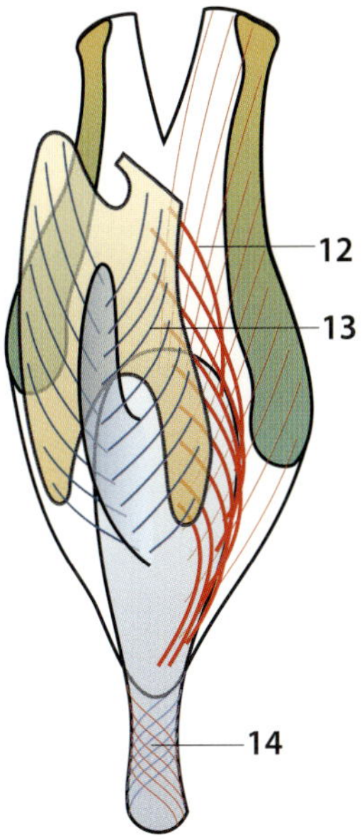

그림 122

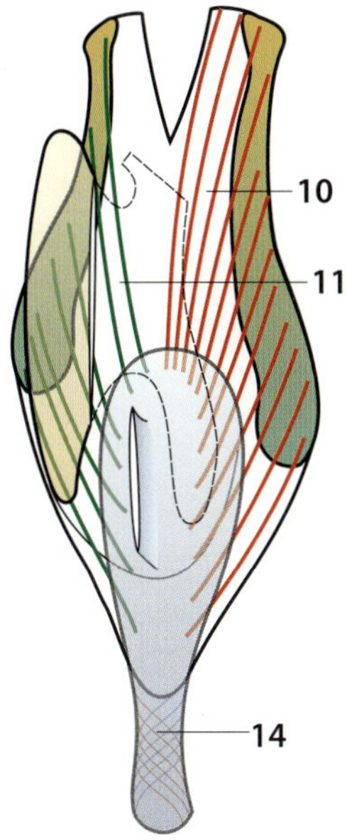

그림 121

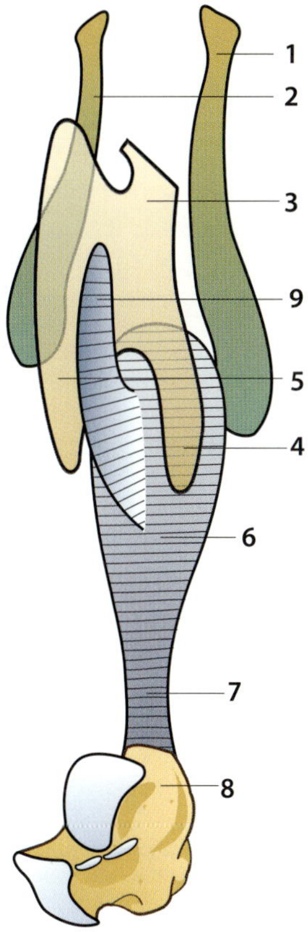

그림 120

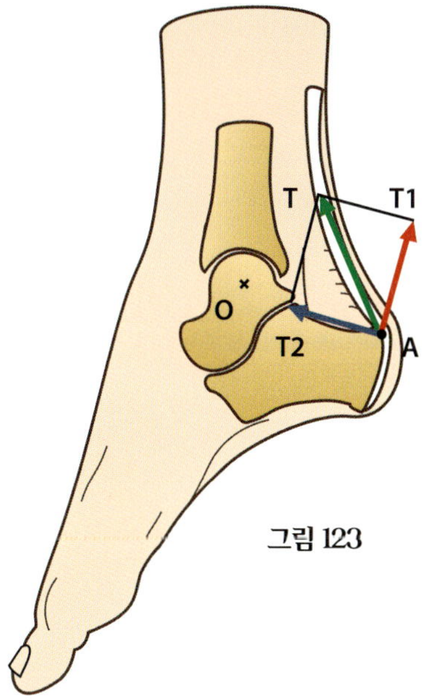

그림 123

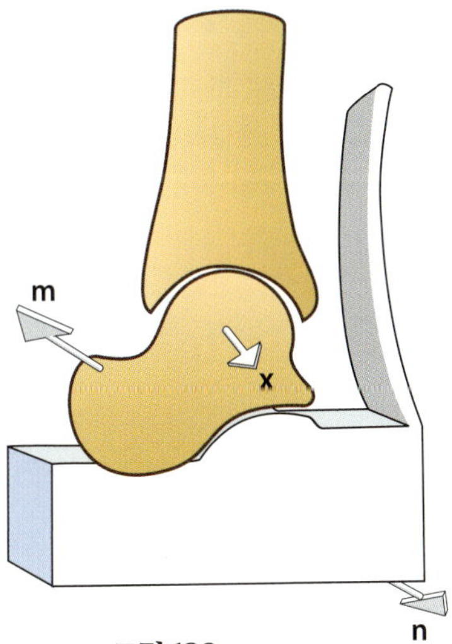

그림 126

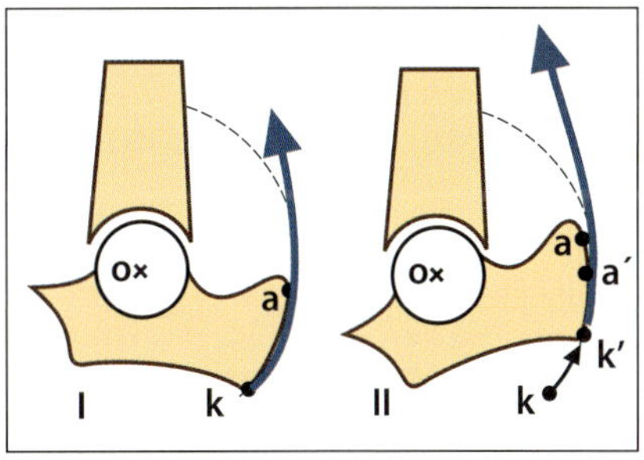

그림 124

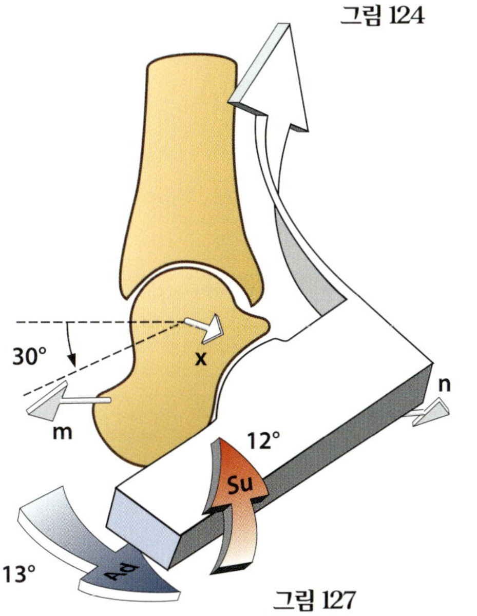

그림 127

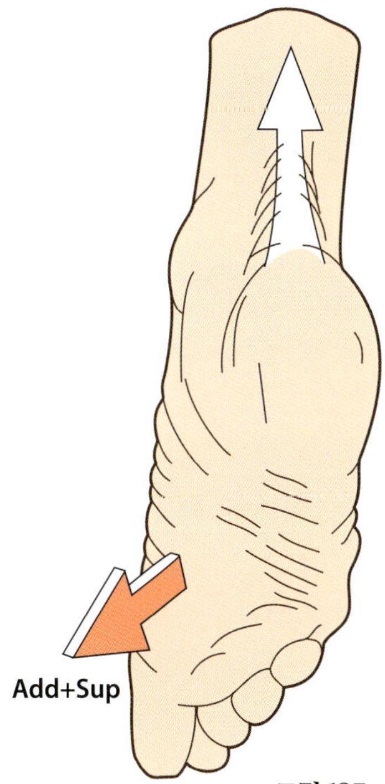

그림 125

발목의 다른 폄근육

굽힘-폄의 가로축 XX′ 뒤쪽을 지나는 모든 근육들(그림 128)은 **발목 폄근육**이다. 장딴지세갈래근(1)과 더불어 5개의 발목 폄근육이 있다. (여기서는 설명하지 않은) 장딴지빗근은 너무 약해서 무시해도 좋으며 이식을 위한 예비 힘줄을 제공한다는 의미 정도밖에 없다. 안타깝게도 모든 사람에게 있는 것도 아니다.

가쪽으로는(그림 129: 발목 가쪽 그림) 폄근육이 **짧은종아리근**(2), **긴종아리근**(3)이 있다. 이것들은 Henke의 축 UU′(221쪽 그림 104)의 가쪽에 있으며, 따라서 벌림근육이자 엎침근육이다(228쪽 참고).

안쪽으로는(그림 130: 발목 안쪽 그림), 폄근육이 **뒤정강근**(4), **긴발가락굽힘근**(5), **긴엄지굽힘근**(6)이 있다. 이것들은 Henke의 축 UU′(221쪽 그림 104)의 안쪽에 있기 때문에 모음근육이자 뒤침근육이다. 따라서 순수한 발목 폄은 가쪽과 안쪽의 이 두 근육 무리의 **협동-대항 작용**에 의해서만 일어날 수 있다.

그림에도 보조 폄근육$_{\text{accessory extensor}}$이라고 부를 수 있을 이 근육들의 폄 작용은 장딴지세갈래근의 작용에 비하면 아주 작다(그림 131: 폄근육의 상대적 근력 도해).

실제로 **장딴지세갈래근의 근력은 6.5kg에 해당한다**(왼쪽). 가자미근(Sol)과 장딴지근(Gc)의 힘이 합쳐지기 때문이다. 나머지 모든 폄근육(오른쪽)에 비하면 상당하다. 나머지 폄근육의 힘은 폄근육 전체 힘 중 1/14인 **0.5kg**에 불과하다.

근육의 힘은 단면적과 가동력에 비례한다는 사실은 잘 알려져 있다. 그러므로 바닥면과 높이가 각각 단면적과 가동력에 해당하는 3차원 형태로 도식화할 수 있다.

따라서 단면적이 20.2m^{2}이며 가동역이 44mm인 가자미근(Sol)의 힘(880kg/m^2)은 단면적이 23m^{2}이고 가동역이 39mm인 장딴지근(Gc)의 힘(897kg/m^2)보다 작다.

반면 **종아리근**(Fib)의 힘, 즉 **긴종아리근**(FL, 녹색)과 **짧은종아리근**(FB, 주황색)의 힘은 3차원 형태 AE(파란색)로 표현된 보조 폄근육 전체 근력의 절반이다. 긴종아리근 자체는 짧은종아리근보다 2배 강하다.

발꿈치힘줄이 파열되면 보조 폄근육은 발이 자유롭게 하중이 걸려 있지 않을 때 발목을 능동적으로 펼 수 있다. 하지만 발끝으로 몸을 들어 올릴 수는 없다. 이런 능동 운동의 상실은 **발꿈치힘줄 파열 검사**에 쓰일 수 있다.

장딴지세갈래근 힘줄의 구조는 발목 폄 시 근육이 내는 힘을 전달하기에 유리할 뿐만 아니라 발끝으로 도약할 때 생기는 충격 흡수에도 유리하다. 실제로(그림 131bis) 이 섬유는 중심에서는 길이 방향으로 나 있고, 동시에 주변부에서는 서로 나선형으로 엇갈려 있다. 힘줄이 수동적으로 신장되면 나선형 주변부 섬유가 팽팽해지고 중심을 향해 이동하면서 중심 섬유들을 강하게 압박한다(바깥 화살표)(A). 그 결과 짜부라뜨리려는 힘에 대한 저항(속 화살표)과 초기 부피로의 복귀를 보면 힘줄의 탄성을 알 수 있다(B). 한마디로, 힘줄이 신장되고(화살표 T) 힘줄의 길이가 늘어나면서 지름은 특히 중심에서 줄어든다. 이렇게 되면 스트레스를 흡수하는 탄성 저항이 생긴다. 스트레스가 사라지면 힘줄은 다시 정상적인 지름을 되찾고 짧아진다(화살표 R). 인체의 모든 탄성 구조물은 이와 동일한 나선 구조를 갖고 있다. 탄성이 중심 섬유의 압축에 따라 결정되기 때문이다.

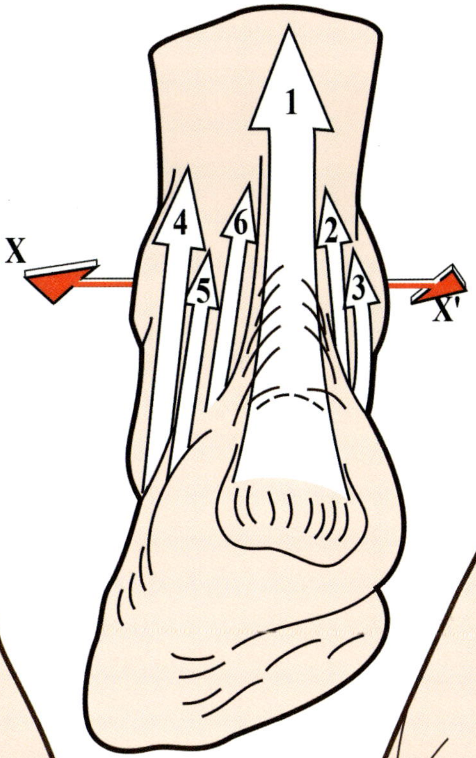

그림 128

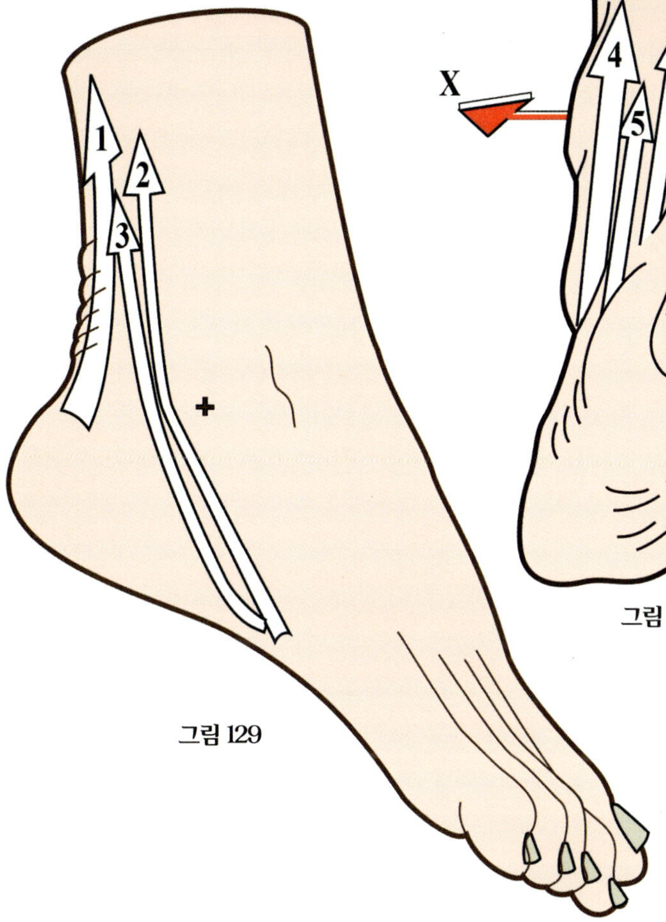

그림 129

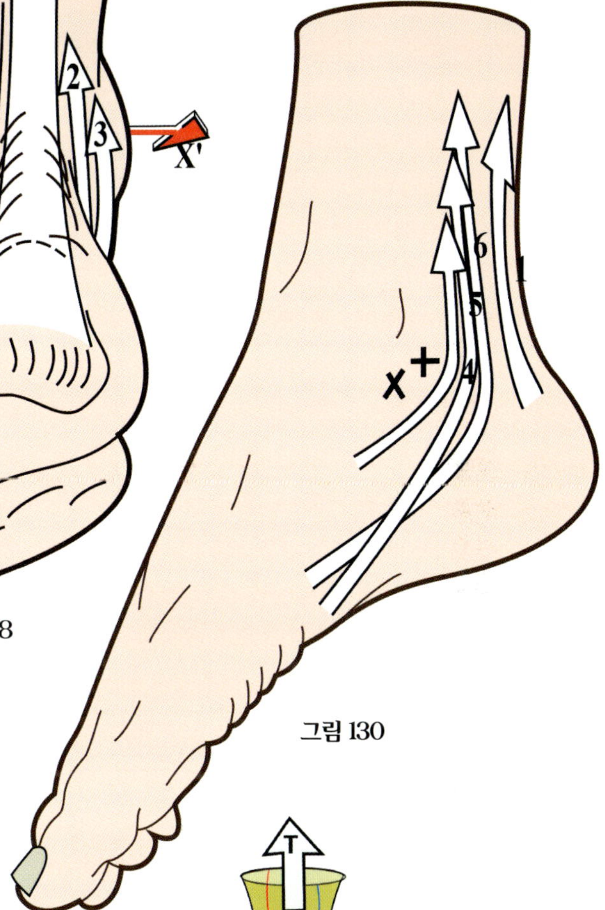

그림 130

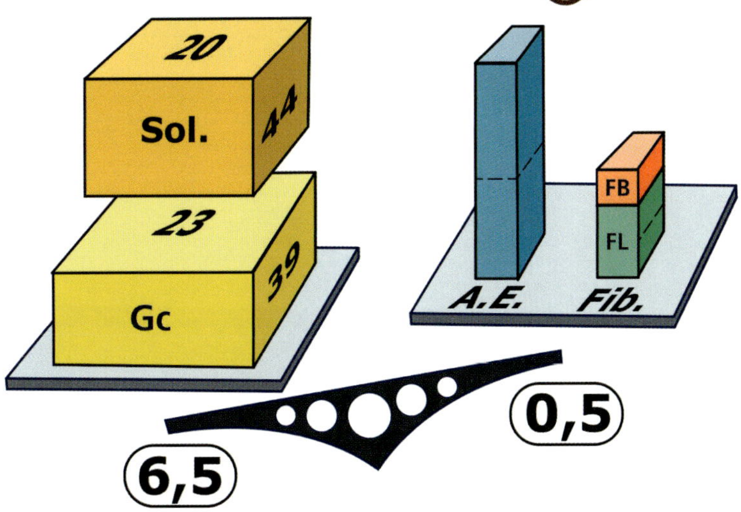

그림 131

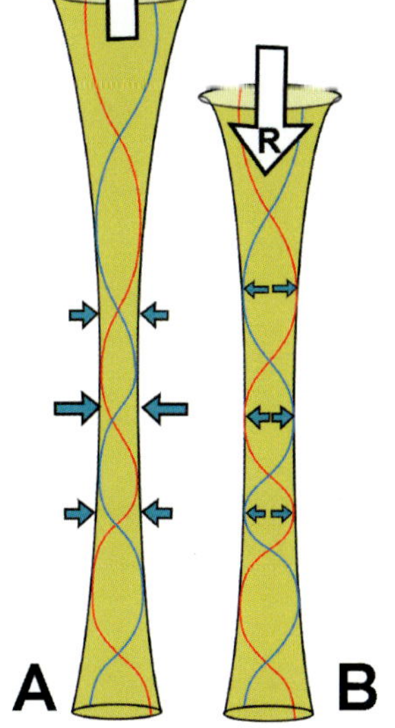

그림 131bis

벌림-엎침근육: 종아리근

종아리근은 가로축 XX′ 뒤쪽과 Henke의 축 UU′ 가쪽을 지난다(221쪽 그림 104 참고). 따라 서 이들은 동시에 다음 근육이기도 하다(그림 132).

- 폄근육(파란색 화살표)
- 축 ZZ′ 을 가쪽으로 이동시키는 벌림근육(빨간색 화살표)
- 오렌지색 평면에 의해 도식화된 발바닥이 가쪽을 향하게 하는 엎침근육(노란색 화살표)

짧은종아리근(1)은 다섯째발허리뼈거친면에 붙으며(그림 133) 기본적으로 발의 벌림근육이다. Duchenne de Boulogne에 따르면 이 근육이 발의 유일한 직접적인 벌림근육이다(219쪽 그림 100). 확실히 긴종아리근보다 더 효율적인 벌림근육이다. 다섯째 발허리뼈열(녹색 화살표)을 들어 올려 발앞부를 **엎치고**(그림 134: 빨간색 화살표), **셋째종아리근**(3)과 긴발가락폄근(그림에는 나타나지 않음)의 보조를 받는다. 이 근육들 역시 발목 굽힘근육인 동시에 벌림-엎침근육이다. 따라서 **순수한 벌림-엎침**은 3개의 종아리근과 긴발가락폄근 사이의 협동-대항 작용의 결과로 일어난다.

긴종아리근(2)(그림 133, 135)은 발의 운동과 발바닥활$_{\text{plantar arch}}$의 정역학과 동역학에서 핵심적인 역할을 수행한다.

- 짧은종아리근처럼 **벌림근육**이며 구축으로 인해 발앞부가 가쪽으로 뒤틀리면서 굽혀지고(그림 137) 안쪽복사는 두드러지게 튀어나온다.
- 직접적으로나 간접적으로 **폄**을 일으킨다.
  - 직접적으로는 첫째발허리뼈머리를 낮춘다(그림 134: 파란색 화살표, 그림 135: 녹색 화살표).
  - 특히 간접적으로는 첫째발허리뼈를 가쪽으로 끌어당김으로써(그림 135: 파란색 화살표) 안쪽과 가쪽 발허리뼈들을 단단히 맞물리게 한다(그림 136: 발허리뼈들을 들보 형태로 도식화함). 하지만 **장딴지세갈래근**(4)은 가쪽 발허리뼈들만 직접적으로 편다. 따라서 긴종아리근은 안쪽 발허리뼈들을 가쪽 발허리뼈들과 **'맞물리게'** 함으로써(빨간색 화살표) 장딴지세갈래근이 발바닥의 모든 열을 잡아당길 수 있게 해 준다. 이런 작용은 긴종아리근 마비 사례에서 확인할 수 있다. 이 사례에서는 장딴지세갈래근이 가쪽세로활만 펼 수 있게 되고 발은 **뒤침** 위치로 돌아간다. 따라서 **순수한 발 폄**은 장딴지세갈래근과 긴종아리근의 **협동-대항 수축**의 결과로 일어난다. 즉, 폄에서는 협동작용을 하고 엎침-뒤침에서는 대항작용을 한다.
- 긴종아리근은 **엎침근육**이기도 하다(그림 134). 발이 지면에서 떨어져 있을 때는 첫째발허리뼈머리를 낮추기 때문이다(파란색 화살표). 엎침(빨간색 화살표)은 안쪽세로활의 내림(파란색 화살표)을 동반한 가쪽세로활의 상승(녹색 화살표)의 결과로 나타난다.

긴종아리근이 발의 활$_{\text{arches of foot}}$의 만곡을 어떻게 강화하고 **주요한 근육 지지**를 구성하는지에 관해서는 이후에 살펴본다(241쪽).

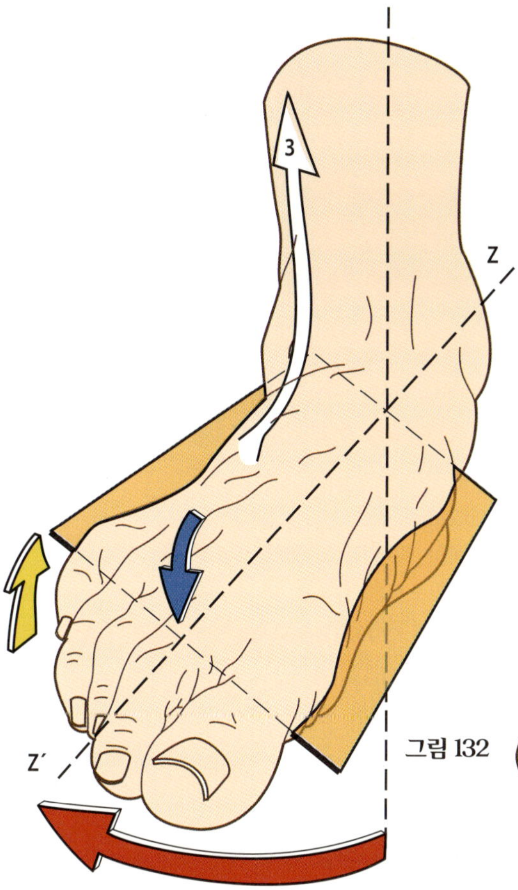

그림 132

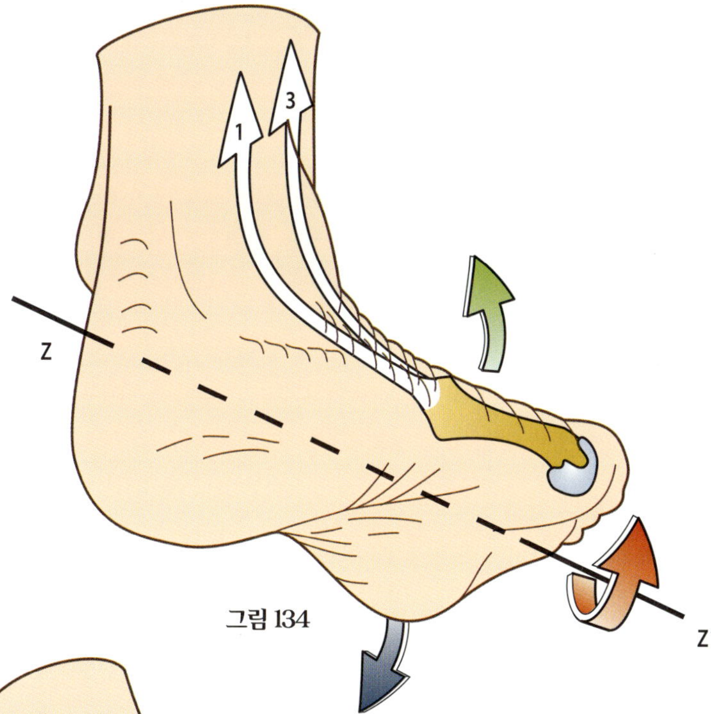

그림 134

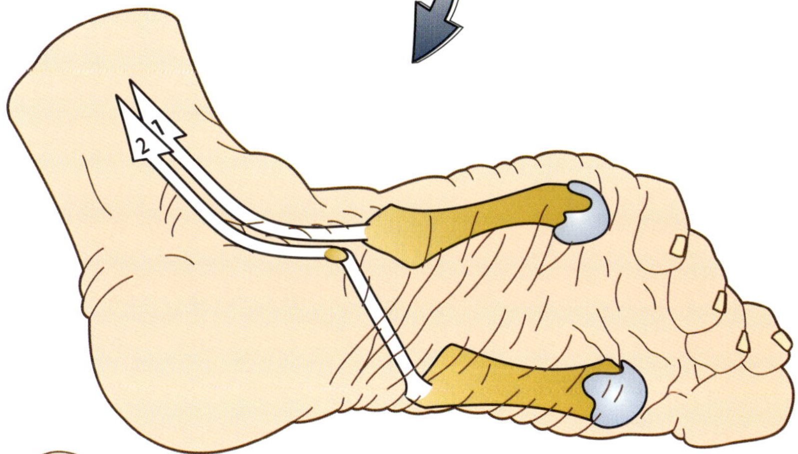

그림 133

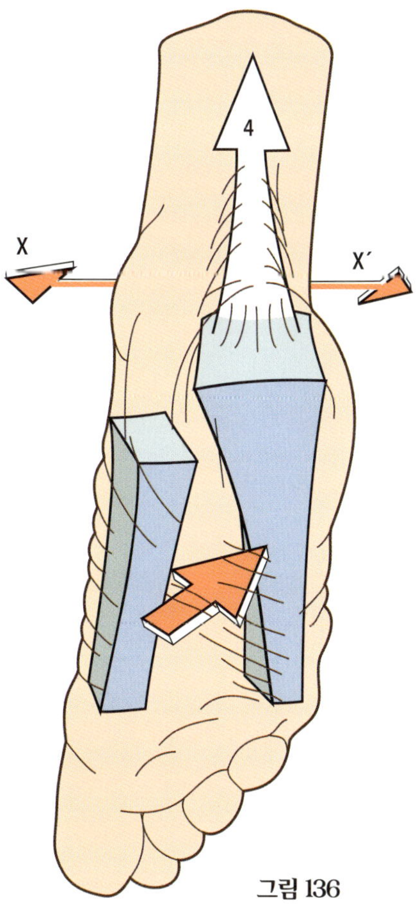

그림 136

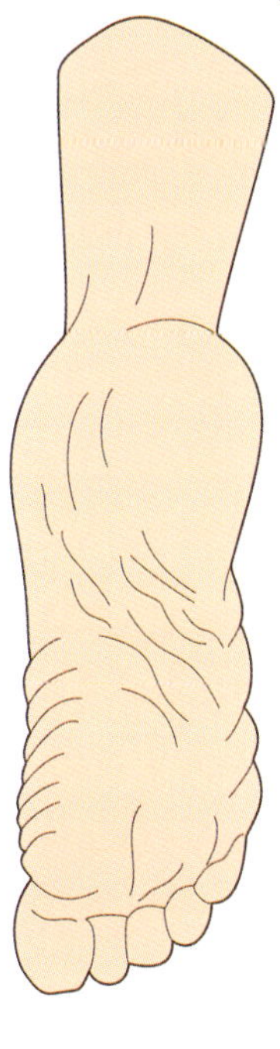
그림 137

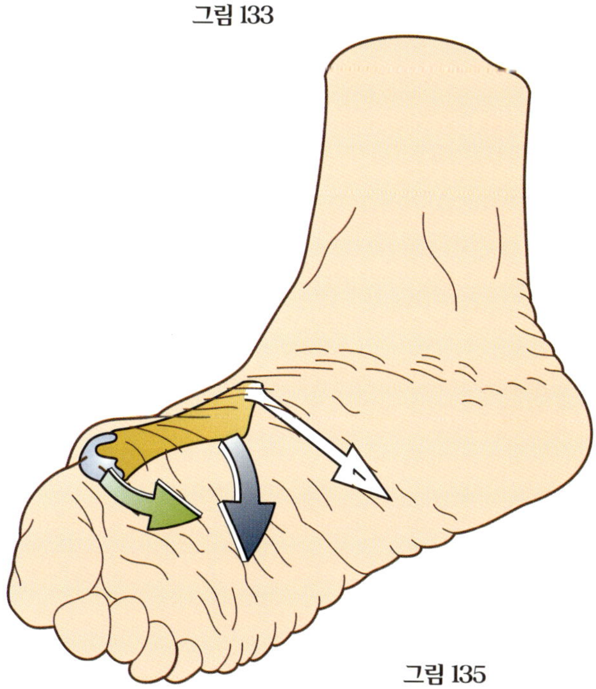

그림 135

모음-뒤침근육: 정강근

3개의 안쪽복사 뒤 근육은 축 XX′ 뒤쪽과 Henke의 축 UU′ 안쪽을 지나며(221쪽 그림 104 참고) 동시에 다음 근육 역할을 한다(그림 138).

- 폄근육(파란색 화살표)
- 발의 긴축을 안쪽으로 이동시키는 모음근육(녹색 화살표)
- 오렌지색 평면에 의해 도식화된 발바닥이 안쪽을 향하게 하는 뒤침근육(노란색 화살표)

뒤정강근(1)은 이 세 근육 중 가장 중요하며 발배뼈거친면(노란색)에 붙는다(그림 139). 발목관절, 목말밑관절, 가로발목뼈관절을 모두 지나기 때문에 세 관절에 동시에 작용한다.

- 발배뼈를 안쪽으로 끌어당기기 때문에(그림 140) 아주 강력한 **모음근육**이며 몸쪽 발목뼈 전체를 돌린다(Duchenne de Boulogne에 따르면 이 근육은 뒤침근육이라기보다 모음근육이다). 따라서 이 근육은 먼쪽 발목뼈를 가쪽으로 잡아당기는(그림 141) 짧은종아리근(2)의 직접적 대항근으로서 다섯째발허리뼈에 작용해 몸쪽 발목뼈를 반대 방향으로 돌린다.
- 이 근육의 발바닥 확장은 발목뼈와 발허리뼈에 붙기 때문에 **뒤침근육**이다(219쪽 그림 100 참고). 발바닥 둥근천장의 지지와 방향에 필수적인 역할을 한다. 뒤정강근의 이 확장의 선천적 결손은 가쪽들린편평발의 원인 중 하나가 되는 것으로 언급되고 있다. 뒤침 운동범위 52°는 목말밑관절에서 34°와 가로발목뼈관절 18°로 구성된다(Biesalski et Mayer).
- 발배뼈를 끌어내리기 때문에 발목관절(녹색 화살표)과 가로발목뼈관절(빨간색 화살표)의 **폄근육**이다(그림 142). 발목관절의 운동이 발앞부까지 이어지기 때문이다(161쪽 그림 5).

폄근육이자 모음근육으로서 이 근육은 긴엄지굽힘근과 긴발가락굽힘근의 보조를 받는다.

앞정강근(1)과 긴엄지폄근(그림 142: 앞정강근만 보임)은 가로축 XX′ 앞쪽과 Henke의 축 UU′ 안쪽을 지나며(221쪽 그림 104) 따라서 **발목 굽힘근육인 동시에 발의 모음근육이자 뒤침근육**이기도 하다.

앞정강근(3)(그림 138)은 **모음근육이라기보다는 뒤침근육**이며 안쪽세로활의 구조 전체를 들어 올리는 작용을 한다(그림 142).

- 첫째발허리뼈바닥을 안쪽쐐기뼈 위쪽으로 올리면서(화살표 a), 첫째발허리뼈머리를 올린다.
- 안쪽쐐기뼈를 발배뼈 위쪽으로 올리고(화살표 b), 발배뼈를 목말뼈 위로 올려서(화살표 c) 발목관절을 굽힌다(화살표 d).
- 뒤침을 일으켜 안쪽세로활을 편평하게 만든다. 긴종아리근의 직접적인 대항근이다.
- 뒤정강근보다는 약한 **모음근육**이다.
- **발목관절을 굽히며** 협동근-대항근인 뒤정강근과 함께 굽힘이나 폄이 전혀 없는 순수한 모음-뒤침을 일으킨다.
- 앞정강근의 **구축**은 발가락, 특히 엄지발가락의 굽힘을 수반하는 안쪽들린휜발talipes varus을 초래한다(그림 144).

긴엄지폄근(4)(그림 143)은 앞정강근보다는 모음-뒤침을 일으키는 힘이 약하다. 발목 굽힘근육으로서 앞정강근을 대체할 수 있지만 대개 엄지발가락의 갈퀴 변형을 동반한다.

뒤침근육의 힘(2.82kg)은 엎침근육의 힘(1.16kg)을 능가한다. 발이 지면에 닿아 있지 않을 때에는 자연히 뒤침 위치로 돌아간다. 이런 불균형은 지면에 대해 체중을 떠받칠 때 발이 엎침 위치로 돌아가는 자연스러운 경향을 미리 상쇄해 주고 있다(242쪽 참고).

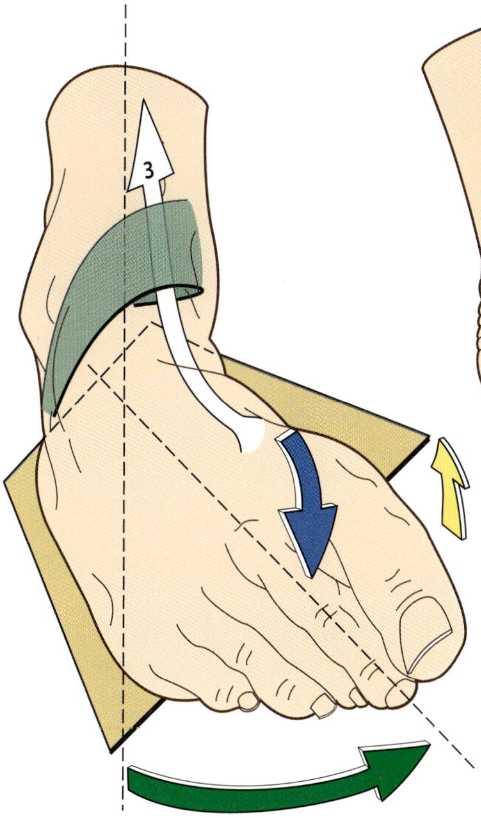

그림 138

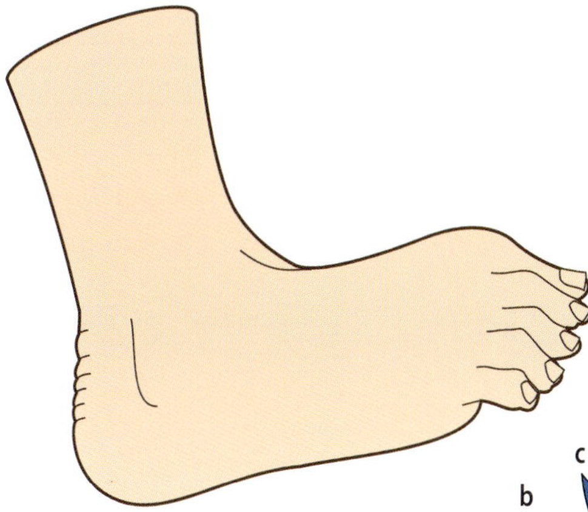

그림 144

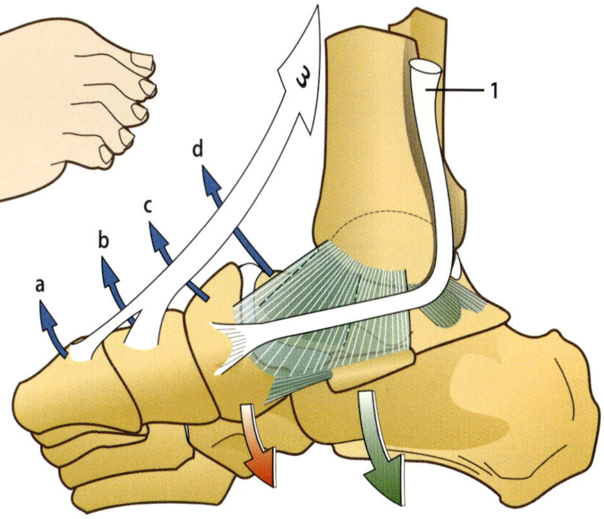

그림 142

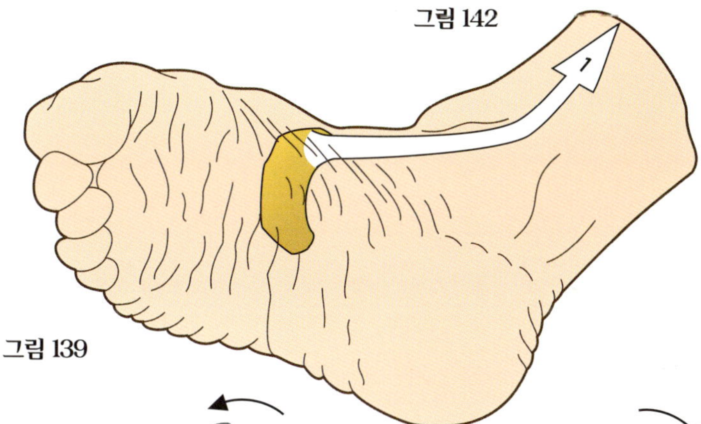

그림 139

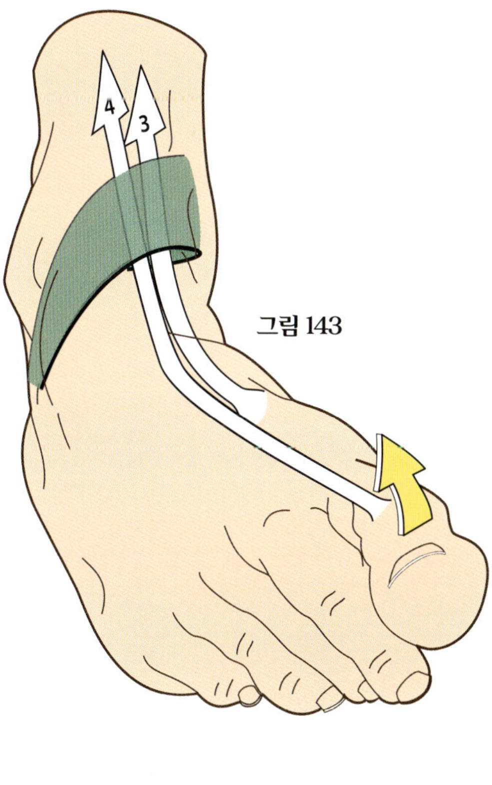

그림 143

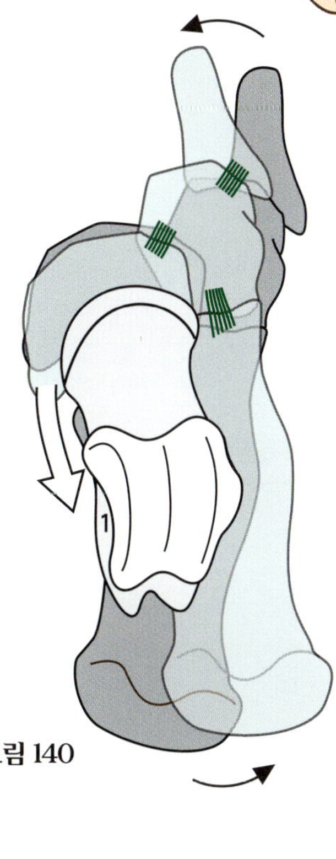

그림 140

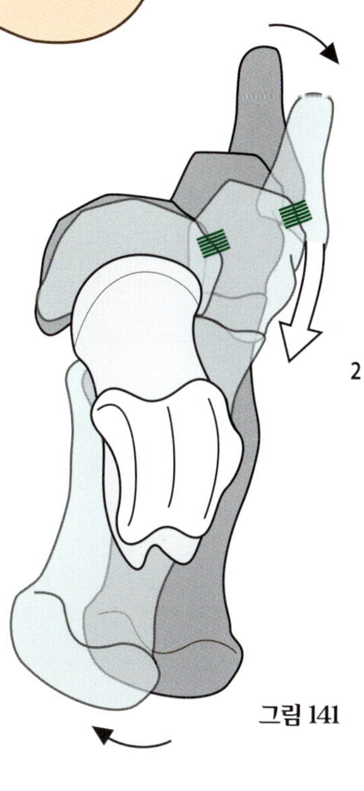

그림 141

Chapter 5

발바닥 둥근천장

'발바닥 둥근천장plantar vault'은 발의 모든 관절, 인대, 근육 구성 요소들이 조화롭게 녹아든 복합 구조물이다.
발바닥은 손바닥과 동등하지만 진화적 적응 과정에서 두발보행에 걸맞게 새로운 기능 하나를 더 얻었다. 서기, 걷기, 달리기, 도약을 하는 동안 일어나는 모든 불규칙성에도 불구하고 **지면을 향해 체중을 최적으로 전달할** 수 있도록 하는 기능이다. (네발을 사용하는 원숭이에게는 너무나 필수적인) 나무 타기를 하는 능력을 희생하는 대가로 이 기능을 얻게 되었다.

만곡과 탄성의 변화 덕분에 발바닥 둥근천장은 지면의 온갖 불규칙성에도 적응하고 모든 상황 하에서도 역학적 이점을 극대화하여 중력이 부과하는 부하와 스트레스를 지면에 전달할 수 있다. (달이나 목성의 중력장에 있었다면 발바닥 둥근천장이 어떻게 진화했을지 궁금해지기도 한다.) **보행의 유연성에 필수적인 충격 흡수장치**로도 기능한다. 만곡을 심화 혹은 약화시키는 모든 병터는 몸을 지면 위에서 지지하는 방식을 심각하게 저해하고, 걷기, 달리기, 도약, 서 있기를 불가피하게 방해한다.

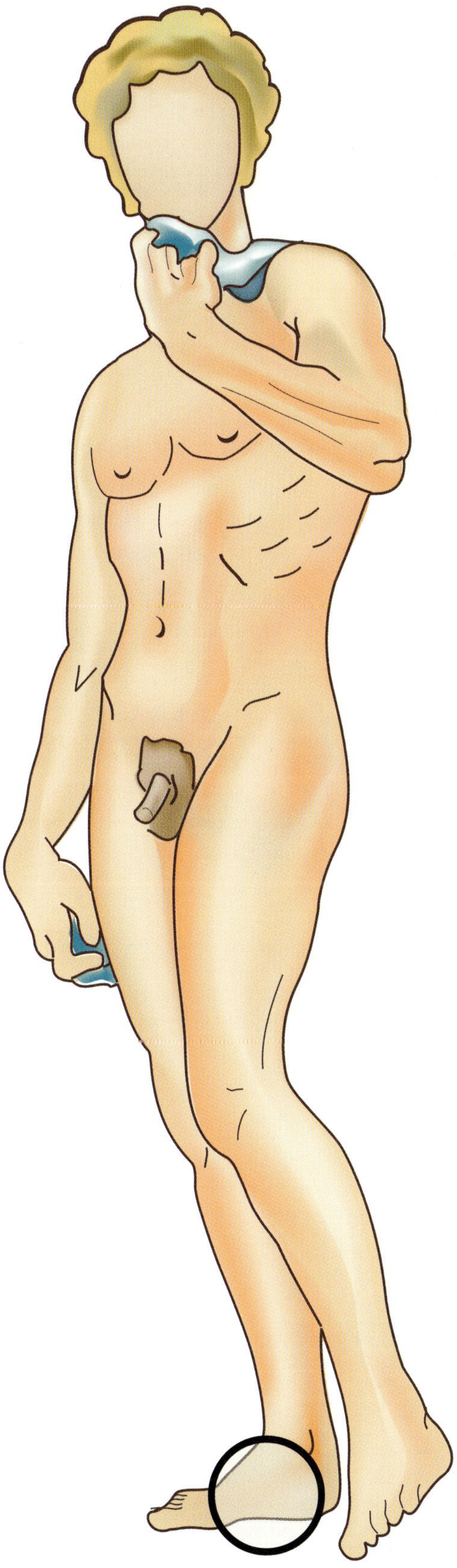

발바닥 둥근천장 개요

전체적으로 보면 발바닥의 구조는 **3개의 활arch이 지지하는 둥근천장vault**이라고 정의할 수 있다. 이러한 둥근천장은 건축가와 공학자들이 설계한 것이다(그림 1: 파리 근교 라데팡스 지구의 국립산업기술센터 건물). 이는 지면상의 세 점 A, B, C 위에 세워지는데, 이 세 개의 점은 정삼각형의 꼭짓점에 해당한다.(그림 2: 위에서 본 그림). 인접하는 지주 AB, BC, CA 사이에는 둥근천장의 모서리를 구성하는 **아치**가 있다. 둥근천장(그림 3: 고전적인 둥근천장)의 무게는 **쐐기돌keystone**(화살표)에 가해진 다음 두 개의 부벽扶壁, buttress을 통해 교대橋臺, abutment라고도 불리는 지지점support point A와 B에 분산된다.

Lapidus의 뒤를 이어 De Doncker나 Kowalski 같은 저자들은 발바닥 둥근천장을 이렇게 보는 관점이 너무 정적이라고 비판한다. 그들은 안쪽, 가쪽, 앞쪽 아치(안쪽세로활, 가쪽세로활, 먼쪽가로활)는 순전히 가설에 불과하다고 보며, 여기에는 어느 정도 합당한 면이 틀림없이 있다. 그들은 발을 '트러스truss'구조에 비유하는 편이다(그림 4: 지붕의 트러스). 이를 구성하는 **두 개의 서까래rafter** SA와 SB는 **용마루rooftop** S에서 만나고, 바닥에서는 **연결보** AB가 용마루에 가해지는 하중에 의해 삼각형이 무너지지 않게 견인함으로써 그 형태를 유지하도록 한다. 따라서 발은 (강한 발바닥 인대와 발바닥 근육으로 구성된) 하나의 주요 연결보와 (고전적인 안쪽세로활과 가쪽세로활에 해당하는) 두 개의 보조적인 양옆 연결보가 있는 단일 축 트러스로 구성될 뿐이다.

이런 개념은 특히 발의 활arch의 현을 이루는 인대와 근육과 관련해 해부학적 실상에 더 부합한다. 인대와 근육들은 신장 스트레스를 받기 때문에 연결보에 비유할 수 있다. 하지만 둥근천장vault과 아치arch라는 용어는 이미 일상적으로 너무 직관적이고 깊이 자리 잡아서 트러스truss나 연결보tie beam와 같은 용어와 함께 계속 사용하는 것이 바람직할 것 같다. 생체역학에서 흔히 그러하듯이 일견 상반되는 것 같은 두 가지 개념은 상호 배척하지 않으며 문제를 해결하는 종합적 접근법에 도움을 줄 수 있다. 따라서 우리는 둥근천장vault과 아치/활arch이라는 용어를 계속 쓰려고 한다.

발바닥 둥근천장(그림 5: 안쪽 그림. 구조물은 투명하게 표현)은 정삼각형이 아니다. **3개의 아치와 3개의 지지점**이 있기 때문에 비대칭 삼각형에 비유할 수 있다. 지지점(그림 6: 발을 위에서 본 그림. 투명하게 표현)은 지면과의 접촉 구역, 즉 발자국footprint(녹색 구역) 내부에 있으며 첫째발허리뼈머리 A, 다섯째발허리뼈머리 B, 발꿈치뼈융기안쪽돌기 · 발꿈치뼈융기가쪽돌기 C에 해당한다. 각각의 지지점은 인접하는 두 개의 아치가 공유하고 있다.

가장 짧고 낮은 **먼쪽가로활은 앞쪽 두 개의 지지점 A와 B** 사이에 펼쳐져 있다. 중간 길이와 높이인 **가쪽세로활은 두 개의 가쪽 지지점 B와 C** 사이에 펼쳐져 있다. 끝으로 가장 길고 높은 **안쪽세로활은 두 개의 안쪽 지지점 C와 A** 사이에 펼쳐져 있으며 발의 정역학과 동역학에서 세 활arch 중 가장 중요하다.

따라서 발바닥 둥근천장의 모양(그림 5: 아랫부분)은 바람에 부푼 삼각돛과 닮아 있다. 꼭대기 부분은 뒤쪽으로 두드러지게 이동해 있고 체중(녹색 화살표)은 **발등 중심**에 있는 한 점에서(그림 6: 검은색 십자) 뒤쪽 경사면(빨간색 화살표)에 가해진다.

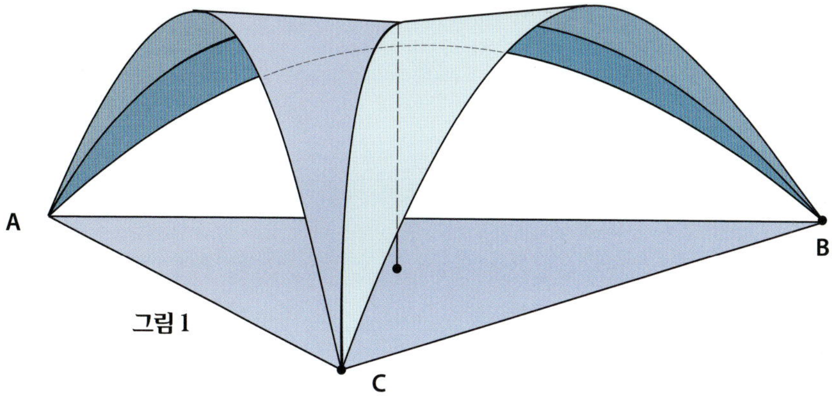

그림 1

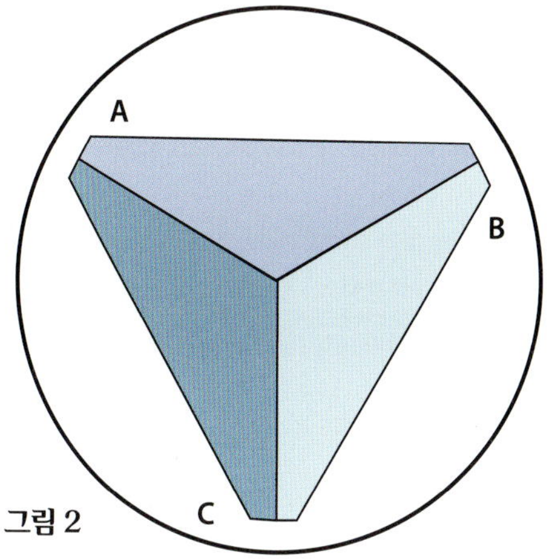

그림 2

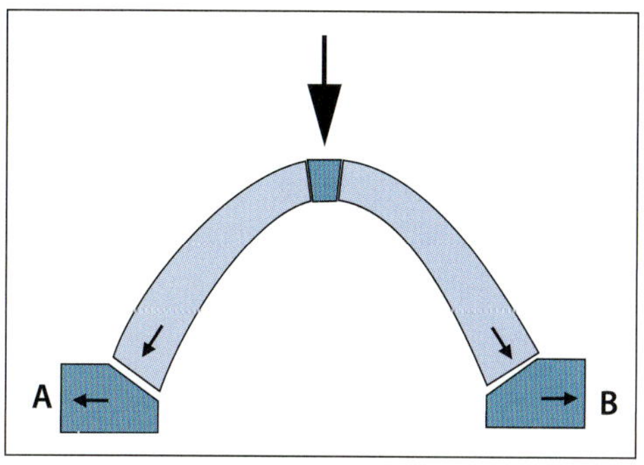

그림 3

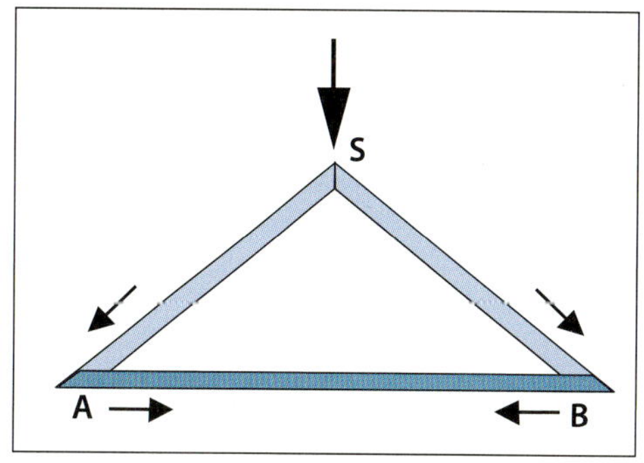

그림 4

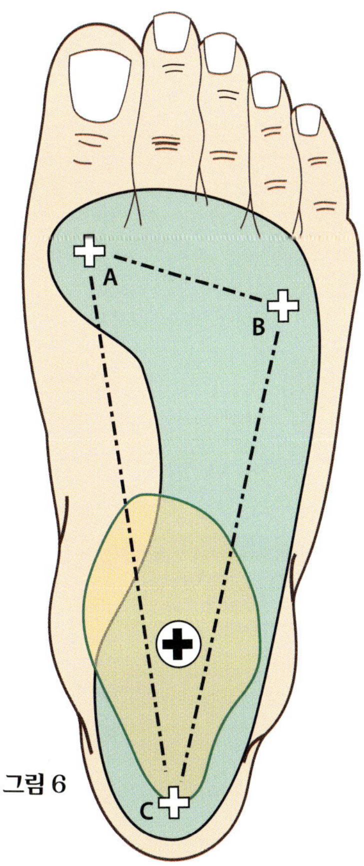

그림 6

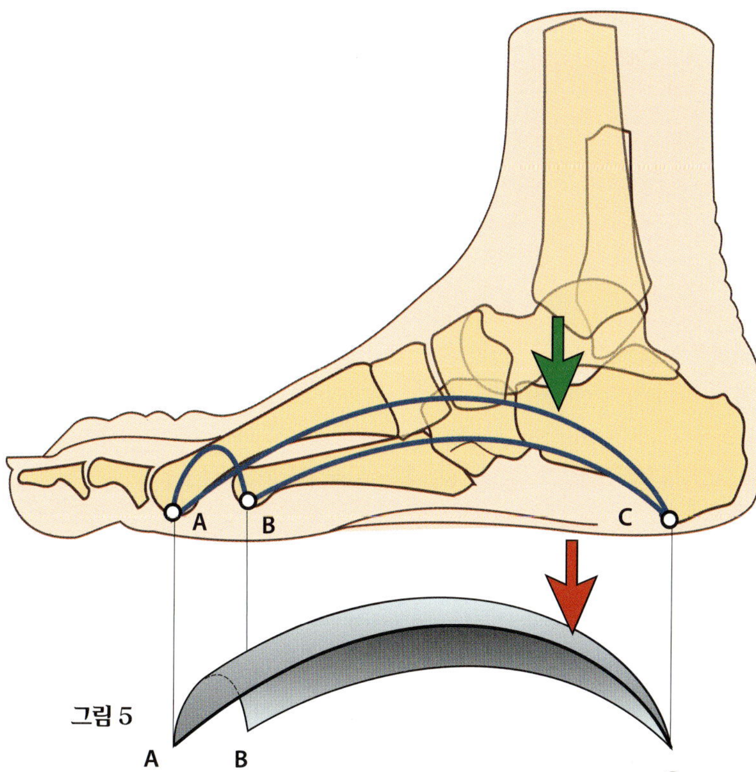

그림 5

세로발바닥활 안쪽부분[7)]

앞쪽 지지점 A와 뒤쪽 지지점 C 사이에 있는 안쪽활은 앞에서 뒤로 아래와 같이 배열된 **다섯 개의 뼈**로 되어 있다(그림 7):

- **첫째발허리뼈**(M1)는 발허리뼈머리가 지면에 닿는다.
- **안쪽쐐기뼈**(C1)는 땅에서 완전히 떨어져 있다.
- **발배뼈**(Nav)는 안쪽활의 쐐기돌(녹색 사다리꼴)이며 지면에서 15~18mm 떨어져 있다.
- **목말뼈**(Tal)는 종아리에서 전달된 스트레스를 받아서 둥근천장 전체로 분배한다(187쪽 그림 15 참고).
- **발꿈치뼈**(Cal)는 그 뒤쪽 끝에서만 지면과 닿는다.

역학적 스트레스의 전달(그림 8)은 뼈잔기둥의 배치에 반영되어 있다.

- 정강뼈의 앞쪽 겉질에서 일어난 뼈잔기둥은 뒤쪽 아치 부벽을 비스듬히 아래 뒤쪽으로 지난다. 목말뼈몸통을 가로질러 발꿈치뼈의 뒤목말관절면 아래에서 부채꼴로 펼쳐지면서 발꿈치뼈와 지면 사이의 접점에 있는 뒤쪽 아치의 받침으로 뻗는다.
- 정강뼈 뒤쪽 겉질에서 일어나는 뼈잔기둥은 목말뼈목과 목말뼈머리, 발배뼈를 비스듬히 아래 앞쪽으로 지나서 아치의 앞쪽 부벽, 즉 안쪽쐐기뼈와 발허리뼈에 도달한다.

안쪽활은 인대와 근육의 도움을 받아 **만곡**을 유지한다(그림 7).

발바닥의 여러 인대가 5개의 뼈를 결합시키고 있다. 바로 뼈사이쐐기발허리인대cuneometatarsal interosseous ligaments, 쐐기발배인대cuneonavicular ligaments, 특히 **바닥쪽발꿈치발배인대**(1)와 **뼈사이목말발꿈치인대**(2)다. 이 인대들은 강하지만 일시적인 스트레스에 저항한다. 오래 지속되는 비틀림에 대항하는 근육과 대조가 된다.

이 근육들은 각각 안쪽활을 따라 서로 다른 거리에 있는 두 점들을 연결하면서 안쪽활 전체 또는 일부에 펼쳐진 시위를 형성한다. 이것들은 진정한 **긴장 장치**tensioner 기능을 한다.

- **뒤정강근**(4)은 안쪽활의 꼭대기 부근에서 활의 일부를 형성하지만(그림 10) 필수적으로 중요하다. 사실 이 근육의 강한 힘줄(그림 9: 빨간색 화살표)은 목말뼈머리(Tal) 아래에서 파선의 원 둘레로 발배뼈(Nav)를 아래 뒤쪽으로 잡아당긴다. 비교적 사소한 이 힘줄의 단축(e)은 **발배뼈의 방향 변화**와 연관되며, 결과적으로 앞쪽 부벽이 낮아지게 된다. 더욱이 이 힘줄의 발바닥 확장(3)(그림 7)은 발바닥의 인대와 섞이면서 가운데 3개의 발허리뼈에 작용한다.
- **긴종아리근**(5) 또한 안쪽활에 작용하며 안쪽쐐기뼈(C1)에 대해 첫째발허리뼈(M1)를 굽히고 발배뼈(Nav)에 대해 안쪽쐐기뼈를 굽힘으로써(그림 9) 만곡을 더 깊게 만들어 준다(그림 11)(240쪽 가로발바닥활[8)]에 대한 작용도 참고).
- **긴엄지굽힘근**(6)은 안쪽활의 대부분에 펼쳐져 있어서(그림 12) 깊은면을 가로지르는(그림 13) **긴발가락굽힘근**(7)의 도움을 받아 안쪽활의 만곡에 강하게 작용한다. 또한 발꿈치뼈와 목말뼈를 안정시킨다. 긴엄지굽힘근은 목말뼈의 안쪽결절과 가쪽결절 사이를 지나면서 목말뼈가 후퇴하지(흰색 화살표) 않게 해준다(그림 14). 발배뼈가 뒤로 밀리면(흰색 화살표), 뼈사이목말발꿈치인대(2)가 우선 팽팽해지고 목말뼈는 힘줄에 의해 앞으로 밀리면서 앞쪽 위치로 돌아온다. 마치 활시위가 화살을 앞으로 밀어내는 것과 같은 원리다. 긴엄지굽힘근 힘줄은 목말받침돌기 아래를 지나면서(그림 15) 비슷한 거상 효과를 받으며 발꿈치뼈의 앞쪽 끝을 들어올린다(파란색 화살표). 이 부분은 목말뼈머리가 가하는 수직 힘(흰색 화살표)을 받는다.
- **엄지벌림근**(8)은 안쪽활 전체에 걸쳐 뻗어 있으며(그림 16) 따라서 특히 효율적인 긴장 장치이다. 안쪽활의 양쪽 끝을 모아줌으로써 안쪽활의 만곡을 키워 준다.

한편(그림 17) 안쪽활의 볼록한 부분에 붙는 두 개의 근육, 즉 긴엄지폄근(9)과 (일정 조건 하에서) 앞정강근(10)은 만곡을 줄이면서 안쪽활을 편평하게 만든다.

7) '세로발바닥활 안쪽부분(medial part of longitudinal arch of foot)'을 줄여서 '안쪽세로발바닥활(medial longitudinal arch of foot)'이나 '안쪽세로활(medial longitudinal arch)' 또는 '안쪽활(medial arch)'이라고도 한다. — 옮긴이 주

8) '가로발바닥활(transverse arch of foot)'을 줄여서 '가로활(transverse arch)'이라고도 한다. — 옮긴이 주

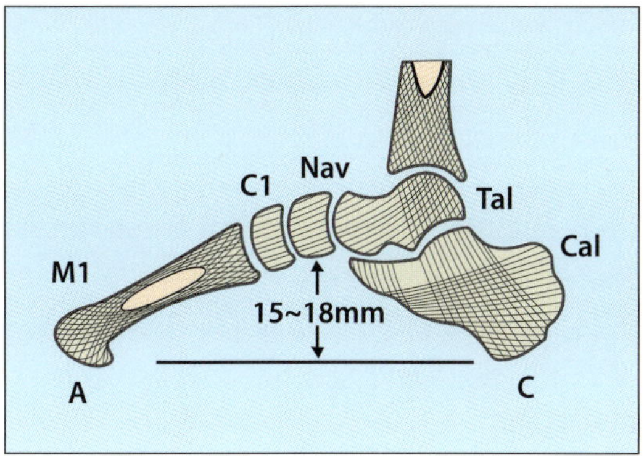

그림 8

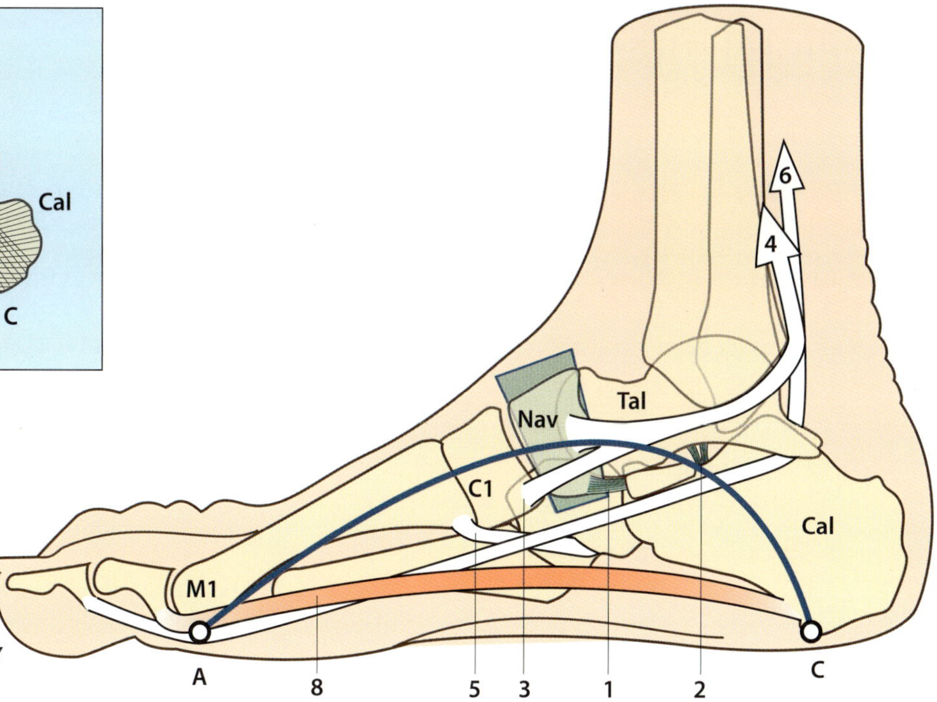

그림 7

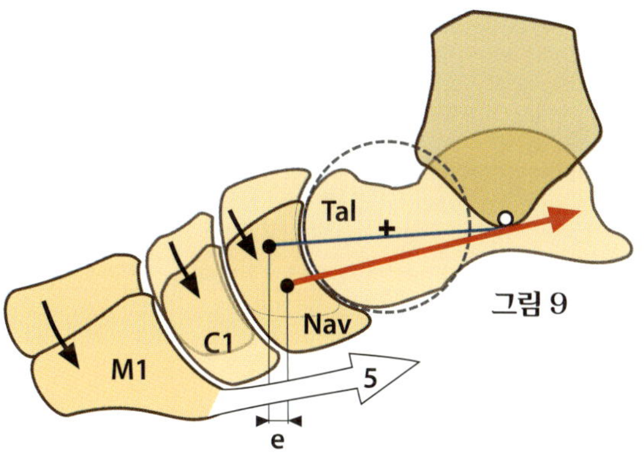

그림 9

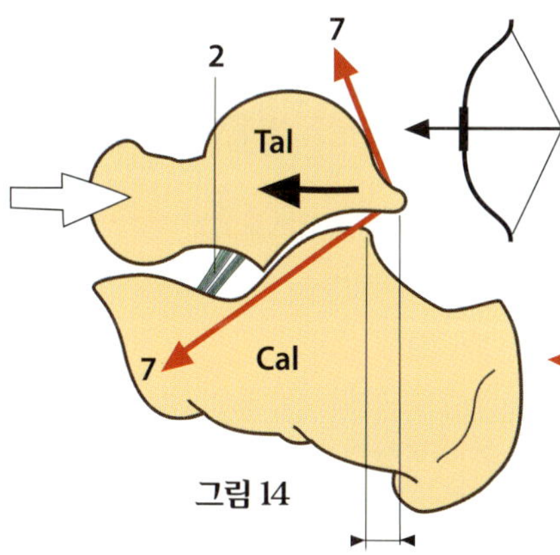

그림 14

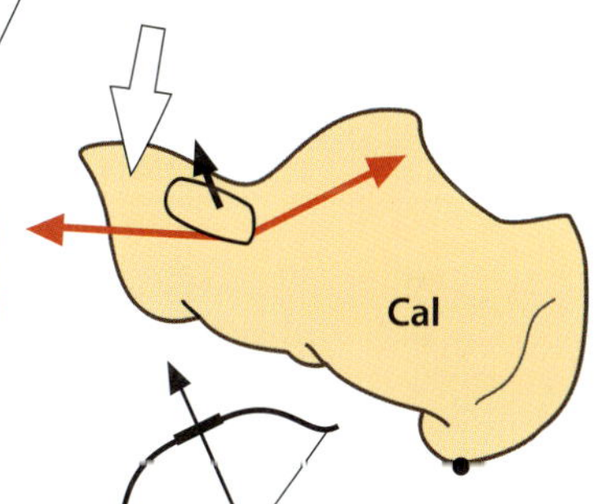

그림 15

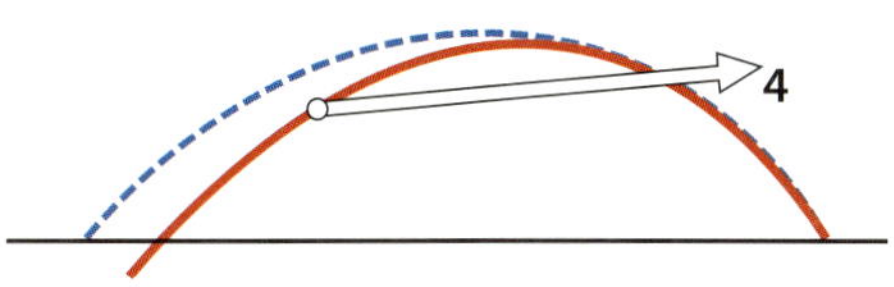

그림 10

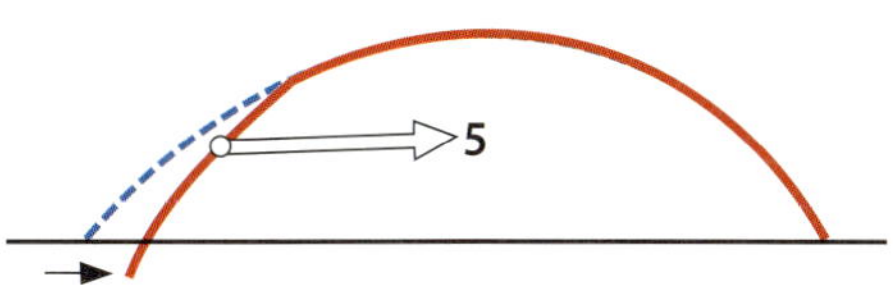

그림 11

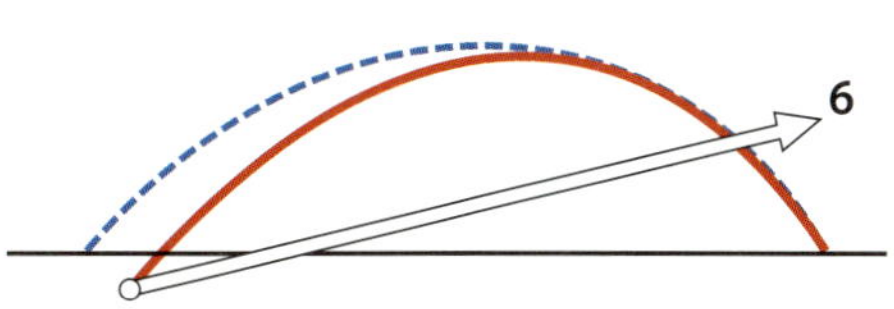

그림 12

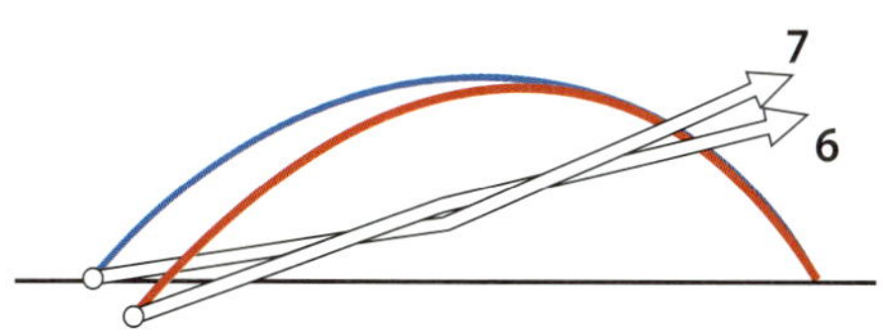

그림 13

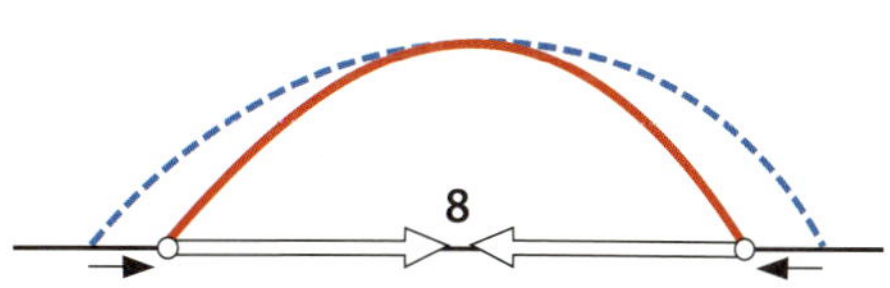

그림 16

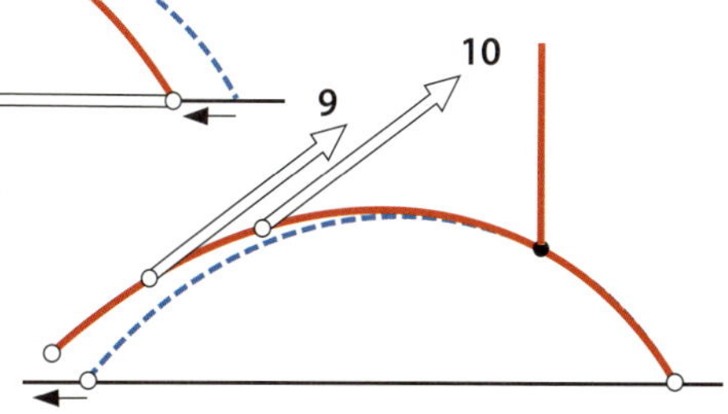

그림 17

세로발바닥활 가쪽부분[9)]

가쪽활은 **3개의 뼈로만** 구성된다(그림 18: 가쪽활의 가쪽 그림).

- **다섯째발허리뼈**(M5)는 발허리뼈머리가 가쪽활의 앞쪽 지지점(B)이 된다.
- **입방뼈**(Cub)는 지면에서 완전히 떨어져 있다.
- **발꿈치뼈**(Cal)의 발꿈치뼈융기안쪽돌기 · 발꿈치뼈융기가쪽돌기는 가쪽활의 뒤쪽 지지점(C)이 된다.

지면보다 위에 떠 있는 안쪽활과 달리 가쪽활은 아주 약간(3~5mm) 떠 있고, 물렁조직으로만 지면과 닿는다.

역학적 스트레스의 전달(그림 19)은 2개의 뼈잔기둥 구조를 통해 목말뼈와 그 아래에 있는 발꿈치뼈로 이어진다.

- 정강뼈의 앞쪽 겉질에서 일어난 **뒤쪽 뼈잔기둥**은 발꿈치뼈의 뒤목말관절면 아래로 부채처럼 펼쳐진다.
- 정강뼈의 뒤쪽 겉질에서 일어난 **앞쪽 뼈잔기둥**은 우선 목말뼈 머리를 가로질러서 발꿈치뼈의 앞돌기에 얹힌 다음 입방뼈를 지나 다섯째발허리뼈와 가쪽활의 앞쪽 지지점에 도달한다.

앞서 언급한 뼈잔기둥 외에도 발꿈치뼈는 **2개의 주요한 뼈잔기둥 구조**를 품고 있다.

- **위 활꼴 구조**는 아래쪽으로 오목하고, 발목뼈굴 바닥의 치밀한 층으로 집중되며 압축 스트레스에 대응한다.
- **아래 활꼴 구조**는 위쪽으로 오목하고, 발꿈치뼈의 발바닥쪽 겉질에서 집중되며 신장 스트레스에 대응한다.

이 두 구조 사이에는 십자(+)로 표시한 **약점**이 있다.

안쪽활은 발꿈치뼈에 대한 목말뼈의 가동성 때문에 두드러지게 유연하지만, 가쪽활은 **장딴지세갈래근의 추력을 전달하기** 위해 훨씬 견고하다(225쪽 그림 127). 이런 견고함은 **바닥쪽발꿈치입방인대**의 힘 때문인데, 이 인대의 깊은 층(4)과 얕은 층(5)은 발꿈치입방관절과 입방발허리관절cubometatarsal joint(그림 20)이 체중(흰색 화살표)을 받을 때 아래쪽으로 벌어지지 않게 해 준다. 가쪽활의 쐐기돌은 발꿈치뼈 앞돌기 D이며 뒤쪽 부벽 CD와 앞쪽 부벽 BD에서 일어나는 대항 스트레스가 여기에서 모인다. 아주 높은 높이에서 발로 착지하는 등 목말뼈를 지나 가쪽활에 수직으로 극심한 스트레스가 가해지면 다음 2 종류의 손상이 초래될 수 있다(그림 21).

- 바닥쪽발꿈치입방인대는 충격에 저항하지만 가쪽활은 쐐기돌 수준에서 파열되고 **발꿈치뼈의 앞돌기는** 약점을 지나는 수직 분절을 따라 **골절된다.**
- **발꿈치뼈 뒤목말관절면**은 발꿈치뼈의 몸통 쪽으로 함몰되고, 정상이라면 둔각인 Boehler각(그림 20: PTD)이 평평해지거나 반대로 뒤집어진다(그림 21: PT′D).
- 안쪽에서는 시상면을 따라 골절이 생기면서(그림에는 보이지 않음) 대개 목말받침돌기가 박리된다.

이런 발꿈치뼈 골절은 정복이 어렵다. 발꿈치뼈 뒤목말관절면이 다시 거상되어야 할 뿐만 아니라 앞돌기를 다시 바로 세워야 하기 때문이다. 그렇지 못하면 안쪽활은 무너진 상태를 유지하게 된다.

3개의 근육이 가쪽활의 **능동적 긴장 장치**로 작용한다.

- **짧은종아리근**(1)은 가쪽활의 일부에 걸쳐 있지만(그림 22) 바닥쪽발꿈치입방인대와 같이 발관절의 아래쪽 벌어짐(e)을 막아 준다(그림 23).
- **긴종아리근**(2)은 입방뼈까지는 짧은종아리근과 평행하게 나 있으며 비슷한 역할을 하지만, **종아리근도르래**(6)에 의해 발꿈치뼈에 걸려 있기 때문에 자체적인 탄성으로 발꿈치뼈의 앞쪽 끝을 떠받치고 있기도 하다(그림 24: 발꿈치뼈가 '매달린' 그림). 긴엄지굽힘근도 마찬가지로 활시위처럼 발꿈치뼈의 앞쪽 끝을 띄워 주고 있다.
- **새끼벌림근**(3)은 가쪽활 전체에 걸쳐 펼쳐져 있으며(그림 25) 상대편 근육이라고 할 수 있는 엄지벌림근과 비슷한 작용을 한다.

장딴지세갈래근(9)뿐만 아니라 셋째종아리근(7)과 긴발가락폄근(8)은 가쪽활의 볼록함을 만들어 주는 작용을 하지만(그림 26) 특정 조건 하에서는 만곡을 줄이기도 한다.

9) '세로발바닥활 가쪽부분(lateral part of longitudinal arch of foot)'을 줄여서 '가쪽세로발바닥활(lateral longitudinal arch of foot)'이나 '가쪽세로활(lateral longitudinal arch)' 또는 '가쪽활(lateral arch)'이라고도 한다. — 옮긴이 주

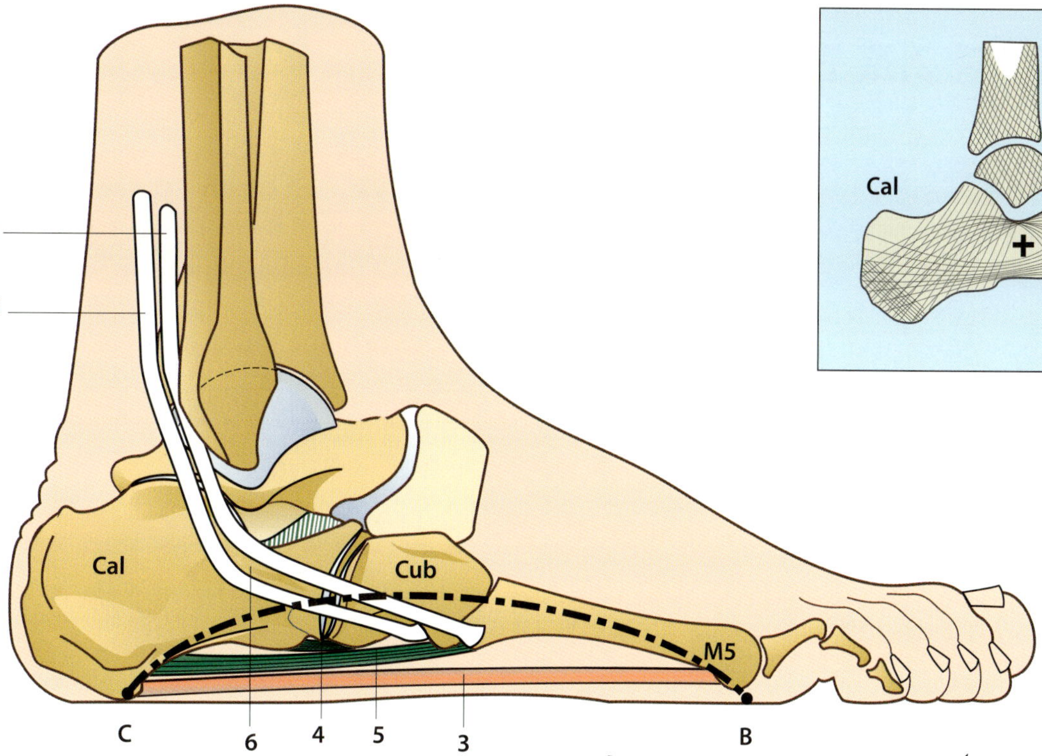

그림 18

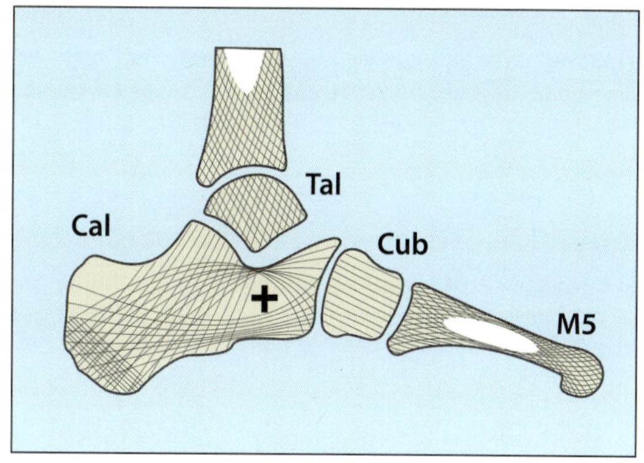

그림 19

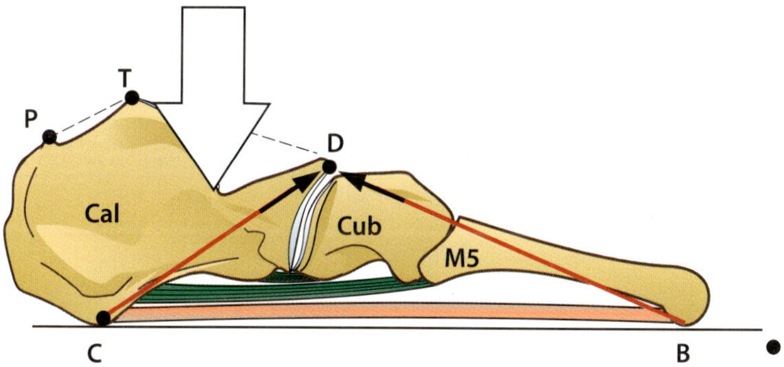

그림 20

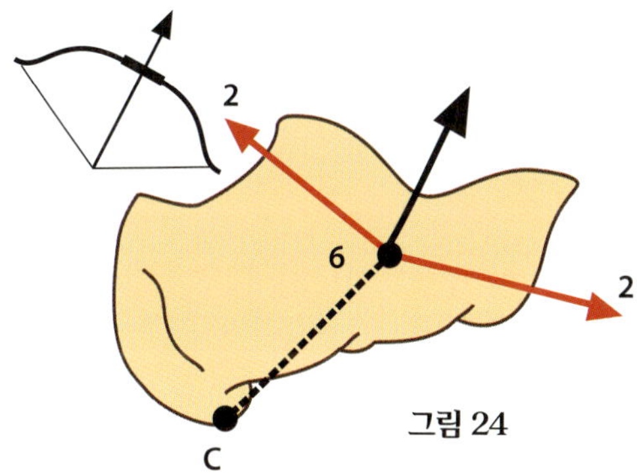

그림 24

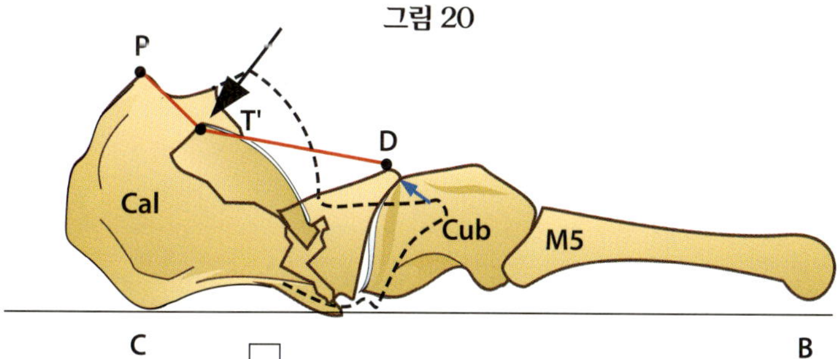

그림 21

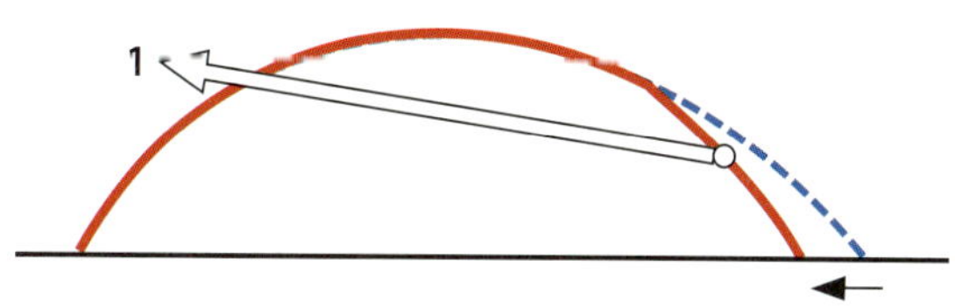

그림 22

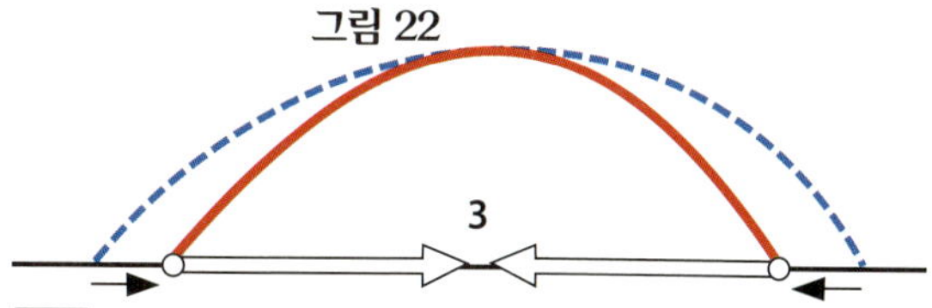

그림 25

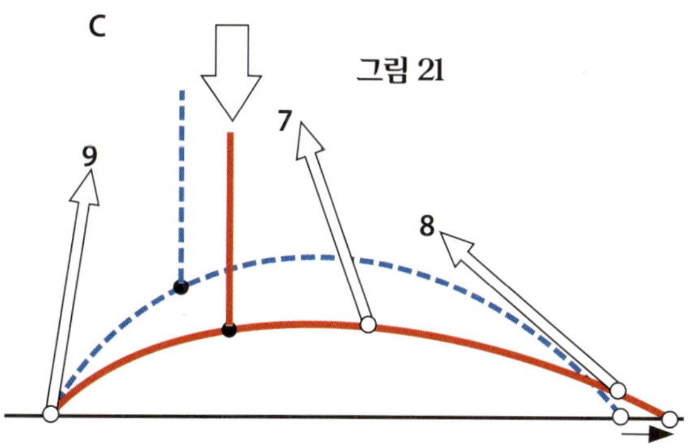

그림 26

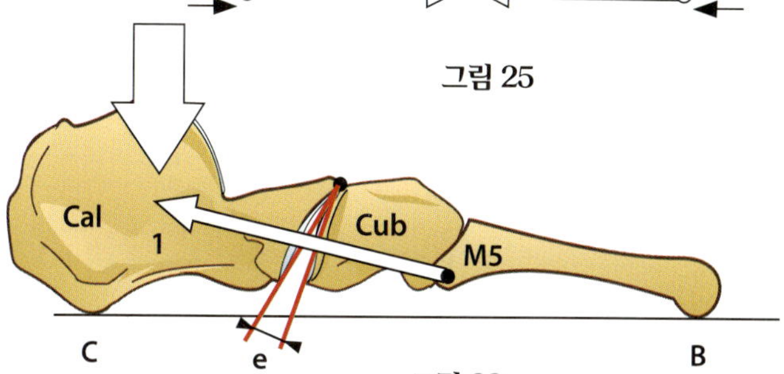

그림 23

먼쪽가로발바닥활[10)]과 가로 만곡

먼쪽활(그림 27: 단면 I)은 지면 A에서 6mm 떨어진 2개의 종자뼈에 얹힌 첫째발허리뼈머리에서 시작해 역시 지면에서 6mm 떨어진 다섯째발허리뼈머리 B까지 뻗어 있다. 다른 발허리뼈머리를 통과하며, 발허리뼈머리들 중 가장 높은 둘째발허리뼈머리(지면에서 9mm 떨어짐)가 먼쪽활의 쐐기돌 역할을 한다. 셋째발허리뼈머리(지면에서 8.5mm 떨어짐)와 넷째발허리뼈머리(지면에서 7mm 떨어짐)는 중간 위치를 차지한다.

이 먼쪽활은 비교적 **만곡이 완만하고** 물렁조직이 지면과 닿아 완충 작용을 해 준다. 일부 저자들은 이 물렁조직을 발의 '**앞꿈치**anterior heel'라고 부른다. 먼쪽활은 약한 바닥쪽발허리인대plantar metatarsal ligaments와 엄지모음근 가로갈래transverse head of adductor hallucis(1)만이 받치고 있다. 엄지모음근 가로갈래는 다섯째발허리뼈머리에서 둘째발허리뼈머리를 지나 엄지발가락까지 가는 과정에서 먼쪽활의 전체 또는 일부에 걸쳐 있다. 비교적 약하고 쉽게 과부하가 걸리는 근육이다. 먼쪽활은 흔히 무너지게 되며, 이것이 곧 **편평 발앞부**flat forefoot다. 심지어 역전되기도 하는데 이를 **볼록 발앞부**convex forefoot라고 한다. 이 경우 **내려간 발허리뼈머리에 굳은살**callus이 생긴다(259쪽 그림 89, 90).

먼쪽활은 5개의 발허리뼈의 열ray의 결과이다. 첫째 열(그림 29)은 가장 높고 (Fick에 의하면) 지면에 대해 18~20°의 각을 이룬다. 발허리뼈와 지면 사이의 이 각도는 일정하게 감소해서 둘째 열에서는 15°(그림 30), 셋째 열에서는 10°(그림 31), 넷째 열에서는 8°(그림 32), 그리고 다섯째 열에서는 고작 5°에 불과해서(그림 33) 지면과 거의 평행하다.

발바닥 둥근천장의 가로 만곡transverse curvature은 앞에서 뒤로 계속된다. **쐐기뼈** 수준에서(그림 27: 단면 II) 가로활은 4개의 뼈로만 되어 있으며, 가쪽 끝은 입방뼈(Cub) 수준이다. 안쪽쐐기뼈(C1)는 땅에서 완전히 떨어져 있다. 중간쐐기뼈(C2)는 쐐기돌(밝은 녹색)이며, 같은 선상에 있는 둘째발허리뼈와 함께 발의 축, 발바닥활의 마루를 형성한다. 이 가로활은 긴종아리근 힘줄(2)이 받치고 있는데, 그렇기 때문에 이 힘줄은 가로활에 강하게 작용한다.

발배뼈-입방뼈 쌍 수준(그림 27, 단면 III)에서 가로활은 가쪽 끝, 즉 입방뼈(Cub)에서만 땅에 닿는다. ②땅 위에 떠 있는 발배뼈(Nav)의 가쪽 끝은 입방뼈 위에 돌출된 상태로 놓여 있다. 이 활의 만곡은 뒤정강근의 바닥쪽 확장(3)에 의해 유지된다.

(투명하게 표시한) 왼발의 발바닥 그림(그림 28)은 3개의 근육이 발바닥 둥근천장의 가로활을 유지해 주는 모습을 순서대로 앞에서부터 뒤로 보여준다.

- 엄지모음근(1)은 가로로 뻗어 있다.
- 긴종아리근(2)은 발의 동역학에서 가장 중요하며, 안쪽으로 비스듬하게 나서 발의 3개의 발의 활 모두에 작용한다.
- 뒤정강근의 바닥쪽 확장(3)은 발의 정역학에서 특히 중요하며, 긴장 장치 역할을 하고, 앞가쪽으로 비스듬히 지난다.

발바닥 둥근천장 전체의 **세로 만곡**longitudinal curvature은 다음 근육이 조절한다.

- 안쪽으로는 엄지벌림근(4)과 (그림에는 안 보이는) 긴엄지굽힘근
- 가쪽으로는 새끼벌림근(5)

양쪽 끝에 있는 이 2개의 긴장 장치 사이에서 (그림에는 보이지 않는) 긴발가락굽힘근과 부수적인 근육, 그리고 짧은발가락굽힘근(6)이 다섯째 열뿐만 아니라 가운데 3개 열의 세로 만곡을 유지해 준다.

10) '먼쪽가로발바닥활(distal transverse arch of foot)'을 줄여서 '먼쪽가로활(distal transverse arch)'이나 '먼쪽활(distal arch)'이라고도 한다. — 옮긴이 주

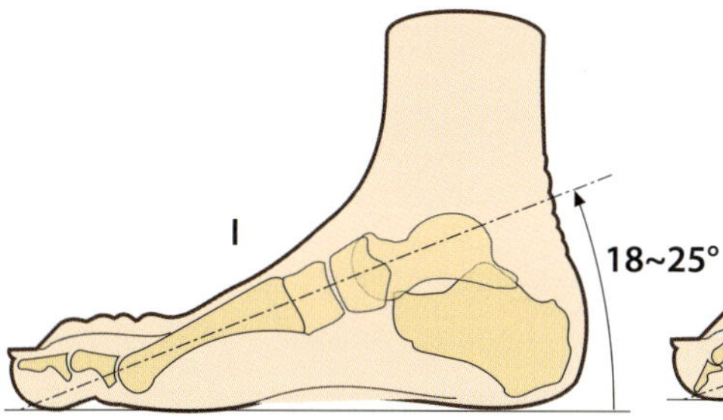

그림 29

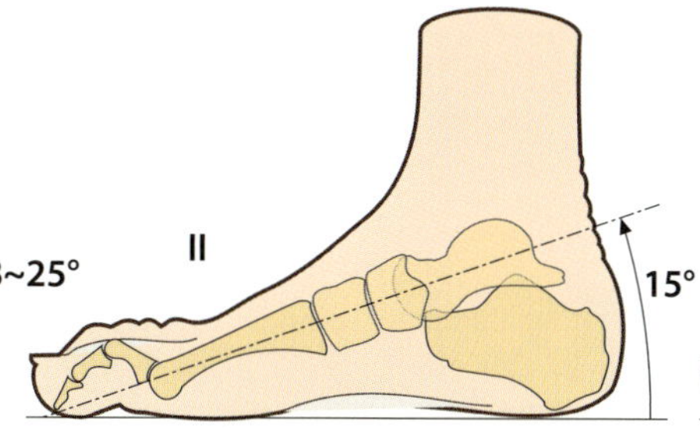

그림 30

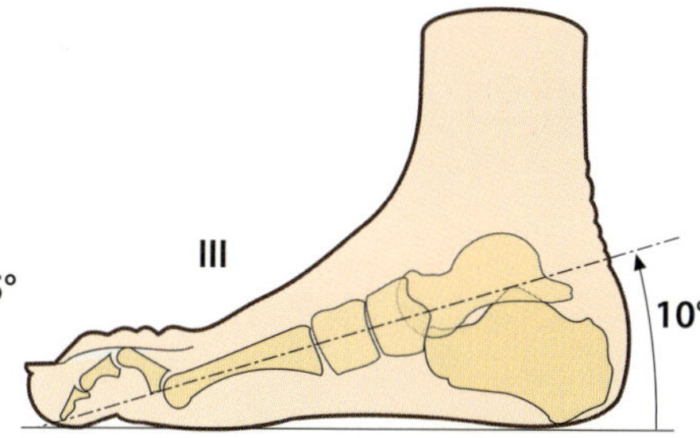

그림 31

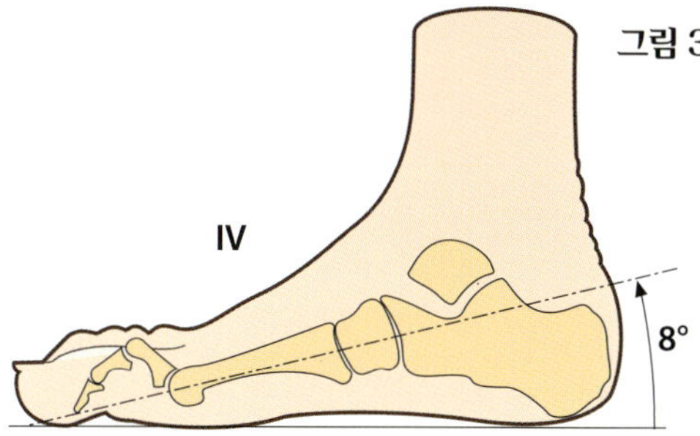

그림 32

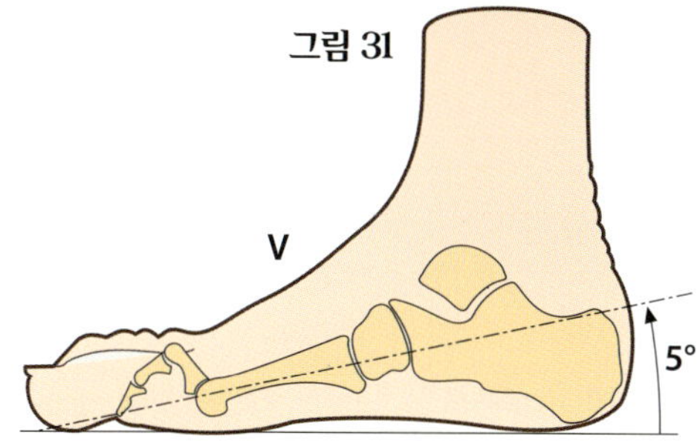

그림 33

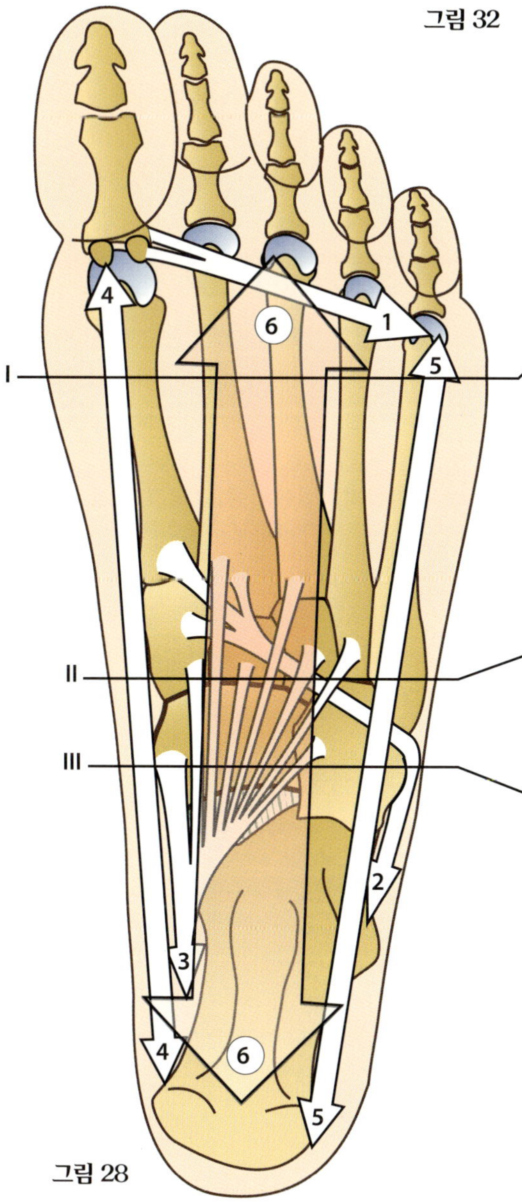

그림 28

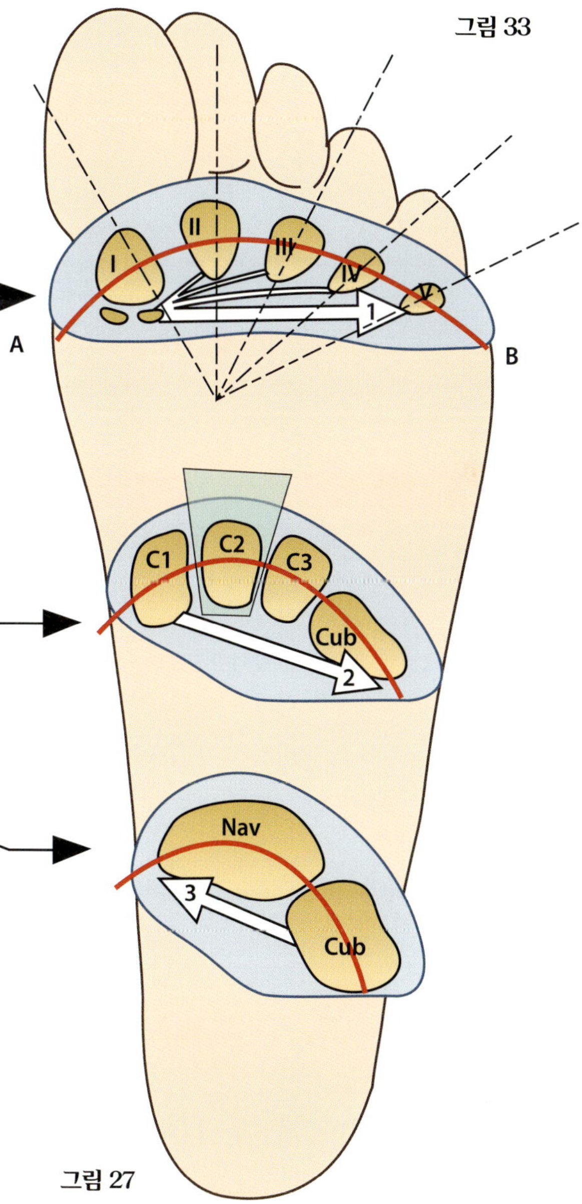

그림 27

하중 분배와 발바닥 둥근천장의 정적 변형

다리가 전달하는 **체중**은 **발목관절**을 통해서 **목말뼈도르래**(검은색 십자) 수준에서 몸쪽 발목뼈(그림 34: 발의 뼈대를 위에서 본 그림)로 전달된다. 여기에서부터 하중은 발바닥 둥근천장에 있는 세 개의 지지점(빨간색 십자)을 향해 **세 방향으로** 분배된다(Seitz, 1901).

- 목말뼈목을 통해 안쪽활의 앞쪽 부벽에 있는 **앞안쪽 지지점 A를 향해서.**
- 목말뼈머리와 발꿈치뼈 앞돌기를 통해 가쪽활 앞쪽 부벽에 있는 **앞가쪽 지지점 B를 향해서. 이 두 개의 힘 선이 A와 B로 분기하면서 약 35~40°의 예각을 이룬다. 이 각은 앞쪽으로 벌어져 있으며 목말뼈목의 축과 목말뼈몸통의 축이 이루는 각과 대체로 일치한다.**
- 목말뼈몸통과 목말밑관절, 발꿈치뼈 뒤목말관절면 아래에 있는 뼈잔기둥을 통해 안쪽활과 가쪽활에 공통으로 해당되는 뒤쪽 부벽에 있는 **뒤쪽 지지점 C를 향해서.**

각각의 지지점에 대한 상대적 하중 분배(그림 35)는 다음처럼 쉽게 기억할 수 있다. 목말뼈에 6kg의 무게가 가해지면 1kg은 앞가쪽 지지점으로(B), 2kg은 앞안쪽 지지점으로(A) 3kg은 뒤쪽 지지점(C)으로 배분된다(Morton 1935). 직립, 수직, 정지 위치에서는 발꿈치가 하중의 상당 부분, 즉 체중의 절반을 감당한다. 면적이 0.5m^2밖에 안 되는 뾰족구두의 굽을 통해 하중이 가해지면 플라스틱 표면에 구멍이 생기는 이유도 설명이 된다.

하중이 가해지면 발의 활들은 납작해지고 신장되면서 다음과 같이 된다.

- **안쪽활**에서는(그림 36: 안쪽 그림) 지면에서 7~10mm 정도 떠 있는 발꿈치뼈융기안쪽돌기 · 발꿈치뼈융기가쪽돌기가 1.5mm 낮아지고, 목말받침돌기는 4mm 낮아진다. 목말뼈는 발목뼈에 대해 후퇴한다. 발배뼈는 목말뼈머리를 타고 올라서 지면에 더 가까워진다. 쐐기발배관절과 쐐기발허리관절cuneometatarsal joint 사이의 틈은 아래쪽이 벌어진다. 첫째발허리뼈와 지면 사이의 각도가 작아진다. **발꿈치는 후퇴하고 종자뼈는 살짝 전진한다.**
- **가쪽활**에서도(그림 37) 비슷하게 발꿈치뼈의 수직 이동이 일어난다. 입방뼈는 4mm, 다섯째발허리뼈거친면은 3.5mm 낮아진다. 발꿈치입방관절과 쐐기발허리관절 사이의 틈은 아래쪽이 벌어진다. **발꿈치는 후퇴하고 다섯째발허리뼈머리는 전진한다.**
- **먼쪽활**에서는(그림 38: 발허리뼈 단면) 활이 납작해지고 둘째발허리뼈의 양쪽으로 벌어진다. 첫째발허리뼈와 둘째발허리뼈 사이의 거리가 5mm 늘어난다. 둘째발허리뼈와 셋째발허리뼈 사이의 거리는 2mm 늘어난다. 셋째발허리뼈와 넷째발허리뼈 사이 거리는 4mm 늘어난다. 넷째발허리뼈와 다섯째발허리뼈 사이 거리는 1.5mm 늘어난다. 따라서 **발앞부는 12.5 mm 넓어진다.** 보행 전기에서는 먼쪽활의 만곡이 사라지고 모든 발허리뼈머리가 지면에 닿고 지속적으로 변화하는 압력을 받는다.
- 발의 **가로 만곡** 역시 두 개의 가로활이 x 각만큼 가쪽 지지점에서 기울어지면서 쐐기뼈(그림 39: 쐐기뼈 단면)와 발배뼈(그림 40: 발배뼈-입방뼈 쌍) 수준에서 줄어든다. 이 각도는 안쪽활이 평평해지는 정도와 비례한다.
- 발의 **가로 만곡** 역시 쐐기뼈(그림 39: 쐐기뼈 단면)와 발배뼈(그림 40: 발배뼈-입방뼈 쌍 단면) 수준에서 줄어든다. 동시에 두 개의 가로활도 안쪽활이 평평해지는 것에 비례하여 가쪽 지지점 주변에서 각도 x만큼 기울어지게 된다.

이에 더해(그림 41: 오른발의 위쪽 그림) 목말뼈머리는 안쪽으로 2~6mm, 발꿈치뼈의 앞돌기는 2~4mm만큼 전위한다. 이렇게 되면 **발은 가로발목뼈관절에서 분리되고 비틀어진다.** 발뒤부의 축은 안쪽으로 이동하지만 발앞부의 축은 가쪽으로 이동하면서 발뒤부 축에 대해 각도 y를 이룬다. 따라서 발뒤부는 **모음-엎침**(화살표 1)과 **약간의 폄**이 되는 반면 발앞부는 상대적으로 **굽힘-벌림-뒤침**(화살표 2)을 겪는다. 이런 현상은 **가쪽들린편평발**에서 특히 두드러진다(225쪽 그림 68 참고).

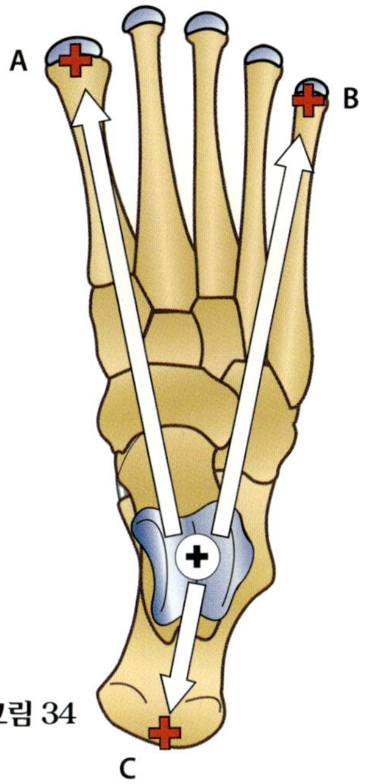

그림 34

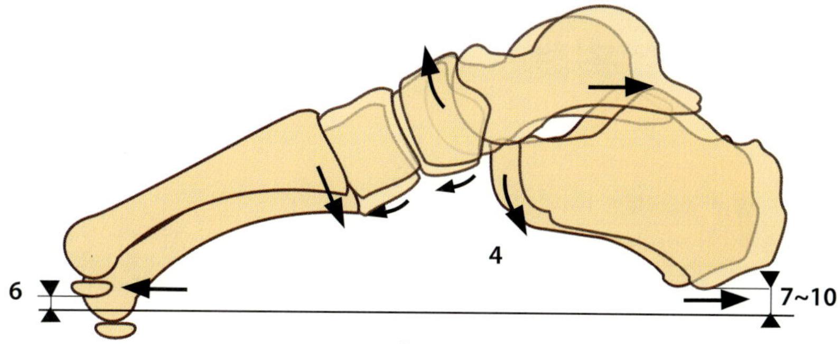

그림 36

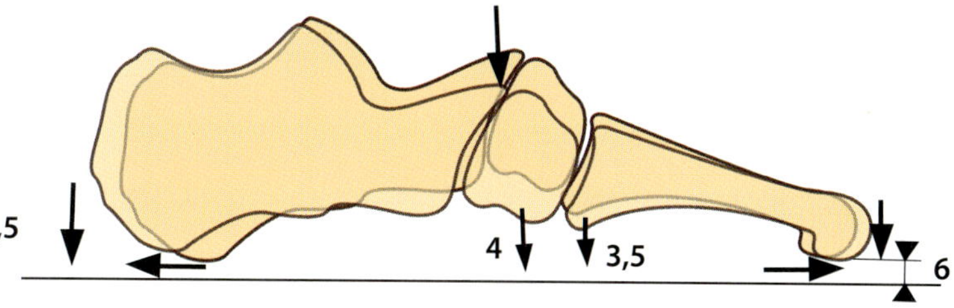

그림 37

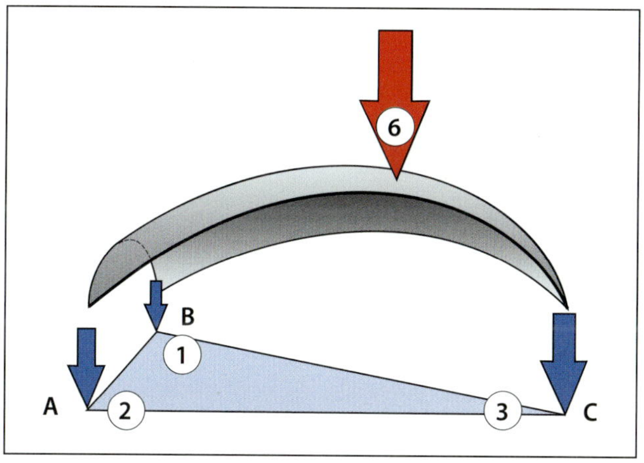

그림 35

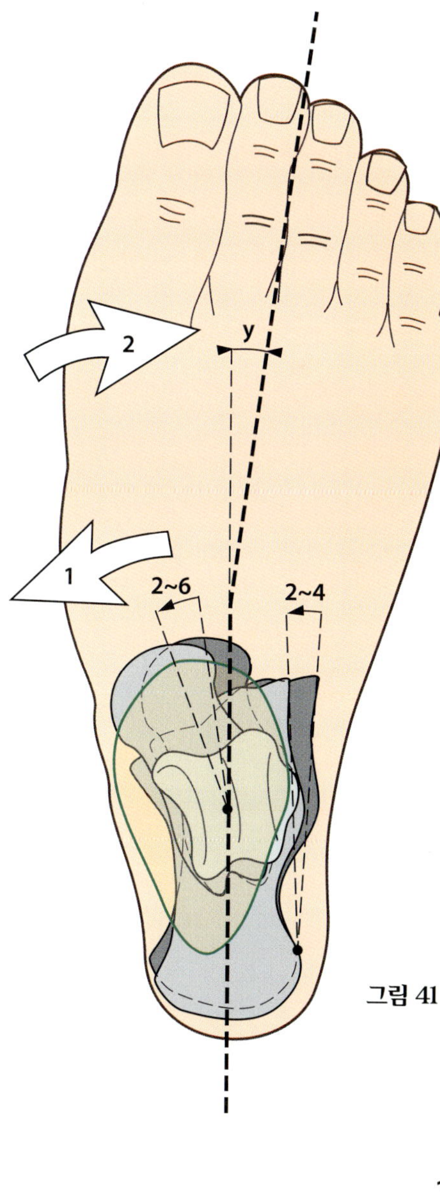

그림 41

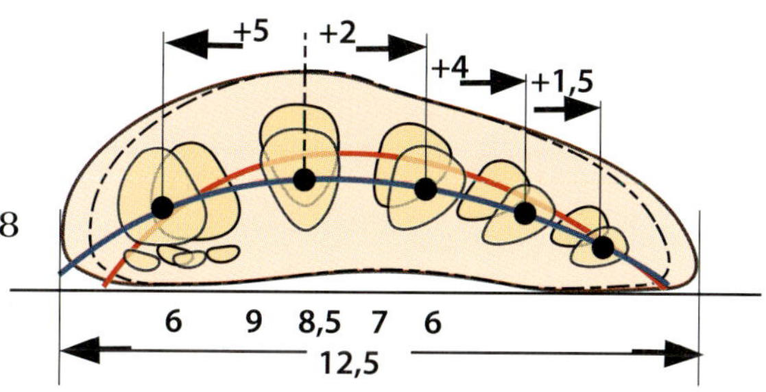

그림 38

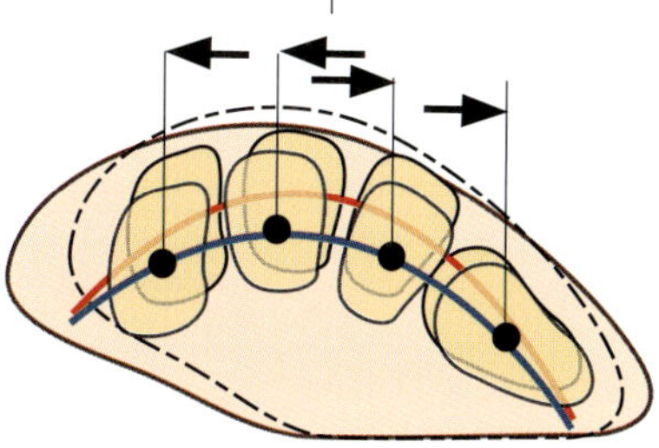
그림 39

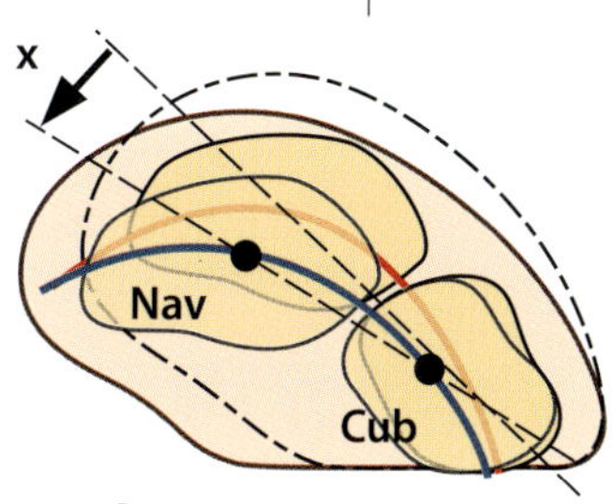

그림 40

발의 구조적 평형

발은 **삼각형 구조**(그림 42)로서

- **아랫면** A는 **발바닥 둥근천장의 바닥**을 이루며 근육과 발바닥 인대가 접하고 있다.
- **앞위면**anterosuperior surface B에는 발목 굽힘근육과 발가락 폄근육들이 있다.
- **뒷면** C에는 발목 폄근육과 발가락 굽힘근육들이 있다.

지면과 올바르게 접촉하기 위해서는 발바닥이 정상적인 형태를 유지해야 하며, 이는 앞서 언급한 **삼각형의 세 개의 변 각각에 가해지는 힘의 균형이 만들어 낸 결과물**이다(그림 43). 이 삼각형은 서로 발목관절과 몸쪽 발목뼈의 관절복합체에서 관절을 이루는 3개의 뼈 열로 되어 있다.

- 따라서 **발바닥 둥근천장의 만곡 증가**에 부가적으로 나타나는 **오목발**은 발목 굽힘근육의 부전뿐만 아니라 발바닥 인대의 단축이나 발바닥 근육의 구축 때문에 발생할 수도 있다.
- **발바닥 둥근천장이 납작해지면서** 일어나는 **편평발**은 발바닥 인대나 근육의 부전, 또는 발의 앞쪽이나 뒤쪽 근육의 긴장 항진으로 인해 일어날 수 있다.

무릎의 동적 평형을 이해할 수 있게 해준 서핑 보드 비유에서 보았던 **3인자 평형** 개념이 여기에서도 적용된다(그림 44). 안정성은 세 인자의 지속적 동적 평형에서 비롯된다.

- 부력에 의한 부유(파란색 화살표)
- 돛이 받는 바람이 주는 추진력(노란색 화살표)
- 서퍼의 체중이 돛과 보드에 가변적으로 가해지면서 일어나는 순간적인 보정(빨간색 화살표)

우리의 '데카르트적' 사고방식은 2인자 평형에는 익숙하지만 **3인자나 다인자**多因子 **평형은 직관적으로 이해하기 어렵다.** 다인자 평형을 발명한 화가이자 조각가 Alexander Calder의 모빌과 같이 특정한 경우에는 다인자 평형이 존재한다.

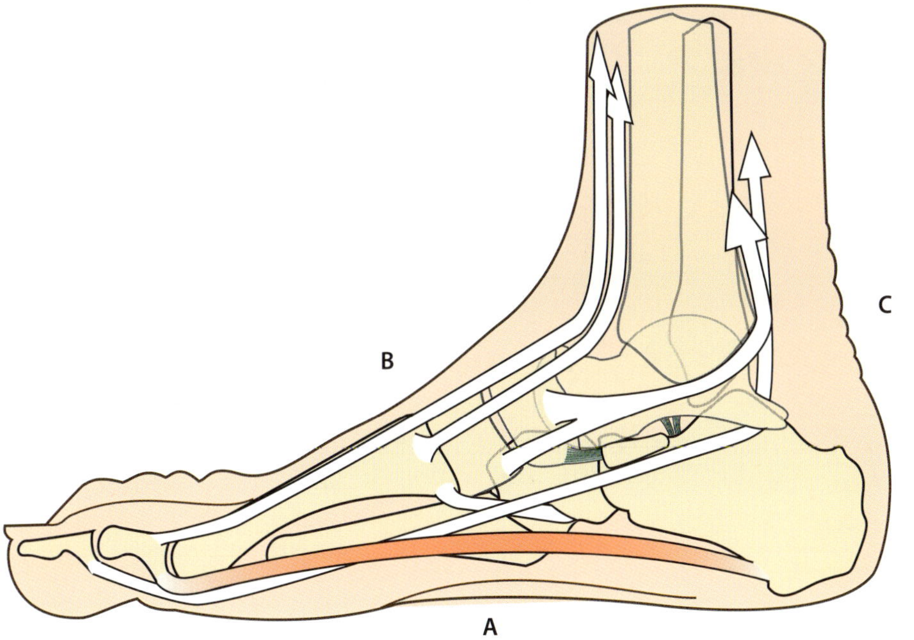

그림 42

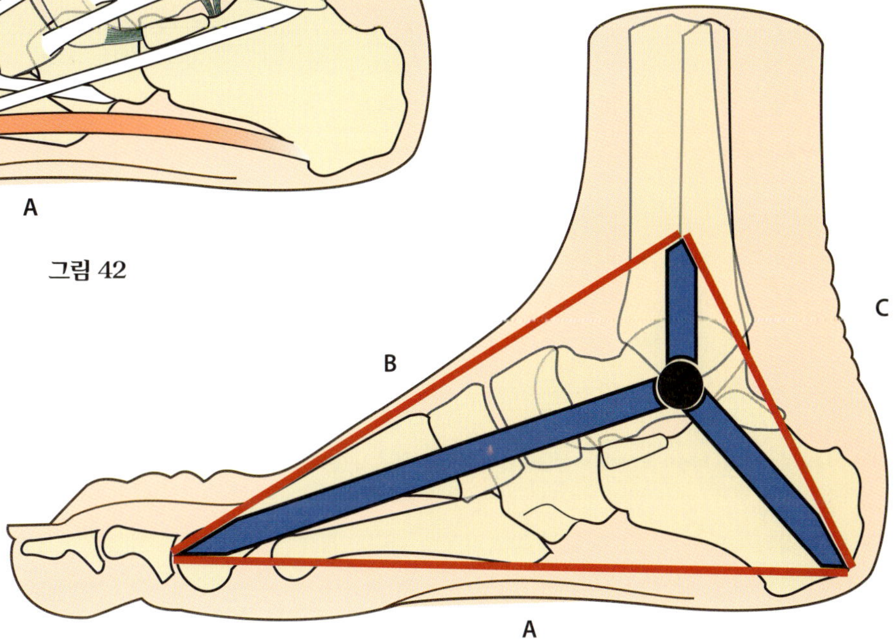

그림 43

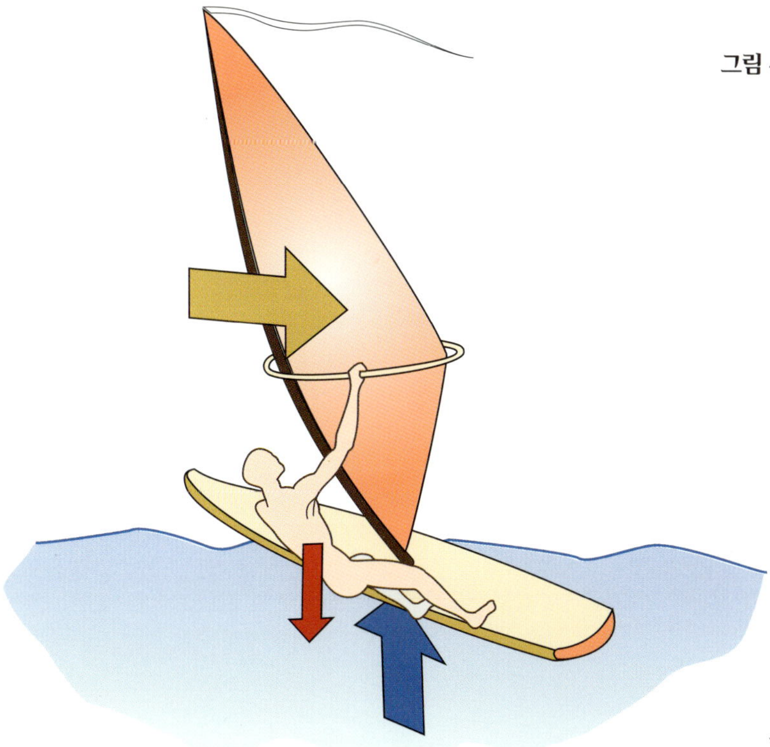

그림 44

보행 시 발바닥 둥근천장의 동적 변형

보행 시, 걸음은 발바닥 둥근천장에 스트레스와 변형을 초래한다. 이로 인해 발바닥 둥근천장의 탄성 완충장치 역할이 강조된다. 걸음은 다음의 4기로 진행된다.

제1기: 지면과 접촉(발꿈치닿기)(그림 45)

흔듦다리가 땅에 닿으려 할 때, 발목관절talocrural joint 굽힘근육(F)의 작용 때문에 발목은 직각이거나 약간 굽혀지기도 한다(그림 45). 그 다음 발이 발꿈치, 즉 발바닥 둥근천장의 뒤쪽 지지점(C)에서 땅에 닿는다. 종아리의 추력(빨간색 화살표)에 의해 발의 나머지 부분도 땅에 닿고(화살표 1), 발목은 수동적으로 펴진다.

제2기: 최대 접촉(발바닥닿기)(그림 46)

이때 발바닥에서 **무게를 감당하는 면** 전체가 지면 위에 놓이게 되며(그림 46), 이 부분이 발자국에 해당한다. 몸통은 반대쪽 발에 의해 추진력을 얻으며, 지지하는 다리를 넘어서 그 앞으로 나아가게 된다. 이것이 **한다리지지기**single-limb support phase다. 따라서 발목은 이전의 폄 위치에서부터 **새로운 굽힘 위치로** 수동적으로 전환된다(화살표 2). 이와 동시에 체중(빨간색 화살표)이 발바닥 둥근천장에 가해지면서 둥근천장이 납작해진다. 동시에 발바닥 긴장 장치(P)가 수축하면서 납작해지는 발바닥 둥근천장에 반작용을 한다. 이것이 **충격 흡수의 제1단계**다. 발바닥 둥근천장은 납작해지면서 살짝 길어진다. 이 운동이 시작될 때 앞쪽 지지점 A가 약간 전진하지만 운동이 끝날 때는 앞쪽 지지점이 점점 더 지면에 고정되면서 뒤쪽 지지점 C, 즉 발꿈치가 후퇴한다. 하이힐을 신는 여성이라면 이런 현상을 확실히 느낄 수 있다. **종아리가 발의 수직 위를 통과할 때 발자국 면적이 최대가 된다.**

제3기: 추진 제1단계(발꿈치떼기)(그림 47)

이제 체중은 지지하는 발의 앞에 오면서 **발목 폄근육**(T), 특히 장딴지세갈래근의 **수축**이 발꿈치를 들어올린다(화살표 3). 발목관절이 능동적으로 **펴지는** 사이 **발바닥 둥근천장 전체는 앞쪽 지지점 A를 축으로 회전한다.** 몸이 들리고 앞쪽으로 옮겨진다. 이것이 추진의 첫 단계이자 더 중요한 단계이다. 강력한 근육을 동원하기 때문이다. 한편 발바닥 둥근천장은 앞쪽으로는 지면, 뒤쪽으로는 근력, 중앙에서는 체중 사이에 마치 제2형 지레처럼 끼어서 발바닥 둥근천장 긴장 장치(P)의 개입 없이 납작해진다. 이것이 충격 흡수의 제2단계로서 장딴지세갈래근의 힘 일부가 추진 동작의 마지막에 나올 수 있도록 이 단계에서 저장된다. 반면 먼쪽활이 납작해지고(그림 48) 발앞부가 지면에 짝 펼쳐지면서(그림 49) 몸 지지가 앞쪽에서 이루어지는 것도 이 순간이다.

제4기: 추진 제2단계(발가락떼기)(그림 50)

장딴지세갈래근이 제공한 추진력은 **발가락 굽힘근육**(f), 특히 종자뼈근과 긴엄지굽힘근의 **수축**으로 생성된 2차 추진력에 의해 연장된다. 발은 또 들리고 더 앞으로 옮겨지고, 앞꿈치의 지지력을 잃고 지지기의 마지막 단계에서는 안쪽 발가락 세 개, 특히 엄지발가락에(그림 51) 온전히 의지한다. 이 2차 추진기에는 발바닥 둥근천장이 발가락 굽힘근육을 포함한 둥근천장 긴장 장치 덕분에 다시 한 번 납작해지려는 힘에 저항하게 된다. 긴장 장치가 저장한 에너지가 배출되는 때가 바로 이 시기의 마지막이다. 그러면 발은 지면에서 떨어지고, 반대편 발이 디딤기stance phase를 지나간다. 따라서 양발은 짧은 시간 동안 동시에 지면과 접하게 된다. 이것이 **두다리지지기**double-limb support phase다. 다음 단계인 한다리지지기는 흔듦다리, 즉 방금 지면에서 떨어진 발의 발바닥 둥근천장이 자체적인 탄성 덕분에 원래 상태와 만곡을 회복한다.

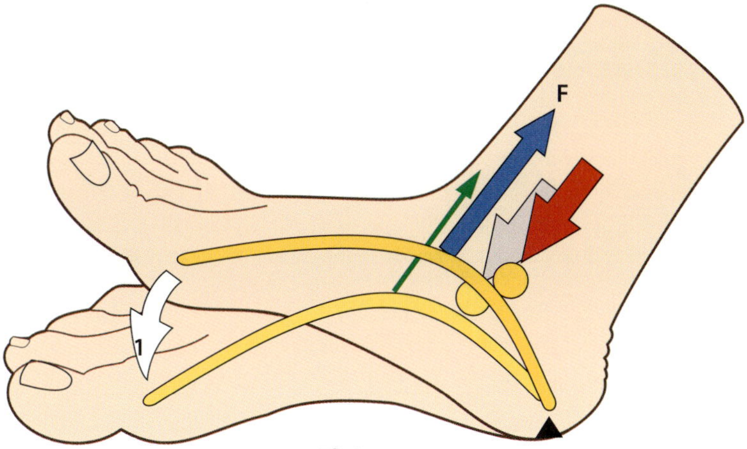

그림 45

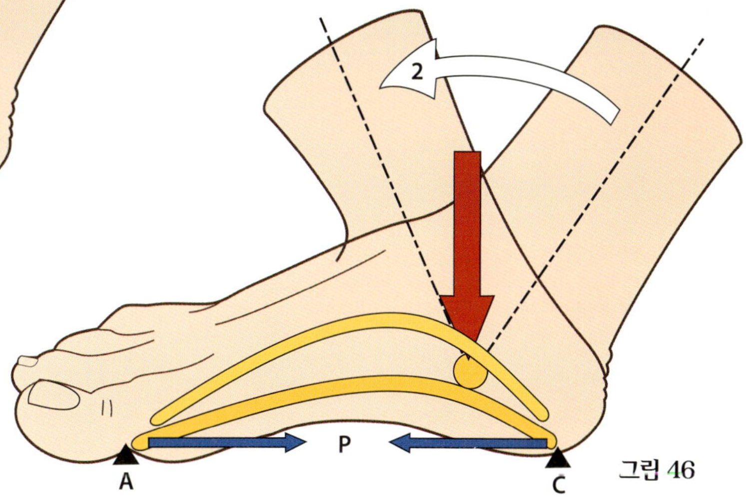

그림 46

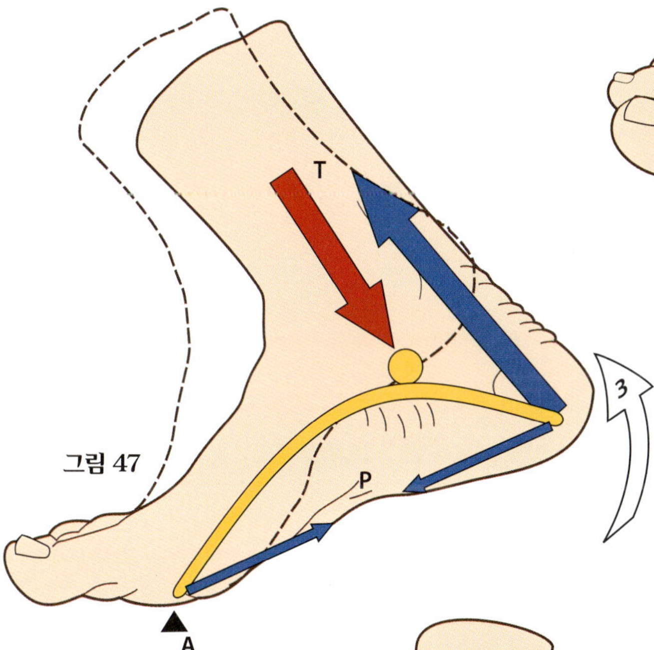

그림 47

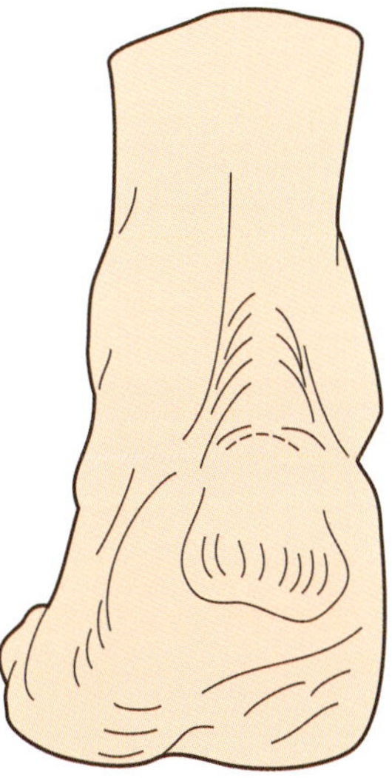

그림 48

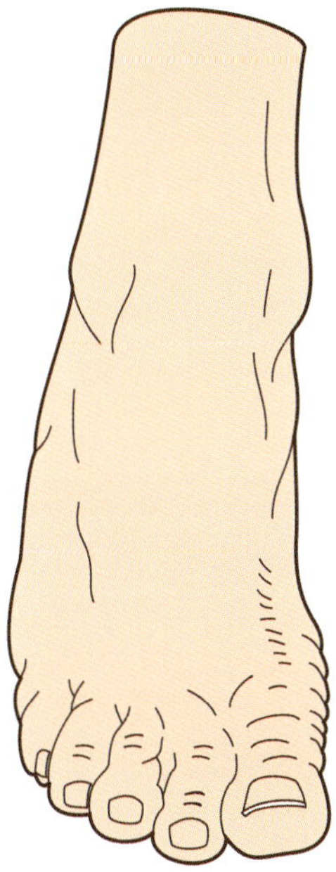

그림 49

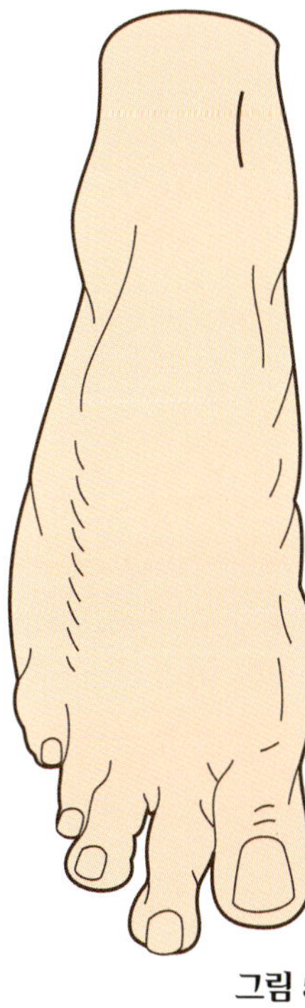

그림 51

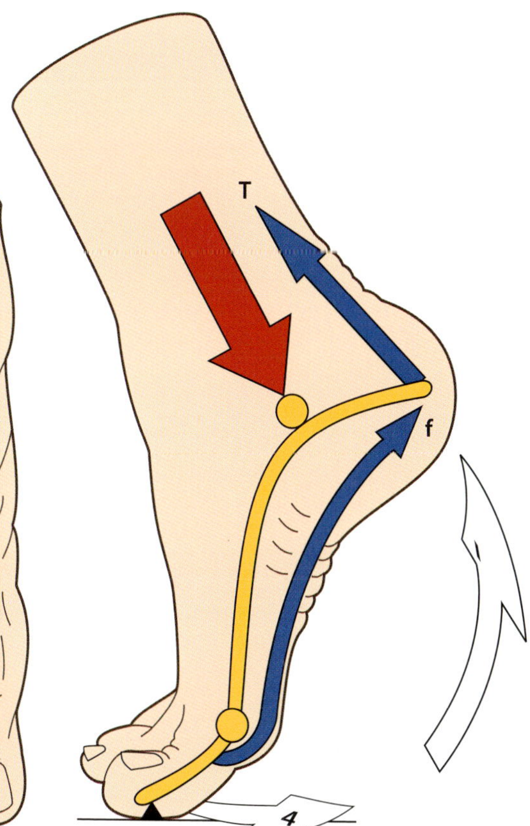

그림 50

안쪽 들린 발에 대한 종아리 경사에 의한 발바닥 둥근천장의 동적 변형

지금까지는 걷기 시 발바닥 둥근천장에 일어나는 변화, 즉 시상면에서 발에 대한 종아리의 경사의 변화를 살펴보았다.

그러나 굽은 길이나 평평하지 않은 지면을 따라 걷거나 달릴 때 종아리는 관상면에서, 즉 발자국에 대해 안쪽이나 가쪽으로 발에 대해 굽혀질 수 있어야 한다. 이런 가로 방향 경사 운동은 목말밑관절과 가로발목뼈관절에서 일어나며 발바닥 둥근천장의 모양 변화를 일으킨다. 그러나 발목관절은 개입하지 않으며 두 복사 사이에 끼인 목말뼈는 나머지 발목뼈에 대해 움직인다.

지면에 접하고 정지된 상태로 간주된 발에 대한 종아리의 안쪽 경사는 **안쪽들림에 해당하며**(그림 52) **네 가지 결과**를 초래한다.

- **발에 대한 종아리의 가쪽돌림**(화살표 1)은 발바닥이 지면에 단단히 고정된 상태에서만 일어난다. 종아리에 대해 직각인 발이 처음에는 안쪽모서리만 땅에 닿을 때의 위치에 비해 가쪽복사가 뒤쪽으로 이동하는 것으로 분명히 확인할 수 있다(그림 53: 정상 자세에서 발의 앞쪽 그림). 두복사 집게의 이런 가쪽돌림은 목말뼈, 특히 발배뼈의 오목한 부분에 끼어 있는 목말뼈머리가 가쪽으로 미끄러지게 한다.
- **발뒤부의 벌림-뒤침**(그림 54). 벌림은 가쪽돌림에서 보상되지 못한 부분의 결과로 일어난다. 뒤침은 발꿈치뼈의 안쪽 이동에 의해 일어난다. 지면에서 떨어진 발과 비교해 발꿈치 축과 종아리 축 사이의 각도 x를 보여주는 뒤쪽 그림에서 잘 나타난다(그림 55: 정상 자세에서 발의 뒤쪽 그림). 발꿈치뼈의 이런 '안쪽들림' 이동은 **발꿈치힘줄의 안쪽모서리가 굽혀지는 모습에서** 잘 나타난다(그림 54: 안쪽들림 위치에 있는 발의 뒤가쪽 그림).
- **발앞부의 모음-엎침**(그림 52). 먼쪽활이 지면에 닿으려면 발앞부는 반드시 안쪽으로 이동하고 발앞부 축을 지나는 시상면 P, 즉 둘째발허리뼈는 안쪽으로 돌아서 최종 위치 P′에 도달해야 한다. 두 점 P와 P′ 사이의 각 m이 곧 이 **모음** 운동의 크기에 해당한다. 또한 발앞부는 **엎친다.** 그러나 이런 모음-엎침 운동은 오직 발뒤부에 대해 상대적으로 일어나는 것이며, 가로발목뼈관절에서 일어난다는 점은 분명하다.
- **안쪽활의 움푹해짐**(그림 52). 안쪽활의 만곡 증가(화살표 2)는 그 자체는 발뒤부에 대해 발앞부가 운동한 결과다. 지면에 대한 발배뼈의 상승으로 나타나는데, 목말뼈머리의 가쪽 이동에 의한 수동적 운동인 동시에 뒤정강근의 수축에 의한 능동적 운동이기도 하다. 발바닥 둥근천장의 전체적인 공간 형성은 **안쪽들린오목발**$_{\text{talipes cavovarus}}$에서처럼 발자국의 움푹 들어간 부분이 넓어지는 모습으로 나타난다.

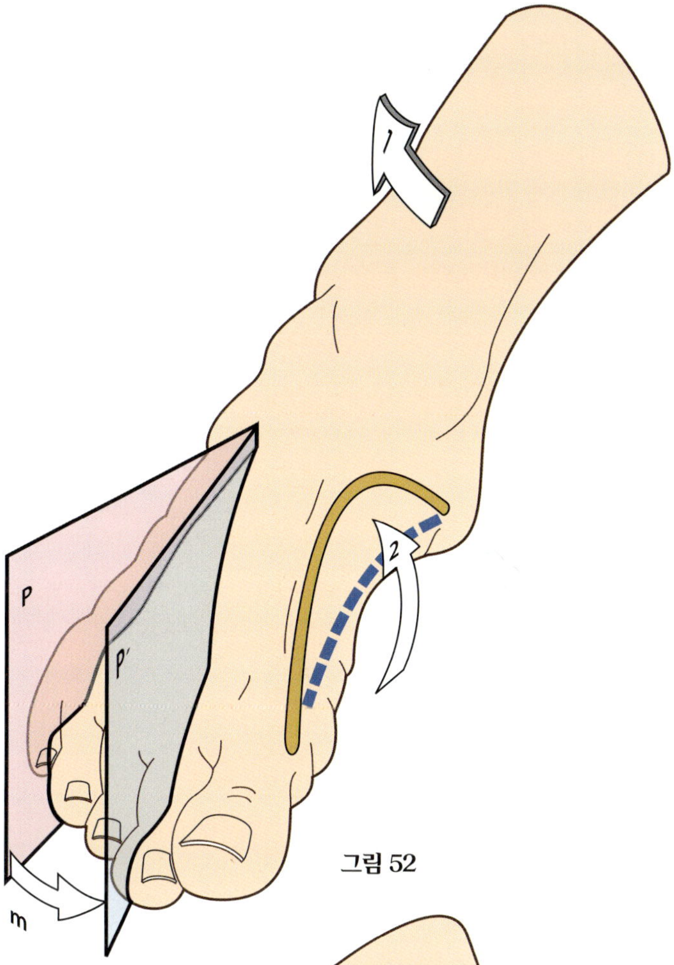

그림 52

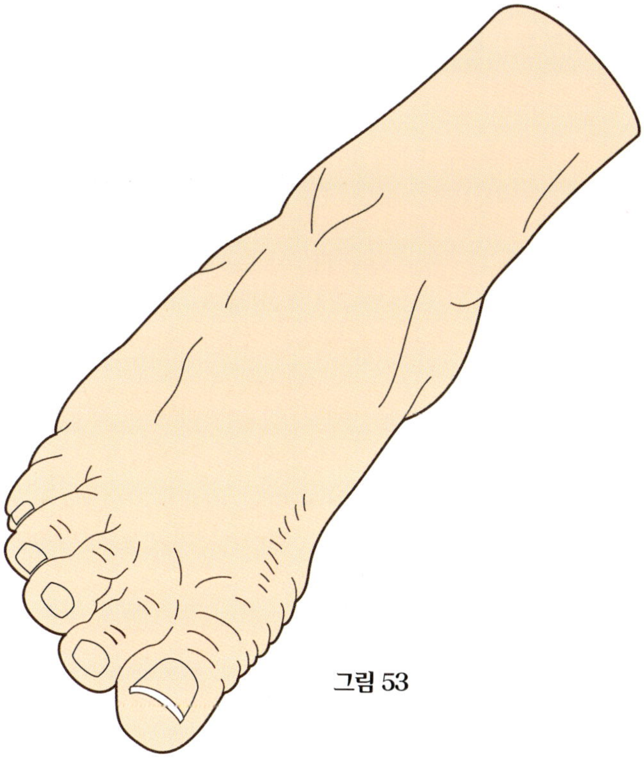

그림 53

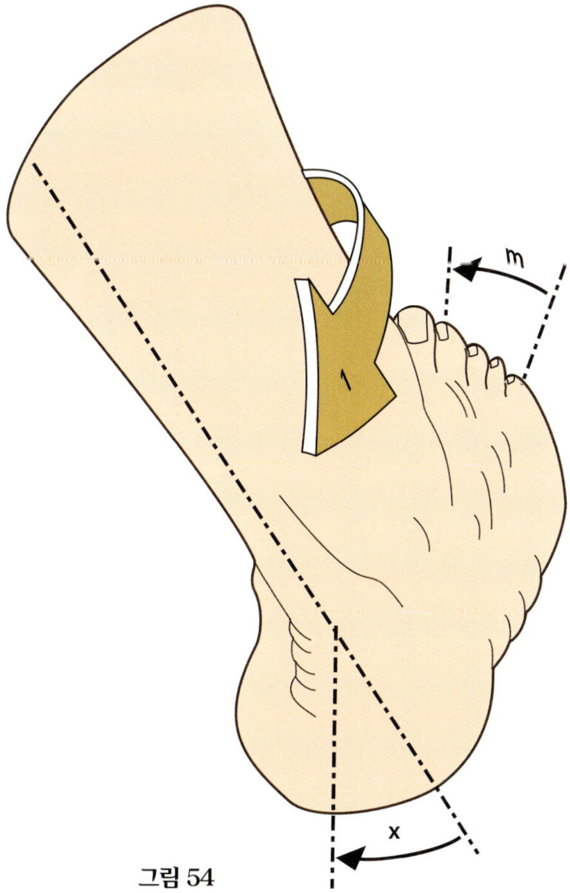

그림 54

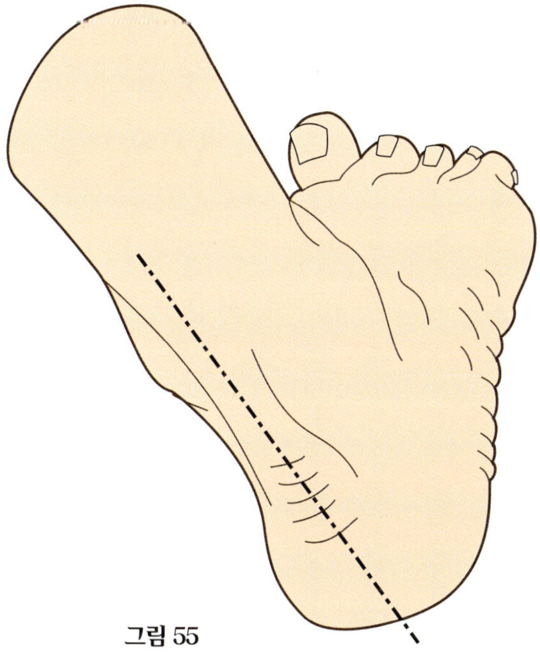

그림 55

가쪽 들린 발에 대한 종아리 경사에 의한 발바닥 둥근천장의 동적 변형

오르막과 직각으로 나 있는 곧은 길을 따라 걸어갈 때(253쪽 그림 62), 다리와 몸 전체가 수직이 되려면 한쪽 발은 안쪽들림이 되어야만 하고 반대쪽 발은 가쪽들림이 되어야만 한다. 그림에서 오른쪽 발은 안쪽들림, 왼쪽 발은 가쪽들림이 되어 있다.

지면에 정지하고 있는 발에 대해 종아리가 가쪽으로 기울어져 있으면 **발은 가쪽들림이 되고**(그림 56: 가쪽 들린 발의 앞안쪽 그림) **안쪽 들린 발에서 일어나는 현상과 정반대로 대칭적인 다음 네 가지 결과가 일어난다.**

- **발에 대한 종아리의 안쪽돌림**(화살표 3). 안쪽복사는 발이 땅에 힘을 가하지는 않은 채 가쪽모서리에만 의지하고 있을 때의 위치에 비해 후퇴한다(그림 57). 목말뼈는 안쪽으로 이동하면서 목말뼈머리가 발의 안쪽모서리 밖으로 돌출한다.
- **발뒤부의 모음-엎침**(그림 58: 가쪽 들린 발의 뒤안쪽 그림). 발뒤부는 안쪽돌림이 불완전하게 보상된 결과로 모이고 발꿈치뼈의 가쪽들림 이동에 의해 엎쳐진다. 그러면서 발이 제약받지 않은 위치에 있을 때와 비교해 발꿈치 축과 종아리 축 사이에 가쪽으로 벌어진 각 y가 형성된다(그림 59).
- **발앞부의 벌림-뒤침**(그림 56)은 안쪽들림에서처럼 두 개의 면 P와 P′ 사이의 벌림 각 n에 반영된다.
- **안쪽활이 납작해진다**(화살표 4). **가쪽들린편평발**에서처럼 발자국에서 안쪽의 움푹 팬 곳 크기가 줄어들면서 발자국 면적이 증가한다.

기울어진 지형에 대한 적응이나 회전 시에 발의 이런 위치는 목말밑관절과 가로발목뼈관절의 기능성에 따라 달라진다. 이 관절들은 **울퉁불퉁한 지면에서 정상적 보행을 하는 데에 필수적이다.**

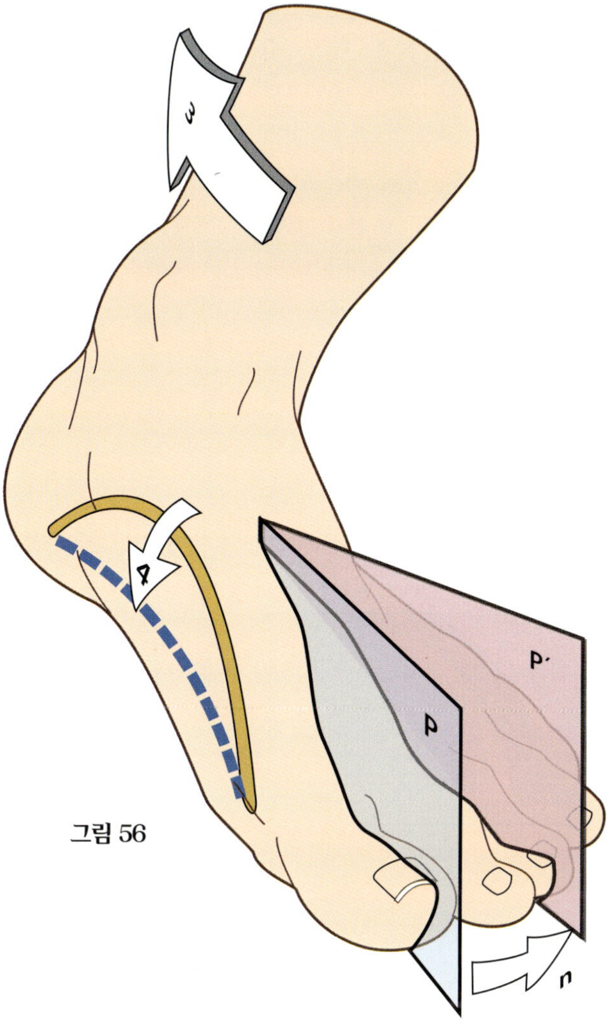

그림 56

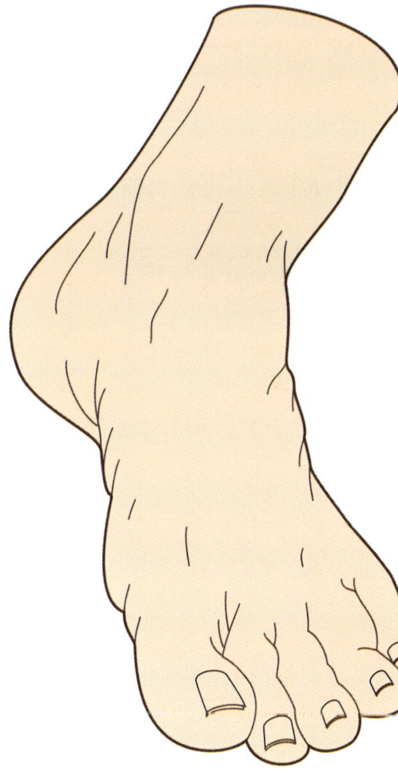

그림 57

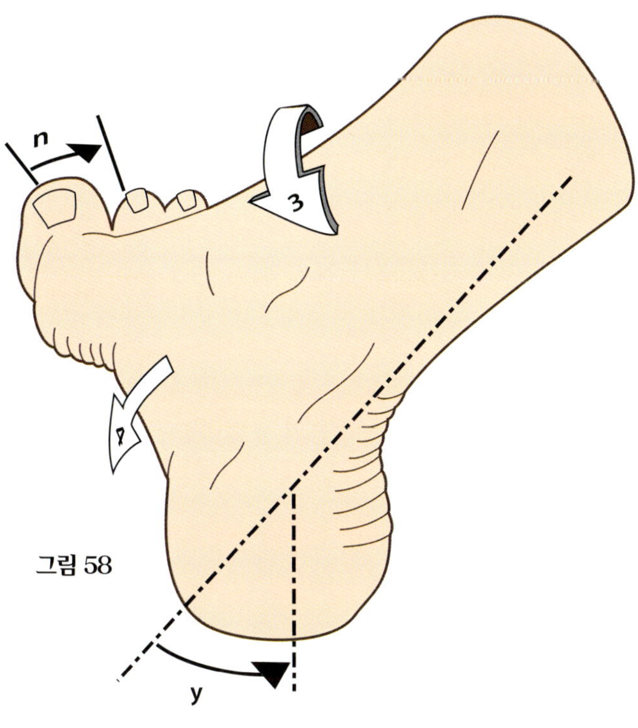

그림 58

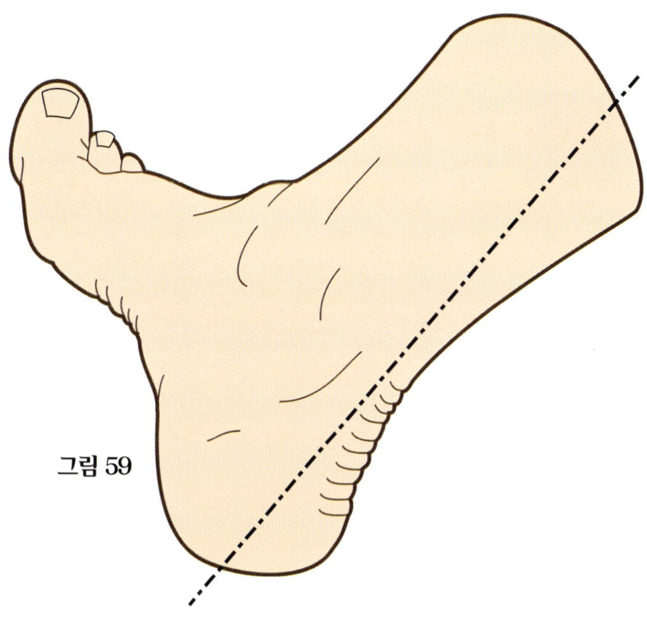

그림 59

지형에 대한 발바닥 둥근천장의 적응

도시인들은 신발로 보호받는 발로 항상 평탄하고 단단한 지면 위를 걷는다. 이들의 발바닥 둥근천장은 적응해야 할 동기가 별로 없기 때문에 둥근천장 유지를 주로 담당하는 근육들은 결과적으로 위축된다. 편평발은 진화의 대가이며 인류학자들 중에는 심지어 언젠가 인간이 뭉툭한 그루터기처럼 변해 버린 발로 '걸을' 것이라고까지 말하는 사람도 있다. 이 이론은 발가락의 위축이나 (원숭이들에게는 아직도 있는) 엄지발가락의 맞섬 능력 부재에 근거를 두고 있다. 아직 그런 미래까지는 한참 남았고 도시 거주 인류조차 여전히 모래사장이나 돌길을 맨발로 걸을 수 있다. 이런 '원시시대로의 회귀'는 발바닥 둥근천장에 극히 이로우며, 그 덕분에 **적응 잠재력**을 되찾게 된다.

- 발바닥 둥근천장의 우묵한 부위에 발이 걸쳐짐에 따라 **고르지 못한 지면에 적응**하도록 한다(그림 60).
- 수직을 이루는 몸이 **경사면에서 적응**하도록 한다.
  - 지면이 가쪽으로 기울어져 있을 때는 발허리뼈의 배열이 안쪽에서부터 가쪽 방향으로 길이가 줄어듦에 따라 발의 **앞쪽 지지**가 더 넓어진다(그림 61).
  - **가로 비탈에 서 있을 때**(그림 62), '낮은 쪽'의 발은 뒤침이 되고 '높은 쪽'의 발은 (250쪽에서 설명한 것처럼) 가쪽들림이 된다.
  - **오르기에서는**(그림 63) 낮은 쪽 발이 비탈에 대해 수직으로 지면에 고정되어야 한다. 즉, 안쪽들린휜발 위치가 된다. 반면 높은 쪽 발은 최대 굽힘 위치에서 비탈의 축을 따라 지면을 박찬다.
  - **비탈을 내려올 때**(그림 64) 두 발은 지면과의 접지를 최대화하기 위해 안쪽들림이 되어야만 하는 경우가 흔하다.

따라서 손바닥이 공간에서 만곡과 위치를 바꾸면서 잡기$_{grip}$를 할 수 있게 되는 것처럼(제1권 참고) 발바닥은 분명한 한계 내에서 지면의 요철에 적응함으로써 지면과 최적의 접지를 확보한다.

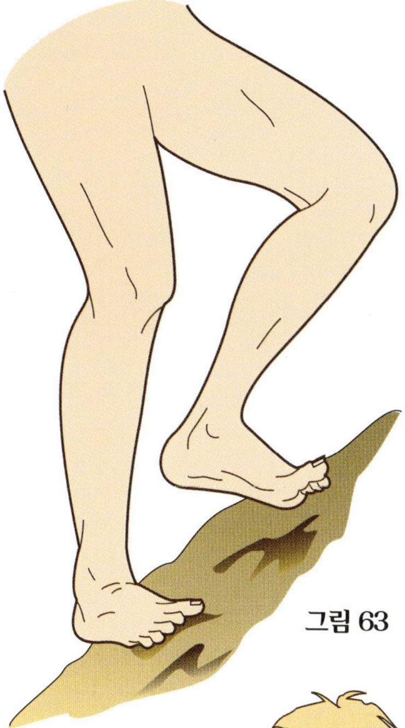

그림 63

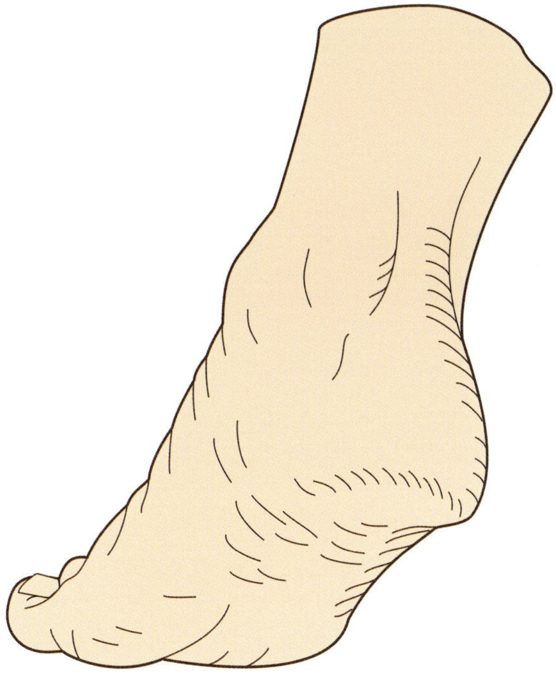

그림 61

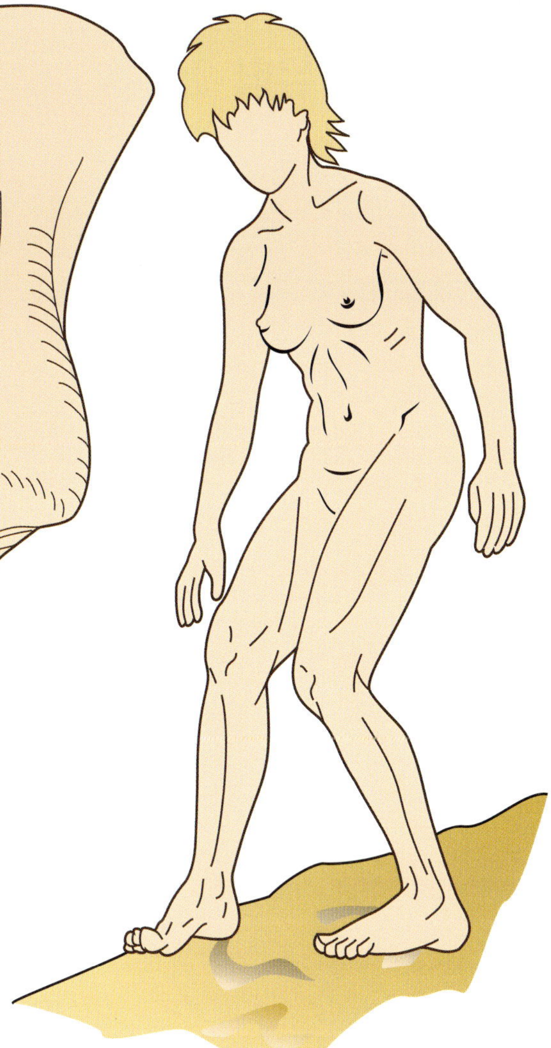

그림 64

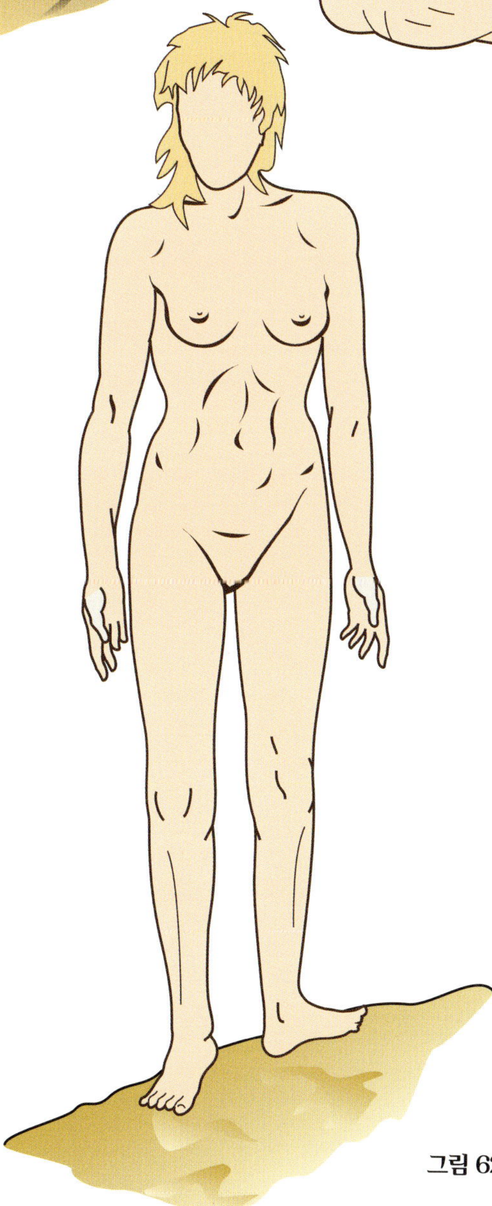

그림 62

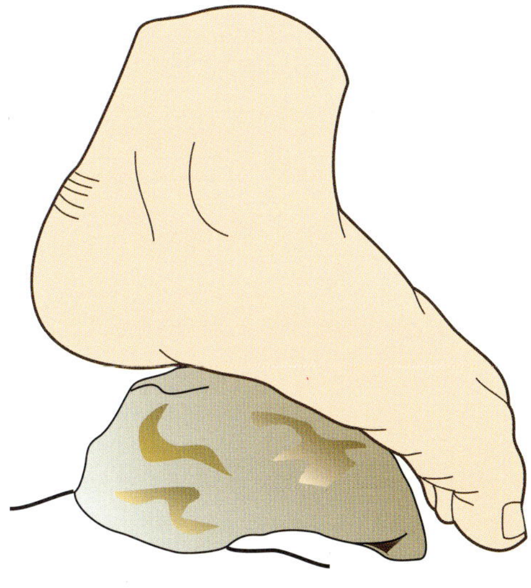

그림 60

오목발의 여러 유형

발바닥 둥근천장의 만곡과 방향은 Ombrédanne 모형을 통해 연구할 수 있는 것처럼 근육 간 상호작용의 매우 섬세한 균형에 따라 결정된다(그림 65: 발의 뼈대와 근육의 도식).

- **발바닥 둥근천장은 체중**(파란색 화살표)과 발바닥 둥근천장의 볼록한 면에 붙는 근육의 구축으로 **납작해진다.** 이 근육들은 장딴지세갈래근(1), 앞정강근과 셋째종아리근(2), 긴발가락폄근과 긴엄지폄근(3)이다. 마지막 두 근육은 첫마디뼈가 뼈사이근(7)에 의해 안정되어 있을 때만 유효하다.
- **발바닥 둥근천장**은 발바닥 둥근천장의 오목한 면에 붙는 근육의 구축으로 **들린다.** 이 근육은 뒤정강근(4), 긴종아리근과 짧은종아리근(5), 발바닥 근육(6), 그리고 발가락 폄근육(8)이다. 볼록한 면에 닿는 근육의 이완 때문에 들릴 수도 있다. 반대로 오목한 면에 붙는 근육이 이완하면 발바닥 둥근천장이 납작해지는 결과로 이어진다.

이 근육 중 단 하나만 부전이 있거나 구축이 일어나도 전체적인 평형이 깨지고 변형이 초래된다. Duchenne de Boulogne에 따르면 이런 관점에서는 하나의 근육만 마비되는 것보다 차라리 모든 근육이 마비되는 편이 낫다. 그러면 발은 비교적 정상적인 형태와 방향을 유지할 것이기 때문이다.

오목발은 세 가지 유형이 있다.

- **'뒤' 유형**‘posterior’ type(그림 66)은 병터가 뒤쪽 부벽, 즉 장딴지세갈래근(1)의 부전에 있기 때문에 이렇게 불린다. 발바닥 둥근천장 오목한 면의 근육이 우세하면서(6) 발바닥의 우묵함이 더 커진다. 발목 굽힘근육(2)은 발을 굽힘 위치로 더 기울인다. 이렇게 되면 뒤쪽이 오목발이 되는데(그림 67), 대개 가쪽들림으로 가쪽 기울어짐이 동반된다(그림 68). 벌림근육(긴발가락폄근, 종아리근)의 구축이 일어나기 때문이다.
- **'발중간부' 유형**‘midfoot’ type(그림 69)은 비교적 드물며 매우 딱딱한 신발 깔창, 또는 발바닥널힘줄plantar aponeurosis 구축(Ledderhose병)에 의한 발바닥 근육(6)의 구축 때문에 일어난다.
- **'앞' 유형**‘anterior’ type은 하위 유형으로 더 나뉘지만 발꿈치들린휜발 변형(그림 70)이 공통적으로 나타나며 다음의 두 가지 특징을 동반한다. 앞쪽 부벽의 하강에 의한 발앞부의 발꿈치들린휜발(e)과 체중을 지지하면 다소 감소하는 발꿈치와 앞꿈치 사이의 높낮이 차이(d).

관련된 기전에 따라 '오목발 앞 유형'은 다음과 같은 유형으로 설명할 수 있다.

- 뒤정강근(4)과 종아리근(5)의 구축은 **발앞부를 하강시킨다**(그림 71). **종아리근의 구축**만으로도 가쪽들림 경사가 동반된 오목발, 즉 **발꿈치가쪽들린휜발**이 될 수 있다(그림 72).
- **발허리발가락관절의 불균형**(그림 73)은 오목발의 흔한 원인이다. 뼈사이근(7)의 부전은 발가락 폄근육(3)이 우세하도록 균형을 기울이고 첫마디뼈의 젖힘이 이어진다. 다음으로 발허리뼈머리가 내려가고(b) 발앞부도 내려간다. 결과적으로 **갈퀴발가락이 있는 오목발**이 된다.
- **발허리뼈머리 하강**(그림 74)은 앞정강근(2) 부전 때문에 일어날 수도 있다. 발가락 폄근육(3)이 이를 보상하려고 하면서 첫마디뼈를 뒤로 기울인다. 발바닥 근육(6)은 이제 균형을 잃고 발바닥 둥근천장의 만곡을 심화시키며 장딴지세갈래근(1)은 경미한 발꿈치들린휜발 변형을 일으킨다. 가쪽들림의 옆쪽 경사(그림 75)는 긴발가락폄근의 약한 우위의 결과로 나타난다. 이것이 **발꿈치가쪽들린휜발**이다.
- 오목발의 흔한 원인 중 하나는 **너무 작은 신발이나 하이힐을 신는 것**이다(그림 76). 발가락이 신발 끝에 충돌하면서 젖힘 상태가 되고(a), 발허리뼈머리를 하강시킨다(b). 체중을 받는 상태에서(그림 77) 발은 신발의 경사면을 따라 미끄러져 내려가고, 발꿈치는 발가락과 가까워지면서 발바닥 둥근천장의 만곡이 커진다.

오목발 진단은 **발자국** 검사로 쉬워진다(그림 78). 정상 발자국(I)과 비교하면 오목발의 초기 단계(II)는 가쪽모서리 m이 볼록하게 돌출하고 안쪽모서리 n의 패임이 깊어지는 특징이 나타난다. 다음 단계에서는(III) 깊어진 패임이 가쪽모서리 p까지 펼쳐지고 발자국을 두 개로 분리시킨다. 끝으로 **만성 오목발**(IV)에서는 **갈퀴발가락**이 발생하면서 부차적으로 발가락 자국(q)이 소실된다.

가쪽 지지 부위의 상실을 동반하는 오목발 발자국은 **소아나 청소년의 가쪽들린편평발**에서도 볼 수 있다는 점을 알아야 한다. 발꿈치뼈의 가쪽들림과 안쪽활의 하강으로 가쪽활이 살짝 상승하면서 중간 부분에서 지면과 접촉을 잃을 수 있기 때문이다. 이는 오진의 원인이 될 수 있지만, 거짓 오목발 발자국을 식별하는 것은 어렵지 않다. 안쪽활이 들린 상태에서 모든 발가락을 지면에 붙여 보거나, 혹은 더 좋은 방법으로는 발을 고정한 상태에서 종아리의 가쪽돌림을 유발하면 안쪽활이 다시 우묵해지면서 발자국의 가쪽모서리가 다시 나타나는 것을 볼 수 있다.

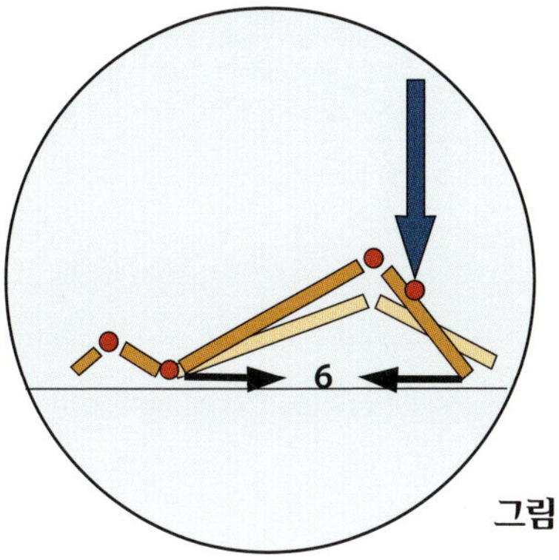

그림 69

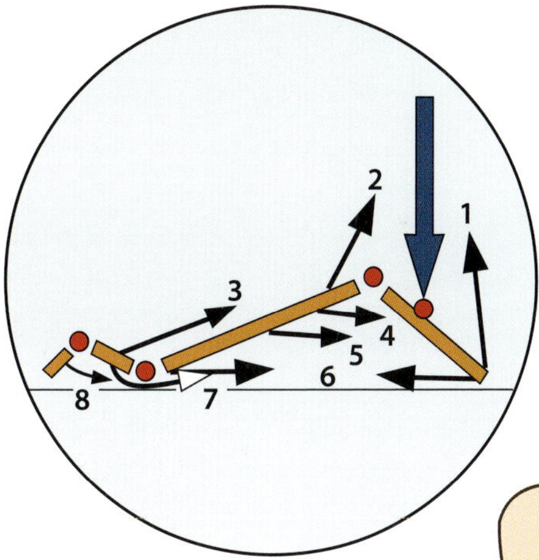

그림 65

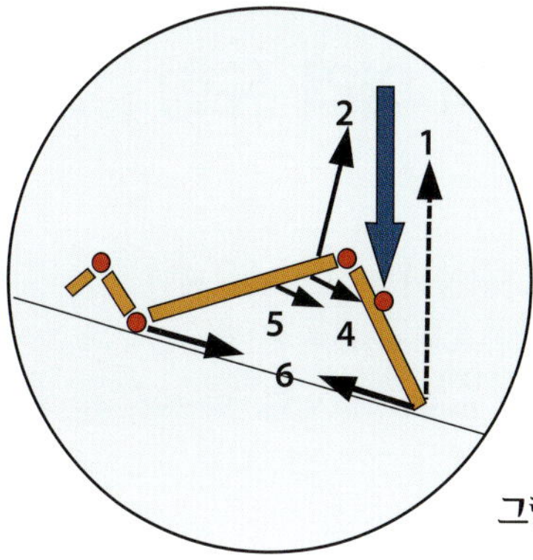

그림 66

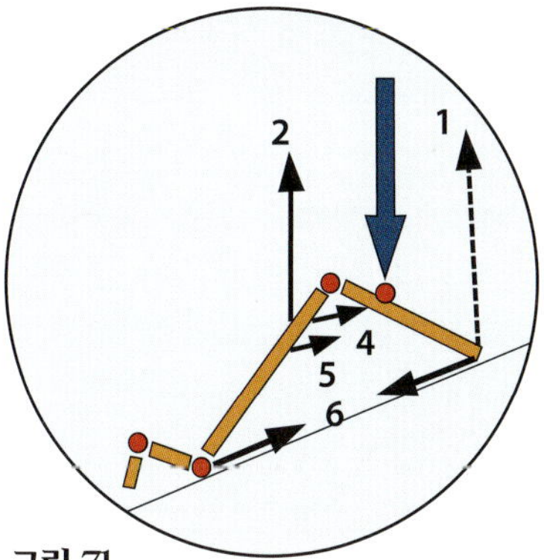

그림 71

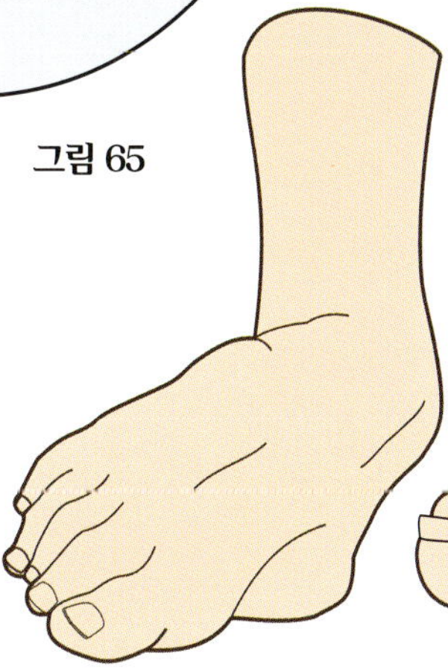

그림 68

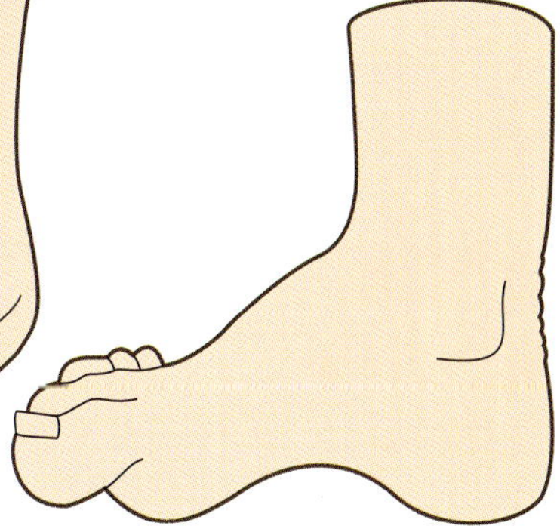

그림 67

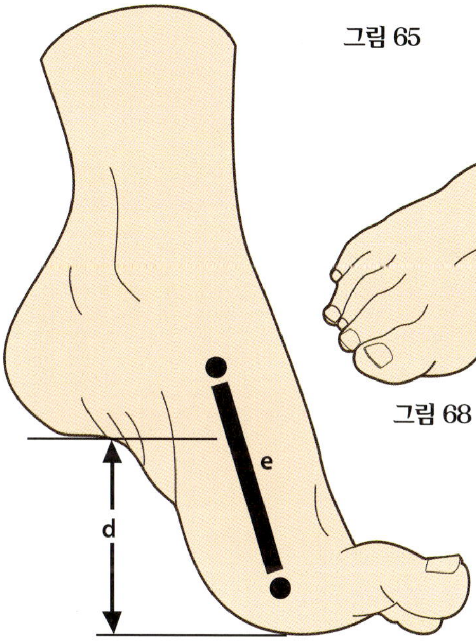

그림 70

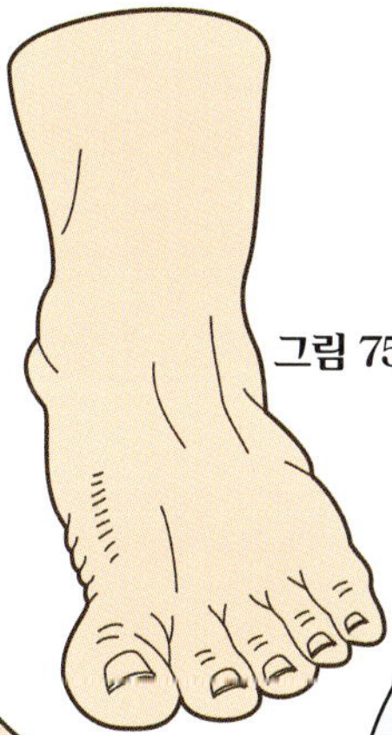

그림 75

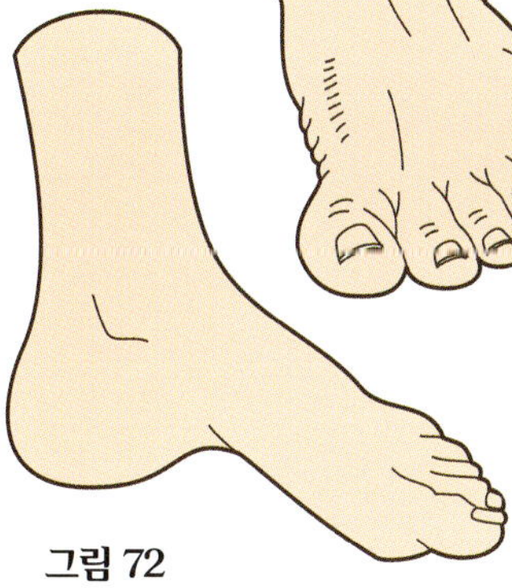

그림 72

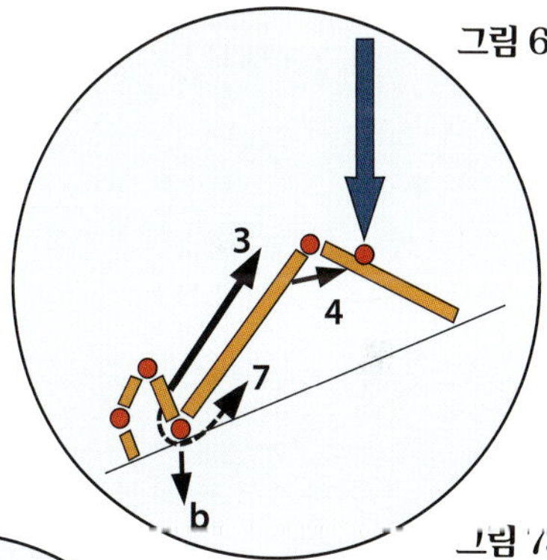

그림 73

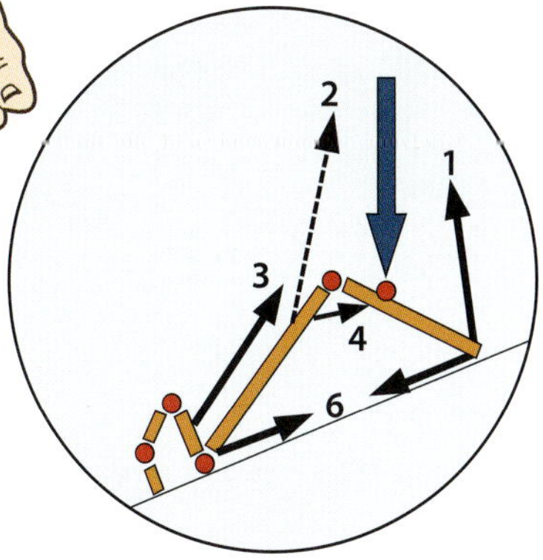

그림 74

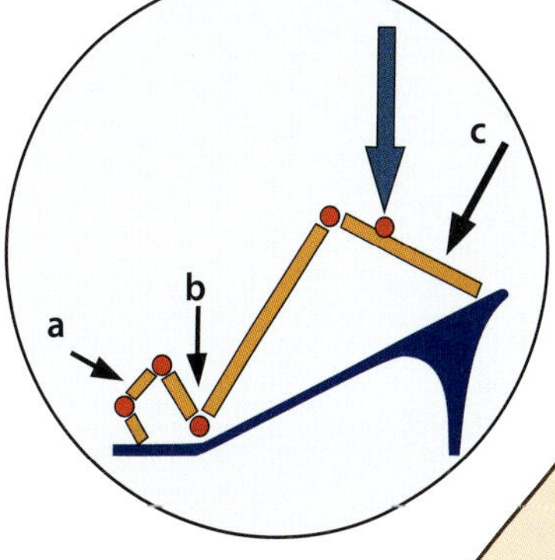

그림 76

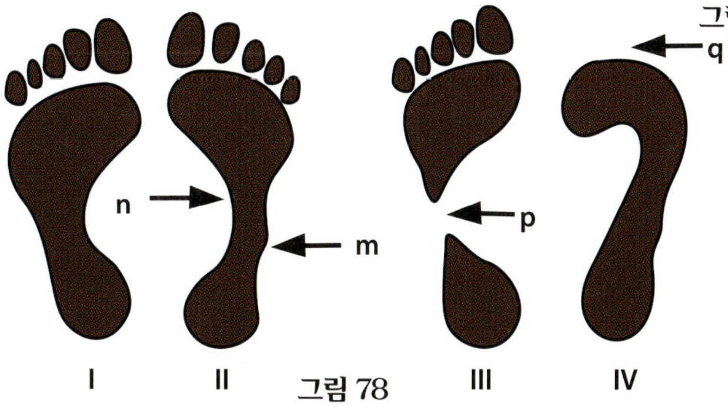

그림 78

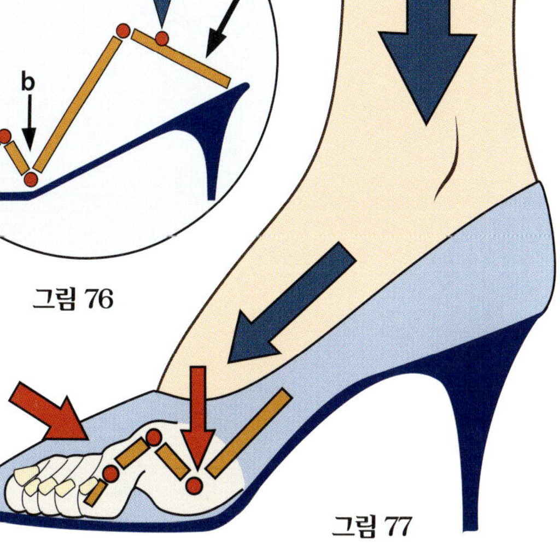

그림 77

편평발의 여러 유형

발바닥 둥근천장의 붕괴는 **자연적인 지지 장치인 근육과 인대가 무너져서** 일어난다. 인대만 있어도 짧은 기간 동안은 발바닥 둥근천장의 만곡을 유지할 수 있다. 절단된 다리에서도 인대를 자르지 않는 한 그 발자국은 정상으로 나온다는 것에서 이를 확인할 수 있다. 하지만 생체에서는 **근육 지지 장치가 제 기능을 못하면 인대가 결국 신장되면서 발바닥 둥근천장은 영원히 무너진다.** 따라서 편평발은 주로 근육 부전(그림 79), 즉 뒤정강근(4)이나 더 흔하게는 긴종아리근(5)의 기능부전 때문에 일어난다. 발이 땅에서 떨어지면 발은 **안쪽들림 위치**가 된다(그림 80). 긴종아리근이 벌림근육이기 때문이다. 반대로 발바닥 둥근천장에 체중이 걸리는 순간 도식에서 묘사한 것과 같이 안쪽활이 무너진다(그림 81). 무너진 안쪽활은 도식에서 빨간색으로 표시되어 있으며 발은 가쪽들림 위치로 '돌아간다.' 이런 가쪽들림은 두 가지 인자에 의해 일어난다.

- 정상이라면 긴종아리근 힘줄(흰색 화살표)이 지지하는 **발바닥 둥근천장의 가로 만곡**(그림 82)이 납작해진다(그림 83). 동시에 안쪽활이 낮아진다. 결과적으로 안쪽활이 길어지면서(3) 발앞부는 긴축을 중심으로 돌아가고(e) 발바닥의 바닥면 전체가 지면에 닿는 동시에 발앞부는 가쪽으로 편향된다(d).
- **발꿈치뼈가** 긴축을 중심으로 **엎침** 위치로 돌아가고(그림 84) 안쪽면으로 엎드리는 모양이 된다. 이런 가쪽들림은 발꿈치 축과 발꿈치힘줄의 축 사이 각도(f)로 나타나고 측정할 수 있다. 생리적 한계인 5°를 넘어서고 명백한 편평발은 20°에 이르기도 한다. 이런 가쪽들림은 목말밑관절면의 기형, 그리고 뼈사이인대의 비정상 이완성 때문에 주로 일어난다고 보는 저자들도 있다. 일부는 이런 병터는 부차적인 원인이라고 보기도 한다.

원인이 무엇이든 가쪽들림은 압력 중심을 발의 안쪽모서리에 가깝게 이동시키고 목말뼈머리는 아래 안쪽으로 내려간다. 그러면 발의 안쪽모서리에서는 **3개의 돌출 부위가 다소간 두드러지게** 나타난다(그림 83).

- 비정상적으로 돌출한 안쪽복사(a)
- 목말뼈머리 안쪽부분(b)
- 발배뼈거친면(c).

발배뼈거친면의 돌출은 발뒤부와 발앞부의 축이 이루며 가쪽으로 벌어진 둔각의 꼭짓점에 해당한다. 발뒤부의 모음-엎침은 발앞부의 모음-뒤침으로 상쇄되고 결과적으로 **발바닥 둥근천장의 만곡이 상실**된다. 이런 변화의 배경에 있는 기전은 Hohmann, Boehler, Hauser, Soeur 등의 고전적 연구를 통해 밝혀졌다.

덜 심각하기는 하지만 이런 변형의 조합은 이미 발바닥 둥근천장에 정적 부하가 가해질 때 이미 묘사한 바 있다(243쪽 그림 41). **통증 가쪽들린편평발**painful talipes planovalgus 또는 청소년 발목통증tarsalgia of adolescents이라고 불리는 비교적 흔한 상태이며 발의 뒤쪽 그림에서 발꿈치뼈의 가쪽들림(f)으로 쉽게 식별할 수 있다(그림 84).

편평발 진단은 **발자국**을 활용해 쉽게 할 수 있다(그림 85). 발자국은 어둡고 건조한 표면에 젖은 발을 올리면 쉽게 얻을 수 있다. 정상적 발자국(I)과 비교하면 진행 중인 편평발은 안쪽 패임의 크기가 점점 작아지는 것이 보이며(II, III) 말기의 사례에서는 안쪽모서리가 볼록해지기도 한다(IV).

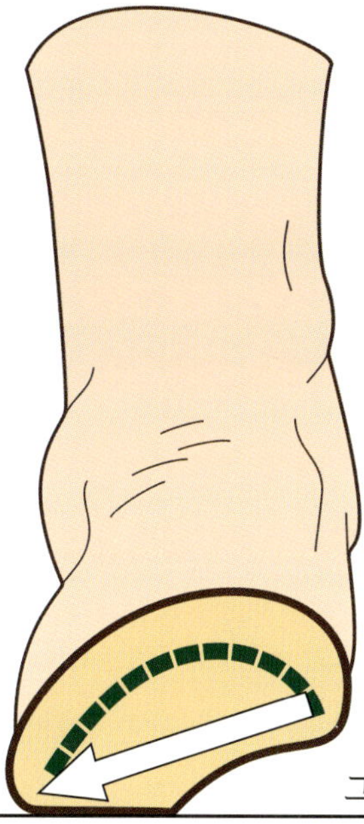

그림 82

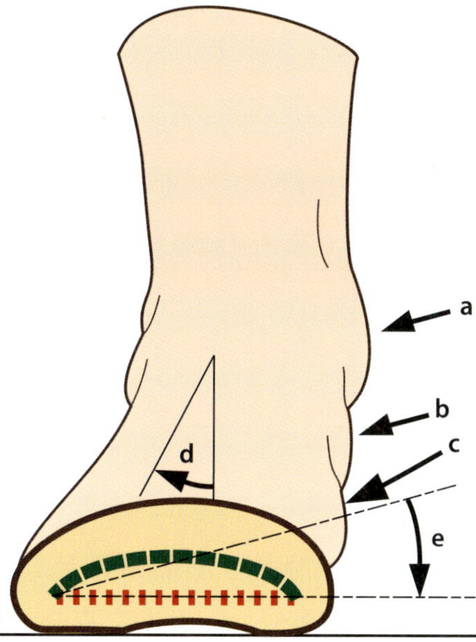

그림 83

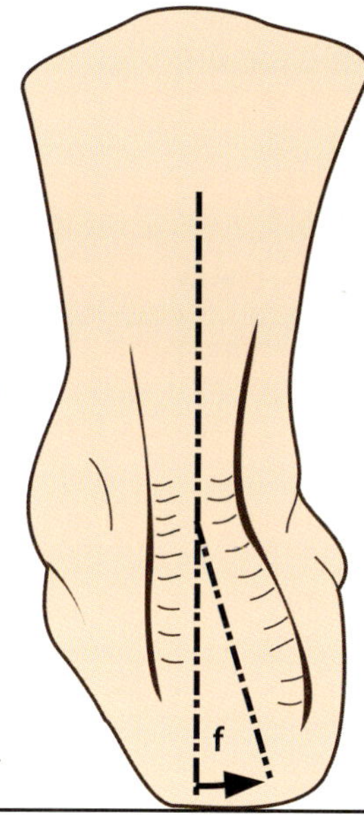

그림 84

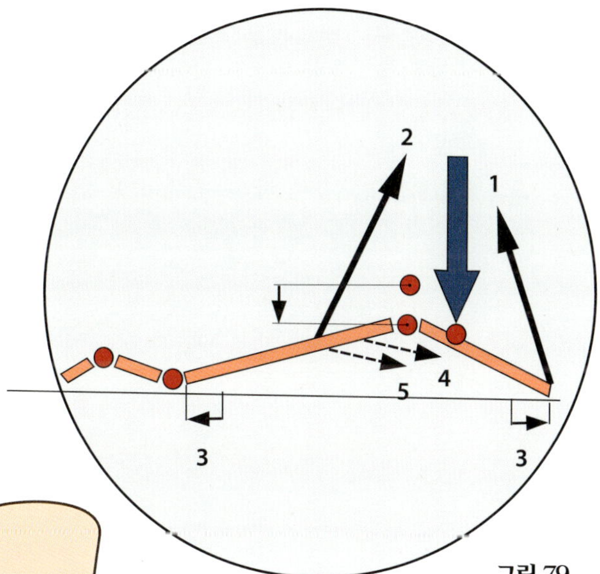

그림 79

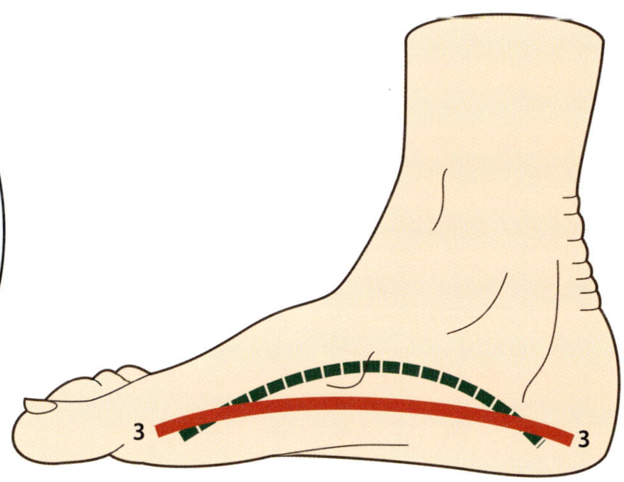

그림 81

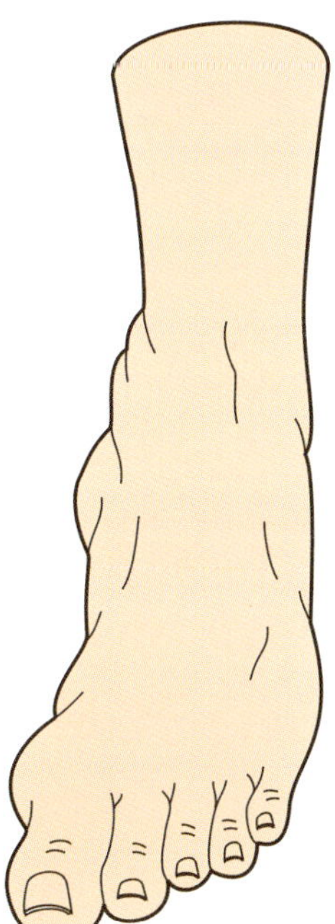

그림 80

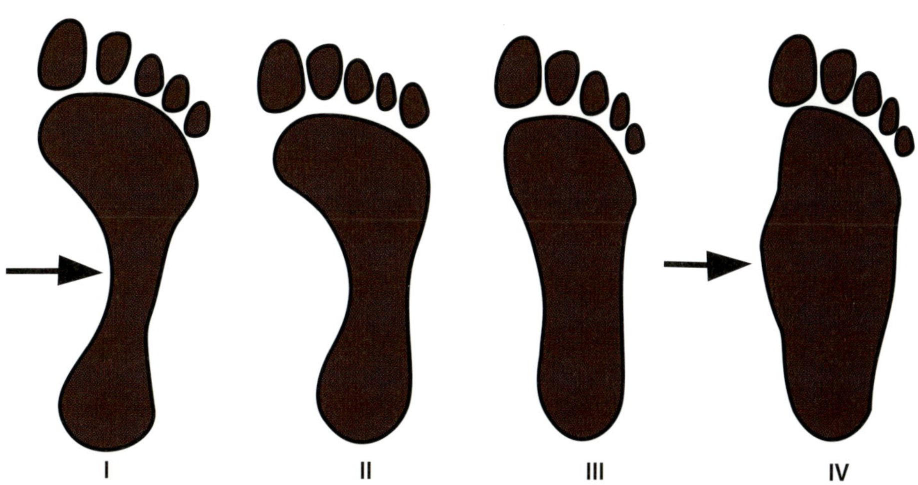

그림 85

먼쪽활의 불균형

발바닥 둥근천장이 변형되면 먼쪽활은 **지지점에 불균형**이 생기거나 **만곡에 변형**이 일어나게 된다.

불균형은 일반적으로 '오목발 앞 유형'에 부차적으로 나타난다. 발앞부의 발꿈치들린휜발 변형이 다음 세 가지 방식으로 먼쪽활에 가해지는 스트레스를 증가시키기 때문이다.

- **발앞부의 발꿈치들린휜발 변형은** 엎침이나 뒤침이 없이 **대칭적이며**(그림 86: 발허리뼈 수준의 단면), 먼쪽활의 만곡은 유지된다. 이 조건에서는 두 지지점 모두 과부하를 받으며 첫째 및 다섯째발허리뼈머리(화살표) 아래에 굳은살[11]이 형성된다.
- 뒤정강근 또는 긴종아리근의 구축에 의한 안쪽 열의 지배적 하강에 의해 **발앞부의 발꿈치들린휜발 변형이 엎침을 동반한다**(그림 87). 먼쪽활의 만곡은 유지되기 때문에 안쪽 지지점이 과부하를 대부분 감당하고 첫째발허리뼈머리 아래에 굳은살이 생긴다(화살표).
- **발앞부의 발꿈치들린휜발 변형이 뒤침을 동반하는 경우**(그림 88), 먼쪽활 만곡은 유지되고 과부하는 가쪽 지지점에 걸리며 다섯째발허리뼈머리 아래에 굳은살이 형성된다(화살표).

오목발 앞 유형과 연관된 **먼쪽활의 변형**에서 먼쪽활의 만곡은 사라지거나 역전될 수 있다.

- **만곡이 곧게 펴지거나 아예 사라지기만 하는 경우** 편평 발앞부의 한 사례가 된다(그림 89). 과부하는 모든 발허리뼈머리에 분산되고 굳은살도 모든 발허리뼈머리 아래에 생긴다(화살표).
- **만곡이 완전히 역전된 경우**(그림 90), 이 상태는 둥근 발앞부 또는 앞볼록발anterior convex foot이라고 한다. 과부하는 가운데에 있는 세 개의 발허리뼈머리에 가해지면서 그 아래에 아주 고통스러운 세 개의 굳은살이 형성된다.

이런 **굳은살**은 국소적으로 과도한 압력에 의해 만들어지는 **각화 과다 비후**이다. (피부 표층 세포는 각질세포keratinocyte라고 불린다.) 이것들은 **대개 피부 깊숙이 뻗치며** 약간의 압력만 받아도 **아주 아프다.** 이런 굳은살은 작은칼scalpel이나 강판으로 제거하는 발치료사podiatrist에게 짭짤한 돈벌이가 되지만 환자들은 보통 실망한다. 굳은살을 도려내도 원인인 과부하는 사라지지 않기 때문이다. 따라서 굳은살을 영구적으로 없애는 유일한 방법은 **먼쪽활을 해부학적으로 정상으로 복원하고** 먼쪽활에 가해지는 부하를 정상적으로 배분하는 것이다. 그러려면 대개 맞춤형 깔창의 도움이 필요하다.

11) 굳은살이나 티눈의 존재는 발의 활의 변형으로 인한 비정상적 압력점을 반영한다.

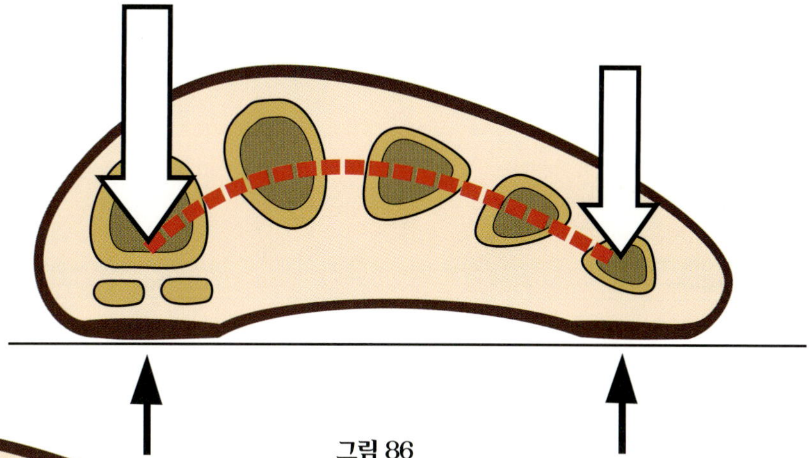

그림 86

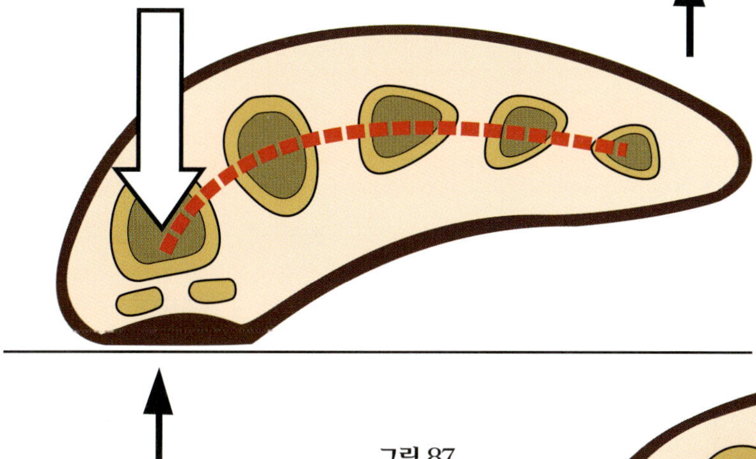

그림 87

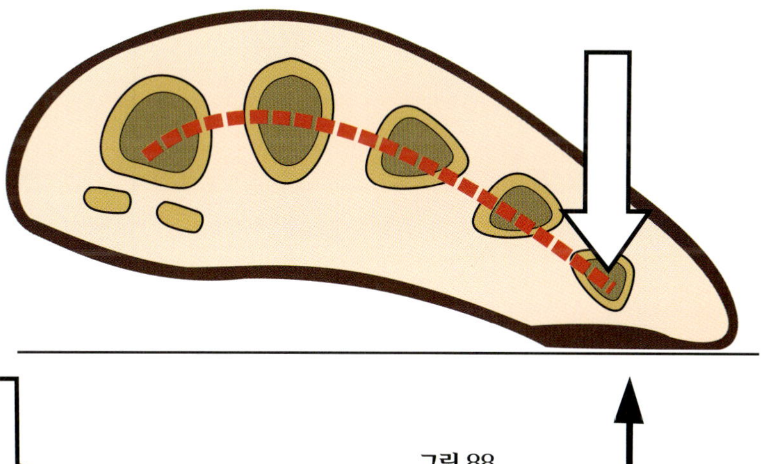

그림 88

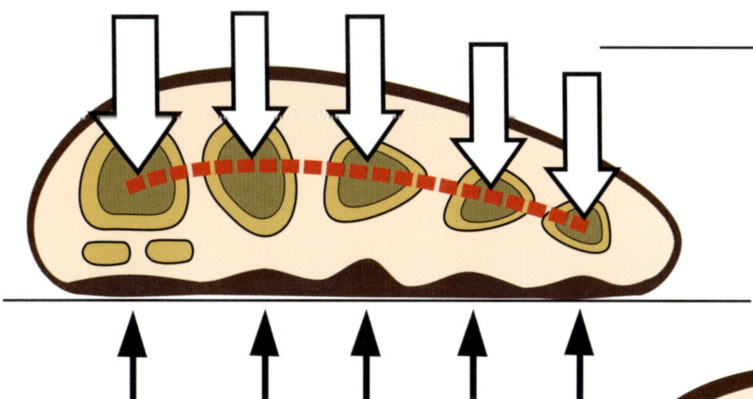

그림 89

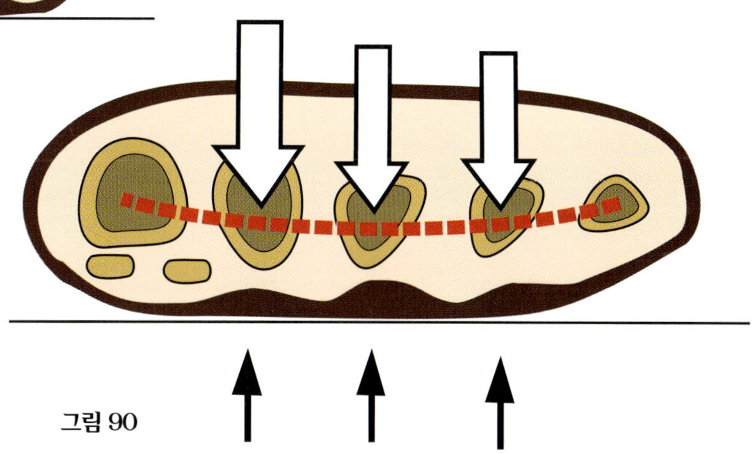

그림 90

발의 유형

발은 주인에게 가장 심하게 학대당하는 신체 부위라고 해도 과언이 아니다. 특히 여성들의 경우가 그렇다. 자연 상태에서 인간의 발은 마음껏 펼쳐지고 아무 제약도 없이 행복할 수 있다.

고대인의 발이라고도 하는 **조상의 발**(그림 91: 발의 뼈대)은 파악(把握)할 수 있는 엄지발가락이 있는 유인원의 발을 닮았으며 넓게 벌어진 발허리뼈와 발가락 덕분에 지면과 넓게 접촉할 수 있었다.

문명사회에서 발이 다소 구속하는 신발 안에 갇히면서 발은 적응해야 했다. 패션의 도래와 함께, 특히 여성들의 뾰족한 신발이 도래하면서 이런 제약은 파멸적인 결과를 초래했다(그림 92: 뾰족한 신발을 신은 발의 뼈대). 그 결과 '**엄지발가락가쪽휨**hallux valgus'이라는 무시무시한 이름을 가진 모습이 되었다.

- 둘째발허리뼈에서 매우 떨어져 있는 첫째발허리뼈(**발허리안쪽휨**metatarsus varus 혹은 **발허리뼈안쪽굽음증**metatarsus adductus)는 가쪽으로 되밀려 엄지발가락을 앞가쪽으로(a) 비스듬히 향하게 한다.
- 그 결과 **첫째발허리뼈머리는 비정상적으로 돌출하고**, 이 수준에서 신발과의 지속적 마찰로 뼈돌출exostosis(b)이 일어나며, 나아가 감염이 생길 수 있는 이른바 **엄지건막류**bunion라고 하는 굳은살까지 생길 수 있다.
- 둘째발허리뼈는 다른 발허리뼈보다 눈에 띄게 길다. 그러므로 **보행 마지막 단계에서** 지지점이 된다. 이런 과부하는 발목발허리관절에서 통증을 일으키며 때로는 행군골절march fracture까지 생긴다.
- 가쪽으로 매우 펼쳐져 있는 다섯째발허리뼈는 안쪽으로 되밀려 새끼발가락을 앞안쪽으로(c) 향하게 한다.
- 이러한 불균형은 관절주머니 오그라듦과 또한 이를 악화시키는 요인인 종자뼈(d)와 굽힘근 힘줄(e)의 **가쪽 전위**에 의해 이내 고착화한다.
- 비스듬하게 자리 잡은 엄지발가락은 가운데 발가락들을 밀어내면서 심지어 둘째발가락 밑으로 파고들기까지 한다(그림 93).
- 발의 가쪽에서는 새끼발가락이 반대의 변형, 즉 새끼발가락 안쪽 휨을 겪는다. 그 결과 가운데 발가락들의 공간이 줄어들면서 망치발가락hammer toe 변형이 일어난다(그림 94). '티눈corn'으로 알려진 굳은살이 몸쪽 발가락뼈사이관절의 발등면에 생긴다.
- 갈퀴처럼 변형된 중간 발가락들은 발허리뼈머리를 짓누르고 하강시키면서 먼쪽활이 볼록해지게 된다. 즉 **앞볼록발**이 된다.

종합하자면 엄지발가락가쪽휨, 망치발가락, 앞볼록발이 결합된 이런 변형은 흔하지만 신발을 신기도 어려워지고 **수술로만** 교정이 가능하다.

발의 형태 유형은 이런 변형의 발생에 중요한 역할을 한다. 회화와 조형예술에서는 **발의 유형을 세 가지로** 파악한다.

- **그리스인 발**Greek foot(그림 95)은 고대 그리스 조각상에서 볼 수 있다. 둘째발가락이 가장 길고(x), 엄지발가락과 셋째발가락이 비슷한 길이이며, 그 다음이 넷째발가락, 마지막으로 새끼발가락이다. 이런 유형의 발은 가장 흔하며 발앞부의 부하를 가장 잘 분배하기에 유리하다.
- **이집트인 발**Egyptian foot(그림 96)은 파라오 조각상에서 볼 수 있으며 엄지발가락이 가장 길고(y) 나머지 발가락들이 순서대로 짧아지는 특징이 있다. 이 유형의 발은 문제가 생기기 가장 쉽다. 비교적 긴 엄지발가락은 신발 안에서 방향이 틀어지면서(엄지발가락가쪽휨) 걸음주기의 '발꿈치떼기heel off' 단계에서 과도한 과부하를 받는다. 그 결과로 **엄지발가락굳음증**hallux rigidus을 초래하는 발허리발가락관절의 골관절염에 노출된다.
- **폴리네시아인 발**Polynesian foot(그림 97)은 '네모 발square foot'이라고도 하며 고갱의 그림에서 볼 수 있다. 모든 발가락, 적어도 처음 세 발가락의 길이가 거의 같다. 별로 문제가 없는 발이다.

요약하자면, 특히 누구보다 여성들은, 너무 작거나 너무 굽이 높은(둘 다 결국 동일하다) 신발을 피해야 한다. 발가락들이 서로 부딪히면서 접히기 때문이다(그림 93). 이 모든 인자들이 결합해 엄지발가락가쪽휨을 유발한다.

이런 관찰 결과에서 교훈을 도출해 본다면 유명한 격언을 다음과 같이 변형해 볼 수 있겠다. **'발 때문에 신발이 있지, 신발 때문에 발이 있는 것이 아니다.'**

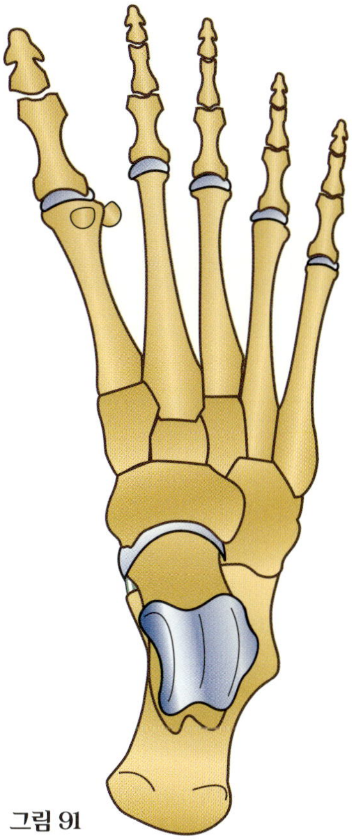

그림 91

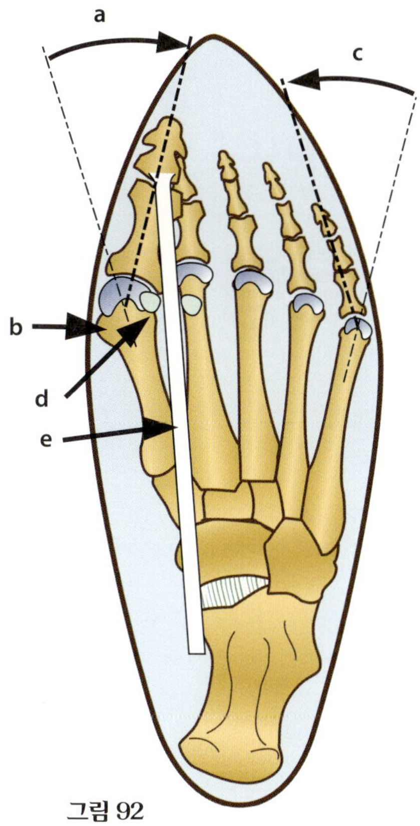

그림 92

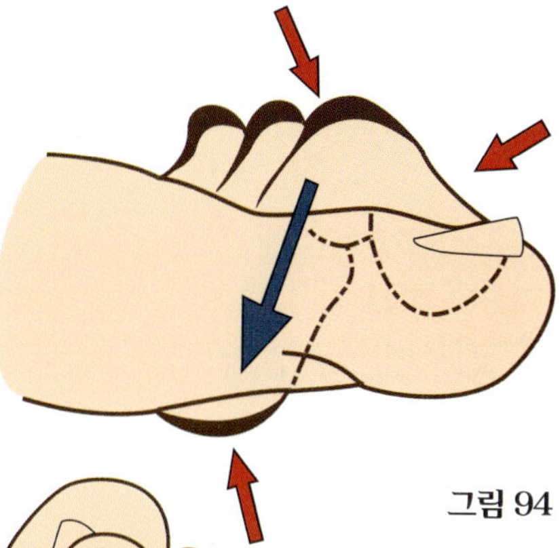

그림 94

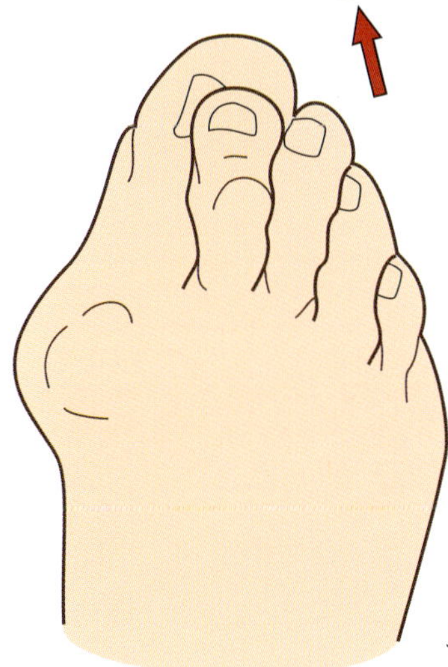

그림 93

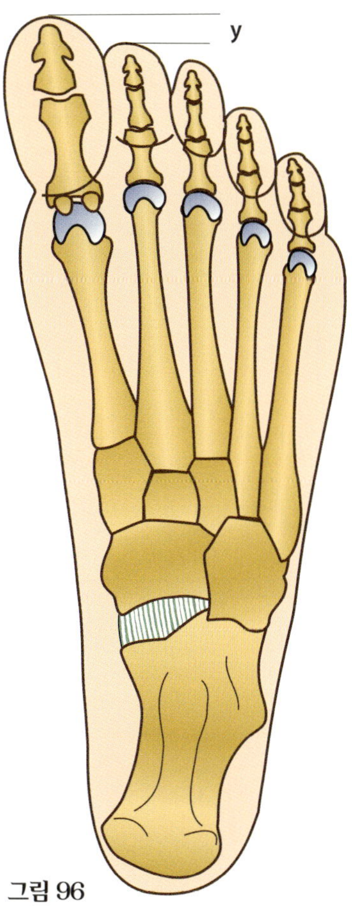

그림 96

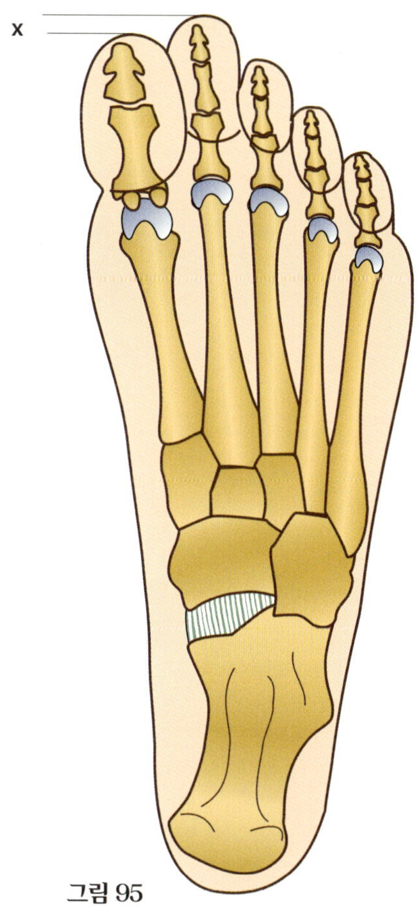

그림 95

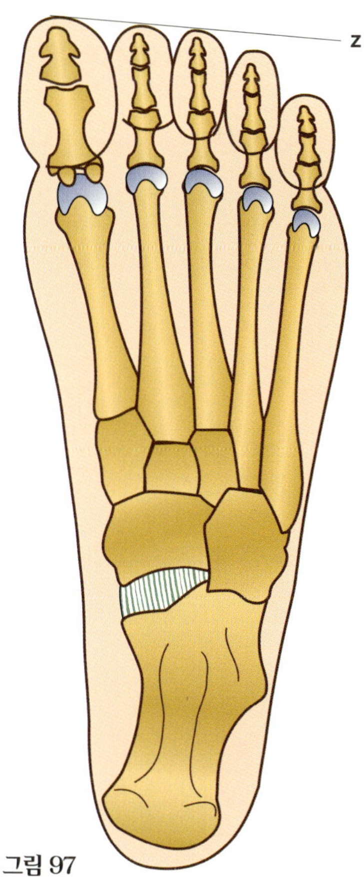

그림 97

Chapter 6

보행

말하기나 글쓰기처럼 두발보행은 인간만의 특성이다. (미켈란젤로는 다비드 상을 처음 구상할 때 다비드가 왼손에 돌팔매를 들고 걷는 모습으로 그렸다.) 다른 동물도 뒷발로 서서 직립한 상태로 몇 발짝을 갈 수는 있지만, 이는 고등한 영장류들에게조차 정상적인 자세는 아니다.

인간은 두 발로 걸을 수 있는 능력 덕분에 지구를 지배할 수 있었고 조상이 처한 환경에서 벗어나지 못한 영장류와 달리 해방될 수 있었다.

(생존에 필수적인 조건으로서) 태어나자마자 어미를 따라 달릴 수 있는 갓 태어난 가젤과 달리 인간의 신생아는 일어나고 이어서 걷는 연습을 오래, 힘들게 겪어야만 하고 그 과정에서, 다행히 심각하지는 않지만, 수없이 넘어져야 한다. 두 발로 자신의 불안정한 균형을 조절해야 하고 그 다음에도 매 발짝마다 동반되는 넘어짐을 받아들여야 한다. 보행이란, 두 발로 서 있는 이미 정적靜的으로 불안정한 상태에서 시작해 더욱 불안정한 동적動的 상태로 이행하는 것으로, 이는 마지막 순간에만 상쇄된다. 신경계통이 조절하는 협동coordination에 의존하는 연속적으로 반복되는 기적이라 할 것이다.

인간에게 두발보행은 개인의 자유를 위한 필수 조건이자 보증과 같다. 걷는 능력이 없다면 인간은 자율성을 잃고 타인에게 의존하게 된다.

걸음 덕분에 인간은 가장 높은 봉우리들을 포함해 모든 환경을 정복할 수 있게 되었다. 지능 덕분에 인간은 자연에는 없는 바퀴를 발명할 수 있었고, 지상, 수상, 수심, 심지어 새를 본따 공중을 이동하는 운송 수단을 만들 수 있었다. 심지어 우주까지 정복하려는 야심을 품고 있지만 인간이 가장 선호하는 필수의 이동 수단은 여전히 걸음이다. 스핑크스가 오이디푸스에게 냈던 수수께끼가 그만큼 중요했던 것이다. '아침에는 네 발, 낮에는 두 발, 저녁에는 세 발로 걷는 것은 무엇인가?'(아직 답을 모른다면 290쪽에서 답을 찾아보라.)

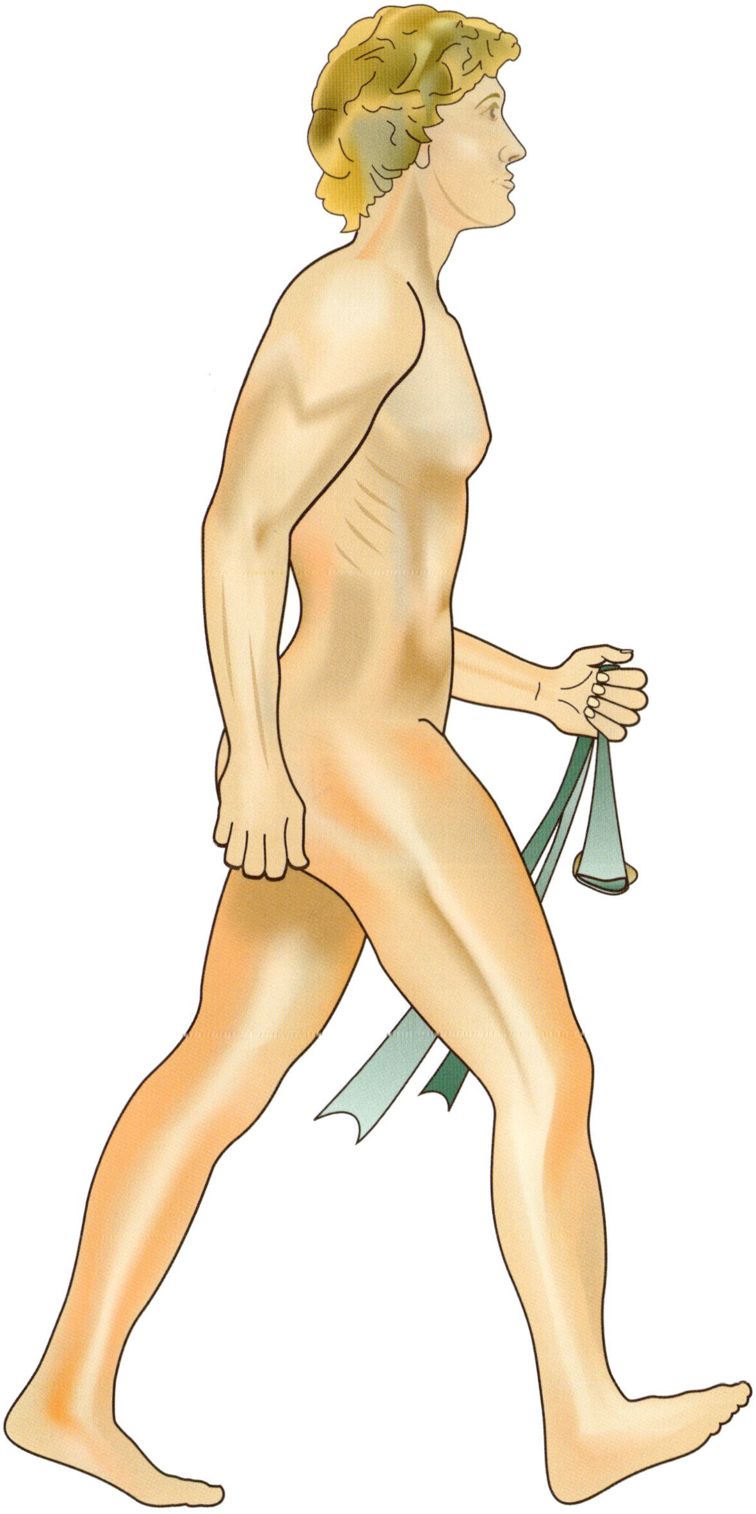

두발보행으로의 이행

인류의 먼 조상은 3억 년 전에 바다를 벗어났던 네발짐승에서 시작한다. 모든 척추동물은 같은 원형을 바탕으로 하고 있다. 사지가 있고 네발로 수평으로 걷는 것이다. 고등 영장류도 땅에서는 네발로 이동하지만 나무 위에서 살기 때문에 앞발을 사용해 기어 올라간다. 두발보행으로의 이행에 필수적인 단계다.

그 이행은 길고도 험했으며 몸의 구조 전체를 본질적으로 바꾸어야 했다.

척추가 전체적으로 위쪽으로 볼록한 네발짐승 자세(그림 1)에서 시작해 몸을 곧추세우면(그림 2, 3) 허리척주(화살표 1)가 곧게 펴지고 엉치뼈(화살표 2)가 수직이 된다. 동시에 수평 방향을 계속 볼 수 있도록 머리의 방향이 바뀌면서 큰구멍foramen magnum(화살표 3)이 앞으로 이동했다.

엉치뼈의 수직화는 골반의 뒤경사retroversion(그림 4, 5)를 필요로 했고, 이는 결과적으로 엉덩관절이 강제로 펴지는 결과를 낳았으며, 이어서 엉덩관절 앞쪽 인대가 긴장되고 관절면의 적합이 크게 변화하게 되었다. 그 결과 넙다리뼈머리는 앞쪽이 '노출'되었다(31쪽 그림 71 참고).

엉덩관절 앞쪽 인대(1)가 충분히 신장되지 않으면(그림 4) 골반 뒤경사가 불완전해지면서(파란색 화살표) 엉치뼈(2)가 수직에 대해 45°각에 머무르면서 다른 척주굽이spinal curvature에 부차적인 영향을 미치는 허리척주 과다앞굽음lumbar hyperlordosis(3)을 유발한다. 반대로 앞쪽 인대가 충분히 신장되면(그림 5) 골반 뒤경사는 완전해지고(파란색 화살표) 엉치뼈가 수직이 되면서(5) 허리척주앞굽음 lumbar lordosis(6)이 바로 세워지고, 부차적으로 다른 척주굽이도 바로잡힌다.

이런 전이 과정은 A. Delmas가 상세히 연구했다(제3권 15쪽 그림 16). 3개의 도식을 통해 다음처럼 요약할 수 있다(그림 6). 골반의 뒤경사가 불완전해서(a) 엉치뼈가 수평이다. 이렇게 되면 3개의 척주굽이, 즉 허리척주 과다앞굽음, 등척주 과다뒤굽음, 목척주 과다앞굽음이 심해진다. 반대쪽 극단(c)은 골반 뒤경사가 완전하고 엉치뼈가 수직화되며 척주굽이가 약화된다. (가장 흔한) 중간 위치에서는 엉치뼈가 45° 각을 이루며 척주굽이가 중간 정도 크기다.

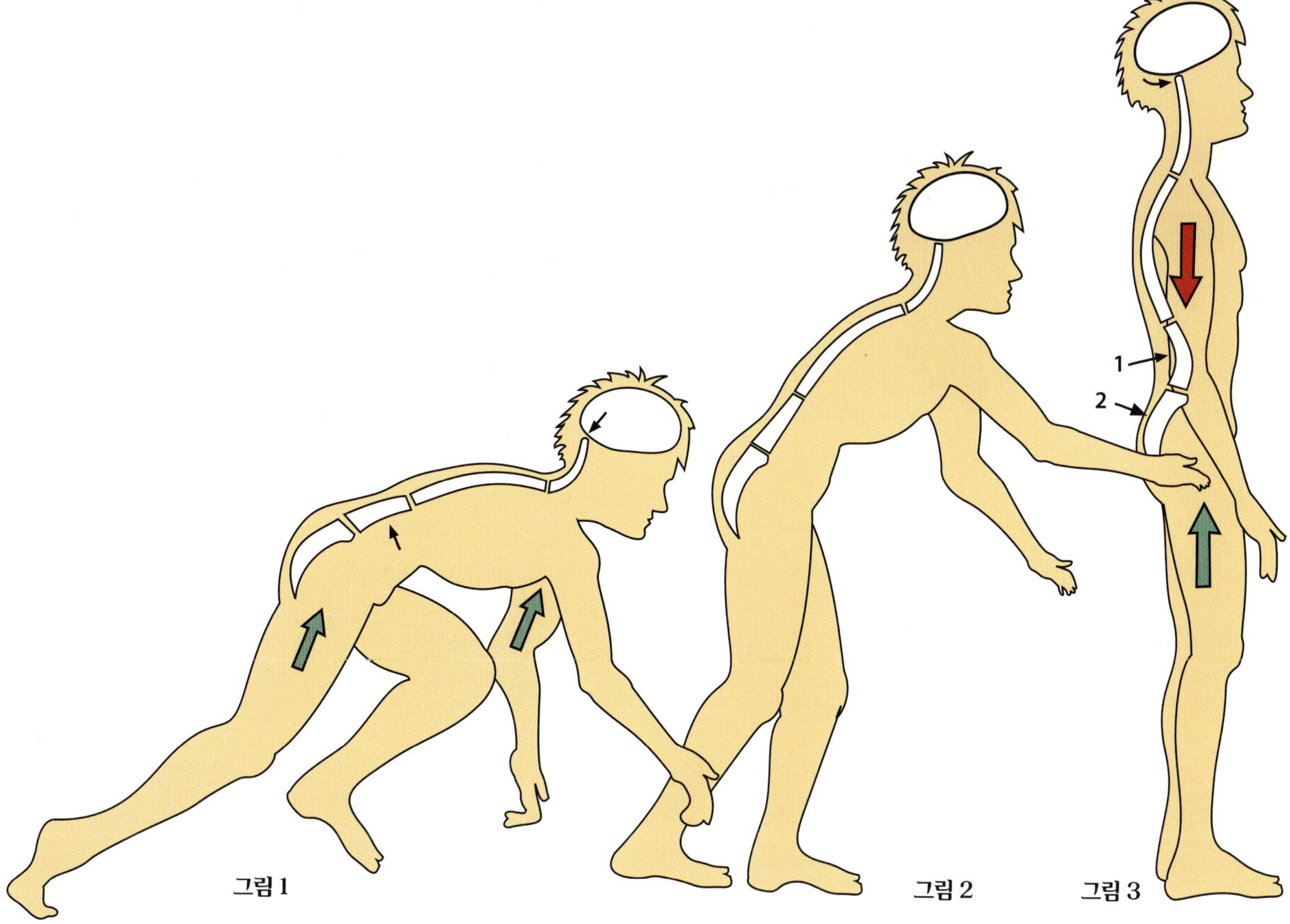

그림 1 그림 2 그림 3

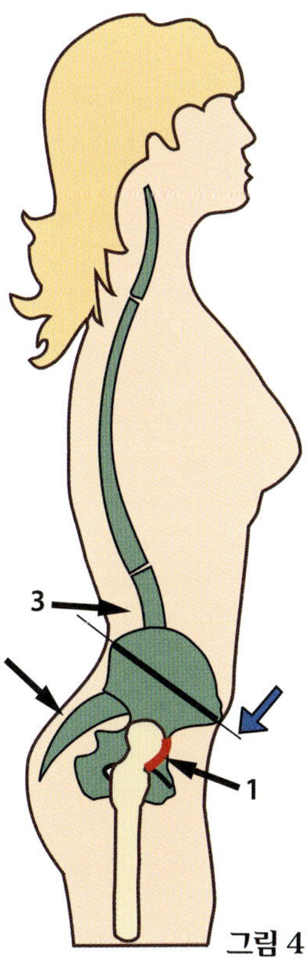

그림 4

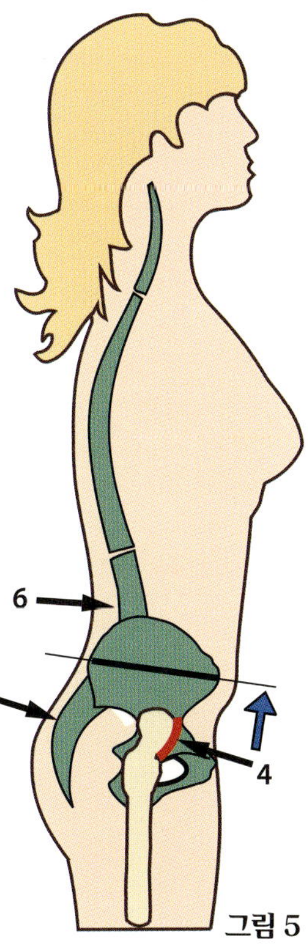

그림 5

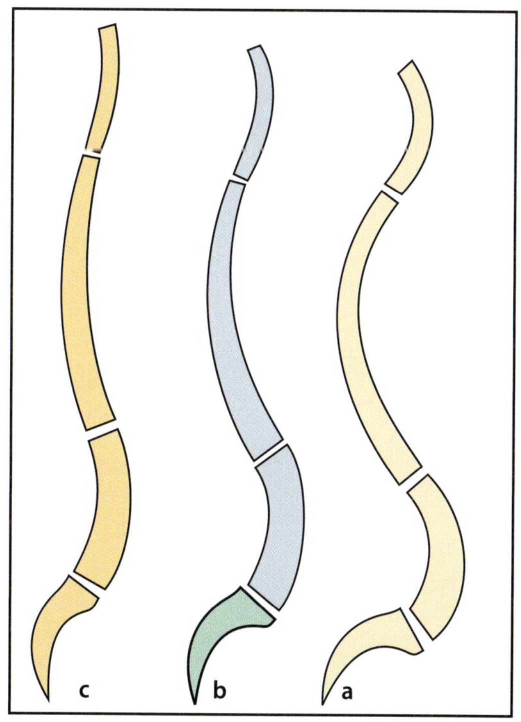

그림 6

두발보행의 기적

역학적 관점에서 말하면, **두발보행 자세**는 완전히 비정상적이며 영구 기적에 가깝다. 사실 두 다리로 서 있는 직립 자세의 인체(그림 7: 그리스 미술에서 빌려온 코우로스 그림)는 3가지 이유로 확연히 불안정하다.

- 첫째, 전체 높이에 비해 지지 면적이 아주 작다.
- 그리고 구조물의 상부가 하부보다 더 길고 부피가 크다. 마치 끝단을 잘라 내어 뒤집어 놓은 피라미드와 같은 모양이다.
- 끝으로, 기단이 지면에 전혀 단단히 고정되어 있지 않다(그림 8). 어떤 건축가도 이런 건물을 짓지는 못할 것이다. 틀림없이 무너질 것이기 때문이다.

마천루와 같은 아주 높은 건물을 지을 때는 반드시 지면 깊이 파고들어가 기초를 세워야 한다(그림 9). 인간의 두발보행은 그렇지 않다.

중력중심에서 수직으로 내린 선이 (그림에서는 발자국을 포함하는 녹색 직사각형으로 표현된) **몸의 지지 영역 안에 있을 때에만** 인체는 안정적 구조물이 된다(그림 10).

부피가 있는 사물의 중력중심은 물체의 전체 질량이 집중되는 가상의 점이다. **무게중심**이라고도 한다. 예를 들면 도식(그림 10bis)에서는 각각 무게가 P1, P2, P3인 세 개의 몸 A, B, C의 공통 무게중심을 쉽게 계산할 수 있다. 우선 B와 C의 공통 중력중심을 찾는다. 두 개의 중심을 연결하는 선 위의 점 O에 무게중심이 있다. 이 점은 각 부분을 무게 P3/P2와 역비례로 나누고 있기 때문에 더 무거운 쪽에 가깝다. 이 점 O에는 두 무게 P2와 P3이 합쳐진 무게가 가해진다. 이어서 같은 방식으로 무게 A, B에서 둘의 무게 중심 점 O′를 찾는다. 이 점이 P1과 P2의 합이 가해지는 곳이다. 끝으로 O와 O′ 사이에서 무게 A, B, C 공통 무게중심 M을 찾는다. 무게 A, B, C의 합이 이 점에 가해진다.

인체의 각 부분에는 마치 몸의 나머지 부분과 분리된 것처럼 각각의 무게중심이 있다. 예를 들면 팔의 중력중심(녹색 점선)은 팔꿉 약간 아래에 있으며, 다리의 중력중심(보라색 점선)은 무릎보다 약간 위에 있고, 몸통의 중력중심(파란색 점)은 명치부위에 있다. 무게중심의 위치는 부피가 있는 물체의 기하학에 따라 달라지며 팔을 굽히면 무게중심은 팔꿉 앞쪽 가쪽으로 나간다. 차렷 자세에서는 몸의 전체적인 무게중심(빨간색 점)이 **각 부분의 무게중심의 역학적 조합**에 따라 정해지며 S2~S3 수준에서 골반에 위치한다. 즉 키의 55% 정도 수준이다. 그러나 장대높이뛰기와 같이 다양한 신체 자세에 따라 이 중심은 크게 이동할 수 있다. 하지만 대체로는 골반의 중간 위치 부근에 머무른다. 매우 예외적으로, 무게중심이 몸을 '이탈'하는 경우가 있다. 등을 활처럼 구부려서(그림 9bis) 사지를 몸 뒤로 뻗은 자세에서는 사지의 무게중심이 뒤쪽으로 이동하며(파란색 별), 이는 몸의 전체적인 무게중심(빨간색 별)의 '이탈'을 유도하면서 또한 몸의 각 부분의 무게중심(흰색 별)을 뒤쪽으로 '이탈'시킨다.

무게중심의 이런 이동은 매우 중요하다. 특히 **여성**의 경우(그림 11: 여성의 측면상) 태아가 발달하는 곳이 바로 이 무게중심 근처의 골반 내부이며 가능한 한 충격에서 보호받아야 하기 때문에 중요하다. 사실(그림 11bis) 임신자궁gravid uterus의 무게중심(검은색 별)은 임신하지 않은 여성의 무게중심(빨간색 별)에 비해 몸의 새 무게중심을 위앞쪽으로 이동시킨다(파란색 별). 임신 상태에서 무게중심의 앞쪽 이동은 허리척주앞굽음을 일으키지만 골반의 경계선 위쪽에 머물러 있다.

도식을 보면 직립 위치에서 (**항중력근**antigravity이라고도 하는) **자세근** postural muscle**의 긴장도가 얼마나 중요한지도** 잘 드러난다. 사실 몸의 각 부분은 중력을 받아 쓰러지려고 하는데, 이를 막아 주는 것이 자세근이다. 이 근육에는 큰볼기근(1), 허리의 척추옆근육(2), 등의 척추옆근육(3), 뒤목부위 근육(4), 넙다리네갈래근(5), 장딴지세갈래근(6)이 해당된다.

이 근육들의 수축과 긴장 활동은 신경계통이 지속적으로 조절하고 있다. 신경계통은 발바닥 지지점으로부터 오는 여러 정보, **신체상**body image으로 통합되는 다양한 신체 부위의 위치, 속귀의 **달팽이** cochlea가 전달하는 **머리의 위치**에 관한 정보, 그리고 수평면의 위치를 감지하는 **안구**를 관장한다.

모든 자세와 동적 상황에서 이 근육들의 활동을 지속적으로 조정하는 것은 두 발 자세에 필수적인 조건이다. 신경계통이 예의주시하지 않으면 몸은 무너지고 두발보행은 불가능하다. 중추신경계통 질환과 근육병증myopathy에서 발생하는 일이다.

줄타기 곡예사(그림 8bis)가 공중에 높이 걸린 줄 위를 걸을 때 아래로 휘어진 균형 장대(노란색 별)를 사용하면 전체적인 무게중심(빨간색 별) 또한 낮아지고, 덕분에 안정성이 커져서 선수 본인의 무게중심 이동을 조절하고 교정하는 능력도 좋아진다.

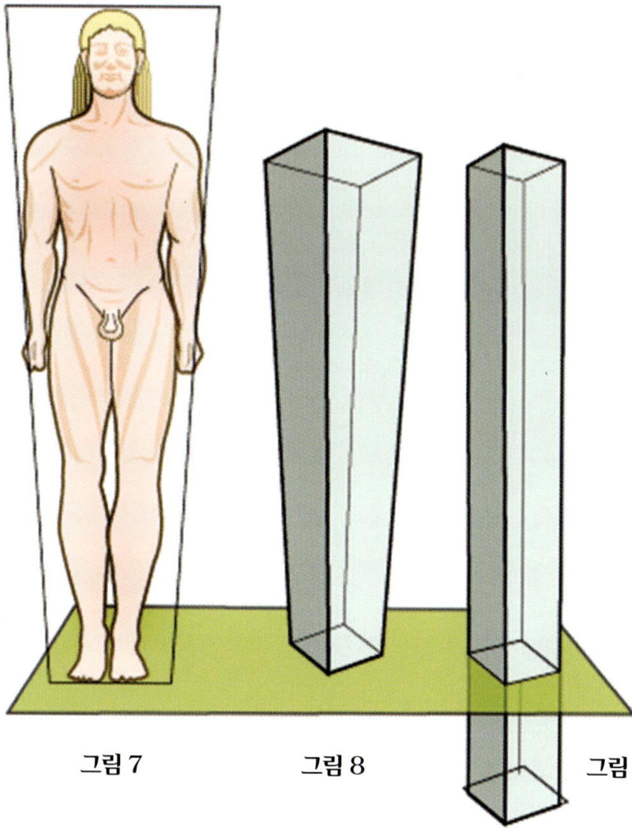

그림 7 그림 8 그림 9

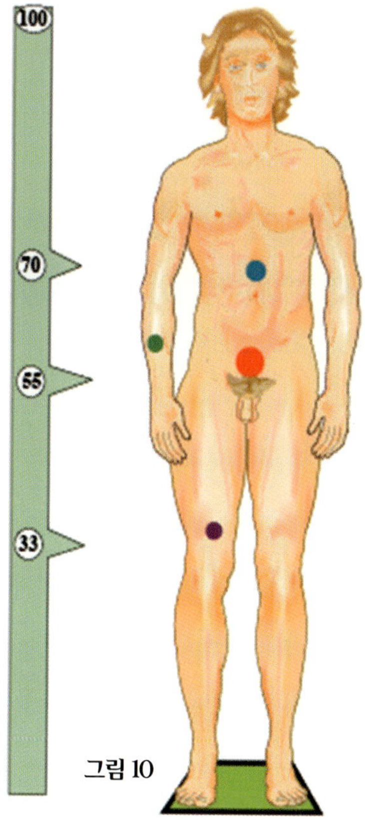

그림 10

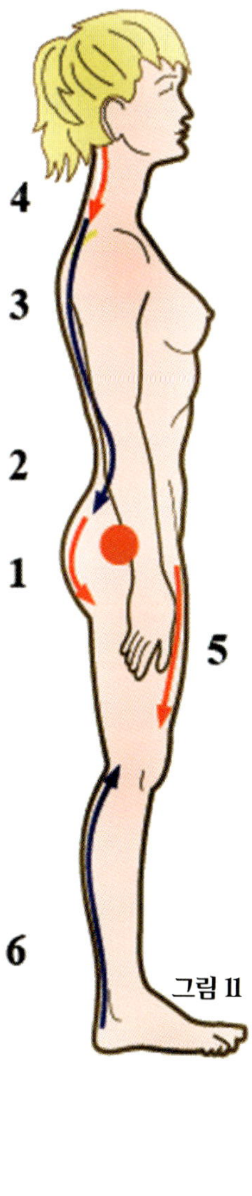

그림 11

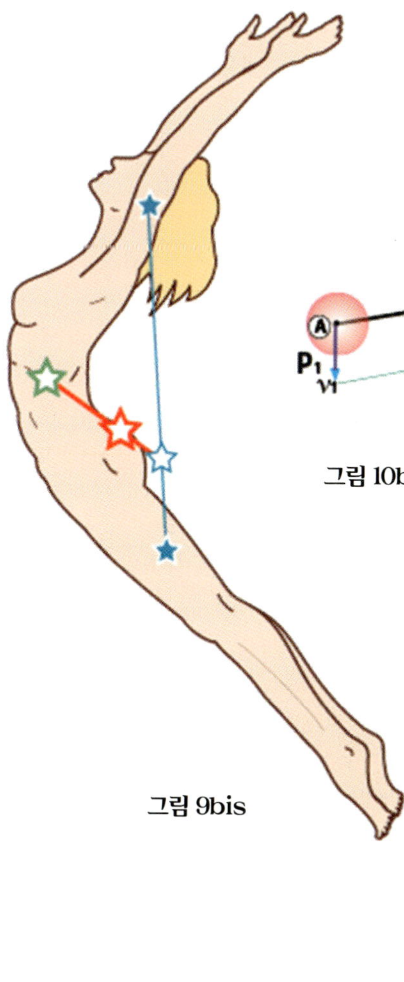

그림 9bis

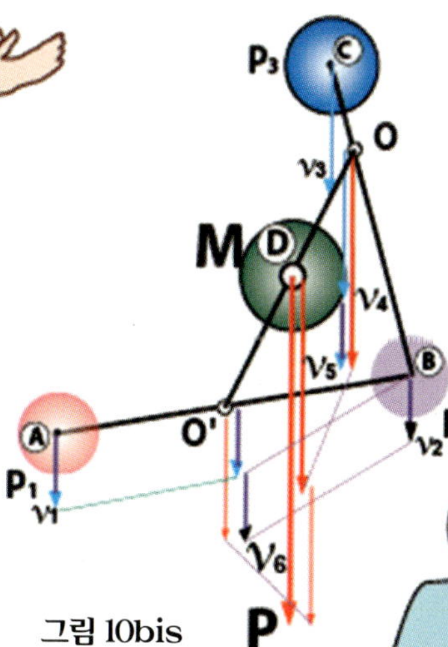

그림 10bis

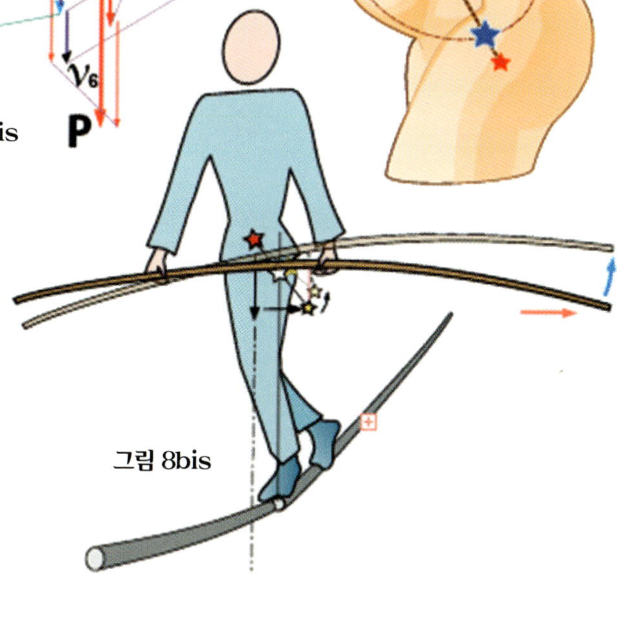

그림 8bis

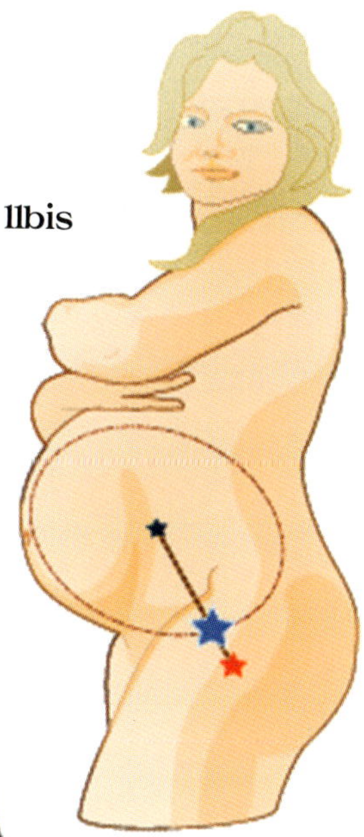

그림 11bis

첫발짝과 그 이후

첫발짝initial step, inaugural step은 **아기의 첫걸음마**first step와 혼동하면 안 된다.

물론 아기의 첫걸음마는 질병이나 죽음으로 인체가 최종적인 수평 위치로 되돌아가기 전까지 계속되는 두발보행의 인생을 시작한다는 의미에서 온 가족의 축하를 받아 마땅하다.

부모가 아기의 손을 놓고 아기가 첫걸음마first step를 뗄 때, 넘어지려는 일반적인 경향은 '첫발짝initial step'에 의해 기적적으로 방지된다. 즉, **첫발짝은 정상적 걷기의 시작을 알리는 신호다.**

사실 **몸이 대칭적으로 직립한 상태에서는**(그림 12) 체중이 두 발에 동등하게 분배되어 있어서 한 발이 다른 발보다 앞으로 나아가기 위해 발을 들어 올릴 수 없다.

따라서 첫발짝의 시작은 발의 하중 분배 문제를 일으킨다. **한 발을 들기 위해서는 체중이 반드시 한 발에서 다른 발로 옮겨져야만 한다!**

일반적으로 오른발잡이는 오른발을 먼저 내딛는다. 오른발잡이 축구 선수가 오른발로 공을 차는 것과 같은 원리다.

이런 조건 하에서는 **첫발짝의 준비기**preparatory period of the initial step(그림 12: 앞쪽 그림)에는 골반 지지 다리, 즉 이 경우 왼쪽 발로 가쪽 기울임을 하게 된다. **왼쪽 엉덩관절 모음근육**(빨간색 화살표)이 수축하면서 골반을 왼쪽(파란색 화살표)으로 기울이고, 이와 동시에 작은볼기근과 중간볼기근이 수축하면서(작은 빨간색 화살표) 골반의 오른쪽 절반을 들어올린다(검은색 화살표). 따라서 몸의 무게중심은 왼쪽으로 이동하고(흰색 화살표), 오른발은 체중 부하가 제거된다.

이것이 **첫발짝의 시작**이다(그림 12bis: 측면상). 왼쪽 넓적다리뒤근육의 수축(빨간색 화살표)이 골반을 앞으로 추진시키면서(수평 파란색 화살표) 앞쪽으로 불균형을 초래하여 넘어짐이 시작되고, 장딴지세갈래근이 수축하면서(수직 파란색 화살표) 왼쪽 발목의 굽힘을 제한하면서 넘어짐이 제지된다. 동시에 오른쪽 엉덩관절 굽힘근육은 오른쪽 무릎을 앞으로 추진시키고(작은 검은색 화살표) **오른쪽 발목 굽힘근육은 이미 들어 올려진 오른발의 발끝을 더욱 들어 올린다.** 발끝을 들어 올리면 발가락이 지면에 부딪히지 않게 되고 발의 전진을 방해하지 않기 때문에 중요하다. **발목 굽힘근육의 마비로 인해 이 운동이 조금이라도 상실되면 발처짐걸음**steppage gait이라고 하는 증상이 나타난다.

따라서 성인의 경우 보행은 항상 첫발짝이 유도하는 첫 단계의 넘어짐부터 시작한다. 걸음주기gait cycle에서 필수적인 시작인 것이다.

전진의 1기(그림 13)는 **장딴지세갈래근**과 넓적다리뒤근육의 동시 수축으로 인한 발꿈치의 들어 올림으로 시작된다. 그러면 골반이 앞으로 추진된다(파란색 화살표). 동시에 앞쪽 다리의 넓적다리가 굽혀지면서 무릎은 넙다리네갈래근의 수축으로 펴지고 발목은 굽혀진 상태가 되어 지면과 발꿈치가 접촉하게 되면서 다리가 앞으로 추진된다.

이어서 **중간디딤기**mid stance가 계속된다(그림 13bis). 이때는 앞쪽 다리의 발꿈치가 지면에 닿고(A) 발바닥 전체가 지면에 닿는다. 동시에 지지 다리는 **흔들다리가 되어 앞으로 나아가고,** 뒤쪽 다리는 엉덩관절 굽힘근육에 의해 앞으로 추진되면서 체중을 떠받치고 있는 다리를 지나 앞으로 간다(B). 그러면서 굽혀진 무릎과 발목관절이 다시 넘어짐을 겪는다.

이어서 앞에서 이미 묘사한 것과 동일하게 **전진의 2기**가 시작된다(그림 13). 발가락, 특히 엄지발가락의 굽힘으로 시작되는데, 엄지발가락은 앞쪽 발의 발꿈치가 지면에 닿은 이후에 뒤쪽 발을 그 엄지발가락이 있던 위치로 가져오게 된다. 이는 전진의 1기 이전에 매우 짧은 시간 있었던 두다리지지기와 일치한다.

요컨대, 정상적 걷기는 넘어짐을 매 순간마다 앞쪽 발이 지면에 접하면서 막아 주는 과정의 연속에 불과하다.

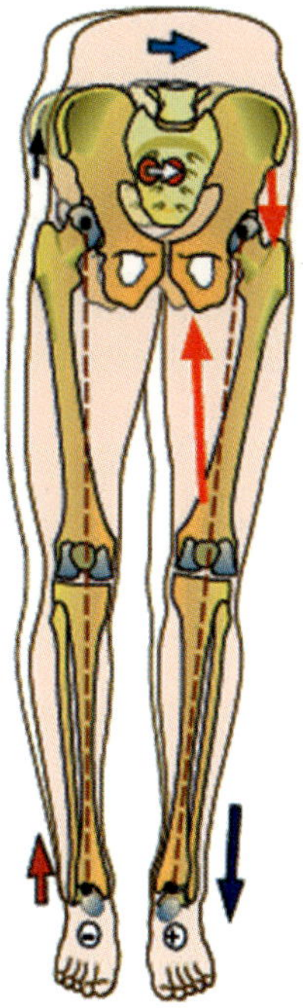

그림 12

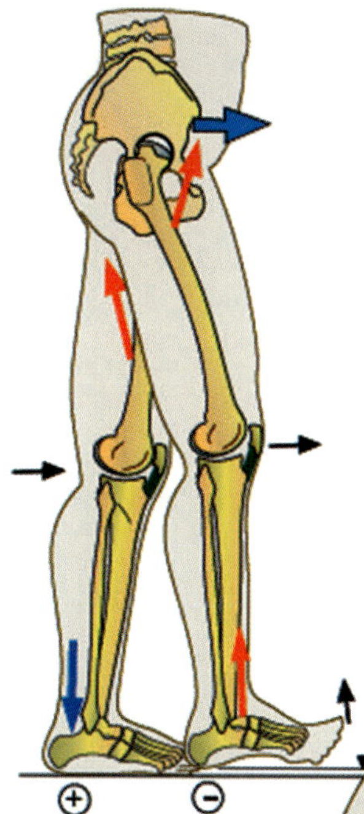

그림 12bis

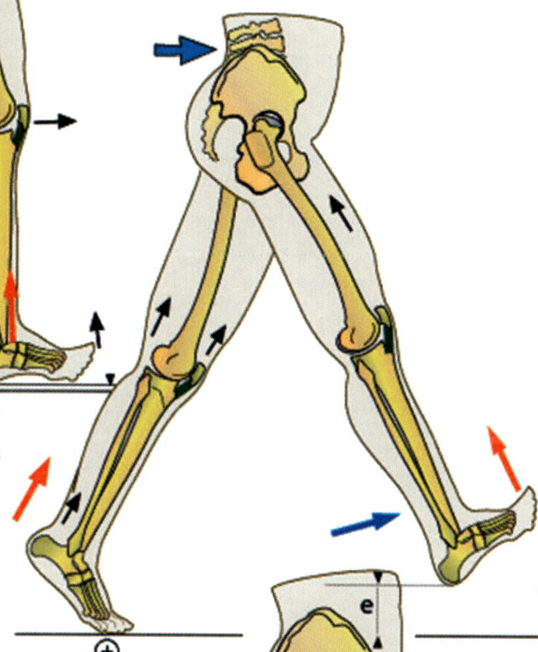

그림 13

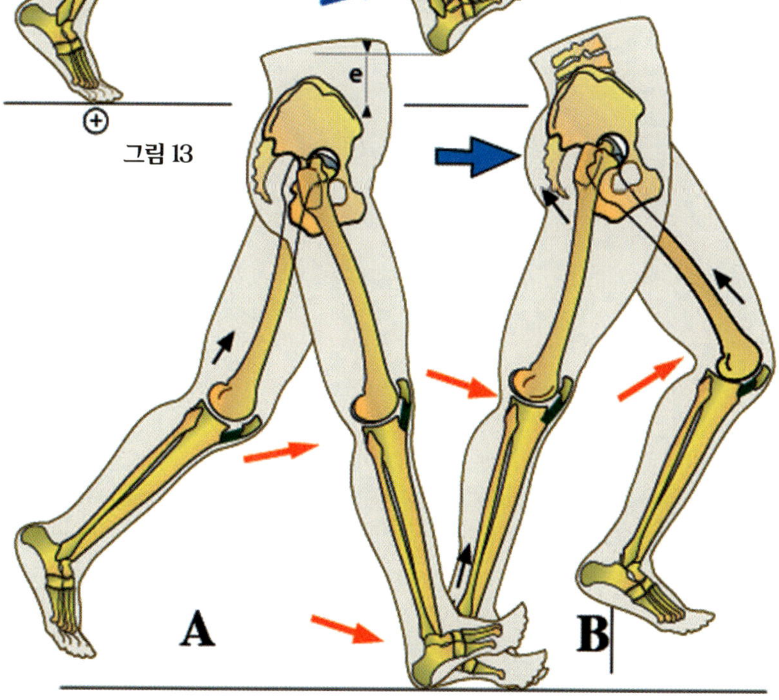

그림 13bis

걸음주기의 흔듦기

걸음주기의 첫발짝에서 유도된 넘어짐은 **한다리지지기**single-limb support period의 시작을 알린다. 이때 따라오는 다리, 즉 흔듦다리swing limb는 앞선 다리leading limb보다 앞으로 이동하면서 실제로 넘어짐이 일어나지 않게 막아 준다. 따라서 **흔듦다리**는 **앞으로 이동**을 담당한다.

19세기 말 프랑스의 생리학자 Étienne Jules Marey는 처음으로 걸음주기의 여러 시기를 그가 발명한 사진기의 전신인 '사진총'을 사용해 분류하고 기록했다(그림 14: Marey의 크로노포토그래피chronophotography에 따른 그래픽). 그는 **스트로보스코피**stroboscopy라고도 하는 크로노포토그래피와 **영화의 선구자의 한 명**인 셈이다.

그래픽을 보면 **걸음주기에 두 단계**가 있다는 점을 분명하게 알 수 있다.

- 디딤기의 **한다리지지기**(A)는 앞선 다리가 발꿈치부터 지면에 닿은 다음 발목과 발가락, 특히 엄지발가락의 폄으로 인해 앞으로 기울어질 때 일어난다. 이때 발이 평평해지는 부하 반응이 일어나면서 이어서 추진 운동이 일어난다.
- 하중을 받지 않는 다리의 **흔듦기**(B)도 여기에 포함된다. 하중을 받지 않는 다리는 엉덩관절 굽힘의 결과로 전진하며 무릎과 발목 굽힘의 결과 짧아진 다음 발꿈치로 지면과 접하면서 마지막에 넘어짐을 방지한다.
- **두다리지지기**는 상당히 짧으며 추진기의 마지막에 체중을 받는 뒤쪽 발의 발꿈치가 땅에서 떨어지기 전에 일어난다.

바퀴는 자연에는 존재하지 않는다. 그러나 다리를 **반지름이 변화하며 번갈아 움직이는 두 바퀴**의 반지름이라고 볼 수 있다.

- **앞선 다리**(그림 15: 앞선 다리의 도식)는 먼저 신장되는 바퀴의 반지름에 해당한다. 이 다리가 먼저 발바닥이 평평해지는, 즉 부하 반응기 동안 회전하다가 마지막에는 추진기에도 회전한다.
- **흔듦다리**는 앞으로 움직이면서 다시 한 번 체중을 지지하는 다리가 되면서 짧아지는 바퀴의 반지름에 해당한다.

도식의 분석, 특히 엉덩관절과 어깨, 머리를 나타내는 색깔이 다른 점선 3개의 분석 결과 다음을 확인할 수 있다.

- **디딤기의 1단계**(점 1, 2)에는 지지하는 다리가 지면과의 접점을 중심으로 돌아가면서 앞으로 추진된다. 엉덩관절은 수직이 되면서 운동 호의 첫 번째 정점에 도달한다.
- **디딤기의 2단계**에는 약간 굽혀지면서(점 3) 무릎(점 4)과 발목(점 5)의 폄 단계를 준비한다. 엉덩관절의 운동 호는 최고점에 도달한다.

따라서 걸음주기는 넘어짐을 연속적으로 피하고 조절하는 것 이상도 이하도 아니다.

이렇게 번갈아 움직이는 2개의 바퀴는 지면과 제한적으로 접촉하고 목말밑관절 덕분에 발이 지형의 모든 기울기에 적응할 수 있다. 이 2개의 바퀴는 도로와 같은 평탄한 표면이 반드시 아니라도 괜찮으며, 따라서 인간이 아주 울퉁불퉁한 장소, 심지어 산꼭대기에서도 움직일 수 있게 해 준다.

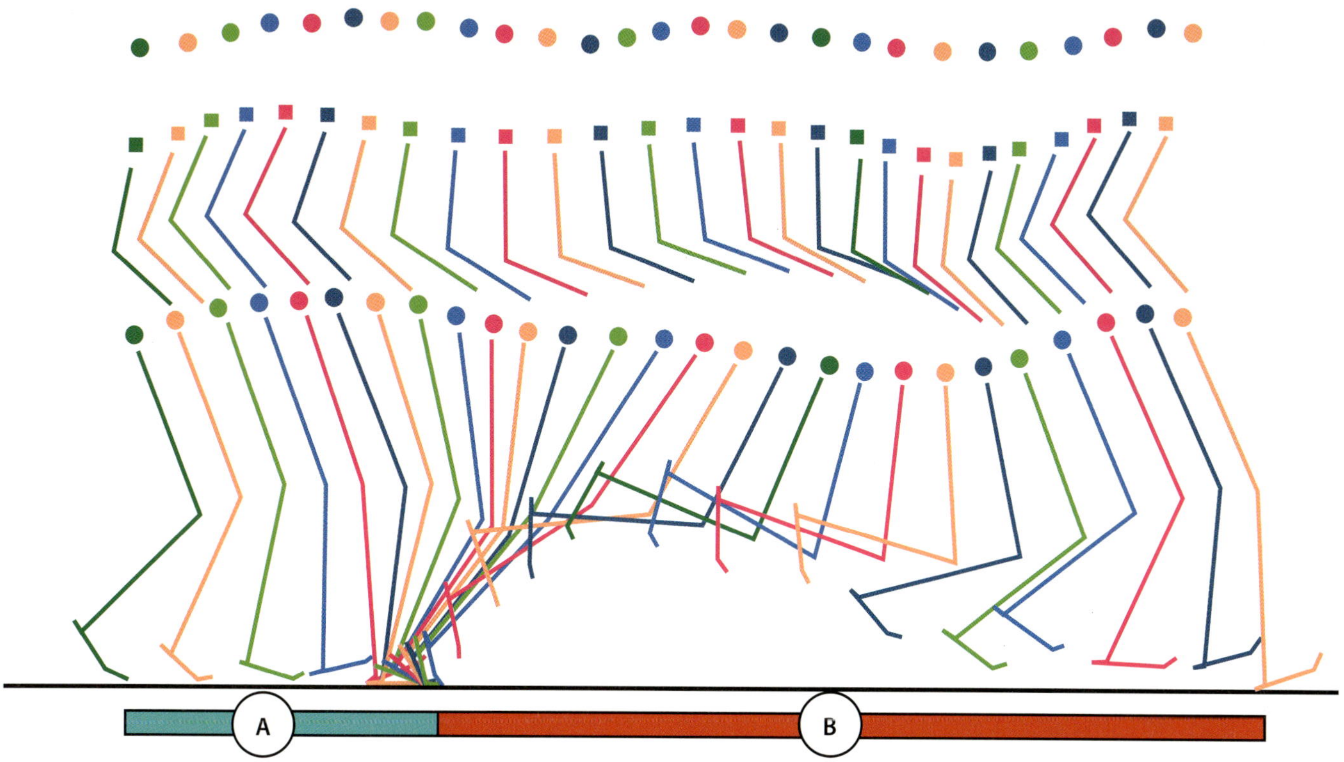

그림 14

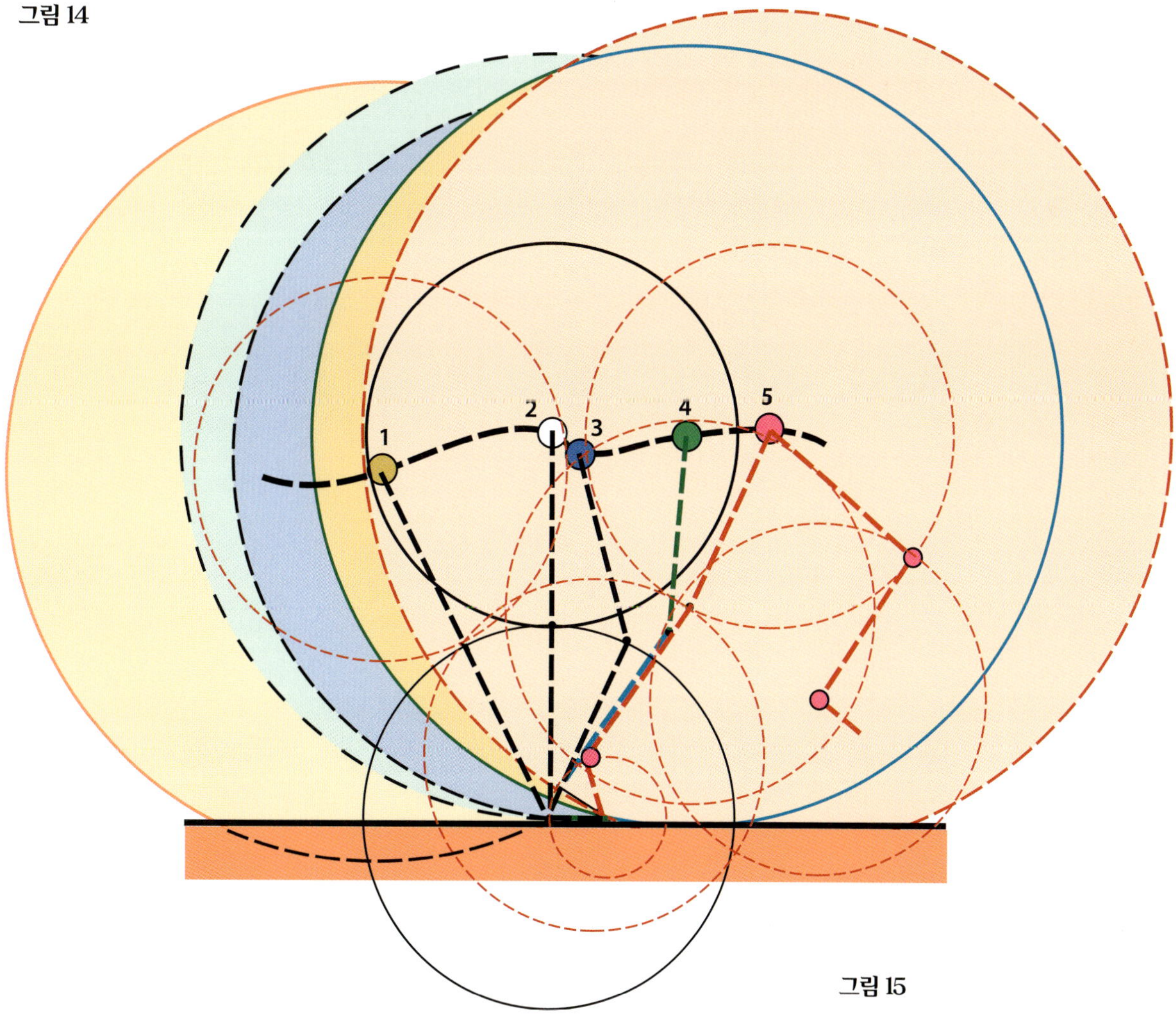

그림 15

걸음주기의 디딤기

지면에 지지하고 있는 동안 앞선 다리의 발은 이른바 **네 단계의 디딤기**를 지나간다.

도식(그림 16)에서 이 과정을 요약하고 있다. 이 그림은 전개 과정의 모든 단계를 서로 겹쳐 놓고 있으며 발의 **주요 지지점 3개**가 검은색 삼각형으로 표시되어 있다.

- **뒤쪽의 초기 접점**에서는 발꿈치가 몸의 운동에너지(빨간색 화살표)의 추진력을 받아 지면과 접한다.
- 첫째발허리뼈미리 수준의 안쪽활에 있는 **앞쪽 지지점**은 발바닥 전체가 지면에 닿으면서(녹색 화살표) 발목 폄(파란색 화살표)이 만들어 내는 추진력을 받을 때 동원된다.
- **앞쪽 끝 지지점**은 엄지발가락의 굽힘이 만들어 내는 추진력(노란색 화살표)을 받는 점이다.

그림에는 또 중심이 각각의 지지점에 있는 **세 개의 호**가 보인다.

- 지면에 닿기 전의 첫째발허리뼈머리의 호
- 지면에서 떨어져 위로 올라갈 때의 발꿈치 호
- 최종 추진력의 추동에 의해 지면과 떨어지는 발허리뼈머리의 호.

보통은 **중력과 지면의 요철로 발생하는 마찰**에 의해 이 지지점들은 지면에 대해 고정된다. 그러나 마찰력이 감소하면 발꿈치는 지면에 단단히 박히지 못하고 미끄러진다. 빙판길에서 넘어지는 것처럼 말이다. **중력이** 이 지지력을 유지하는 **근본적인 역할을 한다**는 점에 주목하라. 따라서 중력이 줄어들면 걷기는 심각한 방해를 받으며 우주선과 같은 중력이 0 상태에서는 걷기가 불가능해진다.

이 4단계를 보다 자세히 분석하면 다음과 같다.

- 지면과의 마찰로 제어되는 **발꿈치닿기**heel contact(그림 17)에 이어 처음에는 굽혀져 있던 발목이 펴진다. 그 사이 발바닥은 지면에 닿는다. 이 운동은 발목 굽힘근육, 특히 앞정강근(TA)의 수축으로 제지된다.
- **발바닥닿기**foot flat(그림 18)는 체중 전체를 받으면서 발바닥 등근천장이 무너지는 단계에 해당한다. 이때 체중 지지 다리는 발가락 쪽으로 앞으로 평평해진다. 굽힘근육은 발목 굽힘을 돕는다. 안쪽활이 납작해지지만 발바닥 근육의 수축이 완충작용을 한다.
- **추진 제1단계**(1)(그림 19), 즉 발꿈치떼기heel off는 장딴지세갈래근(파란색 화살표)의 강력한 수축이 발바닥 근육의 저항에 대항하면서 일어난다.
- **추진 제2단계**(2)(그림 20), 즉 발가락떼기toe off는 발가락 굽힘근육, 특히 긴 · 짧은엄지굽힘근(F)의 수축에 의해 일어나고, 장딴지세갈래근(T)도 계속 수축한다.

여기서도 발가락떼기(2)는 중력과 지면의 마찰에 따라 달라지며 지면이 미끄러우면 감소하거나 사라진다.

새의 비행에서처럼 걷기에서도 중력이 필수적인 역할을 한다고 할 수 있다.

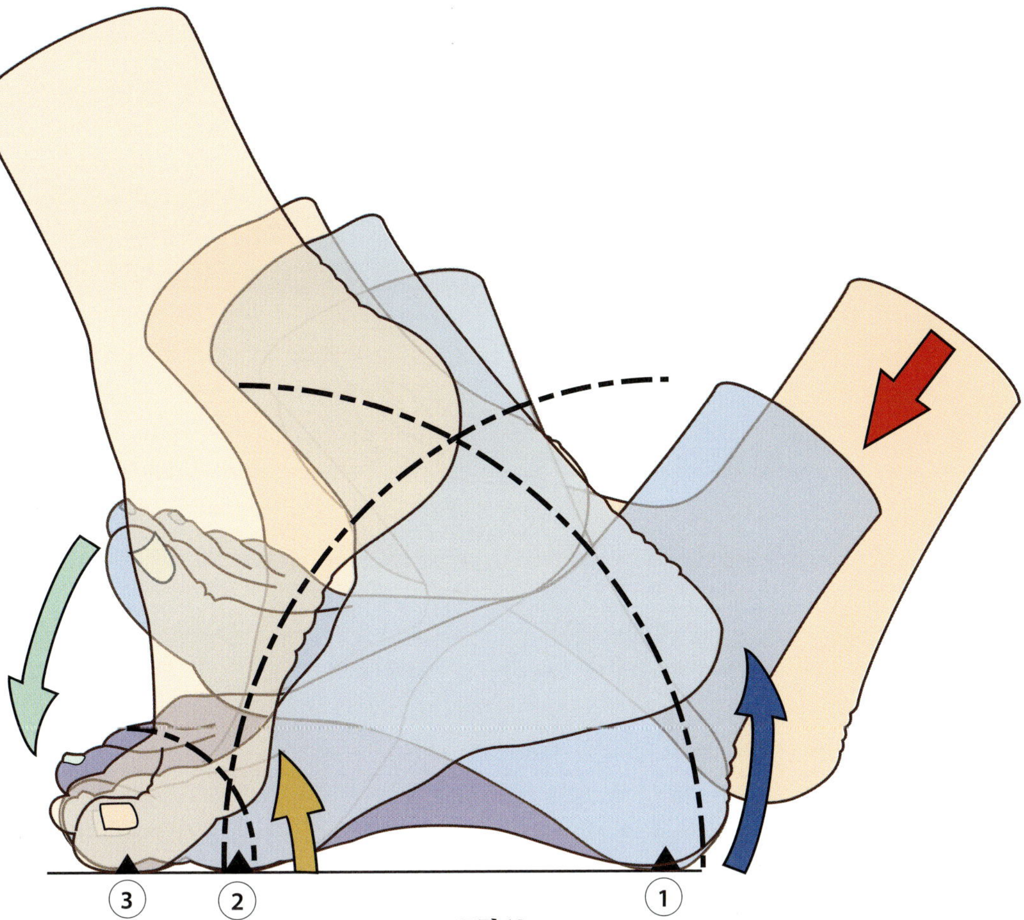

그림 16

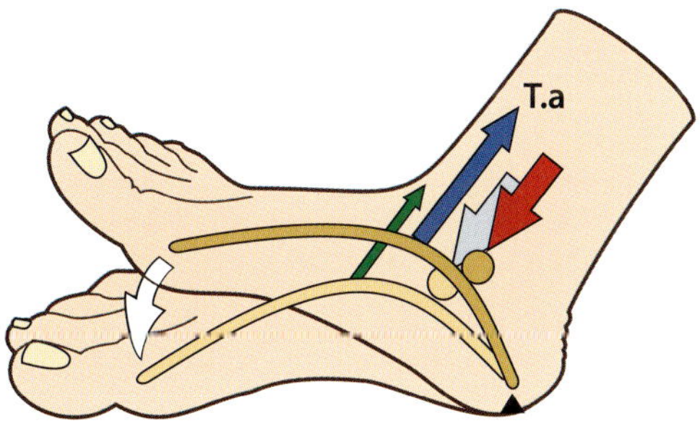

그림 17

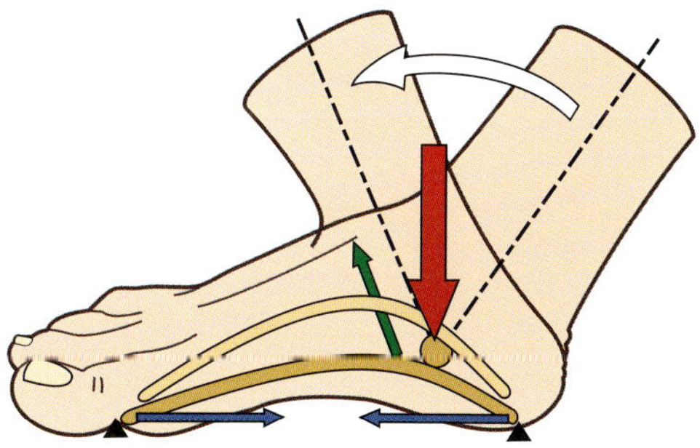

그림 18

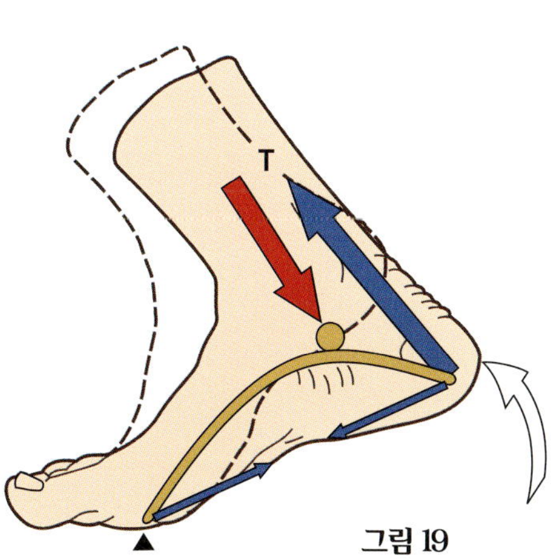

그림 19

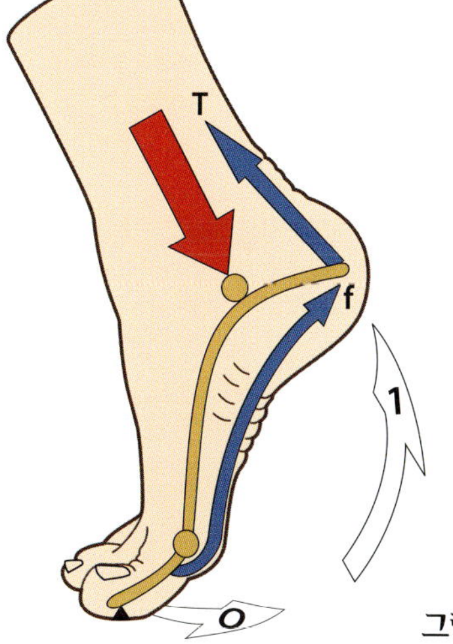

그림 20

발자국

발자국은 젖은 발로 건조한 지면이나 모래사장을 걸을 때 쉽게 볼 수 있다. 후자의 경우 **발자국의 깊이**가 그 사람의 체중을 반영하며 앞쪽과 뒤쪽에서 더 깊이 움푹 들어간 곳을 보면 발꿈치닿기의 힘이나 추진력을 가늠할 수 있다.

이러한 **일련의 발자국**(그림 21)을 보면 걸음주기를 확정하고 그 특징을 찾아낼 수 있다.

직선(SL)을 따라 걸을 때

- **한걸음**stride(S)은 한쪽 발꿈치닿기에서부터 또 다시 같은 쪽 발꿈치닿기(분홍색) 사이의 거리로 정의된다.
- **한발짝**step(r, l)은 한쪽 발꿈치닿기에서부터 반대쪽 발꿈치닿기 사이의 거리이다.

따라서 한걸음은 오른쪽 한발짝(r)과 왼쪽 한발짝(l)의 합이다.

이 발자국의 두 축은 이동 방향에 대해 가쪽으로 벌어진 **15° 각**을 이룬다. 정상적인 걸음에서는 이 정도이지만 사람에 따라 '안짱걸음'을 하는 경우가 있다. 특히 성장기에 있는 어린 아이들이 그렇다.

휘어진 길에서 걸을 때에는(C) 두 다리가 모두 전체적으로 엉덩관절에서 돌아간다. 그림에서는 길이 오른쪽으로 휘어져 있는데 먼저 오른쪽 엉덩관절의 가쪽돌림근육이 수축하고 이어서 오른발이 가쪽으로 돌아간다(녹색 발자국). 길이 계속 오른쪽으로 더 휘어지면 왼쪽 엉덩관절이 안쪽으로 돌아가면서 이제 왼발에서 안쪽돌림이 일어난다. 두 발짝(즉, 한걸음) 사이에 일어나는 **전체 돌림**(r)은 엉덩관절에서 일어나는 오른발의 가쪽돌림과 왼발의 안쪽돌림의 합계로 측정할 수 있다.

한걸음의 특징은 사람마다 고유하다. **한걸음길이**stride length는 그 사람의 **체격**에 따라 결정되는 부분이 확실히 있는데 체격이 다리의 길이뿐만 아니라 개성도 결정한다. 사람마다 걷는 방식은 다르며 귀로 특정 발걸음을 분간할 수 있다. 마찬가지로 다리의 길이 차이와 연관되는 절뚝거림은 눈보다 귀로 더 쉽게 분별할 수 있다.

운동 방향의 축에 대한 **발자국 사이의 거리**는 보통 10~15cm이지만 균형 문제가 있는 사람들이나 취한 상태에 있는 사람들은 몸을 지지하는 면적을 키우기 위해 이 거리가 길어진다. 패션쇼에서 모델의 캣워크와 같이 어떤 걸음은 인위적이다. 여기에서는 운동 방향과 발자국이 완전히 동일하다.

발자국은 **디딤기**의 모든 단계를 보여준다(그림 22: 각각의 열은 전진에서 각 단계에 해당).

- 뒤쪽에 있는 둥근 부분(a)은 지면에 발꿈치가 닿는 부분에 해당한다.
- 이어서 발바닥의 전체 면적(b), 심지어 발가락이 지면에 찍힌다.
- 발꿈치떼기(c)가 발앞부와 발가락의 지지점에 반영된다.
- 발가락에 가해지는 발가락떼기(d)는 처음에는 발의 안쪽부분의 자국으로 나타난다. 발앞부의 가쪽들림 때문이다.
- 마지막 단계에서는 엄지발가락(e)에 힘이 가해진다.

이런 발자국 분석은 보행장애를 만드는 근육 부전을 밝히는 데에 매우 유용하다.

위 두 줄의 그림은 아래와 같은 상황에서의 과정을 의미한다.

- 지지 다리를 앞에서 본 그림(그림 22a)
- 지지 다리를 뒤에서 본 그림(그림 22b)

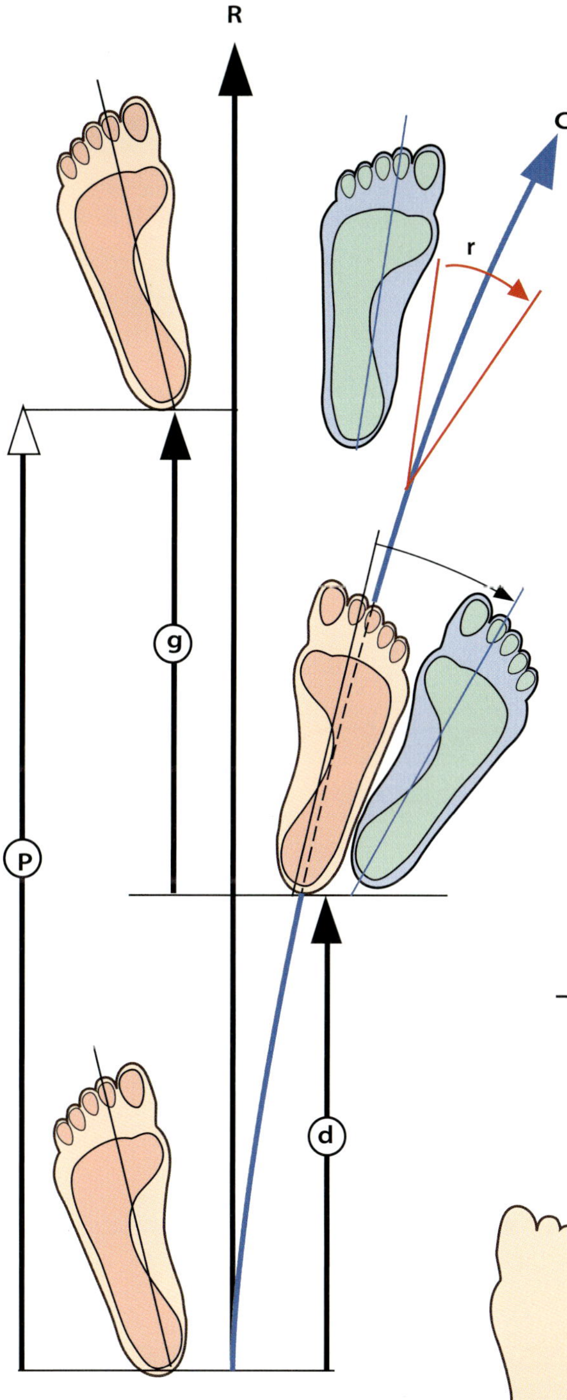

그림 21

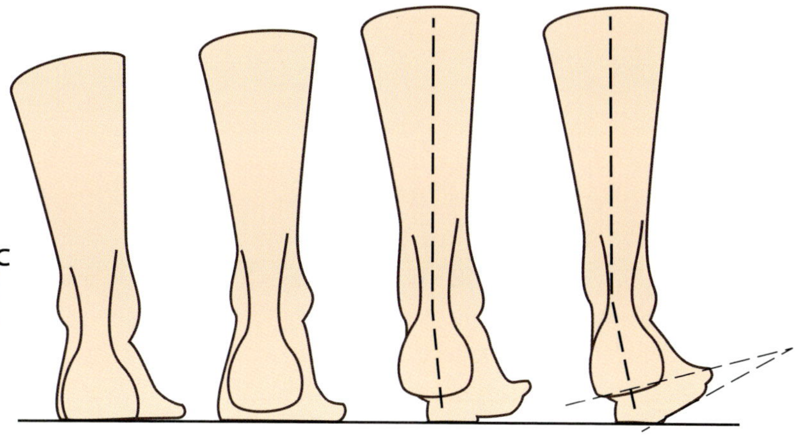

그림 22b

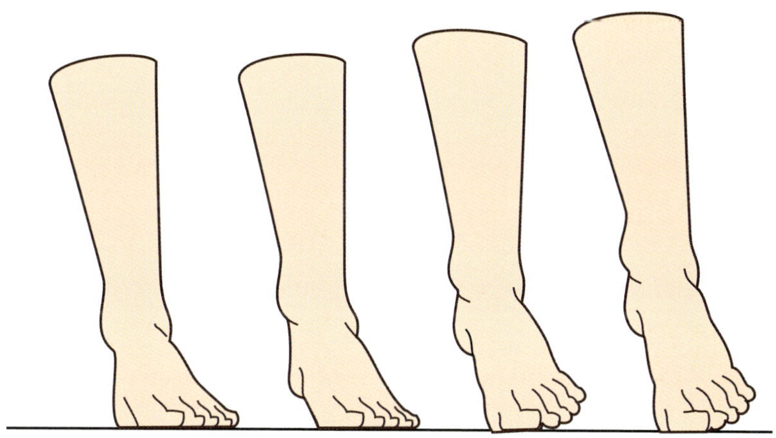

그림 22a

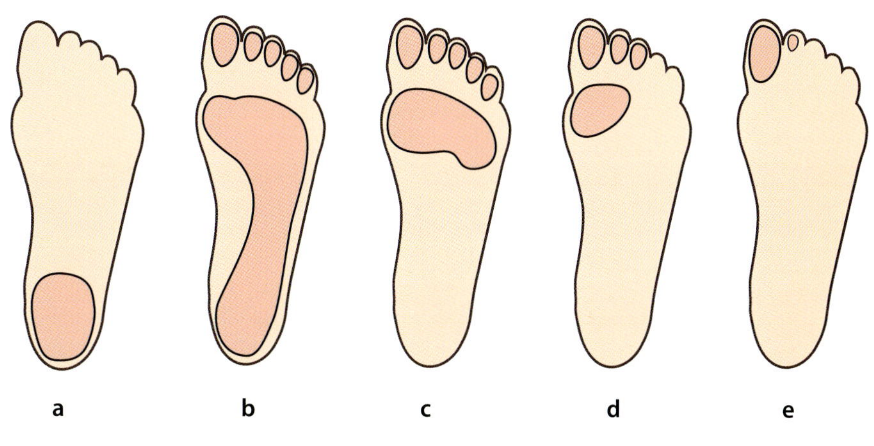

그림 22

골반의 진동

보행 중에 다리의 운동은 필연적으로 **골반의 진동**pelvic oscillation을 동반한다. 원격측정 덕분에 걷는 중에 몸의 위치 이동, 특히 골반과 몸 전체의 무게중심의 이동을 아주 정확히 알 수 있게 되었다.

골반은 **두 평면상에서** 진동한다(그림 23: 평행육면체 내에서 3차원 그림). 곡선은 중력중심 이동의 각 성분을 나타낸다.

- 수평면에서 **좌우 진동**(파란색 곡선)
- 시상면에서 **수직 진동**(빨간색 곡선)

시각 효과를 얻기 위해 이 곡선들은 수평(밝은 노란색)과 수직(밝은 파란색)의 2개 기준면을 포함하는 평행육면체 속에 그려져 있다.

- **수평면**에서 매 한발짝step마다 골반은 지지하는 쪽으로 각각 2~2.5cm씩 움직이므로 한걸음stride 중에 진동의 크기 합은 4~5cm에 이른다(파란색 곡선).
- **수직면**에서 골반은 체중 지지 다리가 수직이 될 때 최고점에 도달하고 흔들다리가 움직일 때 최저점에 도달한다. 따라서 매 한발짝마다 최고점(h)과 최저점(lo)이 있어서 **수직면에서의 진동 주기가 수평면의 두 배가 된다.**
- 이 곡선의 **수직 진폭**은 최고점과 최저점 사이에서 대략 5cm이다.

수평 성분과 수직 성분을 결합해 **중력중심이 이동하는 실제 곡선**을 얻으려고 하면(그림 24) 그 **결과 곡선**(진한 파란색)도 동일한 평행육면체 속에 있게 된다.

공간적으로 골반 진동은 다음과 같이 표현할 수 있다.

- 우선 **수직면**에서는(그림 25) 그림 왼쪽에서 한걸음 동안의 골반 진동 곡선을 볼 수 있다. 그림의 오른쪽에서는 두 걸음에서의 골반의 위치 변화를 나타내었는데, 골반의 진동을 보다 명확하게 보여주기 위해 한걸음 동안의 골반의 위치 변화를 나타내는 세 개의 그림 중 하나씩을 생략하였다.
- 그리고 **수평면**에서(그림 26)는 진동의 주기가 2배가 되기 때문에 그림이 훨씬 명확해진다. 그림에서는 다음과 같은 세 가지 위치에서의 골반이 표현되어 있다. 오른쪽 한발짝(r), 왼쪽 한발짝(le), 그리고 오른쪽 한발짝(r).

이는 골반의 움직임 전체를 나타내지는 않는다. 골반은 수평과 수직 이동뿐만 아니라, 두 종류의 회전, 즉 수직축을 중심으로 한 회전과 앞뒤축을 중심으로 한 회전도 하기 때문이다. 이에 대해서는 후술한다.

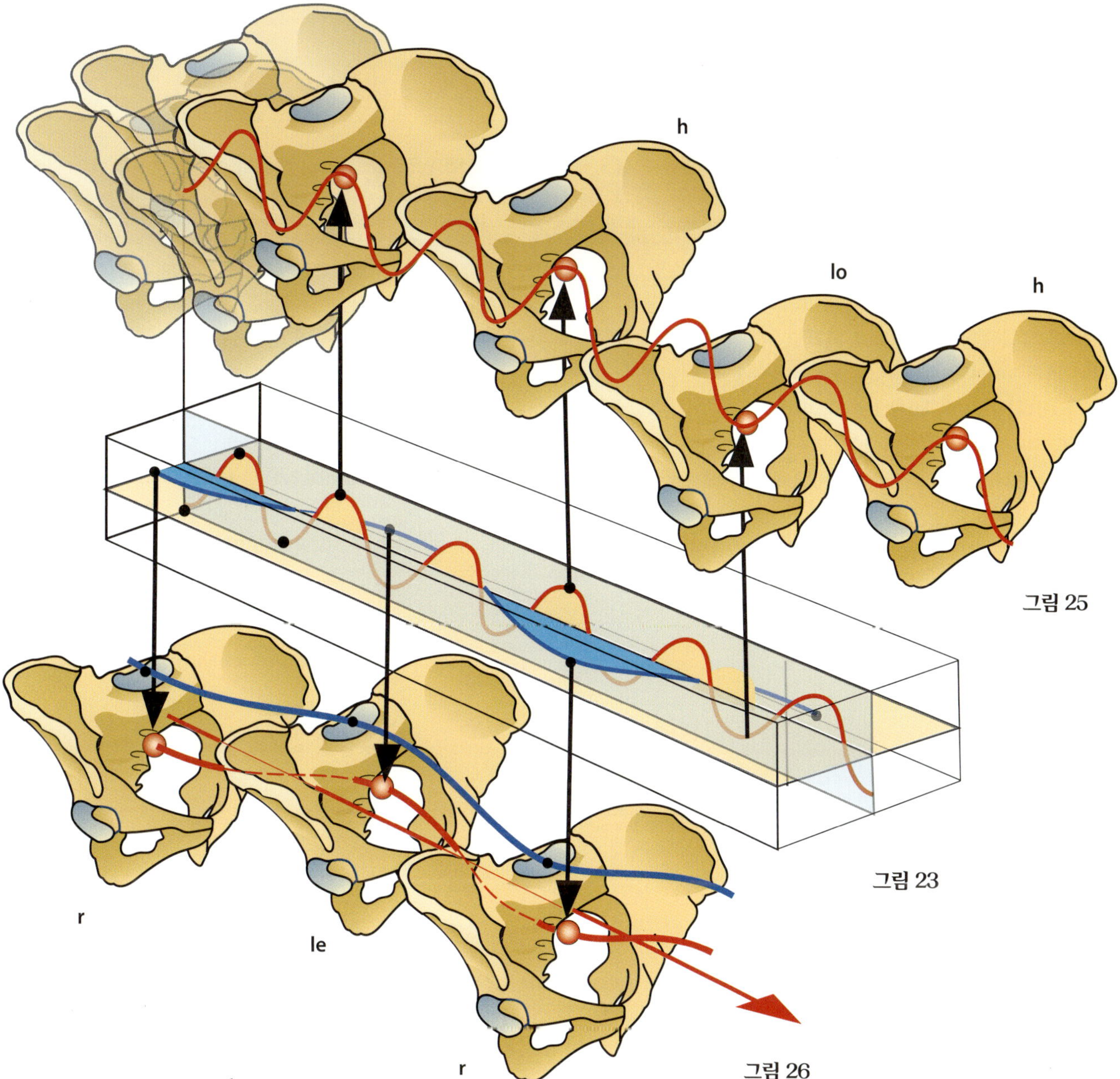

그림 25

그림 23

그림 26

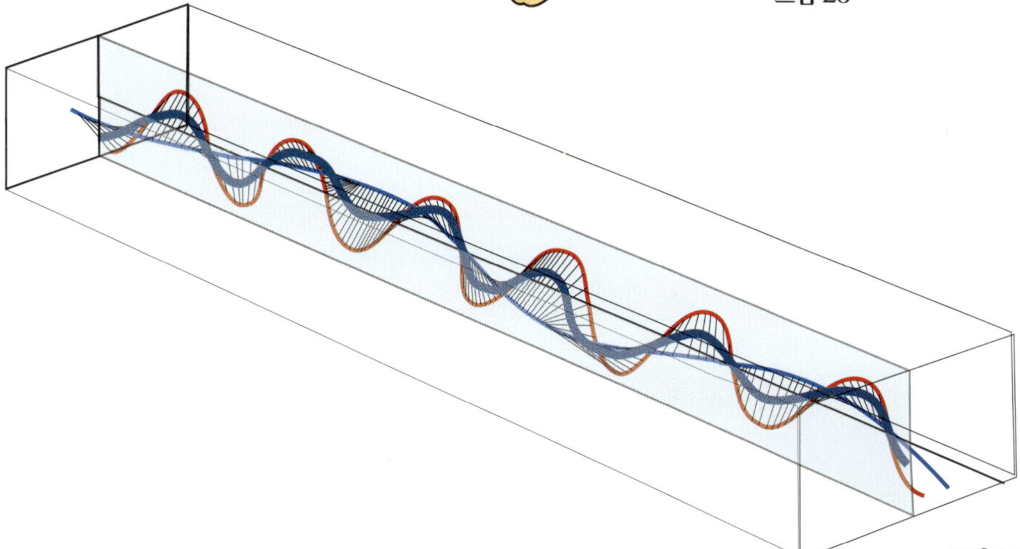

그림 24

골반의 기울임

골반의 좌우 이동과 수직 이동은 두 가지 회전, 즉 수직축을 중심으로 한 회전과 앞뒤축을 중심으로 하는 회전을 동반한다.

앞뒤축을 중심으로 하는 회전은 골반이 배의 롤링rolling과 비슷한 운동을 하도록 골반을 기울인다(그림 27: 보행의 연속을 뒤에서 본 그림).

한다리지지기에 반대쪽 골반은 지지하는 다리의 중간볼기근과 작은볼기근의 제동 작용에도 불구하고 아래로 내려간다. 이런 롤링 운동은 양쪽 비너스의 보조개Dimples of Venus를 연결하는 선의 기울기로 확인할 수 있다. 이 선은 **Michaelis의 마름모**rhombus of Michaelis**의 짧은 축**에 해당한다(제3권 83쪽 그림 76, 78). 지지하지 않는 다리 쪽으로 엉치뼈가 이렇게 기울어지면 **허리뼈도 같은 쪽으로 굽어지면서** 등뼈, 심지어 목뼈에까지 영향을 주면서, 지지하는 쪽으로 어깨선line of the shoulders이 내려가는 것에서 나타나듯이 **팔이음뼈**shoulder girdle**가 반대쪽으로 기울어지게 된다.**

요컨대 어깨선과 골반선은 대칭인 직립 자세에서는 수평이며, 따라서 평행이다. 그렇지만 **한다리지지기에는 어깨선과 골반선이 지지하는 다리 쪽으로 수렴하는 반대의 경사**를 이룬다.

정상적인 보행의 연속에서는 골반선과 어깨선이 반대로 경사지는 것을 볼 수 있다. 이때 척주의 좌우 굽이침을 동반한다.

이 현상은 그림에서도 잘 포착되는데(그림 28), 그림을 보면 골반의 연속적 기울임에 의해 형성되는 굽이치는 띠 모양으로 **골반선이 공간 속에서 운동하는 모습**이 나타난다. 이와 마찬가지로 **어깨선**도 공간적으로 굽이치는 띠 모양으로 나타나지만 기울어지는 방향은 골반선과 반대이다.

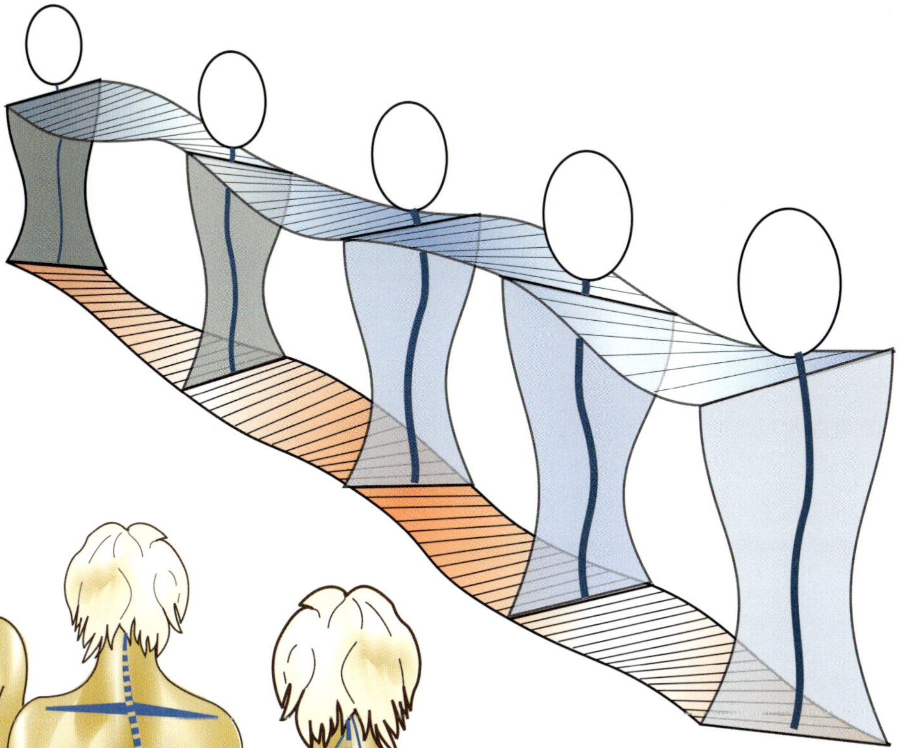

그림 28

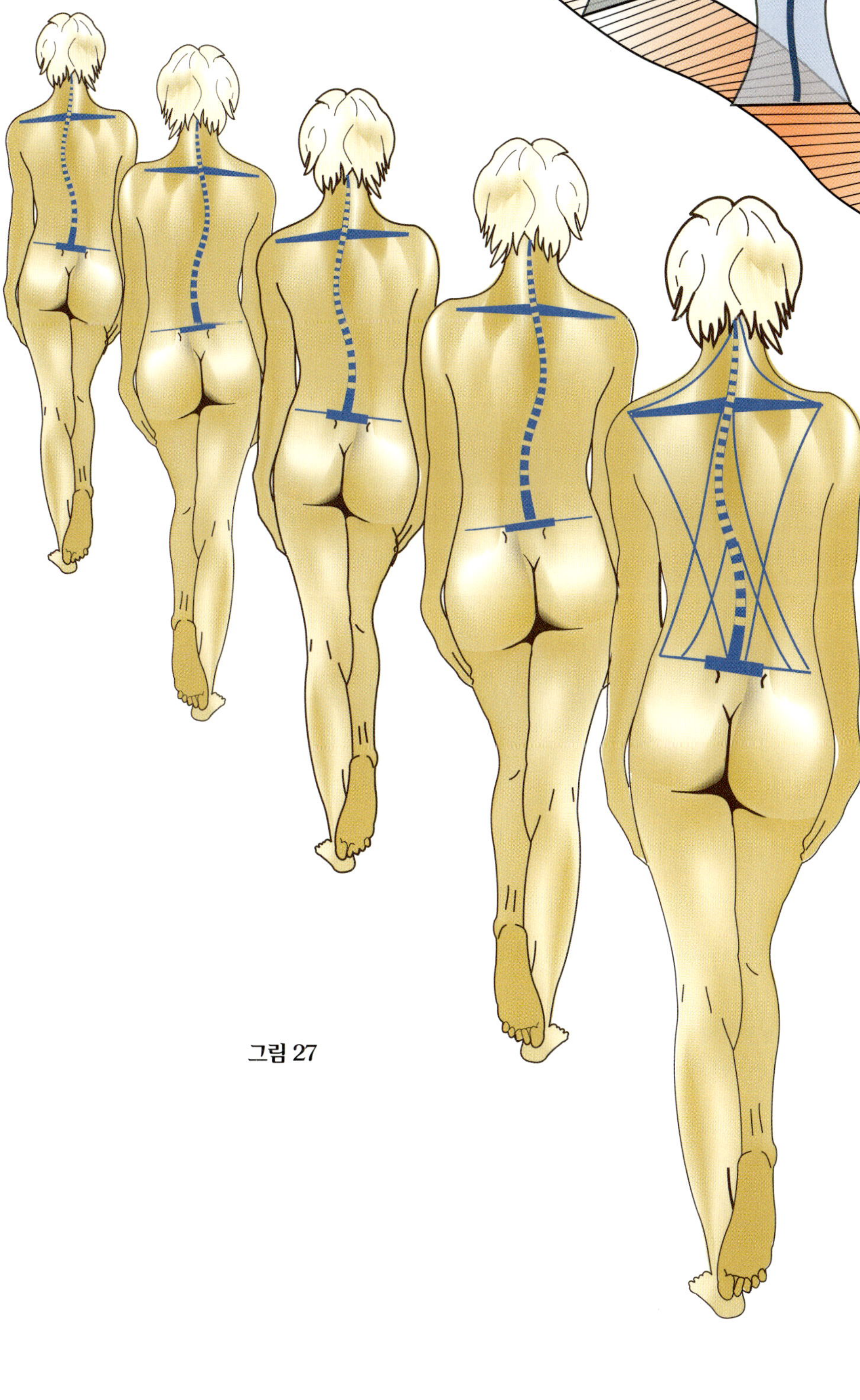

그림 27

몸통의 비틀림

앞뒤축을 중심으로 하는 골반 기울임은 지지하는 다리에 대한 **흔듦 다리의 전진 운동**으로 초래된 **수직축을 중심으로 하는 돌림**을 동반한다. 흔듦다리가 앞으로 이동하면서 골반을 앞으로 끌어당긴다.

이 돌림은 **지지하는 다리의 넙다리뼈머리에서 다음과 같이 일어난다**(그림 29).

- 시작 위치는 대칭인 직립 위치 I이다. 엉덩관절의 공통 축(빨간색)이 보행 축에 대해 직각이다.
- 전진하는 다리가 오른쪽이라면 골반(II)은 왼쪽 엉덩관절에서는 왼쪽 넙다리뼈머리에 대해 안쪽으로 돌아가고, 오른쪽 엉덩관절에서는 오른쪽 넙다리뼈머리에 대해 가쪽으로 돌아간다.
- 다음 단계에서는(III), 반대 현상이 일어난다. 이제 지지하는 다리 쪽이 된 오른쪽 넙다리뼈머리에서는 골반이 가쪽으로 돌아가고 흔듦다리가 된 왼쪽에서는 골반이 왼쪽 넙다리뼈머리에 대해 가쪽으로 돌아간다.

이와 동시에 **양팔의 자동적 흔듦** 때문에(282쪽 참고) 흔듦다리와 반대쪽에 있는 팔의 전진은 팔이음뼈를 당기고, 따라서 어깨선은 **반대의 경사를 가진다**(그림 30).

- 위치 A에서는 어깨선이 엉덩관절선line of the hips을 공간적으로 비스듬하게 가로지른다. 왼쪽 팔이 전방 위치에 있는 한편 오른쪽 다리가 흔듦다리가 되기 때문이다.
- 다음 위치 B, C, D에서는 어깨선과 엉덩관절선이 번갈아 교차한다.

이런 **몸통 비틀림**은 자체적으로 **비틀린 돛과 같은 휘어진 평면**을 사용해 도식적으로 나타낼 수 있다(그림 31). 이는 돛배의 돛을 연상시킨다.[12] 또한 어깨선과 엉덩관절선을 연결시킨다.

따라서 걷기는 몸 전체를 동원한다. 머리만이 안정된 상태를 유지한다. 시선이 목표 방향에 고정되어 있어야 하기 때문인데 그래서 목뼈에서 보상을 위한 돌림이 일어난다. 머리는 골반의 진동에 평행하게 수직 진동만을 하는데 이것이 일부 완충작용을 하지만 전진하면서 안정적으로 사진을 찍기에는 충분하지 않다.

12) 사각 돛은 돛대에서 수평 활대로부터 늘어뜨려져 있다. 수평 활대는 팔이음뼈에 비유할 수 있다. 아래쪽 끝에서는 또 다른 수평 구조물인 하활이 붙잡아서 당겨 주고 있다. 이 하활은 돛대의 아랫부분에 연결되어 있으며 골반에 해당한다(그림 30, 31).

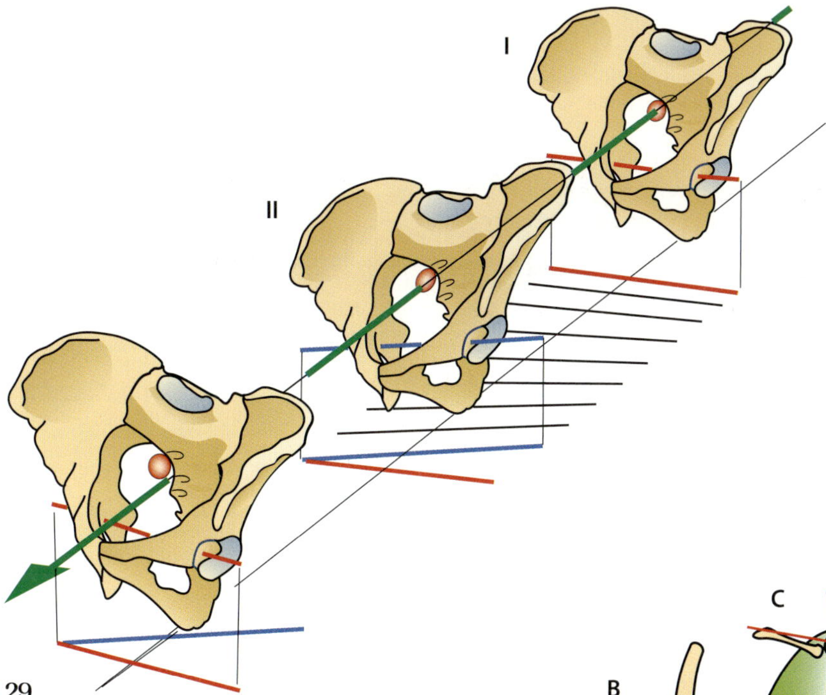

그림 29

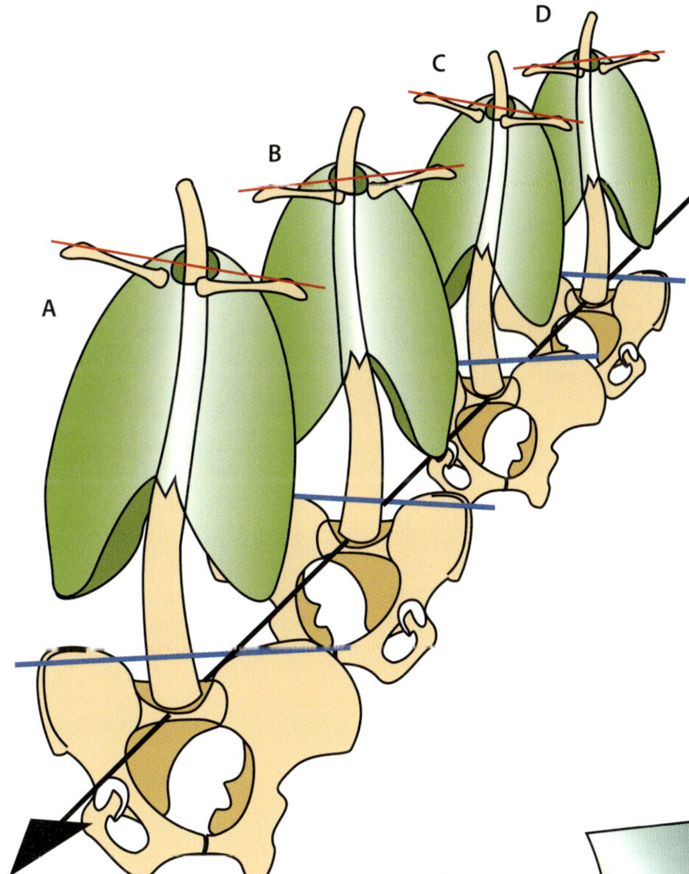

그림 30

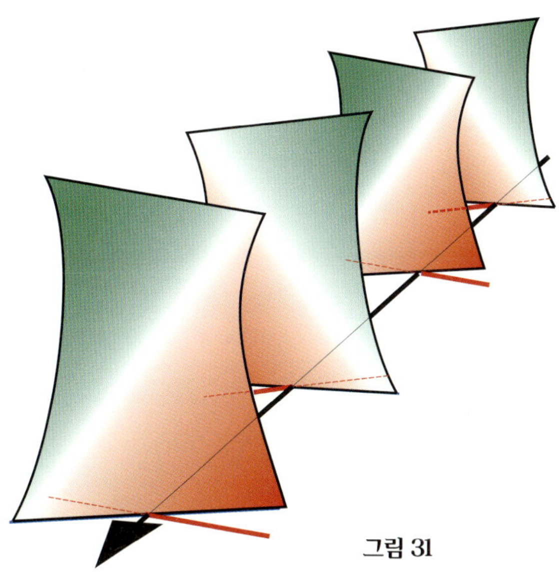

그림 31

팔 흔듦

유전적 유산의 일부로서 인류는 네발짐승이었던 조상의 대각선 순서 걸음을 유지했다. 육상 동물 중에서(그림 32) 도마뱀, 악어와 같은 파충류만이 익티오스테가와 같은 네발 조상처럼 움직인다. 즉, 가로면에서(a) 사지를 가쪽으로 뻗어서 어깨와 엉덩관절을 앞뒤로 밀며 움직이는 것이다. 포유동물은 사지를 시상면으로 움직인다. 즉, 몸의 긴축과 평행하게 움직인다(b). 말과 같은 모든 네발짐승들(그림 32bis)은 대각선으로 반대쪽 발을 동시에 움직이면서 움직인다. 지지하는 다리가 몸에 더 큰 안정성을 주기 때문이다. 같은 쪽 다리를 함께 움직이는 동물, 즉 같은 쪽 두 다리를 동시에 앞으로 뻗는 동물은 기린(그림 33), 낙타, 코끼리, 라마, 곰, 오카피뿐이다. 말도 이렇게 걸을 수는 있지만 마술馬術 조련을 받은 후에나 가능하다.

인간의 걸음(그림 34)은 흔듦다리와 반대쪽에 있는 팔의 굽힘을 포함한다. 세 가지 연속 사건을 보여주는 도해에서 나타나는 것과 같다. 왼쪽 팔이 오른쪽 다리와 같은 단계에서 움직이고 걸음의 다음 발짝에서는 반대가 된다.

이런 운동은 의식하지 않고 자동적으로 일어나며 보통 어깨를 펼 시 팔꿉은 더 굽혀진다. 파킨슨병과 같은 신경계질환 중에는 팔다리의 자동적 흔듦이 상실되기도 한다. 군인의 행진용 걸음은 후술한다.

흔듦 운동의 가치에 의문을 제기하는 사람이 있을 수 있다.

팔의 전방 추진(그림 34)으로 두 팔의 공통 무게중심(파란색 원)이 앞으로 이동한다(그림 34a, 34b). 따라서 사지의 공통 무게중심(빨간색 원)이 이동한다(그림 34d 참고). 그러면 녹색 별 위치에서 빨간색 별 위치로 무게중심이 전방으로 이동함으로써 몸통에 추가적인 추진력이 생긴다. 한 발짝에서 몸통의 전방 비틀림은 위에서 본 그림에서 나타난다(그림 35). 여기에서는 사지의 대각선 흔듦도 보인다. 한 발짝을 시작할 때(그림 35a) 오른쪽 팔이 앞으로 추진되고 오른쪽 다리는 뒤에 있다. 중간 위치(그림 35c)를 지나고, 팔다리는 반대 위치에 놓인다(그림 35d).

경보와 같은 빠른 걸음에서 팔의 흔듦에는 팔꿉 굽힘이 동반된다. 팔을 이렇게 하면 추진력이 더 커진다. 위에서 본 무게중심 그림에서 볼 수 있는 바와 같다(그림 36).

- 팔의 부분 무게중심의 위치 C(그림 36a)가 계산된 후
- 팔의 부분 무게중심의 위치 C′(그림 36b)이 '팔꿉을 살짝 굽힘' 위치에 대해 전방으로 이동한 것처럼 보인다. 이렇게 되면 몸의 전체 무게중심에 더 큰 추력이 생긴다. 부분 무게중심이 C에서 C′으로 전방 이동했기 때문이다.
- 따라서 팔꿉을 굽히기만 해도 팔의 흔듦 효율이 증가한다.
- 이런 이유로 양팔을 쓰지 못하고 흔들지 못할 때 걸음이 훨씬 불편해진다. 죄수들의 손에 등 뒤로 수갑을 채우는 것도 이런 이유다. 뛰어서 달아나기 어려워지기 때문이다. 아이를 옮길 때도 마찬가지이다. 특정 민족에서는 엄마가 아이를 등에 업고 다니는 편을 선호하는 이유도 아마 이렇게 설명할 수 있을 것이다.

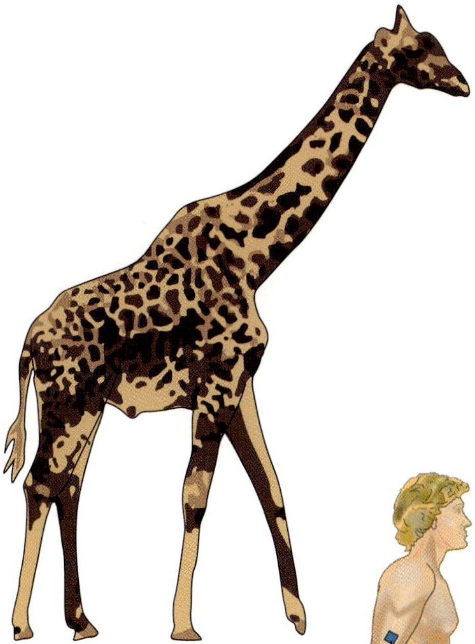

그림 33

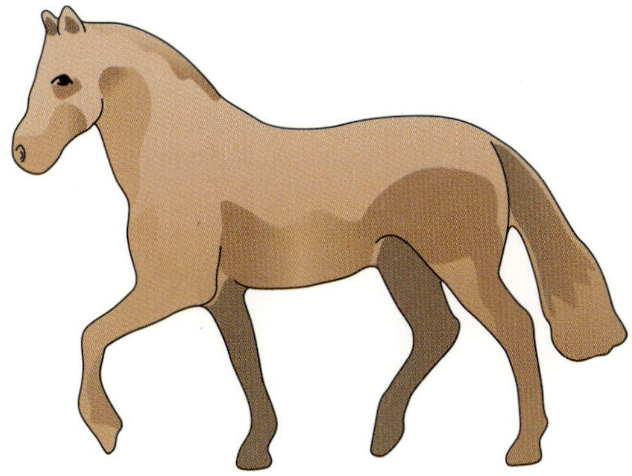

그림 32bis

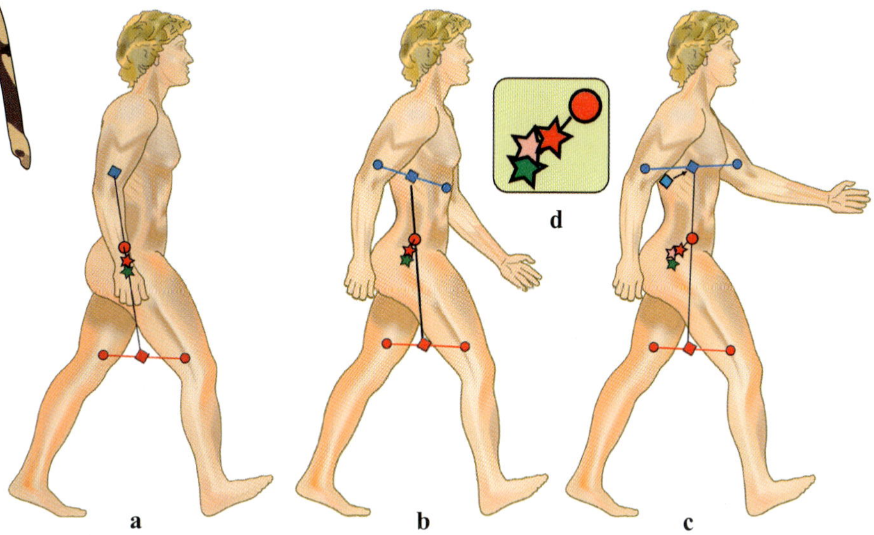

그림 34

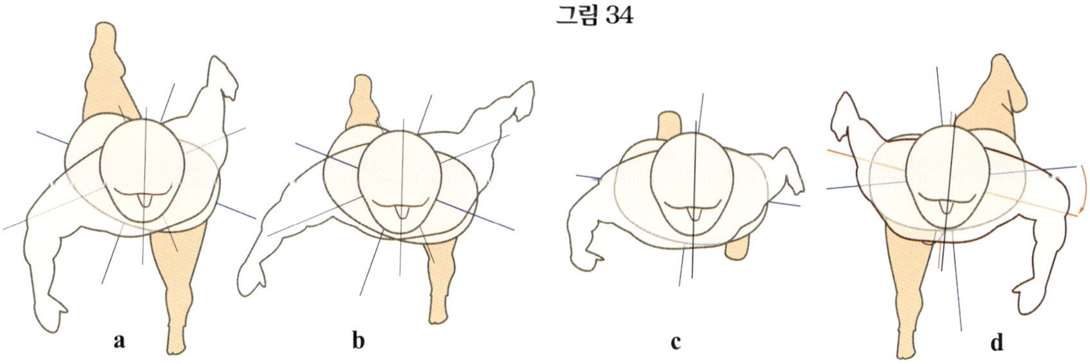

그림 35

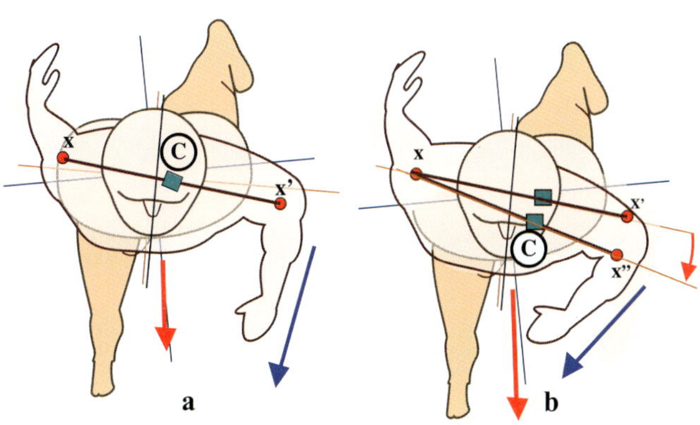

그림 36

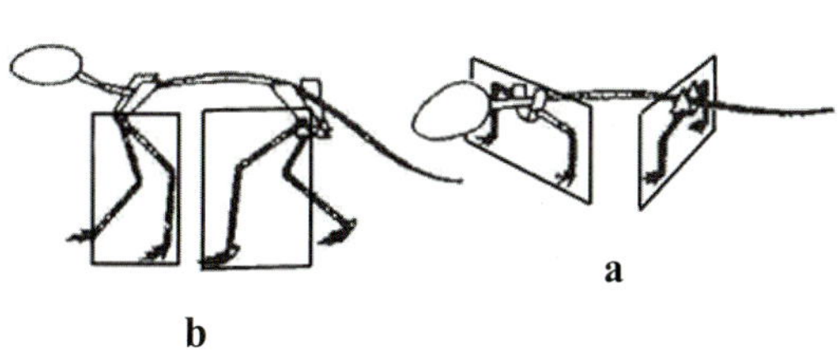

그림 32

보행 근육

보행에서는 다리에 있는 모든 근육이 중요하다. 그래서 하나의 근육에만 부전이 있어도 걷기가 다소간 심각하게 방해를 받는다.
다음 쪽의 9개 도해는 오른쪽 다리의 근육 활성화를 나타내고 있으며 왼쪽 다리는 참고를 위해 추가되어 있다. 한쪽에서 다른 쪽으로 번갈아 운동이 일어나는 완전한 걸음주기를 보여준다.

흔듦다리 전진의 시작(그림 37)

- 엉덩허리근(1)에 의한 엉덩관절 굽힘
- 넓적다리뒤근육과 넙다리두갈래근(2)에 의한 무릎 굽힘
- 발목 굽힘근육(3), 즉 앞정강근과 셋째종아리근에 의한 발목 굽힘
- 긴발가락폄근과 짧은발가락폄근, 긴엄지폄근(4)에 의한 발가락 폄

지면에 초기 발꿈치닿기(그림 38)

- 엉덩허리근(1)에 의한 엉덩관절 굽힘의 종료
- 넙다리네갈래근(5)에 의한 무릎 폄
- 발목 굽힘근육(3)과 발가락 폄근육(4)에 의한 발목 굽힘의 종료

한쪽 발바닥 전체가 지면에 닿는 수직 한다리지지(그림 39)

- 넙다리네갈래근(5)의 지속적 작용
- 큰볼기근(6) 수축 시작

앞쪽 불균형(그림 40)

- 큰볼기근(6)에 의한 엉덩관절 폄. 넓적다리뒤근육(7)이 보조한다.
- 넙다리네갈래근(5)과의 대항작용-협동작용
- 발목 굽힘근육(3)의 큰볼기근(6)과의 협동작용에 의한 발목 굽힘

두다리지지 종료 전의 추진 제1단계(그림 41)

- 큰볼기근(6)과 넓적다리뒤근육(7)에 의한 지속적 엉덩관절 폄
- 넙다리네갈래근(5)에 의한 지속적 무릎 폄
- 장딴지세갈래근(8)과 발가락 굽힘근육(9)에 의한 발목 폄

지지하는 다리가 완전히 펴지면서 흔듦다리가 지면에 닿으려고 하는 추진 제2단계(그림 42)

- 넙다리네갈래근(5), 큰볼기근(6), 넓적다리뒤근육(7), 장딴지세갈래근(8), 발가락 굽힘근육(9), 특히 긴엄지굽힘근(9)의 작용 증가

지지하는 다리가 흔듦다리가 되면서 반대쪽 다리가 지지하는 다리가 되는 단계(그림 43)

- 넓적다리뒤근육(7)과 발목 굽힘근육(3)의 수축에 의한 흔듦다리 뒤쪽 이동
- 엉덩허리근(1)의 엉덩관절 굽힘

흔듦다리 전진(그림 44)

- 엉덩허리근(1), 넙다리네갈래근(5)의 작용 증가와 발목 굽힘근육(3)의 이완
- 넙다리네갈래근(5) 수축에 의한 무릎 폄
- 발가락 폄근육(10) 작용에 의한 발가락 들어 올림.

흔듦다리의 지면 닿기(그림 45)

- 새 주기의 시작

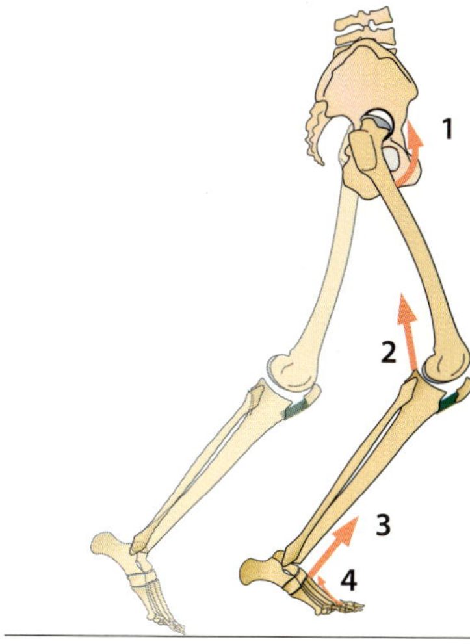

그림 37

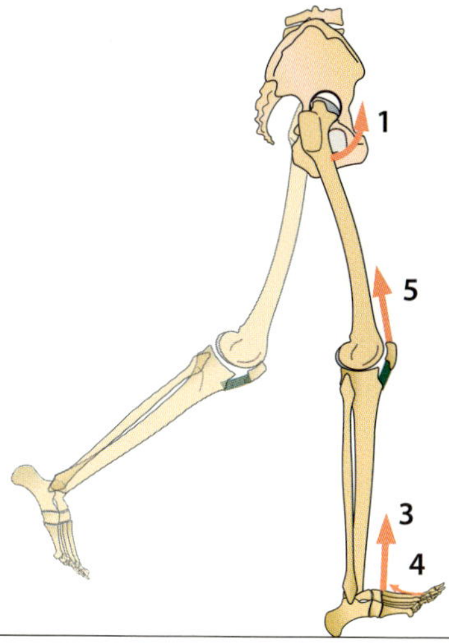

그림 38

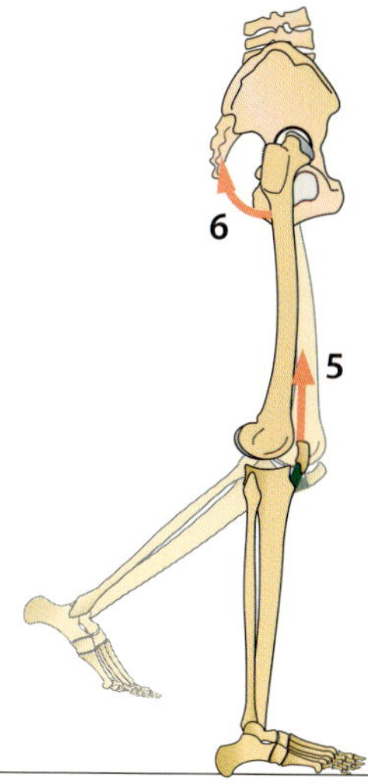

그림 39

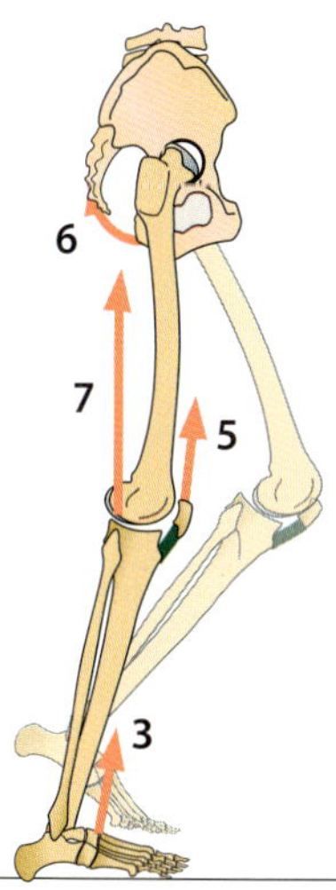

그림 40

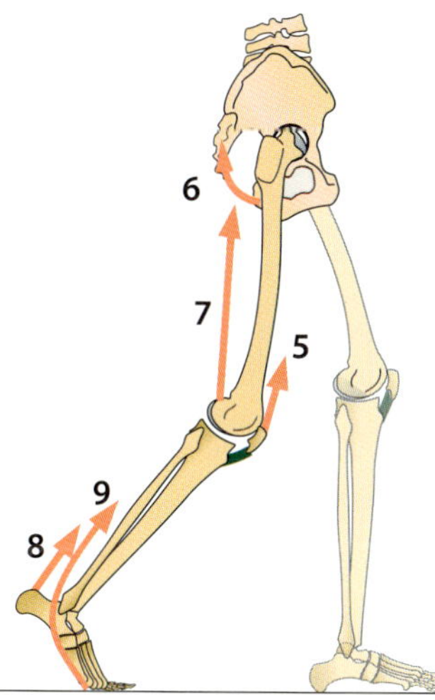

그림 41

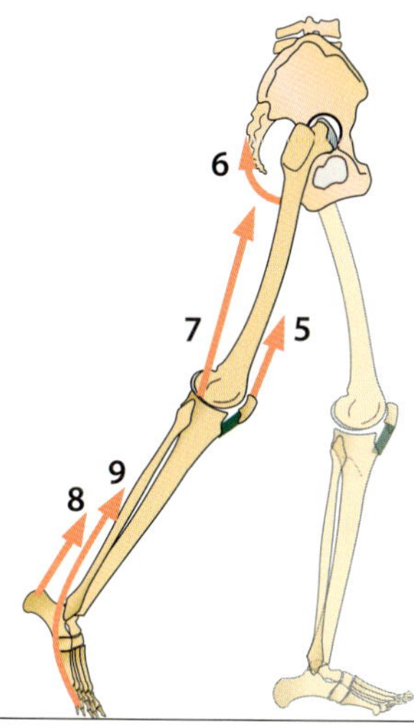

그림 42

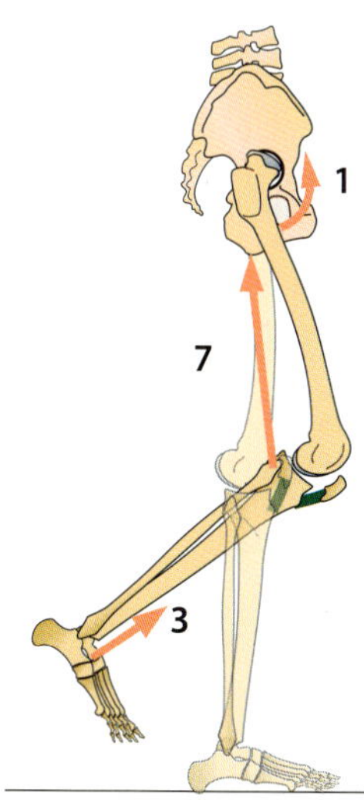

그림 43

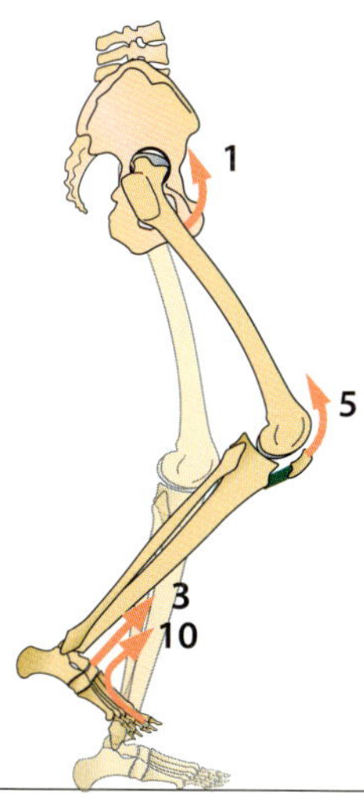

그림 44

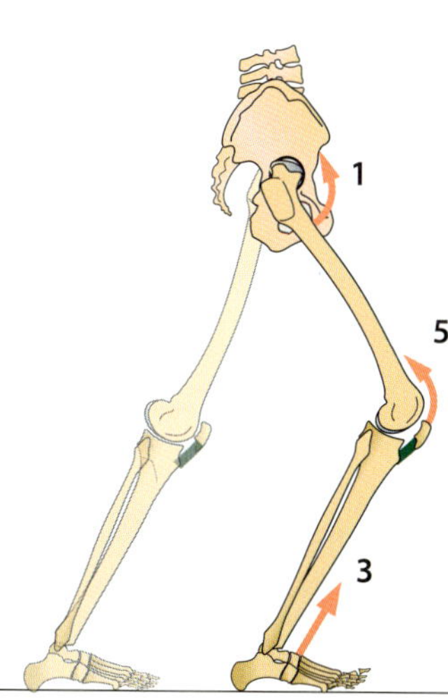

그림 45

근육 연쇄와 달리기

모든 근육이 협동coordination 없이 각자 알아서 움직인다는 생각은 틀렸다. 사실 근육들은 아주 정확한 **운동 청사진**에 따라 움직이며, 이 청사진은 신경계통의 조절, 특히 (협동 중추인) 소뇌의 조절 하에 움직인다. 또한 소뇌는 **대항작용-협동작용과 근육 연쇄**muscular chain 형성을 위한 협동작용 관계를 통합한다.

이런 근육 연쇄는 기능적으로 매우 중요하다. 예를 들면, 추진기에 **다리 폄**을 조절하는 연쇄(그림 46: 경주의 시작) 같은 것들이다. 이 연쇄는 두관절근육, 즉 넙다리곧은근(R)과 장딴지세갈래근(T)의 유용성을 잘 보여준다. 먼쪽 관절에 대한 이것들의 작용은 몸쪽 관절의 위치에 따라 달라진다. 몸쪽 관절은 이들의 전前긴장 상태를 결정한다. 여기에서 보여주고 있는 사례에서는 큰볼기근(G)이 엉덩관절을 펴면서 넙다리곧은근을 신장시키고 따라서 무릎 폄근육으로서 이 근육의 역할을 강화해 준다. 반대로 넙다리곧은근이 무릎을 펴면 장딴지근을 신장시키면서 장딴지세갈래근이 발목을 펴는 힘을 키워 주고 추진력을 극대화한다.

종합하자면 **큰볼기근의 힘 중 일부는 우선 넙다리곧은근에 전달되고, 이어서 넙다리곧은근을 통해 장딴지세갈래근에 전달된다.** 이런 체계는 역학적 이점이 매우 크다. '근력 = 근육 무게'라는 원리에 따르면 몸에서 가장 강한 근육인 큰볼기근이 다리의 뿌리 부분, 즉 **몸의 중력중심 가까이에** 있기 때문이다. 근육 덩어리가 다리의 뿌리 부근에 있으면 부분적 무게중심이 뿌리에 가까워지고 다리의 전체적인 모멘트를 줄여 주는 이점이 있다. 그럼으로써 근육의 효율이 높아지는 것이다.

걷기가 항상 284쪽에서 설명한 방식대로 일어나는 것은 아니며, 특이하고 인위적인 걷기, 이를테면 거위걸음goose-stepping(그림 47)은 몇몇 국가의 군대 행진에서 쓰인다. 상당한 체력을 소모하며 강한 엉덩관절 굽힘근육을 필요로 하기 때문에 오랜 시간 동안 할 수는 없다.

끝으로 걷기에서 파생된 달리기(그림 48)가 있다. **두다리지지기의 상실**이 특징이며(지지점의 그림자가 떨어져 있는 모습에 주목하라) 대신에 부유기浮遊期가 있다. 높이뛰기의 시작 단계이기도 하다.

이 장에서는 지면의 제약으로 걷기와 그 파생 운동의 모든 특징을 다루지는 못했다. 대신 다음 몇 쪽에서 일부를 다루기로 한다.

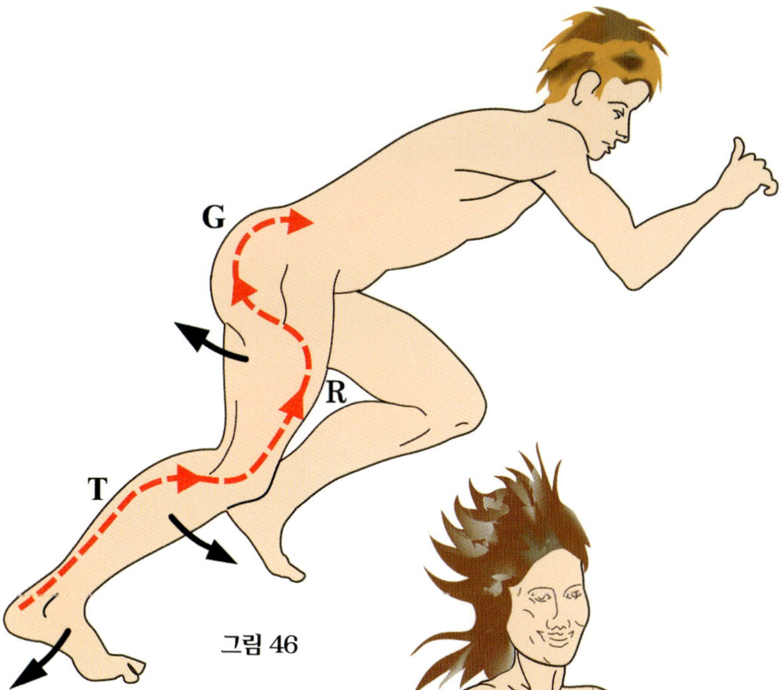

그림 46

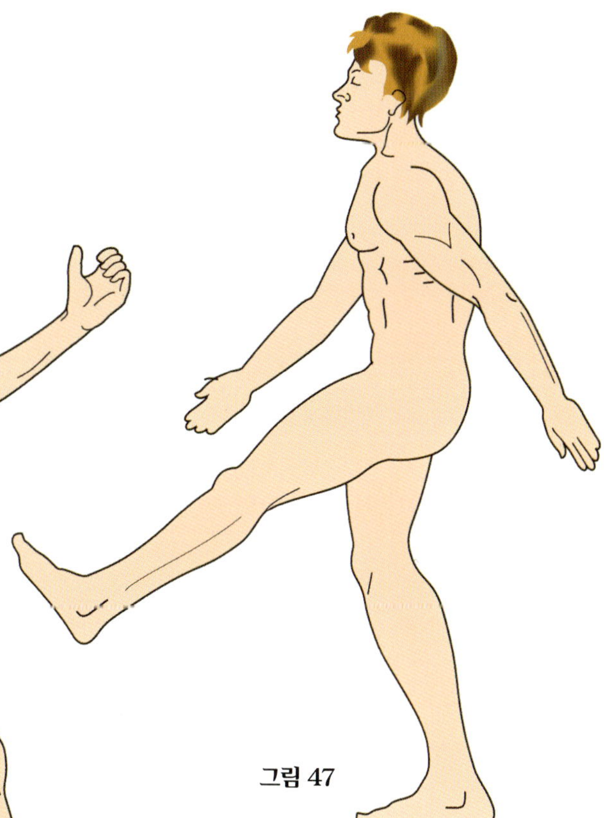

그림 47

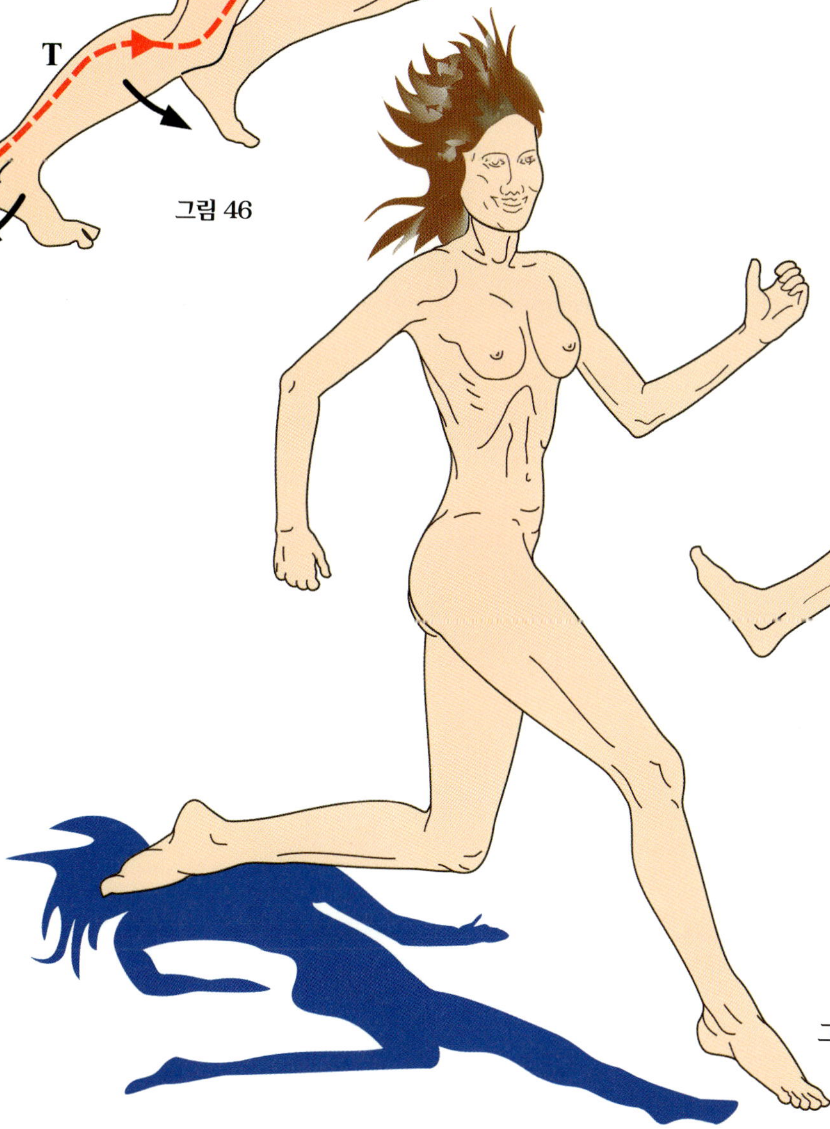

그림 48

걷기와 도약의 여러 유형

걷기에는 여러 방법이 있다. 걸음걸이로 사람을 알아볼 수 있을 정도이다. 팔의 대각선 흔듦은 정상적 걷기에 매우 소중한 보조 장치이지만 이런 보조 장치를 없애는 (파킨슨병과 같은) 신경계질환 neurological disorder을 제외하더라도 팔이 걷기에 동참할 수 없는 경우, 예를 들면, 양손에 가방을 들고 다니는 경우가 있을 수 있다(그림 49). 그러면 나르고 있는 짐의 무게와 흔들 수 없게 된 팔 때문에 걷기가 곱절로 힘들어진다. 결국 남녀를 불문하고 사람들은 걷기 중에 손의 사용을 회복하는 여러 방법을 어떻게든 찾아냈다. 예를 들면 아프리카에서 매우 흔한 관습으로 머리에 짐을 이는 법(그림 50)은 굉장한 균형감각을 요하며 여왕 같은 몸짓을 자아낸다. 어쨌든 이런 관행은 굉장한 목 근육조직을 만들어 낸다.

머리 위에 짐은 일 수 있어도 아이는 그렇게 안 된다. 아이를 품에 안고 옮기는 대신, 어린 아이의 엄마들은 가슴 앞에 달린 하네스로 아이를 데리고 다닐 수 있다(그림 51). 이렇게 하면 팔을 자유롭게 흔들 수 있지만 작업을 수행하는 데에는 도움이 안 된다. 일하는 동안에는 다른 방식의 하네스(그림 52) 혹은 적당히 두르고 끈으로 조인 천을 사용해 아이를 등에 업고 다닐 수 있다. 아프리카 여성들은 이런 식으로 들판에서 일하는데 그러면 엄마의 몸이 흔들리는 운동에 맞춰 아이들을 흔들어 주는 이점도 있다.

정상적 걸음은 경보(그림 53: 경보 시합)로 바뀔 수 있다. 실격되지 않으려면 두다리지지기가 반드시 유지되어야 한다. 이 단계가 사라지면 달리기가 되기 때문이다. 경보 선수는 '팔꿈을 굽히고' 걷는다. 훨씬 효율적이기 때문이다. 달리기가 시작되면(그림 54) 두다리지지기가 사라지고 대신 양발이 모두 지면에서 떨어진 비지지기가 생긴다. 달리기 선수가 흔듦다리를 땅에 착지하는 모습을 나타낸 그림에서 잘 볼 수 있다.

이런 비지지 운동은 높이뛰기에서도 필요하며, 그림(그림 55)을 보면 표준적 기술이 된 배면뛰기를 사용하는 선수를 볼 수 있다. 이 기술을 쓰면 몸의 무게중심이 바 위로 올라가는 동시에 양발이 적시에 올라가면서 바에 걸리지 않게 된다.

장대높이뛰기에서(그림 58) 그보다도 더 높은 바를 넘어가기 위해 운동선수는 장대를 들고 빠르게 달려 추진력을 얻어야 할 뿐 아니라 양팔을 사용해 장대 위에서 자기 몸을 거꾸로 들어 올려 자기 무게중심을 바보다 위로 높여야 한다.

양팔은 멀리뛰기에서도 유용하다(그림 56). 양팔을 빠르게 들어 올리면 관성으로 인해 위로 향하는 추력이 증가하면서 전방 추력과 결합해 최대한 긴 포물선 궤도를 만들어 낸다(그림 59). 착지하는 순간에 팔다리를 앞으로 내던지면(그림 57) 선수의 무게중심이 낮아지고 몸을 앞으로 굽힌 상태에서 볼기로 착지함으로써 모래밭에서 멀리뛰기의 거리를 확인할 수 있다. 따라서 양손은 선수의 몸보다 뒤에 있으면 안 된다.

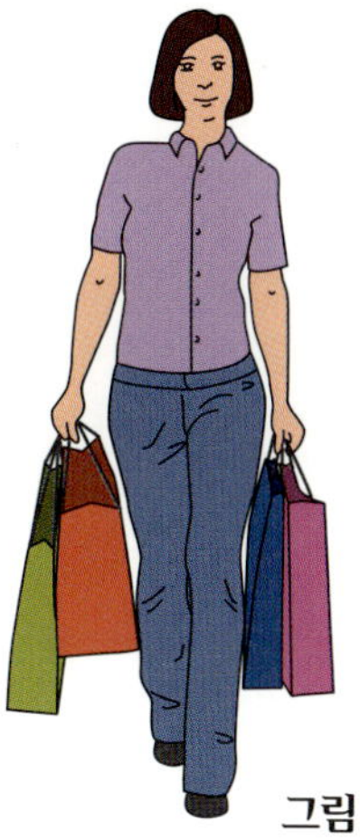

그림 49

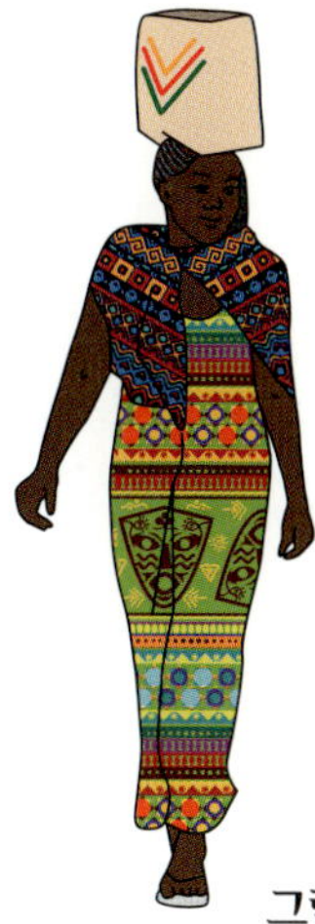

그림 50

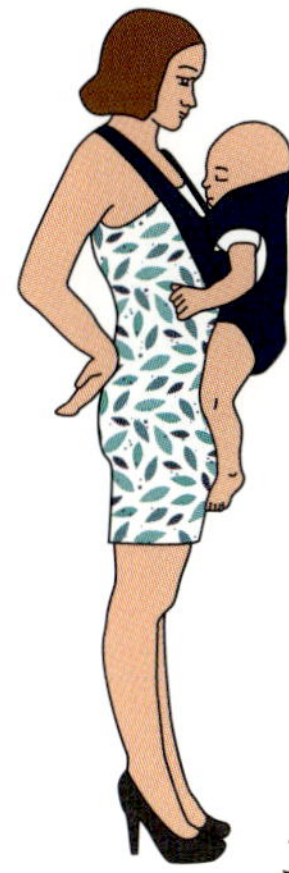

그림 51

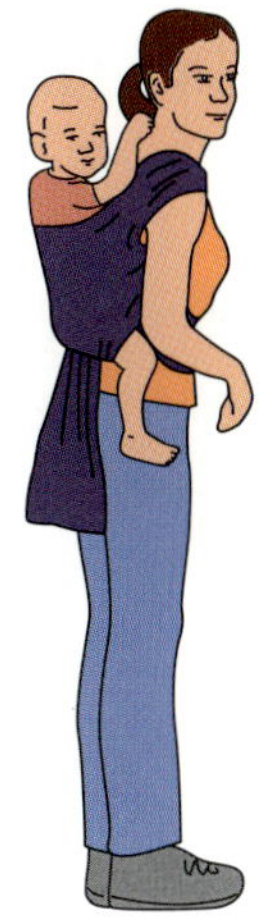

그림 52

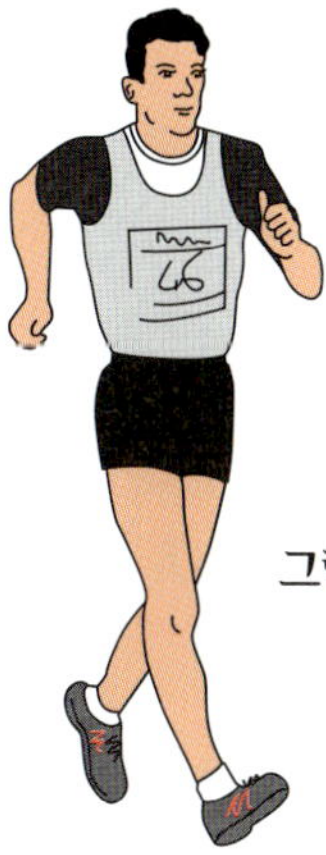

그림 53

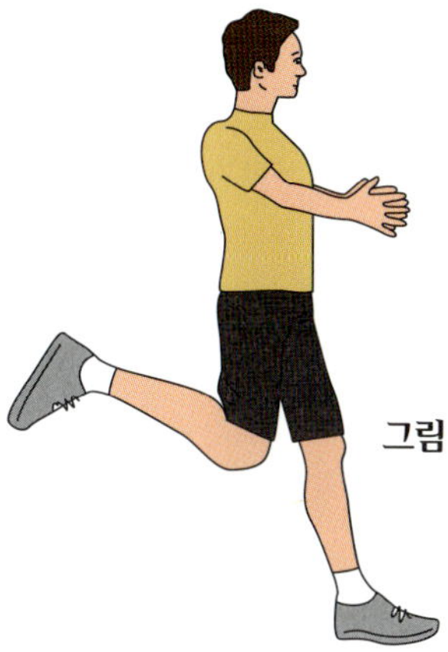

그림 54

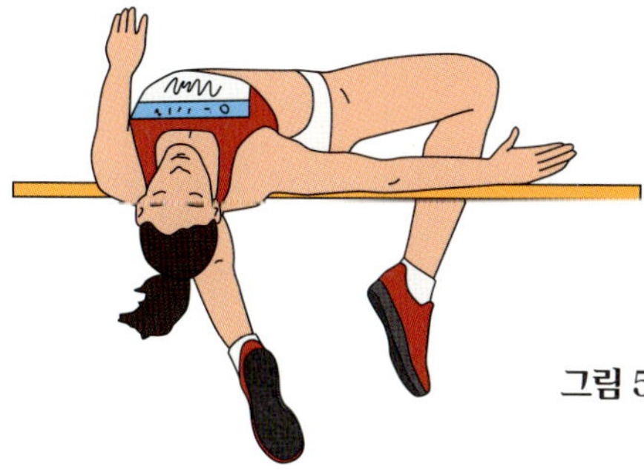

그림 55

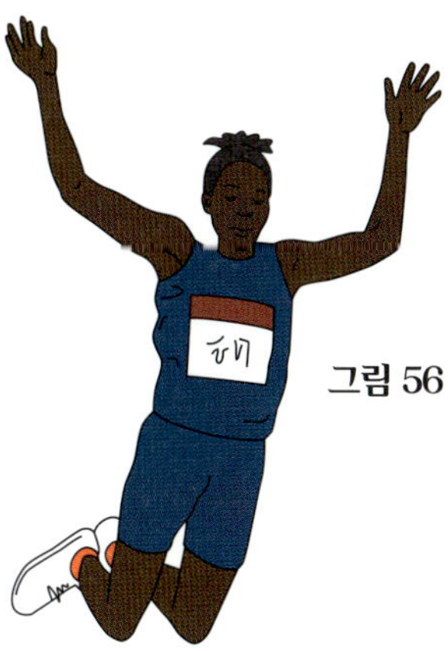

그림 56

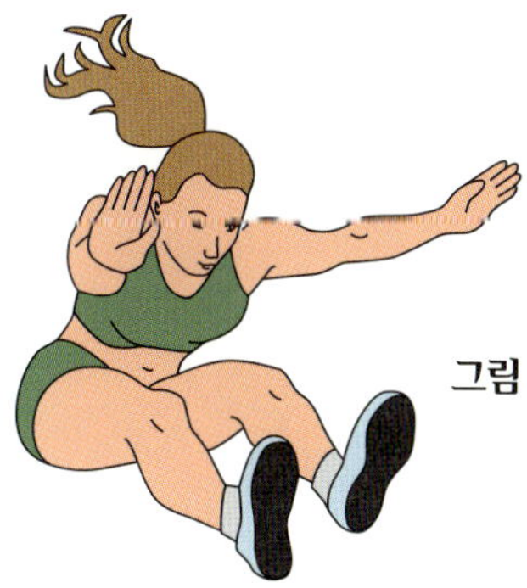

그림 57

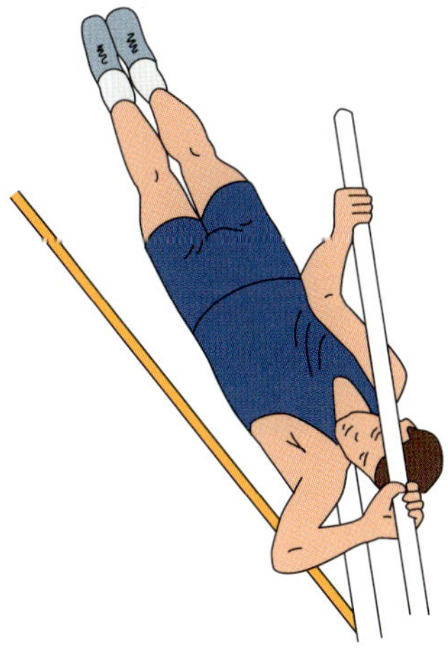

그림 58

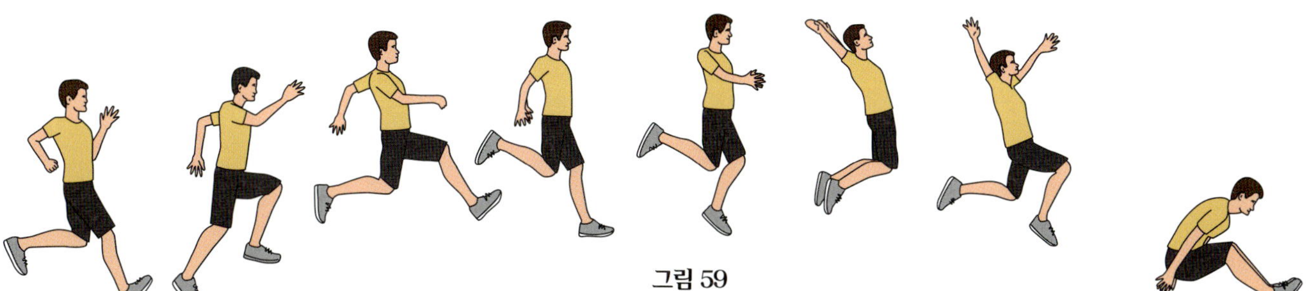

그림 59

군대 행진과 무용

일반적인 민간인의 걸음과 군인들이 공식 행사에서 행진할 때의 걸음 사이에는 큰 차이가 있다. 이렇게 다양한 방식의 걸음은 두 인자에 의해 결정된다.

- 느리고 빠른 리듬은 특정한 군대를 나타내는 상징과 같다. 예를 들면 '산악 보병대'의 빠른 행진이나 나폴레옹 근위대의 '통령 행진'과 같은 느린 행진, 또는 옛날 오스만 제국의 그 유명한 '예니체리 행진'과 같은 '과장되게' 느린 행진 등이 있다.
- 가두 행진 중에 모든 군인들이 기본적 동작을 통일한다. 완벽한 행사를 위해 모든 열의 동작은 일치해야 한다. 누구든 한 열을 보면 첫 번째 병사를 보고나서 그 열에 있는 모든 병사들이 '사라져야' 하기 때문이다. 이런 동작 일치는 가두 행진의 모든 열에 해당된다. 군대 열병식에서 이런 정확도와 조화로 유명한 나라들이 있다.

군악 덕분에 이 두 가지 요구 사항을 충족시키기 한결 쉬워진다는 점을 반드시 짚고 넘어가야 할 것이다. 기운을 북돋는 2박자 리듬이 메트로놈과 같은 역할을 하기 때문이다.

팔을 평소처럼 흔드는 '정상적' 걸음(그림 60)이 가두 행진에서 가장 흔히 하며 제일 덜 지치는 것은 분명하다. 정찰 임무 중인 병사도 이런 걸음을 한다(그림 61). 물론 손에 총을 들고 있기는 하지만 말이다.

좀 더 호전적인 군사 행진이라면(그림 62) 앞에 총 자세로 하는 경우도 있는데 그러면 팔 흔들기가 불가능해지고 걸음이 더 힘들어진다. 출병하는 병사의 행군에서는(그림 63) 병사들이 군장을 메고 어깨 총 자세를 취함으로써 팔을 편하게 흔들 수 있기 때문에 걷기가 훨씬 수월하다.

부대에 따라 공식 가두 행진 방식이 다른데(그림 64), 총을 몸통 앞에 두고 오른손으로 잡은 상태로 왼손만 흔들 수 있는 경우가 그중 하나다. 어떤 나라에서는 팔의 흔듦을 더 크게 하거나(그림 65: 중국 군인) 과장하기도 한다(그림 66: 아프리카 군인). 그러면 더 공격적인 모습을 나타낼 수 있다. 끝으로 소위 '권위주의' 국가에서는 군인들이 거위걸음을 한다(그림 67). 흔듦다리를 곧게 펴서 최소 80°로 펴진 상태를 유지하며 걷는 방식이다. 이런 걸음은 병사 입장에서 힘이 많이 들기 때문에 필요 이상으로 오래 할 수가 없다.

동물과 비교하자면 인간만이 할 수 있는 고유한 것으로는 언어, 시, 수학, 음악이 있으며(Rabelais에 따르면 웃음은 이에 포함되지 않는다), 두 발로 할 수 있는 것으로는 걷기 외에도 무용이 있다. 소위 '문명화된' 인간은 '사교춤'(그림 68)에 익숙하다. 흥겨운 방식으로 유혹을 표현하는 방법이다. 이와 달리 복잡하고 우아한 동작과 태도로 하는 발레(그림 69)는 인간 생체역학의 운문이나 몸으로 표현하는 심장의 언어라고 묘사할 수도 있을 것이다. (종교적으로 말하자면) '우주의 위대한 영혼'이 우리에게 준 굉장한 특권임에 틀림없다.

하지만 이야기를 마무리하기 위해 소위 정상적 걸음을 하는 지상으로 돌아오도록 하겠다. 노르딕워킹Nordic walking(그림 70)에서 볼 수 있듯 우리는 네발보행으로 퇴행할 수도 있다. 크로스컨트리 스키에서 유래한 이 걸음은 전진 추력을 더해 주는 긴 지팡이를 사용해서 실시한다. 대각선 순서 걸음을 유지하는 이 걸음은 팬들에 따르면 현재 큰 유행이며 팔이음뼈를 사용한 덕분에 가장 완벽한 스포츠의 형태를 구현하고 있다. 유일한 결점은 스핑크스의 수수께끼를 무효화한다는 것뿐이다. 신화에 나오는 그 동물은 '저녁에는 세 발로' 걷는다고 했기 때문이다.

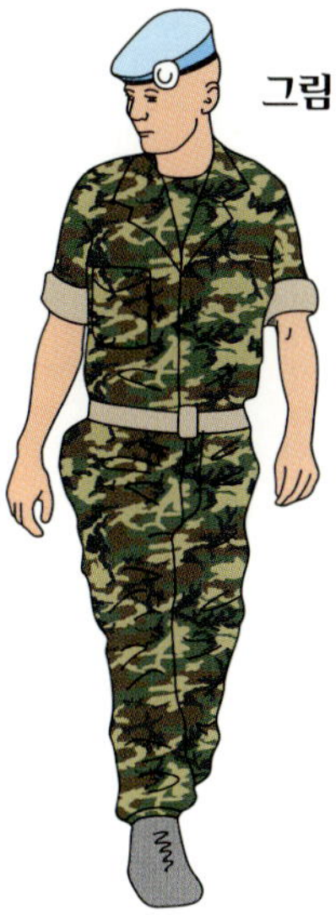
그림 60

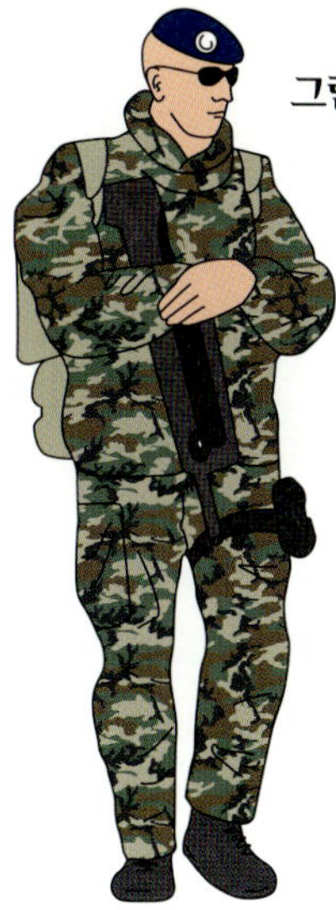
그림 61

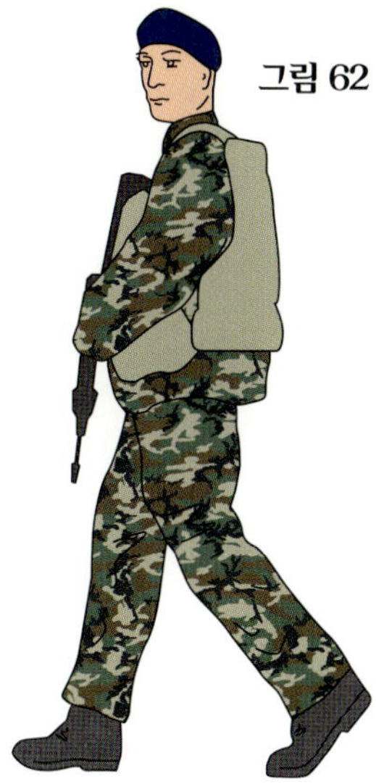
그림 62

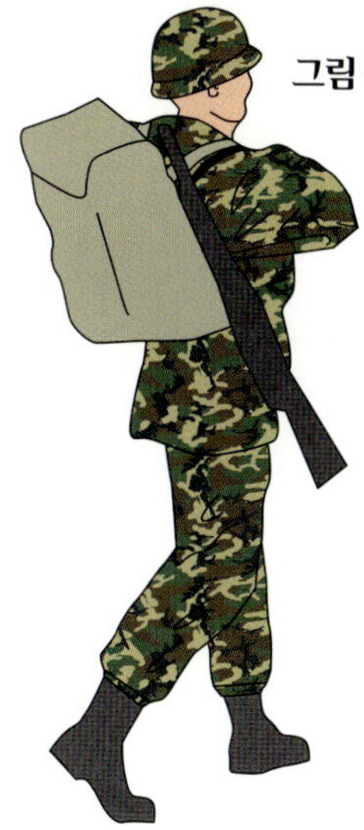
그림 63

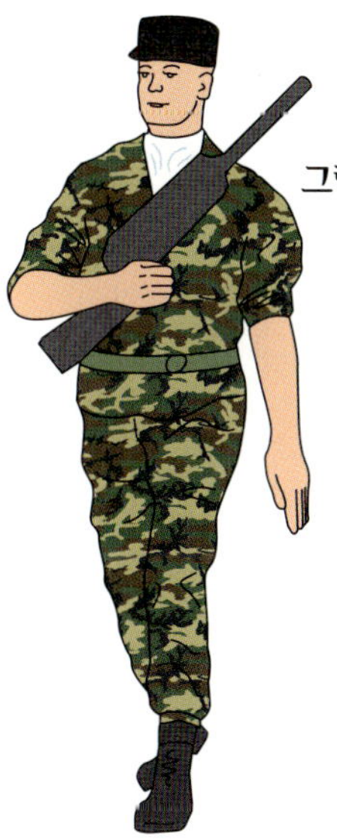
그림 64

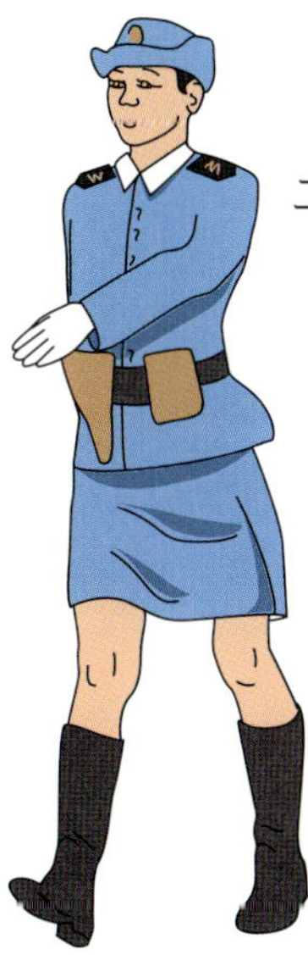
그림 65

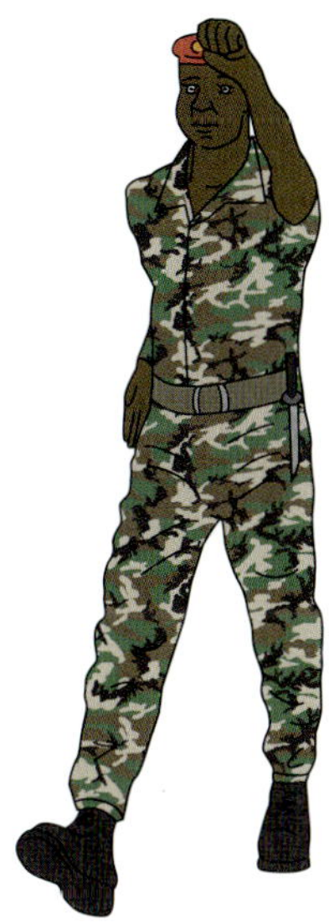
그림 66

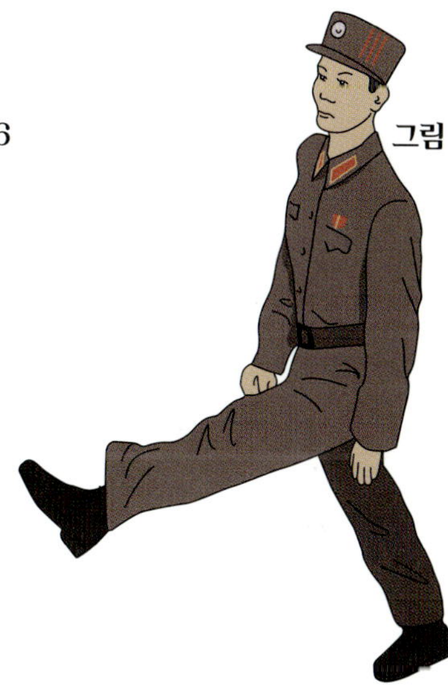
그림 67

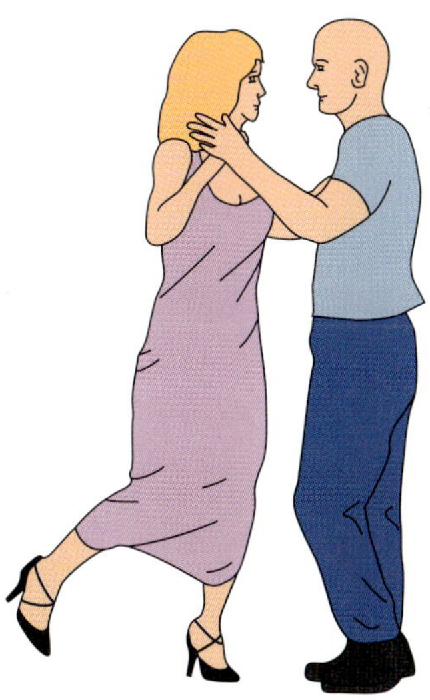
그림 68

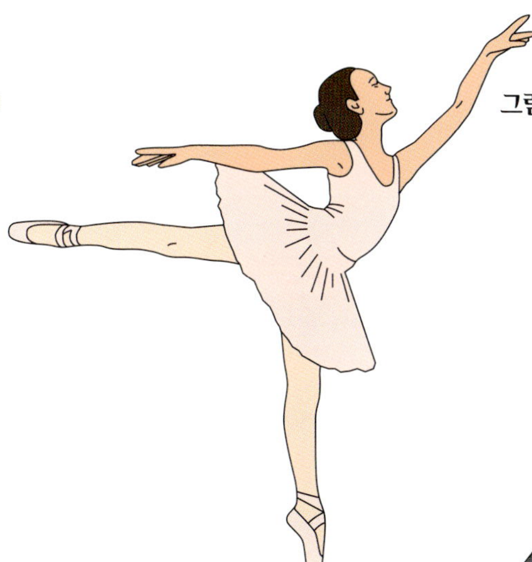
그림 69

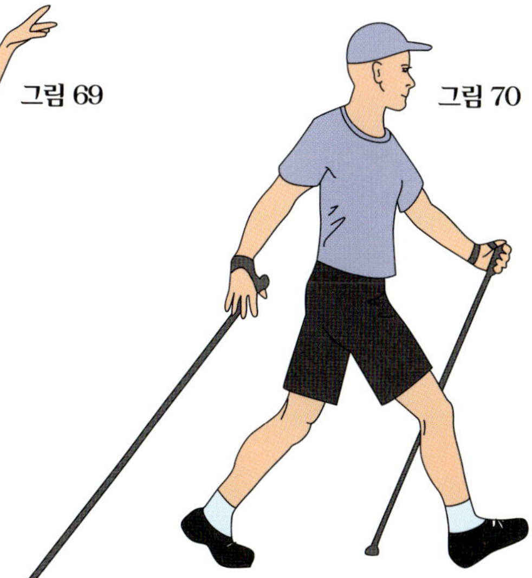
그림 70

걷기는 자유다!

걷기는 우리가 얻은 여러 자유 중 맨 처음이며 우리 **독립**에 필수적이다. 그 덕분에 우리는 위험에서 벗어나 우리에게 음식과 물을 주는 사람에게 다가가고, 산에 오르고, 세계 각지를 여행하며, 다른 사람에게 다가갈 수 있다.

막대한 대가를 치르고 얻은 이 자유를 살다가 잃을 수도 있다. 신경계통 병터, 기초적인 조화운동의 상실, 신경전도의 단절, 척수 병터, 근기능부전, 염증성이나 퇴행성 골관절염으로 인한 관절 운동성 감소나 상실, 혹은 그저 심각한 외상 등으로 인해서 말이다.

길고 힘든 재활 끝에 다시 걷는 법을 배우는 경우도 있다. 영원히 그 방법을 잊어버리는 경우도 있지만 걷기의 균형을 일시적으로 회복시켜 주는 지팡이, 이른바 세 번째 다리(262쪽의 스핑크스의 수수께끼 참고)를 사용해 어색하게나마 다시 걸을 수 있게 되기도 한다. 그러나 지팡이는 보통 자율성의 확실한 상실을 의미한다.

걷기의 자유가 제약을 받으면 안락의자나 휠체어, 심지어는 침대에 죽을 때까지 갇혀 있어야만 한다.

걷기에 어려움이 없는 사람들은 최소한 이 자유를 잘 인식해야 한다. 그 덕분에 달리고, 도약하고, 춤추는, 한 마디로 삶을 오롯이 즐길 수 있는 것이다!

여기에 해당하는 그림은 미켈란젤로의 소묘를 바탕으로 그렸다.

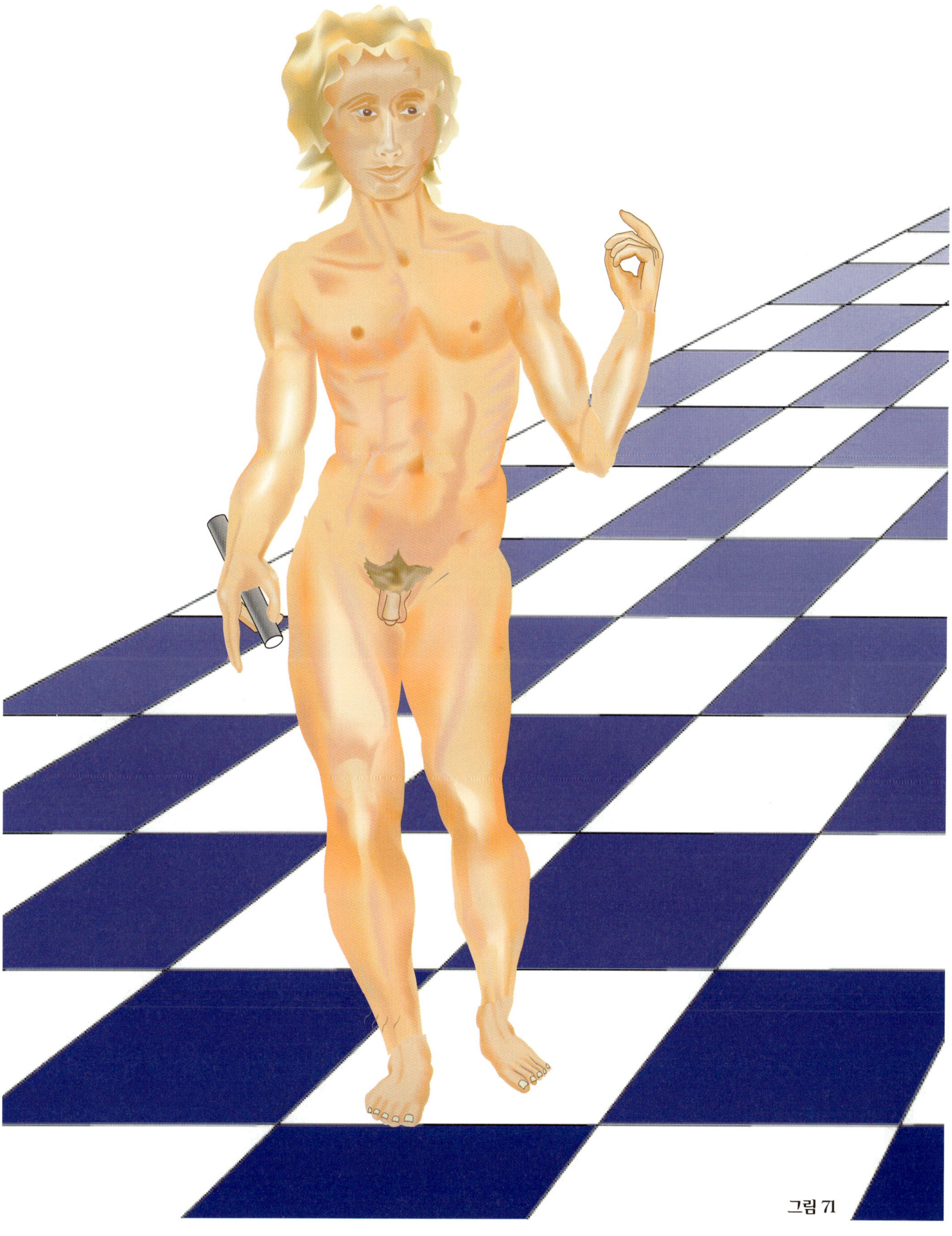

그림 71

부록

다리의 신경

허리신경얼기에서 기원한 다리의 신경과 그 가지들을 '다리 신경 개요표'(그림 1)로 자세히, 알아보기 쉽게 정리했다. 각 신경들의 기원과 문합은 무수히 많지만, 전체적으로 큰 신경줄기nerve trunk 각각의 기능과 분포를 쉽게 알아볼 수 있을 것이다.

허리신경얼기lumbar plexus

허리신경얼기는 다리 뿌리의 근육에 운동신경motor nerve을 보낸다. 신경뿌리nerve root 중 3개(L2~L4)는 2개의 주요 신경, 즉 넙다리신경과 폐쇄신경을 구성한다.

1. 넙다리신경femoral nerve

넙다리신경은 거의 모든 골반 근육, 특히 넓적다리앞칸anterior compartment of thigh의 근육, 즉 넙다리네갈래근, 넙다리빗근, 모음근육 중 하나인 긴모음근을 지배한다. 따라서 **무릎 폄**을 담당하는 신경이다. 아주 긴 감각신경인 두렁신경saphenous nerve을 내서 다리의 앞안쪽 면에서 발까지 내려간다.

2. 폐쇄신경obturator nerve

폐쇄신경은 골반에서는 단 하나의 근육, 즉 바깥폐쇄근에만 분포한다. 한편, 주로 모음근육을 지배하기 때문에 **모음**의 신경이라고 할 수 있다. 또한 넓적다리 안쪽면의 감각신경도 포함하고 있다.

엉치신경얼기sacral plexus

엉치신경얼기는 S1, S2, S3의 신경뿌리로 되어 있으며, 허리신경얼기로부터 중요한 문합인 L4, L5로 구성되는 허리엉치신경줄기lumbosacral trunk를 받는다. 엉치신경얼기는 골반 근육, 특히 볼기근의 운동신경을 낸다. 또한 넓적다리 뒷면에서 2개의 큰 신경줄기인 뒤넙다리피부신경과 궁둥신경을 형성한다.

1. 아래볼기신경inferior gluteal nerve과 뒤넙다리피부신경posterior femoral cutaneous nerve 등

아래볼기신경과 뒤넙다리피부신경 등은 골반 근육, 특히 큰볼기근의 운동신경을 낸다. 따라서 **넓적다리 폄** 신경이 된다. 또한 넓적다리 윗면과 종아리 위쪽 절반의 감각도 지배한다.

2. 궁둥신경sciatic nerve

궁둥신경은 넓적다리 뒷면의 근육에 분포하기 때문에 **무릎 굽힘** 신경이다. 또한 넓적다리앞칸에도 신경을 내고 있어서 **모음**에도 관여한다. 먼쪽으로 두 개의 가지, 즉 정강신경과 온종아리신경으로 분기한다.

• **정강신경**tibial nerve

정강신경은 운동신경 가지를 종아리뒤칸 근육으로 뻗치며, 따라서 **발목 폄**과 **발가락 굽힘** 신경이다. 그 다음 두 개의 가지로 분기한다.

- **안쪽발바닥신경**medial plantar nerve
- **가쪽발바닥신경**lateral plantar nerve

이 두 신경은 함께 발바닥굽힘근육과 발가락의 벌림-모음근육에 분포한다. 또한 발바닥의 감각도 지배한다.

• **온종아리신경**common fibular nerve

온종아리신경은 종아리앞칸과 종아리가쪽칸 근육, 즉 종아리근으로 신경을 낸다. 따라서 **발목의 굽힘**과 좌우굽힘, 그리고 **발가락의 폄**을 담당한다. 이 신경은 발등의 유일한 근육인 짧은발가락폄근에서 끝난다. 종아리의 앞면과 가쪽면, 발등의 감각신경도 여기에서 나온다.

다리 신경 개요표

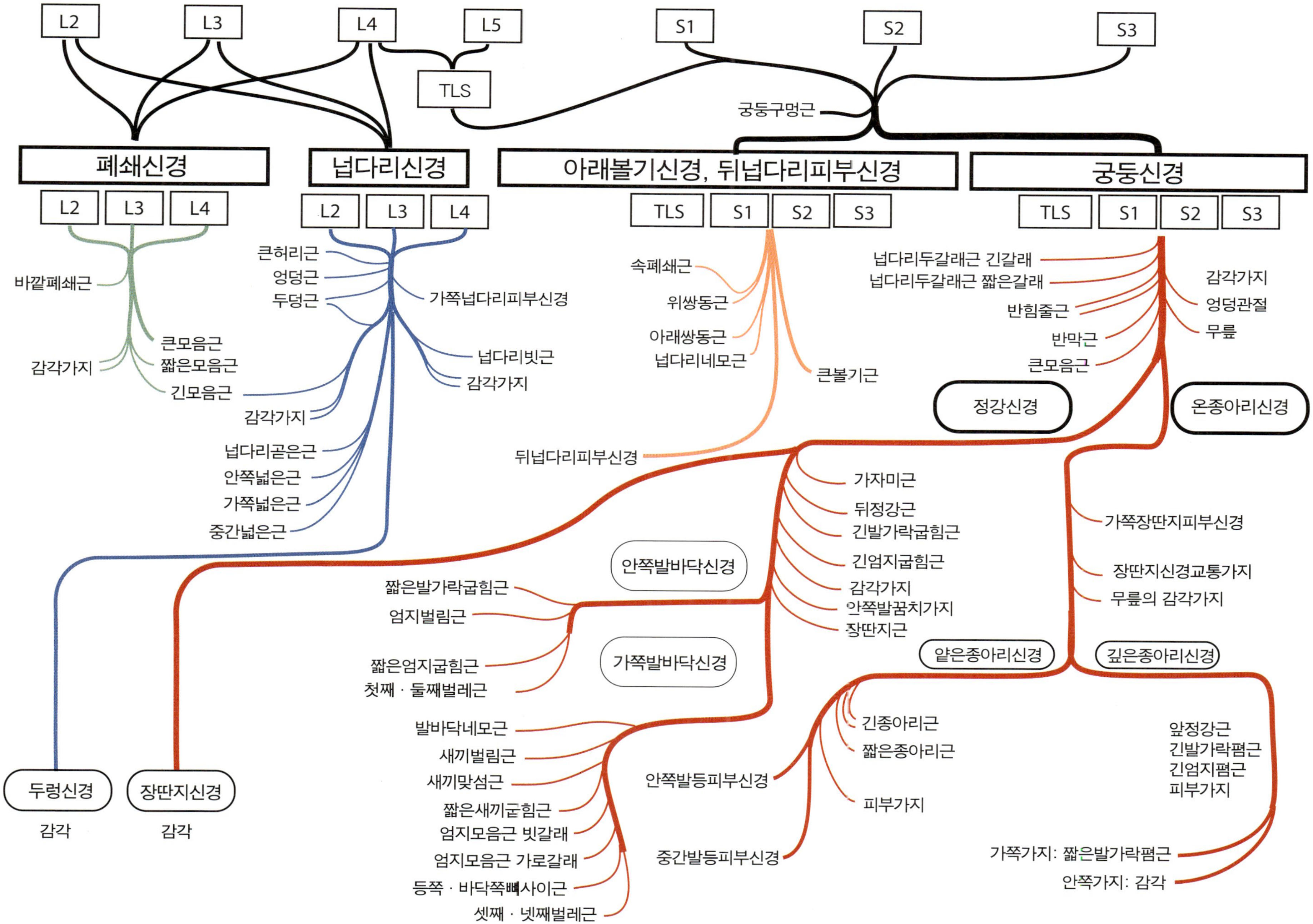

L2
L3
L4
L5
S1
S2
S3
TLS
궁둥구멍근
폐쇄신경
L2
L3
L4
바깥폐쇄근
감각가지
큰모음근
짧은모음근
긴모음근
넙다리신경
L2
L3
L4
큰허리근
엉덩근
두덩근
가쪽넙다리피부신경
넙다리빗근
감각가지
감각가지
넙다리곧은근
안쪽넓은근
가쪽넓은근
중간넓은근
아래볼기신경, 뒤넙다리피부신경
TLS
S1
S2
S3
속폐쇄근
위쌍동근
아래쌍동근
넙다리네모근
큰볼기근
뒤넙다리피부신경
궁둥신경
TLS
S1
S2
S3
넙다리두갈래근 긴갈래
넙다리두갈래근 짧은갈래
반힘줄근
반막근
큰모음근
감각가지
엉덩관절
무릎
정강신경
온종아리신경
가자미근
뒤정강근
긴발가락굽힘근
긴엄지굽힘근
감각가지
안쪽발꿈치가지
장딴지근
가쪽장딴지피부신경
장딴지신경교통가지
무릎의 감각가지
안쪽발바닥신경
가쪽발바닥신경
짧은발가락굽힘근
엄지벌림근
짧은엄지굽힘근
첫째 · 둘째벌레근
발바닥네모근
새끼벌림근
새끼맞섬근
짧은새끼굽힘근
엄지모음근 빗갈래
엄지모음근 가로갈래
등쪽 · 바닥쪽뼈사이근
셋째 · 넷째벌레근
얕은종아리신경
깊은종아리신경
긴종아리근
짧은종아리근
피부가지
안쪽발등피부신경
중간발등피부신경
앞정강근
긴발가락폄근
긴엄지폄근
피부가지
가쪽가지: 짧은발가락폄근
안쪽가지: 감각
두렁신경
감각
장딴지신경
감각

다리의 감각 분포

감각 분포는 다리 전체를 따라 불규칙하게 나 있으며 앞면(그림 1)과 뒷면(그림 2) 그림을 통해 확실하게 볼 수 있다.

넓적다리 가쪽면(1)은 허리신경얼기lumbar plexus의 가지인 가쪽넙다리피부신경lateral femoral cutaneous nerve이 지배한다.

허리신경얼기의 곁가지인 엉덩아랫배신경iliohypogastric nerve은 위앞엉덩뼈가시 부근의 작은 피부 부위(2)를 지배한다. 생식기관genital organ에 가까운 넓적다리 안쪽면 윗부분은 엉덩고샅신경ilioinguinal nerve이 지배한다.

볼기부위(3)는 뒤넙다리피부신경posterior femoral cutaneous nerve의 가지인 아래볼기피부신경inferior clunial nerves이 지배한다.

넓적다리 앞면(4)은 넙다리신경femoral nerve의 가지인 중간넙다리피부신경intermediate femoral cutaneous nerve이 지배한다.

음부넙다리신경genitofemoral nerve(5)은 넙다리삼각femoral triangle을 지배한다.

넓적다리 안쪽면(6)은 넙다리신경의 가지인 안쪽넙다리피부신경medial femoral cutaneous nerve이 지배한다.

무릎 안쪽면(7)은 넙다리신경의 연속인 두렁신경saphenous nerve의 무릎아래가지infrapatellar branch 및 폐쇄신경obturator nerve의 감각신경섬유sensory nerve fiber를 받는다.

종아리의 가쪽면(8)은 온종아리신경common fibular nerve의 가지인 가쪽장딴지피부신경lateral sural cutaneous nerve과 장딴지신경교통가지sural communicating branch에서 감각신경섬유를 받는다.

넓적다리와 무릎의 앞안쪽면과 종아리의 안쪽면(9)은 넙다리신경의 연속인 두렁신경이 지배한다.

발 수준에서 발등면(8)은 온종아리신경의 가지인 얕은종아리신경superficial fibular nerve이 지배한다. 발의 가쪽모서리(10)는 장딴지신경sural nerve의 가지인 가쪽발등피부신경lateral dorsal cutaneous nerve이 지배한다. 그리고 발가락 끝마디와 발바닥(11)은 정강신경tibial nerve의 가지인 안쪽발바닥신경medial plantar nerve과 가쪽발바닥신경lateral plantar nerve이 지배한다. 임상적으로 흥미로운 관찰 결과 중 하나는 엄지발가락과 둘째발가락 사이 공간(12)의 발등면을 깊은종아리신경deep fibular nerve의 가지인 등쪽발가락신경dorsal digital nerves of foot이 지배하고 있어서 아주 제한적인 이 부위에 감각 상실이 일어나면 이 신경에 종아리앞칸증후군anterior tibial compartment syndrome 같은 병터가 있음을 알 수 있다.

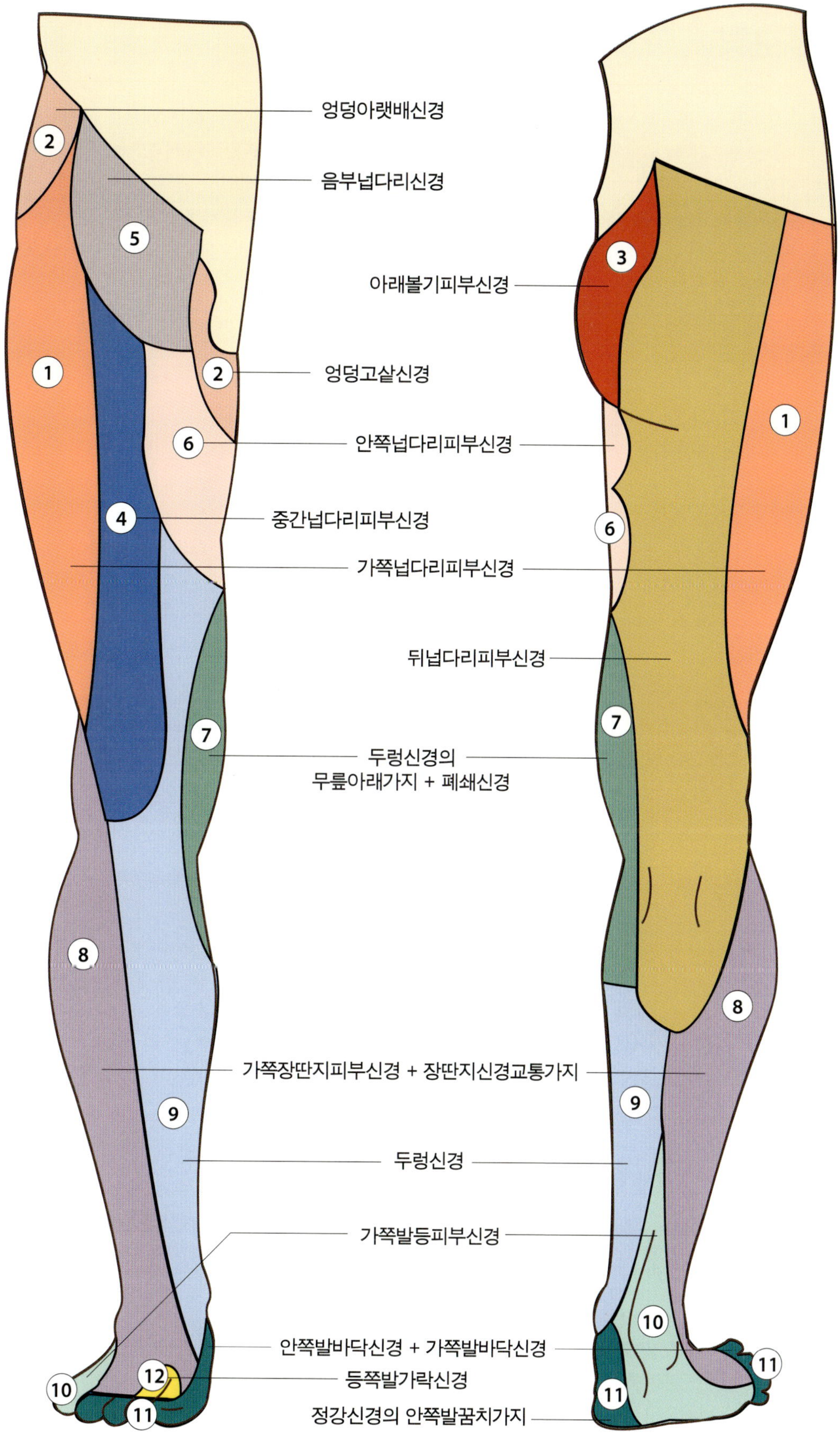
엉덩아랫배신경
음부넙다리신경
아래볼기피부신경
엉덩고샅신경
안쪽넙다리피부신경
중간넙다리피부신경
가쪽넙다리피부신경
뒤넙다리피부신경
두렁신경의
무릎아래가지 + 폐쇄신경
가쪽장딴지피부신경 + 장딴지신경교통가지
두렁신경
가쪽발등피부신경
안쪽발바닥신경 + 가쪽발바닥신경
등쪽발가락신경
정강신경의 안쪽발꿈치가지

그림 1

그림 2

관절의 역학적 모형

권고

왜 관절의 역학적 모형이 필요한가?

독자가 인내심을 갖고 손으로 **직접 조립해야 하는 이 모형**은 관절의 기능을 직관적으로 이해할 수 있게 해 주는 진정한 **3차원 도식**이기 때문이다. 더욱이 이 모형은 학습용으로도 쓸 수 있다. 학생들에게 직접 조립하게 시키거나 시연용으로 쓸 수 있는 것이다.

이 모형은 **근육뼈대계통**의 기능해부학을 전문적으로 다루는 이 책에서만 볼 수 있는 독창적인 부분이다.

이 모형 중 하나를 조립하려면 우선 **1mm 두께**의 판지, 판지가 없다면 두꺼운 백상지에 그림을 옮겨 그린다.

쉽게 하려면 모형의 각 장을 책에서 떼어 판지에 직접 풀로 붙이면 되지만, 그러면 책이 망가지고 실수를 하면 만회할 방법이 없기 때문에 가급적 피해야 한다. 따라서 더 나은 방법은 관심 있는 해당 쪽을 복사해서 판지에 붙이는 것이고, 최고의 방법은 도식의 사본을 판지에 대고 따라 그리는 것이다. 이렇게 하면 풀로 붙인 종이를 나중에 써야 하는 문제를 피할 수 있는 장점이 있다. 끝으로 또 다른 유용한 해결책은 (A3 크기로) 확대된 복사본을 사용하면 더 큰 모형을 만들 수 있다.

이 모형을 조립할 때에는 도판에 있는 조립 도식에 따라 동봉된 지시 사항을 정확히 따르는 편이 수월하다. 지시 사항 전체를 읽기 전에 잘라 내면 절대 안 된다. 그래야 실수를 하더라도 해당 부분을 같은 두께의 판지에 옮겨 그리고 다시 시작할 수 있다.

접는 선은 미리 접히는 부분의 바깥면을 면도칼이나 커터 또는 작은칼$_{scalpel}$로 우선 판지 두께의 1/4 정도만큼 얕게 칼자국을 낸 다음 접으면 뚜렷하고 일정하게 된다. 따라서 다음과 같이 접는 선의 방향에 신경 쓴다.

- 파선으로 표시된 접는 선은 앞에 칼자국을 내어 뒤쪽으로 접는다. (참고로 인쇄된 면이 앞면이고 빈 면이 뒷면이다.)
- 일점쇄선으로 그린 접는 선은 뒤에 칼자국을 내어 앞쪽으로 접는다. 뒤쪽에 선을 표시하려면 접는 선의 양쪽 끝에 아주 작은 바늘로 구멍을 뚫으면 좋다.

부품을 결합할 때에는 속건성 셀룰로오스 풀을 사용하라. 점선으로 표시한 (접는 곳을 표시한 선과 혼동하지 말 것) 회색 표면은 풀로 붙이는 판지의 앞면에 해당한다. 가능하다면 접착되는 두 면은 항상 같은 문자로 표시되어 있다. 부품은 한 번에 한 개씩 풀로 붙이고, 같은 조각에 풀로 결합되는 두 부분이 있으면 한 부분의 풀이 충분히 마르도록 기다린 후에 다음 부분을 붙이도록 하라.

기다리는 동안 다른 부품을 풀로 계속 붙여라. 풀이 마르는 동안 부품들은 작은 널판 위에 고무줄로 묶어 놓거나 접는 선을 표시했던 바늘로 고정시켜 놓아라.

예외적으로 모형 4는 관절 경첩을 나타내는 접는 선에 절대 칼로 흠집을 내면 안 된다. (필요하다면 아주 얕게 금을 내는 정도에 그쳐야 한다.) 그래야 사용하면서 너덜너덜하게 되는 것을 방지할 수 있다.

다음과 같은 **재료**가 추가로 필요하다.

- 부품을 보강하거나 (모형 1과 3의) 기단으로 사용할 두꺼운 판지(1mm 두께)
- 문구점에서 구할 수 있는 가능한 한 작은 종이 조임쇠(모형 3에 사용)
- 바느질 용품 가게에서 구할 수 있는 양말 가장자리용 가는 고무줄
- 굵은 실, 가는 실, 또는 꼰 실로 힘줄을 표현

모형 제작

모형 1: 십자인대와 곁인대의 역할을 보여준다.

이 모형에서는 특정 운동(125쪽 참고) 중에 십자인대와 곁인대가 선별적으로 신장되는 모습을 나타낼 수 있고, 특히 굽힘-폄 운동에서 십자인대가 시행하는 정강뼈 위관절면에 대한 넙다리뼈 관절융기의 '당김'을 설명할 수 있다.

제작법(도판 I)

부품을 잘라 내기 전에 이 모형에 속한 2개의 부품(그림 1), 넙다리뼈 측면상 A와 정강뼈 측면상 B를 1mm 두께의 판지에 미리 옮겨 그리는 편이 좋다.

그런 다음 조립 지시 사항에 따라 가능하면 2개의 십자인대와 안쪽 곁인대에 해당하는 여러 가지 색깔의 고무줄을 준비한다. 이를 위해서 3개의 고무줄을 각각 잘라서 끈으로 만들면 된다. 한쪽 끝에 매듭을 만들고 정강뼈 측면상의 구멍에 이 끈을 뒤에서 앞으로 통과시킨다. 그러면 매듭이 뒤쪽에 놓인다. 그 다음 정강뼈 측면상을 사각형의 단단한 판지에 붙인다(그림 2: 조립 설명서 참고). 풀칠을 하는 데에 매듭이 걸리적거리면 매듭이 들어갈 공간이 생기도록 판지를 좀 더 비운다.

그런 다음 고무줄을 넙다리뼈 측면상에 각각 해당하는 구멍에 앞에서 뒤로 꿴다.

- 앞십자인대는 a에서 b로
- 뒤십자인대는 c에서 d로
- 안쪽곁인대는 e에서 f로 내면 된다.

사용법

- 앞십자인대는 굽힘 시(빨간색 화살표) 신장되면서 고무줄에 긴장이 느껴진다. 이 인대를 같은 길이로 유지하려면 넙다리뼈 관절융기가 앞쪽으로 당겨져야 한다. 이 운동이 앞십자인대에 의한 넙다리뼈 관절융기의 되당김(앞쪽 당김)에 해당한다.

- 마찬가지로 굽힘 위치에서부터 시작하면 뒤십자인대는 폄 시 (파란색 화살표) 신장된다. 이 인대를 같은 길이로 유지하려면 넙다리뼈 관절융기가 뒤쪽으로 당겨져야 한다. 이 운동이 뒤십자인대에 의한 넙다리뼈 관절융기의 되당김(뒤쪽 당김)에 해당한다.
- 정강뼈 위관절면에 대해 넙다리뼈 관절융기를 굴리면(미끄러지게 하면) 곁인대는 굽힘보다 폄 시 더 신장되는 것을 알 수 있다.

모형 2: 무릎의 앞뒤 안정성을 표현하는 관절로 연결된 도판(125쪽 그림 185 참고)

이 모형(그림 3)은 십자인대가 무릎의 굽힘-폄을 방해하지 않고도 앞뒤 미끄럼을 막아 주는지 이해하게 해 준다.

제작법(도판 I)

1. 2개의 직사각형 A, B를 잘라 낸다(도판 I).
2. 더 튼튼한 판지 조각으로 A, B와 완전히 동일한 모양의 직사각형 2개를 더 잘라 낸다.
3. 일반 용지(A4 용지)로 폭 1센티미터에 A4 세로 길이와 같은 길이의 띠 3개를 잘라 낸다.

조립은 그림 4 참고

4. (a 단계) 각 종이 띠의 한 쪽 끝에 풀을 발라 직사각형 A의 영역 a, b, c에 붙인다. 종이 띠가 직사각형의 긴 변과 정확히 평행이 되게 한다.
5. 직사각형 A의 위쪽과 이미 접착된 3개의 종이 띠 양쪽 끝 위에 튼튼한 판지에서 잘라 낸 직사각형 중 하나를 풀로 붙인다. 이 판지는 반드시 직사각형 A를 정확히 완전히 덮어야 한다.
6. (b 단계) 튼튼한 판지 직사각형을 아래쪽에 가도록 한 다음 3개의 종이 띠가 서로 평행하고 직사각형 A의 긴 변과도 평행하게 만든 상태로 직사각형 A를 접는다.
7. 그런 다음 직사각형 B의 앞면이 위를 향하고 회색 a′이 가운데 종이 띠의 고정되지 않은 끝부분을 덮도록 해서 위에 얹는다.
8. 3개의 종이 띠에 고정되지 않은 끝부분을 직사각형 B 위쪽으로 접는다. 이렇게 하면 이 부분을 a′, b′, c′에 풀로 붙일 수 있다. 이 3개의 직사각형은 반드시 서로 눌러 주어야 한다.
9. (c 단계)직사각형 B 위에 남아 있는 두 번째 튼튼한 판지 직사각형을 풀로 붙인다. 3개의 종이 띠를 강하게 잡아당기고, 이렇게 조립된 제품 위에 누름돌을 얹어서 풀이 충분히 마를 때까지 기다린다.
10. (d 단계) 끝으로 튀어나온 종이 띠를 잘라 낸다. 이 조립품 내부에는 십자인대에 해당하는 종이 띠들이 공간적으로 서로 겹쳐 있고, 이 띠들이 만드는 긴장 때문에 직사각형들은 수직으로 떨어질 수 없게 되어 있다.

사용법

이 모형에서는 어떤 직사각형도 다른 직사각형을 길이 방향으로 미끄러질 수 없다는 점을 증명할 수 있다(그림 5a).

반면 위쪽 직사각형만 집어 올려서 한 쪽으로 기울이면 조립품의 짧은 면 중 한 쪽을 중심으로 돌게 된다(그림 5b). 이는 반대쪽도 마찬가지이다(그림 5c). 두 개의 직사각형은 서로 붙어 있지는 않은 것처럼 보이지만 각각의 끝에서는 관절을 이루고 있는 것이다.

넙다리뼈 관절융기와 정강뼈 위관절면도 비슷한 구조이다. 다만 십자인대에 해당하는 종이 띠의 길이가 동일하지 않으며 비슷한 길이의 기단에 고정되어 있지 않다는 점이 다르다. 그 결과 돌림이 2개의 축뿐만 아니라 넙다리뼈 관절융기의 만곡을 따라 생기는 일련의 축을 중심으로 일어난다. 이에 관해서는 다음 모형에서 볼 수 있다.

모형 3: 넙다리뼈 도르래와 관절융기 윤곽의 결정인자 증명 실험

이 모형(87쪽 그림 54, 55 참고)에서는 관절융기와 도르래의 윤곽을 추적할 수 있으며, 따라서 관절면의 모양을 결정하는 인대의 역할을 확인할 수 있다.

제작법(도판 II)

1. 이 모형의 구성 부품들을 잘라 낸다.
   - 정강뼈고원 A
   - 넙다리뼈 기단Base으로 부르는 부품 B(나중에 받침대Deck C 위에 놓인다.)
   - 윤곽을 그리게 될 직사각형 받침대 C(나중에 그려 넣을 관절의 윤곽과 넙다리뼈몸통 사이의 접합부에 해당하는 두 개의 굵은 선은 이미 그려져 있다.)
   - 무릎인대가 아래쪽으로 뻗어 있는 무릎뼈
   - 무릎지지띠 PR
   - 앞십자인대 ACL
   - 뒤십자인대 PCL
   - 조립에 필요한 3개의 두꺼운 '와셔' 제작을 위한 3개의 두꺼운 띠
2. '와셔'를 만들기 위해 이 띠에 아코디언처럼 주름을 잡고 6개의 층에 한꺼번에 하나의 구멍을 뚫는다. (쉽지 않다!)
3. 뒤십자인대의 양쪽 끝을 이중으로 접은 다음 구멍 3, 4를 뚫는다.
4. 나머지 부품들에도 표시된 위치에 정확히 구멍을 뚫는다.

조립(도판 III)

문구점에서 구할 수 있는 가장 작은 종이 조임쇠를 사용해서 모형을 조립한다(그림 6). 각 부품의 구멍에는 해당하는 숫자가 표시되어 있다. 이 구멍들을 번호 순서대로 맞추면 된다. 5, 6, 7 구멍 사이에 와셔를 끼워 넣는 것을 잊지 않도록 하라.

끝으로 넙다리뼈 기단 B를 받침대 C에 구멍 8, 9로 고정하라.

모형이 제대로 작동하려면 뒤십자인대 자체를 짜부라트리지 않고

구멍 4의 와셔에 홈(그림 6: 화살표 p)을 내야 한다는 사실을 알게 될 것이다.

사용법

이제 이 모형은 사용할 준비가 되었다(그림 7).

폄 위치에서 시작하면 정강뼈고원이 구멍 4의 와셔에 난 홈 때문에 왼쪽으로 최대한 당겨져 있을 것이다. 이것을 서서히 오른쪽(빨간색 화살표)로 옮기면서 각 위치에서 무릎뼈의 뒤쪽 윤곽과 정강뼈고원의 위쪽 윤곽을 연필로 그린다.

정강뼈고원이 오른쪽으로 움직이면서 그 윗면이 넙다리뼈 관절융기의 만곡을 그리고, 동시에 무릎뼈의 뒤 위쪽 각이 도르래의 윤곽을 그리고 있는 모습을 볼 수 있다(그림 8). 모형이 제대로 조립되었다면 이 두 개의 곡선은 이미 받침대 위에 그려진 2개의 두꺼운 선과 만나고 도르래의 만곡과 넙다리뼈 관절융기의 만곡도 만나게 될 것이다.

이 실험은 또한 무릎뼈의 인대 연결과 십자인대의 상대적 길이와 구조가 만드는 역학적 체계 속에서, 넙다리뼈 관절융기의 윤곽과 도르래의 윤곽이 각각 정강뼈고원의 연속적 위치와 무릎뼈의 연속적 위치가 만드는 포락선과 일치한다는 점도 증명해 준다. 이 역학적 조립품의 구성 요소를 바꾸면 다른 윤곽도 쉽게 만들 수 있다.

모형 4: 발 모형

이 모형은 초판에서 제공한 모형을 간략화한 것이다. 만들기는 훨씬 쉬워졌지만 여전히 거의 동일하게 실험을 할 수 있다.

제작법(도판 IV)

1. 모형의 여러 부품들을 잘라 낸다.
   - 종아리 A의 아래쪽에 관절로 연결된 부위들은 발목의 카르단 조인트에 해당한다. 2개의 틈을 작은칼이나 커터로 조심스럽게 오려 낸다.
   - 먼쪽 발목뼈에 해당하는 중간 부품 B
   - 발꿈치뼈 C
   - 발꿈치뼈의 안정판 D
   - I~V까지 번호가 붙은 발의 5개의 열.
2. 부품 A의 종아리 구성 요소 강도를 보강하려면 비슷하게 생긴 판지 2개를 양쪽 모서리를 따라 평행하게 붙이면 좋다.

조립(도판 V)

분해한 그림(그림 9)은 각 부품의 배치와 맞물림을 보여준다.

- 종아리 부품 A는 서로 반대 방향의 접는 선 x, y, z(그림 10)가 있다. 이것들은 조립된 모형에서는 발목관절의 축 x와 Henke의 축 z와 더불어 '부등속 카르단 조인트'에 해당한다.
- 발꿈치뼈 부품 C를 삽입하면, 다시 말해 혀처럼 튀어나온 두 부분을 각각의 틈새에 밀어 넣고 갈라진 핀을 튀어나온 부분의 구멍으로 밀어 넣어서 고정시키면 조립품이 견고해진다. 끝이 갈라진 핀의 용도로 이쑤시개나 성냥개비를 쓸 수 있다.
- 발꿈치뼈 부품 C와 발꿈치뼈 안정판 D의 틈새를 맞물리게 하여 완성한다(노란색 화살표). 이때 D의 모서리가 C의 모서리에 닿도록 해야 한다.
- 발의 다섯 열은 각각의 부품 위쪽을 절개해서 굽힌 부분을 서로 붙인다(그림 11). 풀이 완전히 굳을 때까지 기다렸다가 다음 단계로 진행한다.
- 각각의 열을 먼쪽 발목뼈에 해당하는 중간 부품 B의 튀어나온 부분에 각각 풀로 붙인다. 부품 B에 표시된 바에 따라 서로 적절한 거리와 분산을 지키도록 한다. 이 부품의 앞에는 돌출된 각 부분의 기저에 이미 절개된 부분이 있으며 이것이 발허리뼈의 굽힘-폄 축에 해당한다.
- 부품 B와 다섯 열로 만들어진 이 조립부가 단단해지면 부품 A의 T 부분에 붙인다. 이렇게 가로발목뼈관절이 구성된다.

이제 모형이 완성되었지만 아직 긴장 장치의 도움으로 조립품을 안정시키지는 못한 상태다. 수평면에 발을 놓았을 때 발이 안정적이려면 최소한 이런 조치가 필수적이다.

탄성이 있는 긴장 장치는 재봉에 사용하는 고무실로 가장 잘 표현할 수 있다. 작은칼이나 커터로 판지에 낸 작은 틈 사이로 고무실을 넣으면 판지로 된 도판에 쉽게 고정할 수 있다.

이 5개의 작은 틈은 모형에 작은 빨간색 화살표로 표시되어 있다(그림 9).

앞안쪽 그림(그림 12), 안쪽 그림(그림 13), 가쪽 그림(그림 14)을 보면 이 고무실이 근육의 긴장 평형을 잘 모방하도록 어떻게 배치되어 있는지 잘 볼 수 있다.

- 첫째열과 발꿈치뼈 사이에 뻗은 파란색 실은 안쪽활을 이루는 근육을 모방한다. 발꿈치뼈에 붙는 곳 수준에서 쉽게 긴장을 조절할 수 있다.
- 종아리 부품을 지나 발목뼈에서 발꿈치뼈융기까지 세모꼴로 나 있는 빨간색 실은 발목 굽힘근육과 폄근육 사이의 균형을 모방한다. 종아리 부품의 갈라진 틈 수준에서 이 실의 긴장 균형을 조절해 볼 수 있다.

이 실들 사이의 알맞은 긴장 수준을 찾기 위해 참을성 있게 거듭 시도하다 보면 모형이 수평면 위에서 평행을 유지하게 만들 수 있다. 그토록 기다렸던 기적이 일어난 것이다!

그 다음으로는 모형으로 종아리에 대한 발의 모든 위치를 모방해 볼 수 있다. 특히 발바닥 가쪽들림(그림 15)과 안쪽들림(그림 16) 위치를 해 볼 수 있는데 발목의 카르단 조인트의 부등속 운동성 때문에 특정 방향에서만 더 잘 나타난다는 점을 잘 볼 수 있을 것이다. 발꿈치뼈를 수직화하면 오목발(그림 17)도 모의실험 해 볼 수 있고, 안쪽활의 붕괴를 일으키고 동시에 발꿈치뼈의 가쪽들림을 일으키면 편평발(그림 18)도 모의실험 해 볼 수 있다.

도판 I

모형 1

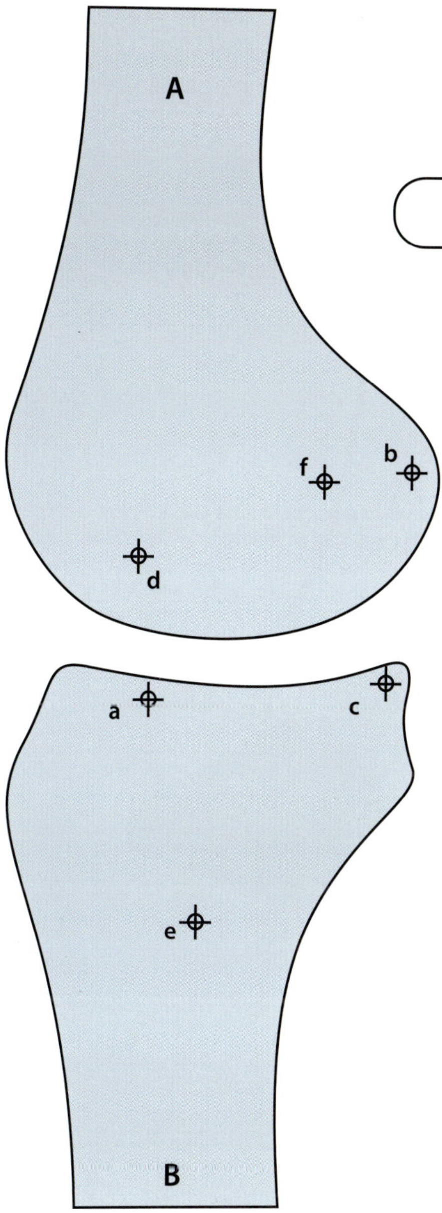

그림 1

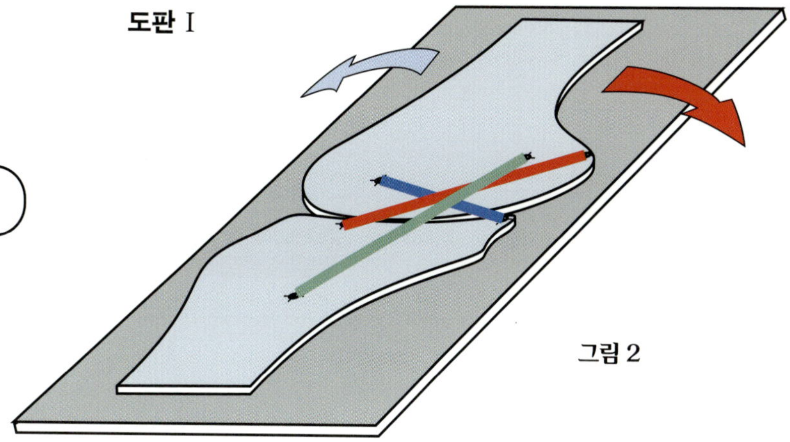

그림 2

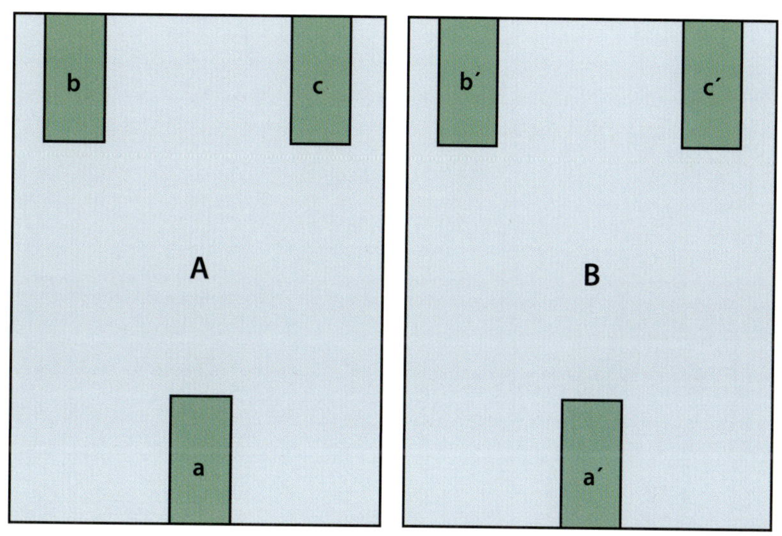

그림 3

모형 2

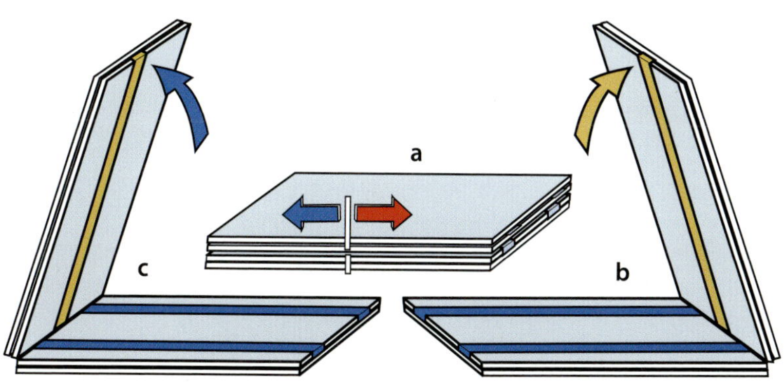

그림 5

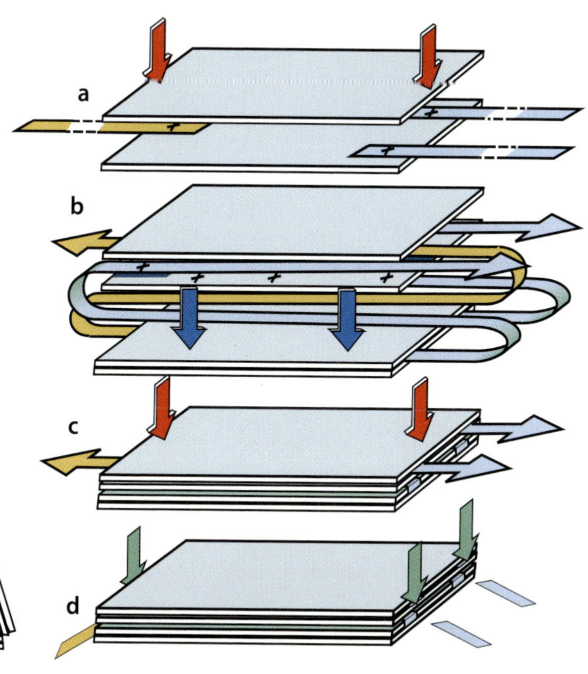

그림 4

도판 II

모형 3

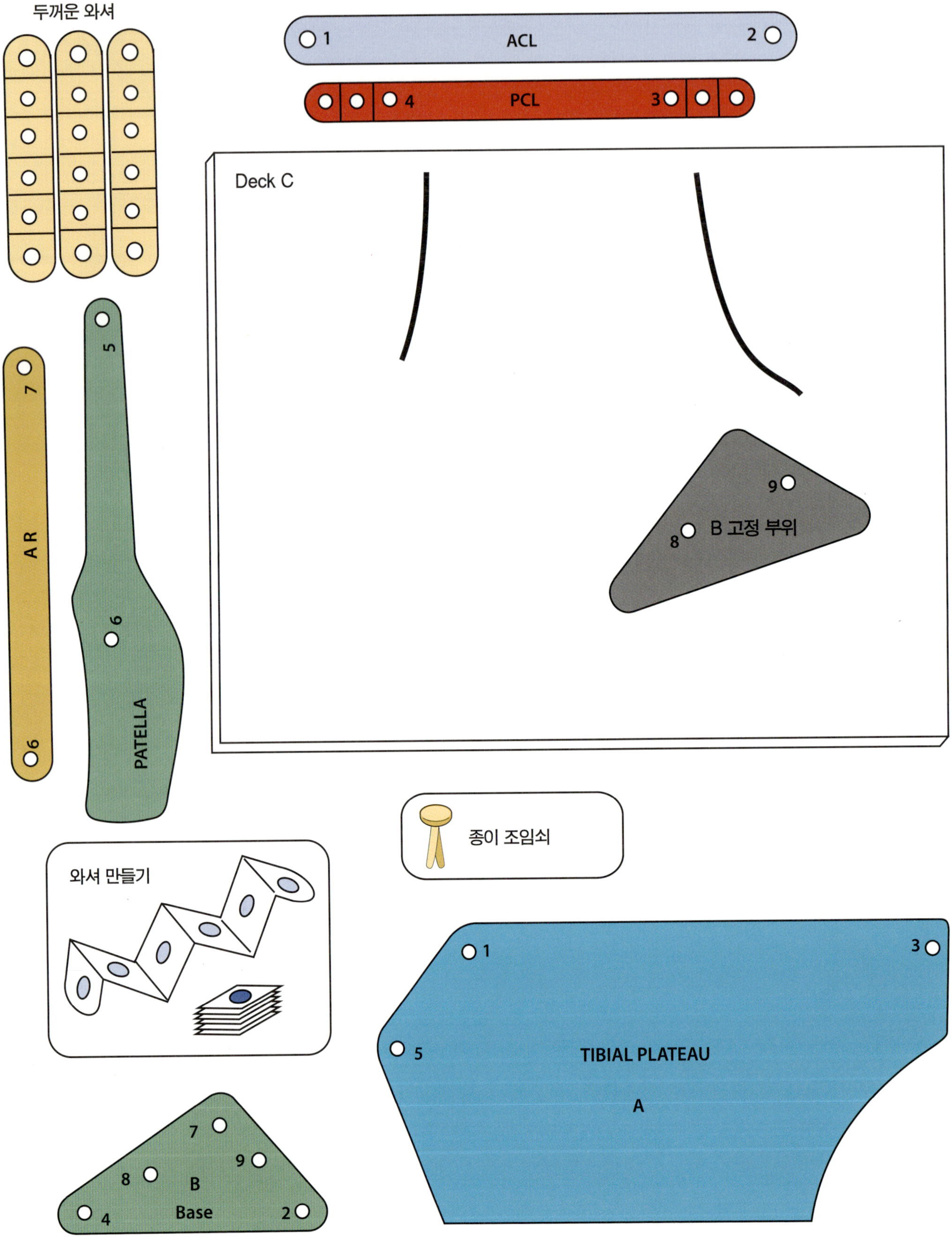

두꺼운 와셔
1
ACL
2
4
PCL
3
Deck C
9
8
B 고정 부위
5
7
A R
6
9
PATELLA
종이 조임쇠
와셔 만들기
1
3
5
TIBIAL PLATEAU
A
7
9
8
B
4
Base
2

도판 III

모형 3

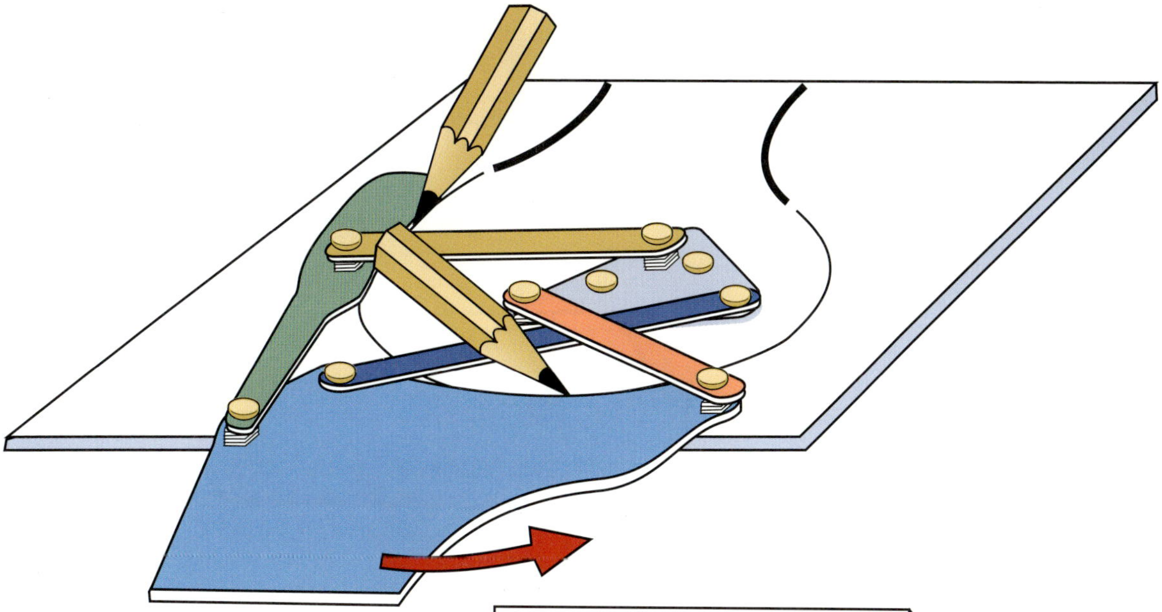

그림 7

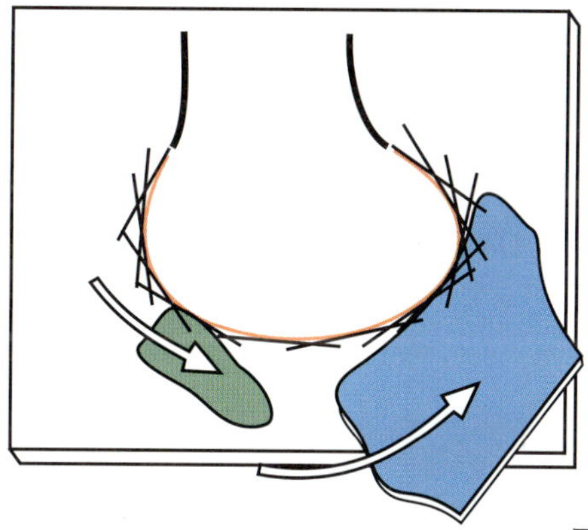

그림 8

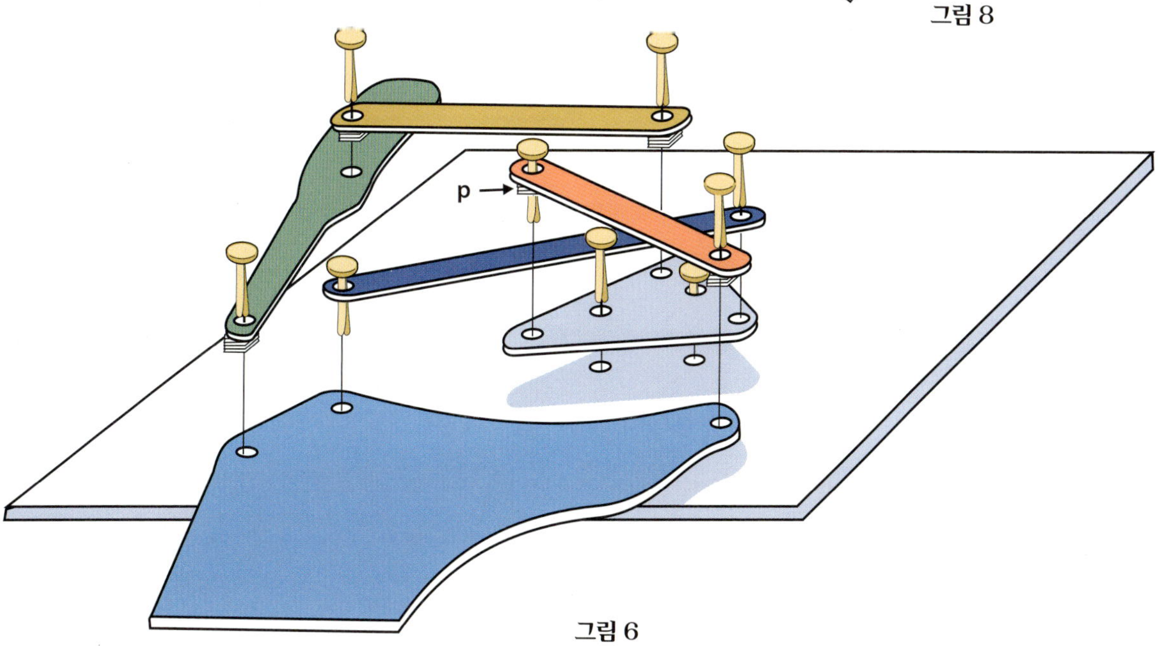

그림 6

도판 IV

모형 4

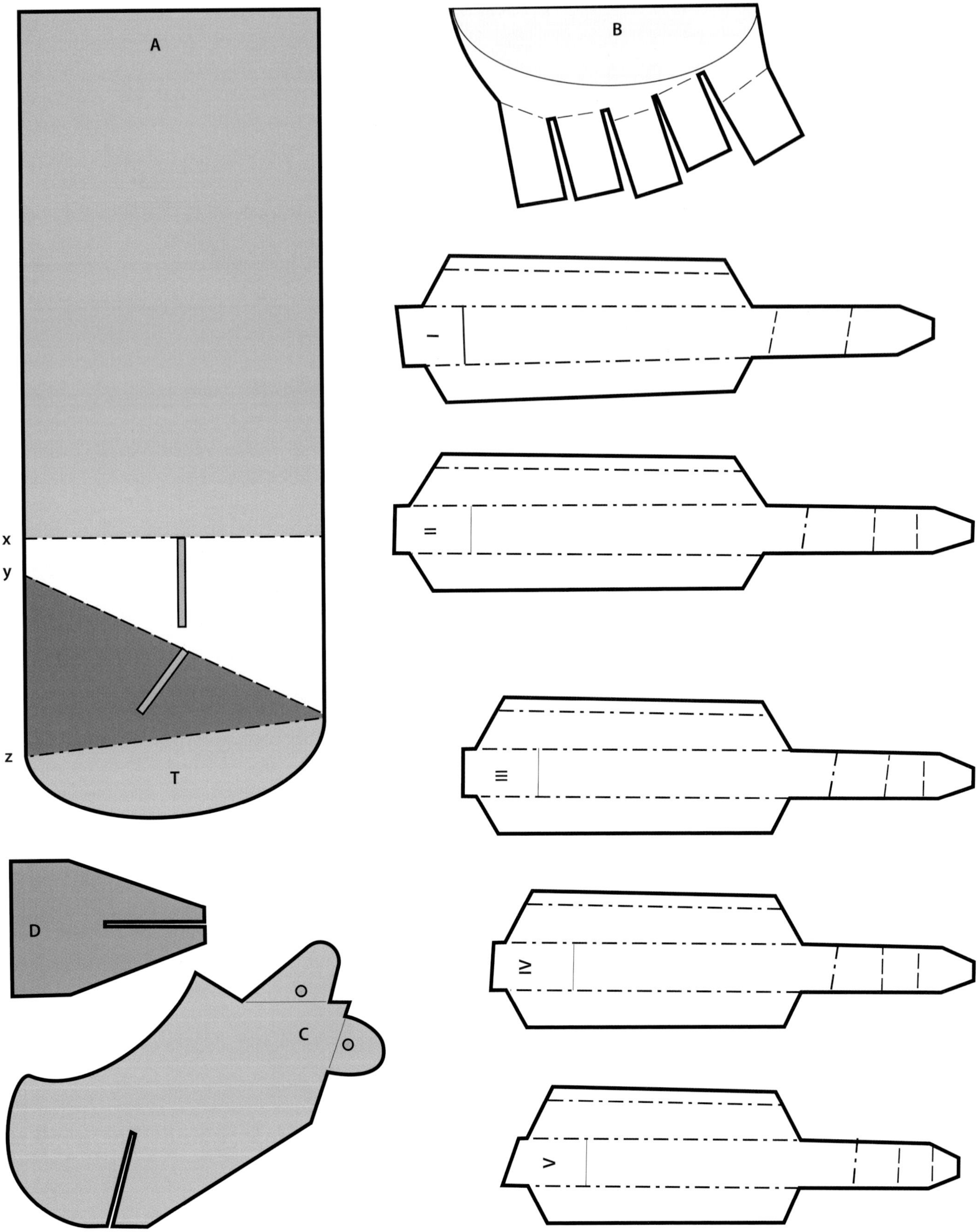

도판 V

모형 4

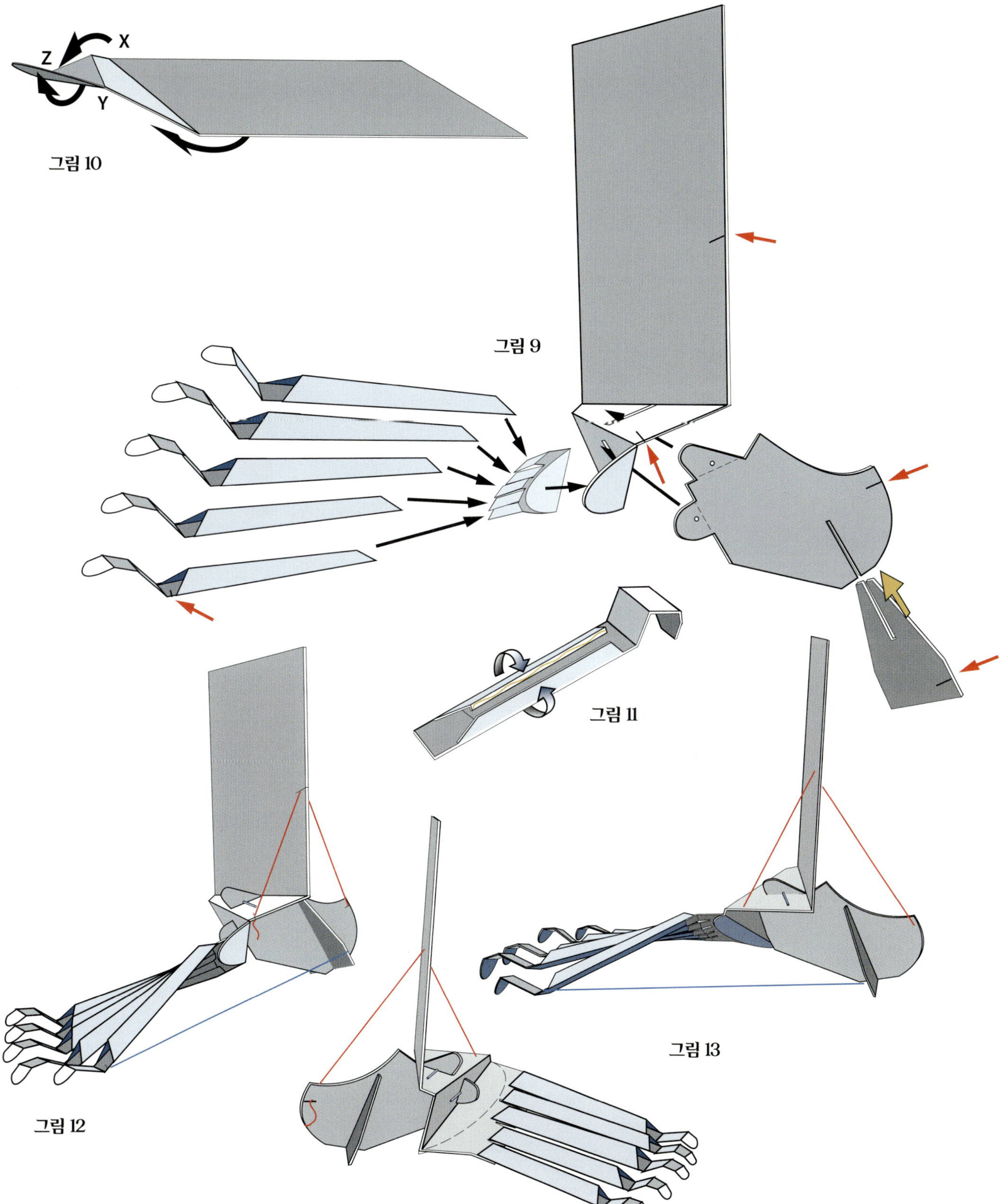

그림 10

그림 9

그림 11

그림 12

그림 13

그림 14

도판 VI

모형 4

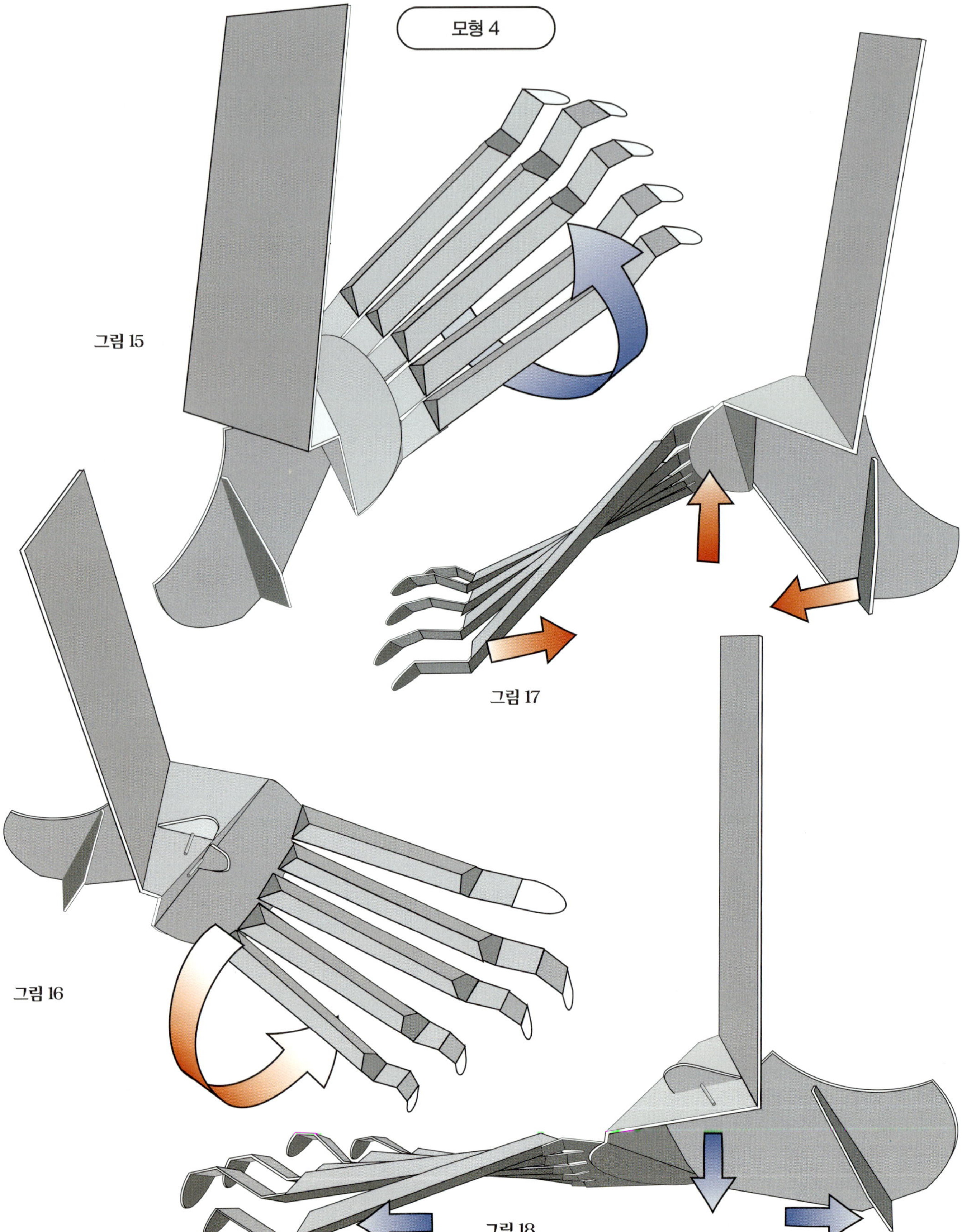

그림 15

그림 17

그림 16

그림 18

참고문헌

Barnett C.H., Davies D.V. & Mac Conaill M.A. ; *Synovial Joints. Their structure and mechanics.* C.C. THOMAS, Springfield U.S.A., 1961

Barnier L. ; *L'analyse des mouvements.* P.U.F, Paris, 1950

Basmajian J.V. ; *Muscles alive. Their function revealed by electromyography.* Williams and Wilkins, Baltimore, 1962

Biesalski K., Mayer L. ; *Der physiologische Schnerwerps flanzung.* Springer Berlin, 1916

Bonnel F. ; *Abrégé d'anatomie fonctionnelle et biomécanique* : tome III Membre Inférieur. Sauramps, 2002

Bridgeman G.B. ; *The Human Machine. The anatomical structure and mechanism of the human body.* 1 Vol., 143 p., Dover Publications Inc., New York, 1939

Bunnell S. ; *Surgery of the hand.* Lippincott, Philadelphia, Ed.1., 1944., Ed.5 revised by Boyes, 1970

Cardano Gerolamo, mathématicien italien (1501-1576) ; à propos du Cardan. Voir sur Internet

De Doncker E., Kowalski C. ; *Cinésiologie et rééducation du pied.* Masson, Paris, 1979

De Doncker E., Kowalski C. ; Le pied normal et pathologique. *Acta Orthop. Belg.*, 1970, 36 : 386-559

Descamps L. ; *Le jeu de la hanche.* Thèse, Paris, 1950.

Duchenne (de Boulogne) G.B.A. ; *Physiologie des mouvements*, 1 Vol., 872 p., J-B. Ballière et Fils, Paris, 1867 (épuisé). Fac similé : Hors commerce édité par les Annales de Médecine Physique, 1967

Duchenne (de Boulogne) G.B.A ; *Physiology of motion*, translated by E.B. Kaplan, 1949. W.B. Saunders Co, Philadelphia and London

Fick R. von ; *Handbuch der Anatomie und Mechanik der Gelenke, unter Berücksichtigung der bewegenden Muskeln*

Fick R. ; *Handbuchder Anatomie und Mechanik der Gelenke – 3.* Teil Iena Gustav Fischer, 1911

Fischer O. ; *Kinematik orhanischer Gelenke. Braunsschweig*, F. Vierweg und Sohn, 1907

Gauss Karl Friedrich, mathématicien allemand (1777-1855) ; *La géométrie non euclidienne* (à propos du paradoxe de Codmann), Voir sur Internet

Ghyka Matila C. ; *Le Nombre d'Or*, 1 vol., 190 p., Gallimard, Paris, 1978

Henke J. ; *Die Bewegungen der Hanwurzel. Zeitschrift für rationelle Medizine.* Zürich, 1859, 7, 27

Henke W. ; *Handbuch der anatomie und mechanik der gelenke.* C.F. Wintersche Verlashandlung, Heidelberg, 1863

Hilgenreiner H. ; Zur Frühdiagnose der angeborenen Hüftgelenksverrenkung. *Med. Klin.*, 21 (1935), 1385-1388, 1425-1429

Kapandji A.I. ; *Qu'est-ce que la biomécanique ?*, 1 vol., 592 p., Sauramps Medical Ed. (Montpellier)

Kapandji A.I. ; La Biomécanique « Patate ». *Ann. Chir. Main*, 1987, 5, 260-263

Kapandji A. I. ; The knee ligaments as determinant of trochleo-chondylar profile. *Med. Biol. Illustration*, 1966, 17, 26-32, London, Brit. Méd. Assoc.

Kapandji A.I. ; Vous avez dit Biomécanique ? La Mécanique « Floue » ou « Patate ». *Maîtrise Orthopédique*, n° 64, 1997, p. 1-4-5-6-7-8-9-10-11

Le Cœur P. ; *La pince malléolaire. Physiologie normale et pathologique du péroné.* Louis Arnette, Paris, 1938

Mac Conaill M.A., Barnett C.H., Dvies D.V. ; *Synovial Joints.* Longhans Ed., London, 1962

Mac Conaill M.A. ; Movements of bone and joints. Significance of shape. *J. Bone and Joint Surg.*, 1953, 35B, 290

Mac Conaill M.A. ; Studies in the mechanics of the synovial joints : displacement on articular surfaces and significance of saddle joints. *Irish J. M. Sci.*, 223-235, 1946

Mac Conaill M.A. ; *Studies on the anatomy and function of Bone and Joints.* 1966, F. Gaynor Evans, Ed. New York

Mac Conaill M.A. ; Studies in mechanics of synovial joints ; hinge joints and nature of intra-articular displacements. *Irish J. M. Sci.*, 1946, Sept., 620

Mac Conaill M.A. ; The geometry and algebra of articular Kinematics. *Bio. Med. Eng.*, 1966, 1, 205-212

Mac Conaill M.A. & Basmajian J.V. ; *Muscle, and movements : a basis for human kinesiology.* Williams & Wilkins Co, Baltimore, 1969

Maquet P.G.J. ; *Biomechanic of the knee.* Springer, Berlin, 1976

Maquet P.G.J. ; Biomécanique de la gonarthrose. *Acta Orthop.Belg.*, 1972, 38, 33-54

Maquet P. ; Un traitement biomécanique de l'arthrose fémoro-patellaire : l'avancement du tendon rotulien. *Rev. Rhum. Mal Osteoartic.*, 1963 ; 30 : 779

Marey E. J. ; *Emploi de la chronophotographie pour déterminer la trajectoire des corps en mouvement avec leur vitesse à chaque instant et leurs positions relatives. Application à la mécanique animale.* C.R. à l'Académie des Sciences, 7 Août 1882, 267-270

Marey E. J., Deemeny ; *Locomotion humaine ; mécanisme du saut.* C.R. à l'Académic des Sciences, 24 Août 1885, 489-494

Marey E. J., Pages ; *La Locomotion comparée : mouvements du membre pelvien chez l'homme, l'éléphant et le cheval*. C.R. à l'Académie des Sciences, 18 Juillet 1887, 149-156

Marey J. ; *La machine Animale*, 1 Vol., Alcan, Paris, 1891

Menschik A. ; Mechanik des Kniezelenkes. *Z. Ortop.*, 1974 , 112, 481-495

Menschik A. ; Mechanik des Kniezelenkes. *Z. Orthop.*, 1975 , 113, 388-400

Menschik A. ; Biometrie. *Das Konstruktionprinzip des Kniesgelenks, des Hüftgelenks, der Beinläng und der Körpergrosse*. Springer, Berlin, 1987

Merkel F. S. ; *Die Anatomie des Menschen*. Editions PLUS, 1913

Moreaux A. ; *Anatomie artistique de l'Homme*, 1 Vol., Maloine, Paris, 1959

Ockham Guillaume (d') ; Moine franciscain anglais, philosophe scolastique (1280-1349) ; *Le Principe d'Économie Universelle*. Voir sur Internet

Ombredanne L., Mathieu P. ; *Traité de chirurgie orthopédique*. Paris, Masson, 1937

Poirier P. & Charpy A. ; *Traité d'Anatomie Humaine*, Masson, Paris, 1926

Rasch P. J & Burke R.K. ; *Kinesiology and applied Anatomy. The science of human movement*, 1 Vol., 589 p., Lea & Febiger, Philadelphia, 1971

Riemann Georg Friedrich Bernhard, mathématicien allemand (1826-1866) ; *La géométrie non euclidienne (à propos du paradoxe de Codmann)*, Voir sur Internet

Roud A. ; *Mécanique des articulations et des muscles de l'homme*. Librairie de l'Université, Lausanne, F. Rouge & Cie, 1913

Rouvière H. ; *Anatomie humaine descriptive et topographique*. Masson, Paris, 4e ed., 1948

Slocum D.B. ; Rotatory instability of the knee : its pathogenesis and a clinical test to demonstrate its presence (1968). *Clinical Orthop. And Rel. Research*, 2007 Janv., 454 : 5-13

Steindler A. ; *Kinesiology of the Human Body*. 1 Vol., 708 p., Ch. C. Thomas, Springfield, 1964

Strasser H. ; *Lehrbuch der Muskel und Gelenkemechanik*. Vol. IV, J. Springer, Berlin, 1917

Testut L. ; *Traité d'anatomie humaine*. Doin, Paris, 1893

Trendelenbour G. F. *Deutsche Med.* Woch, 1985

Vandervael F. ; Analyse des mouvements du corps humain. Maloine Ed., Paris, 1956

Von Recklinghausen H. ; *Gliedermechanik und Lähmungsprostesen*. Vol. I, Julius Springer, Berlin, 1920

Weber W., Weber E. ; *Mechanik der mensclichen Gehwerkzeuge*. Dietrich, Göttingen, 1836

Weber W., Weber E. ; Über die Mechanik der mensclichen Gehwerkzeuge nebst der Beschreibung eines Versuches über das Heraufallen des Schenkelkopfes il luftverdünnen Raum. *Ann. Phys. Chem.*, 40

Welker H. ; *Ueber das Hüftgelenk, nebst Bemerkungen über Gelenke überhaupt*. Zeitschrift für Anatomie und Entwicklungsgeschichte, Leipzig, 1876, 1

Wiberg G. ; Rœntgenographic and anatomic studies on the patellar joint. *Acta Othop. Scand.*, 1941, 12 : 319-410

옮긴이

최우석 _한의사. drgenius.co.kr
김서연 _한의사. 연구자.
주동우 _한의사. 더원한방병원 병원장. theonemedi.com

Volume 2: Anatomie fonctionelle : Membre inférieur 7th edition
by A.I. Kapandji

제7판

카판지 기능해부학

Anatomie fonctionnelle

Volume 2: 다리

1판 1쇄 펴냄: 2021년 8월 10일

지은이: 아달베르 카판지
옮긴이: 최우석, 김서연, 주동우
펴낸이: 권오현
펴낸곳: 대성의학사

출판등록 2009년 6월 22일(제301-2013-095호)
서울특별시 중구 을지로 126-1 (을지로3가, 3층)
전화 02)2279-3444 / 팩스 02)2285-0108
Homepage www.medibook.co.kr

값 48,000원

ISBN 979-11-90868-14-3(13690)